看護学テキスト NiCE

病態・治療論［13］

産科婦人科疾患

―――――
編　集
―――――

百枝　幹雄

山中　美智子

森　明子

改訂第2版

南江堂

執筆者一覧

編集

百枝　幹雄	総合母子保健センター愛育病院 病院長
山中美智子	聖路加国際病院女性総合診療部/遺伝診療センター 特別顧問
森　　明子	湘南鎌倉医療大学看護学部 教授/大学院看護学研究科 研究科長

執筆（執筆順）

百枝　幹雄	総合母子保健センター愛育病院 病院長
森　　明子	湘南鎌倉医療大学看護学部 教授/大学院看護学研究科 研究科長
岡垣　竜吾	練馬光が丘病院産婦人科 副病院長
平田　哲也	聖路加国際病院女性総合診療部 部長
泉　玄太郎	東京大学医学部附属病院女性診療科・産科/女性外科 講師
原田美由紀	東京大学大学院医学系研究科産婦人科学講座 准教授
青木美紀子	聖路加国際大学大学院看護学研究科 准教授
吉田　　敦	聖路加国際病院乳腺外科 部長
宮内　彰人	日本赤十字社医療センター 副院長/周産母子・小児センター長
原口　広史	松本レディース IVF クリニック 院長
廣田　　泰	東京大学大学院医学系研究科産婦人科学講座 教授
出本　　明	日本赤十字社医療センター看護部
大川　　恵	聖路加国際病院看護部
遠藤　姿乃	群馬大学医学部附属病院看護部
池田　真弓	国立看護大学校母性看護学 教授
髙井　　泰	埼玉医科大学総合医療センター産婦人科 教授
平野　茉来	帝京大学医学部附属病院産婦人科 講師
平池　　修	東京大学大学院医学系研究科産婦人科学講座 准教授
真壁　友子	東京大学医学部附属病院女性診療科・産科/女性外科
甲賀かをり	千葉大学大学院医学研究院産婦人科学 教授
織田　克利	東京大学医学部附属病院ゲノム診療部 教授
寺内　公一	東京科学大学大学院医歯学総合研究科茨城県地域産科婦人科学講座 教授
川名　　敬	日本大学医学部産婦人科学系産婦人科学分野 主任教授
大石　　元	国立国際医療研究センター病院産婦人科 診療科長/婦人科医長
兵藤　博信	東京都立墨東病院産婦人科 部長/遺伝子診療科 部長
石川　浩史	神奈川県立こども医療センター 副院長/産婦人科 部長
小笠原智香	聖路加国際病院附属クリニック予防医療センター婦人科 医長
奥田　美加	元 横浜医療センター産婦人科
山中美智子	聖路加国際病院女性総合診療部/遺伝診療センター 特別顧問
酒見　智子	Amica ウィメンズクリニック 院長
金井　雄二	堀病院 理事長
佐藤　陽子	昭和大学病院看護部/昭和大学助産学専攻科 講師

齋藤　圭介	日本大学医学部産婦人科学系産婦人科学分野 准教授
長瀬　寛美	神奈川県立こども医療センター産婦人科 部長
佐治　晴哉	神奈川県立がんセンター婦人科 部長/藤沢市民病院 ゲノムセンター
榎本紀美子	小田原市立病院産婦人科 担当部長
大槻　克文	昭和大学江東豊洲病院 副院長/周産期センター長/教授
髙木紀美代	堀病院産婦人科
草川　功	社会保険診療報酬支払基金 東京審査委員会事務局 審査調整役
平田　倫生	日本女子大学家政学部児童学科 教授

はじめに

本書の初版が出版された5年前と比べて，母子保健領域で最も衝撃的な変化は少子化の進行でしょう．合計特殊出生率は2015年の1.45から8年連続で低下し，2023年は過去最低の1.20となりました．この間のコロナ禍も少子化に拍車をかけましたが，根本的な原因のひとつは女性のライフスタイルの変化です．2023年の生産年齢女性の就業率は73.3％と過去最高を記録し，女性の社会的活躍という点では好ましいことですが，それに伴う晩産化や女性特有の健康課題への対応が十分とは言えないことが問題です．

そこで，最近，プレコンセプションケアが注目されています．プレコンセプションケアの定義（WHO）は「妊娠前の女性とカップルに医学的・行動学的・社会的な保健介入を行うこと」であり，医療だけでなく教育や行政からのアプローチが必要ですが，そのための基本となるのが産婦人科の知識と技術です．したがって，医療現場や企業，学校，社会の中で教育，啓発を行う立場にある看護師にとって，最新の産婦人科の知識を習得することがますます重要になっています．

今回の改訂第2版では，各項目の内容を大幅に見直し，最新知識にアップデートしていることはもちろんですが，新たに以下の項目を追加しました．まず，看護学の教科書としては各疾患の診断と治療だけでなく，産婦人科特有の患者に対する看護についての知識が重要と考え，第Ⅱ章第4節として「婦人科疾患の診療を受ける患者への看護」を，第Ⅴ章第4節として「妊産褥婦への看護」を追加しました．また，初版出版後の産婦人科診療の大きな変化として，遺伝診療の普及があります．出生前検査としては非侵襲的出生前遺伝学的検査（NIPT）や着床前遺伝学的検査（PGT）は認定制度のもとで広く普及し，がんゲノム医療においてがん遺伝子パネル検査が保険診療として受けられるようになりました．そこで，第Ⅱ章第1節「婦人科の検査」に「婦人科の遺伝学的検査」の項目を，第Ⅲ章第5節「悪性腫瘍」に「遺伝性腫瘍」の項目を，また第Ⅴ章第1節「産科の検査」に「出生前検査・着床前遺伝学的検査」の項目を追加しました．これらの技術は大変有用であるのは間違いありませんが，一方で遺伝カウンセリングや遺伝学的異常が明らかになった場合の看護は必要不可欠です．そのため，前述した「婦人科疾患の診療を受ける患者への看護」，「妊産褥婦への看護」にも遺伝診療にかかわる看護の項目を立てています．

初版から引き続き担当いただいた執筆者も，今回新たに加わっていただいた執筆者も，現在第一線で活躍する専門家であり，今回の改訂によりNiCE（New Integrated Creative Evidence-based）の名に恥じぬ最新の教科書に仕上がっていると自負しています．

2024年11月

百枝　幹雄
山中美智子
森　　明子

初版の序

　看護学の中で，産科婦人科疾患は主に母性看護学と関連します．母性看護学の「母性」について，WHOの母性保健委員会では「現在子どもを産み育てているもの，将来子供を産み育てるもの，および過去においてその役目を果たしたもの」と定義されていることから，母性看護学の対象は，周産期に留まらず，生殖能力を獲得する思春期から，成熟期を経て，更年期，老年期に至る女性のすべてのライフステージにおける健康問題となります．よって，その看護にあたっては単に医学的な知識だけでなく，リプロダクティブヘルス・ライツやセクシャリティーなど社会的な問題や出産，育児に関わる家庭環境まで考慮したアセスメントやケアを必要とし，極めて広範な知識を必要とします．本書は，そのような母性看護学を学び実践するにあたって必要とされる医学的基礎を固めるために，産科婦人科疾患の病態と治療に関してそれぞれの専門家がわかりやすく解説した教科書です．

　本シリーズの名称であるNiCEはNew Integrated Creative Evidence-basedの略語であり，最新，統合的，創造的，エビデンスという理念に基づいています．すべての医療において，最適かつ効率的な医療を提供するためにはエビデンスに基づく医療（EBM）が重要です．しかし，基礎および臨床研究の進歩に伴い加速度的に蓄積され更新されてゆくエビデンスを常に最新のものにアップデートし，さらにその知識を実践に統合することは，広範多岐にわたる対象を扱う母性看護学においては大変な労力を要します．本書では，現在臨床の第一線で活躍する各領域の専門家に最新の情報を盛り込んだ解説をしていただいたので，比較的容易に，かつ効率的に最新の知識を学ぶことができます．しかも，本シリーズに共通の特徴である，豊富なカラーの図やイラスト，丁寧な用語解説，臨床の場で役立つコラム記事などは読者の知識の整理や理解の助けとなるでしょう．

　これから看護学を学び始める皆さんにとって，まず医学的な基礎はとても重要なことです．その基礎がなければ患者さんを癒やすことはできても救うことはできません．その大切な基礎固めに，きっと本書が役立つことと思います．本書で培った医学的基礎の上に，看護学，社会学，心理学，倫理学などの知識や技術を身につけて，多くの女性，母性を救う看護師に育っていただけることを，心から期待しています．

　2019年3月

百枝　幹雄
山中美智子
森　　明子

目次

	序章	なぜ産科婦人科疾患について学ぶのか		1
	1	医師の立場から	百枝幹雄	2
	2	看護師の立場から	森　明子	3

1 婦人科疾患

第I章　女性生殖器の構造・機能と発達 7

1 女性生殖器の構造 ..... 岡垣竜吾　8
- A. 卵巣 8
  - 臨床で役立つ知識　子宮がない場合の卵巣機能の評価 9
- B. 卵管 9
- C. 子宮 10
  - もう少しくわしく　子宮の形状の表現法 12
- D. 腟 13
- E. 外性器（外陰） 13
- F. 乳房 15
- G. 子宮・卵管・腟の発生 16
  - もう少しくわしく　子宮の発生異常 16
  - コラム　子宮の異常と卵巣の異常 17
- H. 内性器（子宮・卵巣・腟）の支持組織 17
  - 臨床で役立つ知識　骨盤臓器脱と支持のレベル 18
- I. 子宮・卵巣・腟の血管支配 18

2 生殖生理 ..... 平田哲也　20
- A. 視床下部-下垂体-卵巣におけるホルモン調節機構 20
- B. 卵胞発育，排卵の機序 21
- C. 受精，着床の機序 25
- D. 月経の機序 27
- E. 基礎体温の変化の機序 29

3 女性生殖器の年齢に伴う変化 ..... 泉玄太郎　30
- A. 思春期 30
  - コラム　思春期の妊娠 31
- B. 性成熟期 31
  - もう少しくわしく　消退出血と月経 32
  - コラム　AMHと卵巣予備能 33
  - 臨床で役立つ知識　卵子の加齢と，妊娠率の関係 34
- C. 更年期 34
- D. 老年期 35
  - コラム　卵巣での男性ホルモン合成と両側卵巣摘出 35

第Ⅱ章 婦人科疾患の診断・治療　37

1 婦人科の検査　38

1 婦人科の一般検査　原田美由紀　38
A. 内診・直腸診　38
B. 腟鏡診　38
C. 細胞診・組織診　38
D. 妊娠検査　40
E. 超音波検査　40
F. 頸管粘液検査　41
G. 卵管疎通性検査　43

2 婦人科の遺伝学的検査　青木美紀子　45
2-1 着床前遺伝学的検査　45
A. PGT-A　45
B. PGT-SR　46
C. PGT-M　47
2-2 遺伝性腫瘍の遺伝学的検査　47

3 乳腺外科の検査　吉田　敦　48
A. 視触診　48
B. 画像検査　48
C. 病理検査　50

2 婦人科症状からの診断過程　宮内彰人　51
A. 無月経　51
B. 月経不順　54
C. 不正性器出血　55
D. 過多月経　56
E. 月経前症候群（PMS）　57
F. 月経困難症　58
G. 下腹部痛　59
H. 腹部膨隆　61
I. 帯下　62

3 婦人科疾患の治療・処置　原口広史，廣田　泰　64
A. 腟洗浄　64
B. 腟タンポン　64
C. 導尿　65
D. 腹腔穿刺　65
E. ダグラス窩穿刺　66
F. ホルモン療法　66
G. 避妊　67
　もう少しくわしく　レボノルゲストレルによる避妊とは　68

4 婦人科疾患の診療を受ける患者への看護　69

1 婦人科疾患を有する患者の特徴　出本　明　69

A. 婦人科を受診する患者の特徴		69
B. 婦人科疾患を有する患者の特徴		69

2 婦人科の検査・処置時の看護 出本 明 71

A. 婦人科診察の特徴 71
B. 婦人科診察における患者を尊重したケア 71
C. 婦人科診察における安全の確保 72

3 遺伝にかかわる問題のある人への看護 大川 恵 73

A. 産科婦人科領域での遺伝にかかわる問題 73
B. 遺伝性乳がん卵巣がん（HBOC）の患者への看護 73
C. リンチ（Lynch）症候群の患者への看護 74
D. 遺伝性腫瘍の血縁者への看護とサバイバーズギルト 75
E. 遺伝にかかわる問題のある人への専門的看護 75

4 婦人科疾患を有する患者への看護 76

A. 月経異常のある患者への看護 遠藤姿乃 76
B. 不妊症・不育症の患者への看護 遠藤姿乃 77
  臨床で役立つ知識 産婦人科だけではない不妊症看護 77
C. 更年期障害の患者への看護 池田真弓 79
D. 女性泌尿器科疾患の患者への看護 池田真弓 80
E. 性感染症の患者への看護 池田真弓 82
  コラム スウェーデンのユースクリニック 83
F. 女性生殖器がんの患者への看護 出本 明 83
  もう少しくわしく 妊孕性温存療法 84

第Ⅲ章 婦人科疾患 各論 85

1 先天性疾患，発達に関する障害・疾患 髙井 泰 86

1 性分化疾患 86
  臨床で役立つ知識 性分化疾患は医学的・心理社会的救急疾患である 89

2 思春期発来異常 94

2 乳腺疾患 吉田 敦 99

1 乳腺症 100

2 乳腺炎 100

3 乳がん 102
  もう少しくわしく 遺伝性乳がん卵巣がん（HBOC） 104
  臨床で役立つ知識 乳房再建術 106
  臨床で役立つ知識 緩和ケア 109

3 内分泌異常 平野茉来, 平池 修 110

1 無月経 110
  臨床で役立つ知識 無月経と摂食障害 111

2 高プロラクチン血症 113
  もう少しくわしく マクロプロラクチン血症 114

3 多嚢胞性卵巣症候群（PCOS） 116

　もう少しくわしく　卵巣過剰刺激症候群（OHSS） 118

4 良性腫瘍・類腫瘍 真壁友子，甲賀かをり 121

1 子宮筋腫 121

2 子宮内膜症 124

　もう少しくわしく　子宮内膜逆流説 125

3 子宮腺筋症 127

4 良性卵巣腫瘍 128

5 悪性腫瘍 織田克利 131

1 子宮頸がん 131

　もう少しくわしく　HPVワクチン 132

　もう少しくわしく　子宮頸部細胞診で用いられるベセスダシステム分類 134

2 子宮体がん 137

3 卵巣がん 140

4 遺伝性腫瘍 144

　4-1　遺伝性乳がん卵巣がん（HBOC） 144

　4-2　リンチ（Lynch）症候群 145

6 更年期・老年期の障害・疾患 寺内公一 147

1 更年期障害 147

2 萎縮性腟炎 150

3 閉経後骨粗鬆症 152

4 閉経後脂質異常症 154

5 下部尿路症状（過活動膀胱［OAB］・尿失禁） 157

6 骨盤臓器脱（POP） 160

7 婦人科の感染症 川名　敬 164

1 外陰腟炎 164

　1-1　非特異的非感染性外陰炎 164

　1-2　非特異的感染性外陰炎 165

　1-3　外陰・腟カンジダ症 165

　1-4　バルトリン腺炎・バルトリン腺膿瘍 166

　1-5　細菌性腟症（BV） 167

　1-6　細菌性腟炎 169

　1-7　腟トリコモナス症 169

2 骨盤内炎症性疾患（PID） 170

3 性感染症（STD） 174

　3-1　性器ヘルペス 174

　3-2　尖圭コンジローマ 175

　3-3　性器クラミジア感染症 176

　3-4　淋菌感染症 177

　3-5　梅毒 178

8 不妊症・不育症 　　　　　　　　　　　　　　　　　　　　　　　大石　元　181

1 不妊症 　　　　　　　　　　　　　　　　　　　　　　　　　　　　　　　181

　┃ もう少しくわしく　生殖補助医療（ART）　　　　　　　　　　　　194

2 不育症 　　　　　　　　　　　　　　　　　　　　　　　　　　　　　　　194

2 産科疾患

第IV章　妊娠・分娩・産褥の生理　　　　　　　　　　　　199

1 妊　娠 　　　　　　　　　　　　　　　　　　　　　　　　　兵藤博信　200

1 受胎・発生と胎児の生理 　　　　　　　　　　　　　　　　　　　200

　A. 発生と分化　　　　　　　　　　　　　　　　　　　　　　　　　200

　B. 性の分化　　　　　　　　　　　　　　　　　　　　　　　　　203

　┃ もう少しくわしく　性別不合　　　　　　　　　　　　　　　　204

　C. 心血管系　　　　　　　　　　　　　　　　　　　　　　　　　204

　D. 血液　　　　　　　　　　　　　　　　　　　　　　　　　　　205

　E. 呼吸　　　　　　　　　　　　　　　　　　　　　　　　　　　206

　F. 肺　　　　　　　　　　　　　　　　　　　　　　　　　　　　207

　G. 腎・泌尿器系　　　　　　　　　　　　　　　　　　　　　　　208

　H. 消化器系　　　　　　　　　　　　　　　　　　　　　　　　　208

　I. 内分泌系　　　　　　　　　　　　　　　　　　　　　　　　　209

　J. 骨格系・感覚器・胎児運動　　　　　　　　　　　　　　　　　210

　K. 免疫系　　　　　　　　　　　　　　　　　　　　　　　　　　211

　L. 付属物　　　　　　　　　　　　　　　　　　　　　　　　　　211

2 妊娠と母体の生理 　　　　　　　　　　　　　　　　　　　　　213

　A. 性器・乳房の変化　　　　　　　　　　　　　　　　　　　　　213

　B. 全身の変化　　　　　　　　　　　　　　　　　　　　　　　　214

　C. 代謝・栄養の変化　　　　　　　　　　　　　　　　　　　　　215

　D. 循環の変化　　　　　　　　　　　　　　　　　　　　　　　　215

　E. 呼吸の変化　　　　　　　　　　　　　　　　　　　　　　　　216

　F. 腎機能の変化　　　　　　　　　　　　　　　　　　　　　　　216

　G. 消化器の変化　　　　　　　　　　　　　　　　　　　　　　　217

　H. 内分泌ホルモンの変化　　　　　　　　　　　　　　　　　　　217

　I. 血液の変化　　　　　　　　　　　　　　　　　　　　　　　　218

　J. 免疫の変化　　　　　　　　　　　　　　　　　　　　　　　　218

　K. 神経の変化　　　　　　　　　　　　　　　　　　　　　　　　218

2 分　娩 　　　　　　　　　　　　　　　　　　　　　　　　　石川浩史　219

　A. 分娩に関する用語　　　　　　　　　　　　　　　　　　　　　219

　B. 分娩の3要素とは　　　　　　　　　　　　　　　　　　　　　221

　┃ もう少しくわしく　Position　　　　　　　　　　　　　　　229

　C. 正常分娩に伴う母体の生理的変化　　　　　　　　　　　　　　232

　D. 正常分娩経過の把握と予測　　　　　　　　　　　　　　　　　234

3 産　褥 ……………………………………………………………… 小笠原智香　239

- A. 産褥とは …………………………………………………………… 239
- B. 生殖器官の変化 …………………………………………………… 239
- C. 乳房の変化 ………………………………………………………… 241
  - ▌もう少しくわしく　プロバイオティクス ………………… 243
- D. 全身の変化 ………………………………………………………… 244
- E. 精神的変化 ………………………………………………………… 245
- F. 退院後の育児支援 ………………………………………………… 245
  - ▌コラム　授乳性無月経法（LAM）………………………… 246
  - ▌臨床で役立つ知識　産後入院, 産後（マタニティ）ケア … 247
  - ▌臨床で役立つ知識　こども家庭センター ………………… 247

第V章　産科の診断・治療　　249

1 産科の検査 ……………………………………………………… 250

1 妊婦健診 ……………………………………………………… 奥田美加　250
- A. 妊婦健診の目的 …………………………………………………… 250
- B. 妊婦健診の内容・見方・考え方 ………………………………… 251

2 検体検査 ……………………………………………………… 奥田美加　253
- A. 検体検査の目的 …………………………………………………… 253
- B. 検体検査の内容, 検査時期 ……………………………………… 253
- C. 検体検査の見方・考え方 ………………………………………… 254

3 超音波検査（超音波断層法）………………………………… 奥田美加　259
- A. 超音波検査の概要・目的 ………………………………………… 259
- B. 通常超音波検査の方法 …………………………………………… 259
- C. 通常超音波検査の見方・考え方 ………………………………… 260
- D. 超音波検査の侵襲性・副作用・リスク・注意点 ……………… 265

4 胎児心拍数モニタリング …………………………………… 山中美智子　266
- A. 胎児心拍数モニタリングとは …………………………………… 266
- B. CTG による胎児の状態の判読 ………………………………… 266
- C. CTG を用いて行う胎児健康状態の評価と対応 ……………… 271

5 出生前検査・着床前遺伝学的検査 ………………………… 山中美智子　274
- A. 出生前検査 ………………………………………………………… 274
- B. 着床前遺伝学的検査 ……………………………………………… 275
- C. 意思決定の援助 …………………………………………………… 275

2 妊娠期の健康管理と薬物療法 ……………………………… 酒見智子　276

1 妊娠期の健康管理 …………………………………………………… 276
- A. 体重 ………………………………………………………………… 276
- B. 栄養 ………………………………………………………………… 277
- C. 運動 ………………………………………………………………… 278
- D. 喫煙 ………………………………………………………………… 279
- E. 飲酒 ………………………………………………………………… 279

F. 身体の変化・易感染性 279

　　臨床で役立つ知識　就労妊産婦のための制度 280

2 妊娠期・授乳期の薬物療法 282

A. 薬物療法の考え方 282

B. 妊娠週数と薬剤 282

C. 薬剤選択の基本 284

3 産科処置と産科手術 金井雄二 286

1 子宮内容除去術 286

A. 子宮内容除去術とは 286

B. 目的（適応） 286

　　もう少しくわしく　人工妊娠中絶とは 286

C. 方法（実際） 287

D. 副作用・リスク・注意点 288

　　臨床で役立つ知識　自然待機法 288

　　もう少しくわしく　薬剤による人工妊娠中絶 289

2 頸管縫縮術 289

A. 頸管縫縮術とは 289

B. 目的 289

C. 方法 289

　　もう少しくわしく　予防的縫縮術の延長効果について 290

3 急速遂娩術（吸引分娩，鉗子分娩） 291

3-1 吸引分娩 291

A. 吸引分娩とは 291

B. 適応 291

C. 吸引分娩の実際 292

D. 母児への影響 292

3-2 鉗子分娩 292

A. 鉗子分娩とは 292

B. 実際の手技 292

C. 母児への影響 293

4 帝王切開術 293

A. 帝王切開術とは 293

B. 適応 293

C. 方法 294

　　臨床で役立つ知識　帝王切開には病名が必要 295

　　もう少しくわしく　ポロー（Porro）手術 296

　　臨床で役立つ知識　TOLAC　一度帝王切開をしても経腟分娩は可能？ 296

　　臨床で役立つ知識　インターベンショナルラジオロジー（IVR） 岡垣竜吾 296

4 妊産褥婦への看護 297

A. 妊産褥婦への看護とは 森　明子 297

B. 合併症を有する妊産褥婦への看護 佐藤陽子 299

C. 出生前検査・着床前遺伝学的検査（PGT-M）を受ける
女性・家族への看護 ……………………………………… 青木美紀子　301

第Ⅵ章　妊娠期の異常　各論　305

1 妊娠悪阻 ……………………………………………………… 齋藤圭介　306
2 異所性妊娠（子宮外妊娠）………………………………… 齋藤圭介　308
3 胞状奇胎 ……………………………………………………… 齋藤圭介　310
4 流産，切迫流産 …………………………………………… 齋藤圭介　312
4-1　流産 …………………………………………………………… 312
4-2　切迫流産 ……………………………………………………… 313
5 切迫早産 ……………………………………………………… 齋藤圭介　314
6 母子感染症 …………………………………………………… 齋藤圭介　316
7 妊娠高血圧症候群（HDP）……………………………… 長瀬寛美　321
　　　臨床で役立つ知識　妊娠タンパク尿 …………………………… 323
　　　もう少しくわしく　子癇とは …………………………………… 323
8 妊娠糖尿病（GDM）……………………………………… 長瀬寛美　326
　　　もう少しくわしく　巨大児 ……………………………………… 328
9 前置胎盤・常位胎盤早期剝離 …………………………… 長瀬寛美　330
9-1　前置胎盤 ……………………………………………………… 330
　　　もう少しくわしく　癒着胎盤，前置癒着胎盤 ………………… 332
9-2　常位胎盤早期剝離 …………………………………………… 332
10 血液型不適合妊娠 ………………………………………… 佐治晴哉　335
11 双胎 …………………………………………………………… 佐治晴哉　336
11-1　多胎妊娠の母体合併症・胎児合併症 …………………… 337
12 胎児発育不全（FGR）…………………………………… 佐治晴哉　340
13 羊水過多症，羊水過少症 ………………………………… 佐治晴哉　341
13-1　羊水過多症 ………………………………………………… 341
13-2　羊水過少症 ………………………………………………… 342
14 合併症妊娠 ………………………………………………… 榎本紀美子　344
14-1　婦人科疾患 ………………………………………………… 344
14-2　心血管疾患 ………………………………………………… 345
14-3　脳血管疾患 ………………………………………………… 346
14-4　血液疾患 …………………………………………………… 347
14-5　呼吸器疾患 ………………………………………………… 347
14-6　甲状腺疾患 ………………………………………………… 348
14-7　自己免疫疾患 ……………………………………………… 349
14-8　消化器疾患 ………………………………………………… 350
14-9　悪性腫瘍 …………………………………………………… 351
　　　もう少しくわしく　悪性腫瘍治療後の妊娠 …………………… 351
14-10　精神疾患合併妊娠 ……………………………………… 352
14-11　腎疾患合併妊娠 ………………………………………… 352

第VII章　分娩期の異常　各論
大槻克文　355

1	分娩の3要素の異常	356
	陣痛の異常	**356**
1-1	微弱陣痛	356
1-2	過強陣痛	357
1-3	遷延分娩	358
	産道：軟産道の異常	**359**
1-4	子宮頸管熟化不全・軟産道強靱	359
1-5	腟，外陰の強靱，狭窄	359
	産道：骨産道の異常	**360**
1-6	児頭骨盤不均衡（CPD）	360
2	前期破水（PROM）	361
3	産道裂傷，腟壁血腫，子宮破裂など	363
3-1	会陰裂傷	363
3-2	頸管裂傷	363
3-3	腟壁血腫	364
3-4	子宮破裂	364
4	産科出血，分娩時異常出血，産科ショック，羊水塞栓症，DIC	365
4-1	産科ショック	365
4-2	羊水塞栓症	368
4-3	産科DIC	368
5	胎児機能不全（NRFS）	370
6	胎位異常，回旋異常	371
	胎位異常	**371**
6-1	骨盤位	371
	▌もう少しくわしく　骨盤位の経腟分娩の介助法	373
6-2	横位	373
	回旋異常	**373**
6-3	後方後頭位	373
6-4	高在縦定位	374
6-5	低在横定位	374
6-6	不正軸進入	374

第VIII章　産褥期の異常　各論
髙木紀美代　377

1	産後出血（産褥出血）	378
1-1	晩期異常出血	378
2	深部静脈血栓症，肺塞栓症，血栓性静脈炎	379
2-1	深部静脈血栓症（DVT）	380
2-2	肺塞栓症（PE）	381
2-3	血栓性静脈炎	384

3 子宮復古不全 ⸺⸺⸺ 385

4 乳腺炎 ⸺⸺⸺ 387

　4-1 うっ滞性乳腺炎 ⸺⸺⸺ 387

　4-2 化膿性（感染性）乳腺炎 ⸺⸺⸺ 388

5 産褥熱 ⸺⸺⸺ 390

6 産褥精神障害 ⸺⸺⸺ 392

　6-1 マタニティブルーズ ⸺⸺⸺ 392

　6-2 産後うつ病 ⸺⸺⸺ 394

第IX章　新生児の生理，異常と治療　397

1 新生児の生理 ⸺⸺⸺ 草川　功　398

1 新生児の生理 ⸺⸺⸺ 398

　A. 呼吸循環生理 ⸺⸺⸺ 398

　B. 代謝・内分泌 ⸺⸺⸺ 402

　C. 神経 ⸺⸺⸺ 406

　D. 皮膚 ⸺⸺⸺ 407

2 新生児生理に基づく新生児観察の実際 ⸺⸺⸺ 408

　A. アプガースコア ⸺⸺⸺ 409

　B. 診療記録の作成 ⸺⸺⸺ 409

　C. 新生児の観察のポイント ⸺⸺⸺ 409

2 新生児の異常と治療 ⸺⸺⸺ 平田倫生　411

　A. 低出生体重児，早産児 ⸺⸺⸺ 411

　B. 分娩損傷 ⸺⸺⸺ 411

　C. 新生児の適応障害 ⸺⸺⸺ 413

　　┃ もう少しくわしく　人工サーファクタント補充療法 ⸺⸺⸺ 415

　　┃ もう少しくわしく　光線療法の機器の進歩 ⸺⸺⸺ 418

　D. 神経学的な障害 ⸺⸺⸺ 419

　　┃ 臨床で役立つ知識　新生児フォローアップ外来 ⸺⸺⸺ 420

　E. 新生児の感染症 ⸺⸺⸺ 421

　　┃ コラム　DOHaD ⸺⸺⸺ 421

　F. 皮膚の異常 ⸺⸺⸺ 422

　G. 先天異常・障害 ⸺⸺⸺ 422

3 新生児の蘇生 ⸺⸺⸺ 草川　功　424

　A. 新生児蘇生法の手順 ⸺⸺⸺ 424

　　┃ 臨床で役立つ知識　新生児蘇生法ガイドライン（NCPR）講習会 ⸺⸺⸺ 平田倫生　430

索引 ⸺⸺⸺ 432

序章 なぜ産科婦人科疾患について学ぶのか

なぜ産科婦人科疾患について学ぶのか

1 | 医師の立場から

　産科婦人科学は，主に女性を対象とする広範囲な医学・医療を扱う．広範囲という言葉には2つの軸があり，1つは女性の一生にかかわる時間的な広がり，もう1つは生殖，内分泌，周産期，腫瘍などの領域的な多様性である．それらの対象や分野に関する知識や技術は日々進歩して専門分化している一方で，いまだに臓器別や分野別に分かれず産科婦人科として統合された専門領域として履修することになっているのは，産科婦人科疾患の病態や治療が女性の世代や医学領域を超えて密接に関連しており，統合的に理解することがきわめて重要だからである．

　たとえば，思春期の月経痛はその時点での学校生活に大きな支障をきたしているというだけでなく，その月経異常に対する対応が遅れたために将来不妊になってしまうかもしれない．過多月経に悩んでいる女性の治療は，その女性が今妊娠を望んでいるのか，将来望んでいるのか，それとももう妊娠の希望はないのかによって大きく異なる．多嚢胞性卵巣症候群の女性が妊娠すると妊娠糖尿病を発症しやすいので注意が必要だ．妊娠を希望している40歳を超えた未婚女性の子宮筋腫や，妊娠中に発見された子宮頸がんの適切な治療は何か．卵巣腫瘍は摘出するほうが安全だが，摘出することによる卵巣欠落症状やその後の骨粗鬆症や心血管系に影響し，さらには老年期に入ってからの健康寿命を短くする可能性がある．これらの問題に対応するには，生殖，内分泌，周産期，腫瘍などすべての領域の知識と技術を動員して，疾患中心ではなくその女性を中心に，またその女性の生涯を見据えて考える必要がある．

　患者中心の医療を実践するうえにおいて，女性には女性特有の健康問題があり，また，それは多かれ少なかれ生活や仕事に影響していることが多いので，看護師としてどのような専門領域で働く場合であっても，常に産科婦人科的な問題にかかわる可能性がある．そのため，すべての看護師は生殖器の構造・機能・発達や，妊娠・分娩・産褥の生理などの基礎的な知識を整理したうえで，婦人科疾患，産科疾患の病態，診断，治療を統合的に理解しておくことが重要であり，本書はそのために必要十分な内容が盛り込まれている．その疾患にかかっている女性の生活や人生までも見据えて最適なケアを提供できる看護師となるために，ぜひ本書を役立てていただきたい．

（百枝幹雄）

2 | 看護師の立場から

　看護学生の皆さんは，本書をどのような経緯で手にとられたのだろうか．指定の教科書や参考書だった，あるいは，実習で産科婦人科疾患をもつ患者さんを受け持ち，病気について調べようとして見つけたかもしれない．看護学生の皆さんには産科婦人科疾患をもつ女性に関心を寄せ，正しく理解し，病気に対する不安や苦悩をもちながらも前を向く患者に寄り添うことができる看護師になってほしい．また，本書を活用し，産科婦人科疾患について，一次医療・二次医療・三次医療を意識し，ケアを提供する対象と場に応じて，必要な看護を学んでほしい．第2版への改訂にあたり，看護の内容の充実をはかった．看護学生の皆さんが，産科婦人科領域の看護について，これから学びを深めていくための案内書として，本書が有効に活用されることを願っている．活用の前に，看護師が産科婦人科疾患の病態・治療を学ぶ意義について確認しておきたい．以下の3点がある．

①女性の訴えや症状から産科婦人科疾患と関連づけられるアセスメント力を身につける

　女性の訴えや出現した症状が何で，どの程度か，医療につなげる必要があるか，どのようなケアが必要か，などをアセスメントするためには，女性生殖器の構造機能，各種婦人科疾患の病態，妊娠・分娩・産褥の生理と異常，母子をユニットでとらえた周産期では新生児の生理と異常，これらに関する基本的知識をもつ必要がある．

②産科婦人科疾患をもつ女性や異常のある新生児を適切な診療につなげ，検査や治療の効果をあげ，安全・安楽に過ごせるようにするための看護を実践する

　病状や緊急度に応じて診断・治療を受ける女性や新生児に対し，的確な処置，直接的なケア提供，適切なアドバイスなど看護実践のためには，婦人科疾患の罹患女性，異常のある妊産褥婦や新生児に対する一般的な検査・診断・治療処置の基本的知識，各種疾患の病態に応じた，より専門的な知識をもつ必要がある．

③産科婦人科疾患からの回復過程にある，あるいは病気と共存して生きる女性を支える

　疾患に対する最新・最良の医療を受けられたとしても，回復に向けて病気と闘うのは女性自身である．また，疾患から完全に解放されずに共存の道を歩むことになる場合もある．看護師が産科婦人科疾患の病態・治療について学ぶことで，女性自身が検査や治療について，情報を収集し，意思決定し，セルフケアを行って療養生活を送るときに，看護師として強力なサポーターとなる基礎を身につけることができるのである．

（森　明子）

第1部

婦人科疾患

第1部

第Ⅰ章 女性生殖器の構造・機能と発達

第Ⅰ章　女性生殖器の構造・機能と発達

1 女性生殖器の構造

女性生殖器のうち，卵巣・卵管・子宮・腟および子宮支持組織を内性器という．卵巣と卵管を合わせて子宮付属器，または単に付属器と呼ぶ．

A 卵巣

卵巣（ovary）は正常の成人女性では母指頭大の組織で，直径3 cm，重さは片側約4〜8 gである．表層の皮質と深部の髄質からなり，卵巣動静脈や神経，リンパ管が入る部位を卵巣門と呼ぶ．卵巣の表面は腹膜にはおおわれず，表層上皮（胚上皮）によっておおわれている．

卵巣は皮質に卵胞という構造をもち，卵胞の中で卵子の成熟を行う．男性では精子を精巣の外に導く管が存在するが，卵巣には輸送管がない．このため，卵子は卵胞が卵巣表面に突出し，卵胞壁が破れる現象（排卵）によっていったん腹腔内に排出され，排出された卵子を卵管がキャッチして子宮へ輸送する．

卵巣は生殖堤という隆起に発生する．卵子のもとになる原始生殖細胞は，卵黄嚢（yolk sac）の基部に発生し，胎児のうちに生殖堤まで移動してくる．卵子となる細胞はここで卵胞上皮細胞*に取り囲まれ，原始卵胞をつくる．胎生5〜6ヵ月の卵巣には約700万個，出生時の卵巣には約200万個の原始卵胞がある．原始卵胞の一部は発育卵胞を経て成熟卵胞（グラーフ［Graaf］卵胞）となり，排卵にいたる．卵胞は排卵によって減っていくほかにも年齢とともに閉鎖していき，35歳では数万個まで減少，ついには閉経にいたる．日本女性の平均閉経年齢は50.5歳といわれている．

> *卵胞上皮細胞
> 顆粒膜細胞や莢膜細胞になる細胞．

卵巣はステロイドホルモンを産生する内分泌器官でもある．顆粒膜細胞や莢膜細胞は，卵子にさまざまな物質を供給するとともに，エストロゲンを分泌して全身に送る．莢膜細胞がコレステロールからアンドロゲンをつくり，顆粒膜細胞がもつ酵素（アロマターゼ）がアンドロゲンをエストロゲンに変える．顆粒膜細胞を刺激してエストロゲンを産生させるのは脳下垂体から分泌される卵胞刺激ホルモン（FSH）である．

FSH：follicle stimulating hormone

排卵のとき，顆粒膜細胞の一部は卵子とともに排出される．卵巣に残った顆粒膜細胞や莢膜細胞は黄体細胞に分化し，黄体を形成する．黄体細胞への分化を促すのは下垂体から分泌される黄体化ホルモン（LH）の急激な上昇

LH：luteinizing hormone

（**LH サージ**）である．黄体細胞はエストロゲンだけでなく，**黄体ホルモン**である**プロゲステロン**を産生するようになる．エストロゲンは子宮内膜を増殖させ，さらにプロゲステロンは子宮内膜に**脱落膜様変化**を起こして胚を受け入れる準備をする．つまり，顆粒膜細胞や莢膜細胞は，直接卵子を成熟させるだけではなく，卵子が排卵により卵巣を出て行った後も，卵子が着床しやすいようにサポートを続けている．

　妊娠が成立すると，胎児側の成分である絨毛細胞が分泌するヒト絨毛性ゴナドトロピン（hCG）の作用により黄体が維持され，妊娠黄体となる．妊娠が成立しなかった場合には黄体は萎縮して白体となる．

hCG：human chorionic gonadotropin

臨床で役立つ知識　**子宮がない場合の卵巣機能の評価**

子宮筋腫などの子宮の病気に対して，卵巣を残して子宮を摘出する場合がある．子宮があれば，周期的に月経が来ることによって卵巣が機能していることがわかるが，子宮摘出後には月経がないため，閉経や更年期を自覚しにくい．卵巣機能の低下は，しばしばホットフラッシュなどの自律神経症状が出現することによって自覚される．また，基礎体温を記録することによって卵巣機能が残っているかどうか知ることができる（二相性であれば排卵がある）．より正確に卵巣機能を知るためは，血中のエストロゲン・プロゲステロン・LH・FSHを測定する．閉経状態ではエストロゲン・プロゲステロンは低値，LH・FSHは高値となる．

B　卵管

　卵管(fallopian tube)は子宮底の左右側から卵巣までの約 10 cm（7～12 cm）の管で，子宮と同様，**ミュラー管**（Müllerian duct，中腎傍管）から発生する．最も卵巣に近い部分は**卵管采**というひだをもった**漏斗部**であり，ラッパ状に太くなり腹腔に開口する．卵管采は腹腔内に排卵された卵子をキャッチする．

　卵管采よりも子宮側約 2/3 の広い部分が**卵管膨大部**で，通常受精は膨大部で起きる．さらに子宮側 1/3 を**卵管 峡部**（膨大部よりはやや狭いのでこう呼ばれる）と呼び，子宮筋層内を走行して子宮腔に開口する部分を**卵管間質部**と呼ぶ．

　卵管は内膜，筋層，漿膜の 3 層からなり，内膜表面には線毛細胞や分泌細胞が配列する．卵管の筋層の運動と線毛運動により卵子・受精卵（胚）が子宮腔内へと運ばれる．クラミジアなどの感染により卵管炎が起こり（無症状のことも多い），卵管の動きが障害されると胚は卵管に着床し，異所性妊娠となる．異所性妊娠が最も多いのは膨大部である．

　近年，上皮性の卵巣がんは卵管采の上皮から発生するという説が注目され

ている．この説が正しいとすると，子宮の疾患に対して子宮を摘出する際に，卵管を同時に切除することにより，将来の卵巣がん発生を予防できる可能性がある．

C 子宮

子宮（uterus）は正常の成人女性では鶏卵大（約8×4×3cm），内腔の長さ約7cm，約50gの臓器である．受精卵を着床させ，胎児を発育させ，胎外生活が可能となったら周期的な収縮（陣痛）によって児を娩出（分娩）させる器官である．

子宮は内膜，筋層（平滑筋），外膜（漿膜）の3層からなる．漿膜は腹膜の一部であり，前方では膀胱子宮窩腹膜，後方では直腸子宮窩腹膜，側方では子宮体部前後の腹膜が合わさって子宮広間膜となる．このように子宮は腹膜におおわれた器官であり，その本体は腹膜外にある．腹膜を切開して腹腔内に入らなくても子宮には到達しうるので，「腹膜外帝王切開術」，「腹膜外子宮全摘術」といった術式が存在する．

子宮は内子宮口より上方約2/3の子宮体部，下方約1/3の子宮頸部，および両者の移行部である長さ約0.5cmの子宮峡部に区別される（図Ⅰ-1-1）．

子宮体部の上端の広い部分を子宮底という．子宮底の両側（角部）には卵管が付着し，子宮内腔に開口している．子宮頸部のうち1/2は腟内に突出する子宮腟部であり，上方1/2は腟上部と呼ばれる．

子宮峡部は「解剖学的内子宮口と組織学的内子宮口の間」と定義される．組織学的内子宮口は子宮体部内膜と子宮頸管内膜（頸管腺を有し，超音波検査でも区別できる）の境界のことであり，組織学的子宮口のほうが解剖学的子宮口よりも下にある．子宮峡部は妊娠末期には次第に延長し，子宮下部または子宮下節（lower uterine segment）と呼ばれる領域を形成する．帝王切開術で児を娩出するとき，以前は子宮体部を縦切開していたが（古典的帝王切開術），次回妊娠時の子宮破裂のリスクが高いことがわかり，現在では子宮下節を横切開して児を娩出するのが通常である．

子宮頸管は，内子宮口と外子宮口の間の管腔を指す用語である．内子宮口と外子宮口の距離は頸管長と呼ばれる．頸管長は経腟超音波検査などで計測でき，妊娠中の正常値は約3cmである．妊娠中には，内外の子宮口が閉鎖し，頸管が閉鎖していることで妊娠が維持されている．切迫流産・切迫早産では内子宮口の側から頸管がくさび状に開大し，頸管長が短縮する．胎胞が頸管内に脱出してきて膨隆，破水にいたる場合もある．切迫流産の症例では頸管に円周状にテープをかけて結紮する「頸管縫縮術」を行うことがある．

分娩時には内外の子宮口が開大し，子宮頸管が短縮していく．この短縮度を％で表現したものは展退と呼ばれる．

子宮筋層は平滑筋をもち，分娩時にはプロスタグランジン，オキシトシン

> **メモ**
> 子宮頸部を一部残して子宮体部を摘出する手術では，腟上部を切断する（腟上部切断術）．

1 女性生殖器の構造　11

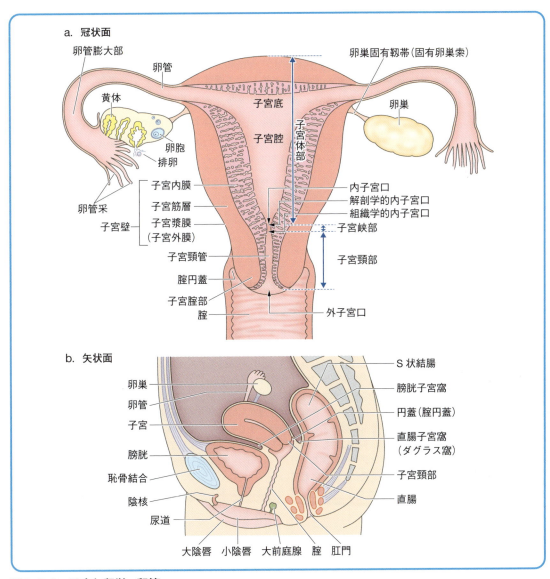

図Ⅰ-1-1　子宮と卵巣・卵管

NSAIDs：non-steroidal anti-inflammatory drugs

の作用を受けて周期性に収縮し（陣痛），胎児・胎児付属物を子宮外に娩出する．子宮筋が同調して収縮するメカニズムは，いまだによくわかっていない．
　プロスタグランジン，オキシトシンは陣痛促進薬として使用されている．子宮筋を弛緩させる薬剤にはリトドリン，硫酸マグネシウム，オキシトシン拮抗薬，カルシウム拮抗薬，非ステロイド性抗炎症薬（NSAIDs）などがあり，日本ではリトドリンと硫酸マグネシウムが切迫早産の治療薬として使用されている．
　非妊時にも，とくに月経時には子宮はプロスタグランジンの作用で収縮し，剝離した子宮内膜とともに月経血を排出する．月経痛も陣痛と同じく子

宮筋の周期性収縮に伴う痛みである．また，月経時以外にも精神的緊張の影響などを受け，子宮筋は収縮し腹痛を生じることがある．
　子宮内膜は筋層に近い**基底層**と，表層（内腔側）の**機能層**に区別され，機能層にはらせん動脈が分布する．機能層はホルモンの影響を受けて月経周期とともに変化する．卵巣が卵胞期にあるとき，内膜は**増殖期**となり，さかんに細胞分裂し，通常は前後の内膜を合わせて8 mm以上に厚くなる．排卵後に黄体が形成され黄体ホルモン（プロゲステロン）を産生すると，内膜はさらに肥厚し，グリコーゲンが豊富となる．腺腔は拡張し，核下空胞という構造がみられる（**分泌期**）．月経期には機能層が剥がれ落ち，月経血とともに排出される．

> **もう少しくわしく　子宮の形状の表現法**
>
> 正常な子宮の大きさは鶏卵大と表現されるが，妊娠や子宮の腫瘍によりこれよりも子宮が大きくなってきた場合の表現は，⇒鵞卵大⇒手拳大⇒新生児頭大（直径約10 cm）⇒小児頭大⇒成人頭大となる．子宮の大きさを正常妊娠子宮と比較して「妊娠〇週相当」と表現するときは，おおむね鵞卵大＝妊娠8週相当，手拳大＝妊娠12週相当となる．
> 腟の軸に対する子宮頸部の角度を「**傾**」，子宮頸部に対する子宮体部の角度を「**屈**」といい，前傾前屈が最も多い．子宮内膜症の癒着などによる病的な後傾，後屈も存在するが，正常女性でも後傾，後屈の場合がある．古くは後傾，後屈の子宮に対して円靱帯を牽引することにより子宮を引き起こす手術（アレキサンダー・アダムス［Alexander-Adams］手術）が行われていたが，現在では不要な手術とされている．

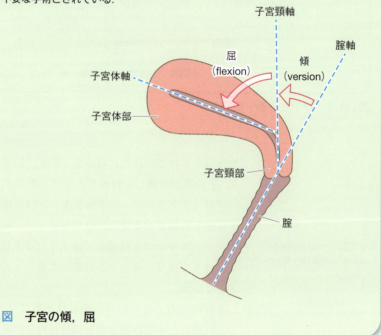

図　子宮の傾，屈

1 女性生殖器の構造 13

SCJ：squamocolumnar junction

HPV：human papilloma-virus

組織学的内子宮口から下方は頸管内膜となる．頸管内膜は頸管粘液を分泌する．排卵期の頸管粘液はエストロゲンの影響を受け，精子が通過しやすい性質に変化する．透明で引き伸ばすと糸を引くようになり（牽糸性），乾燥させると羊歯状結晶がみられる．

頸管内膜は円柱上皮であるが，外子宮口付近で扁平円柱上皮境界（SCJ）という移行帯を経て，子宮腟部から腟にかけての重層扁平上皮となる．SCJ の細胞は円柱上皮にも扁平上皮にもなりうる細胞（予備細胞）であり，この部位の細胞がヒトパピローマウイルス（HPV）に感染することにより子宮頸がんが発生するとされている．子宮頸部細胞診は SCJ を擦過して採取する．性成熟期女性の多くで SCJ は外子宮口の外側にあり，びらん（表皮の欠損）状に観察されるので子宮腟部びらんと称されるが，真のびらんではない．閉経後には SCJ は頸管内に引き込まれる．

D 腟

腟（vagina）は子宮と外性器を連結する管であり，性交や妊娠の成立にかかわるほか，月経血や粘液を排泄する管でもある．腟内に貯留する分泌物・滲出液を帯下という．腟は分娩時には産道の一部となる．正常の成人女性では幅 4 cm，深さ 8 cm の腟で，最も奥には子宮腟部が存在する．子宮腟部への移行部を腟円蓋という．後腟円蓋は直腸子宮窩（ダグラス［Douglas］窩）と接しており，この部位を穿刺することにより，腹腔内の液体（腹水や血液）をダグラス窩から採取することができる．また，体外受精において，超音波モニタリング下に後腟円蓋から経腟的に卵巣を穿刺し，卵子を採取することができる．

腟は重層扁平上皮でおおわれている．腟から発生する腟がんは，扁平上皮がんである．

腟内の細菌群はデーデルライン（Döderlein）桿菌の名前で呼ばれ，主に乳酸菌群（Lactobacillus 属）からなる．正常の性成熟期の女性の腟内では乳酸菌がグリコーゲンを代謝して乳酸を生成し，腟内を pH 4.0 前後の酸性に保ち，他の細菌や真菌の増殖を抑制する（自浄作用）．

発生学的には腟の上 1/3 は子宮・卵管と同じくミュラー管由来とされる．したがって，子宮の形成不全では，腟も欠損，または短く盲端*で終わることが多い．

*盲端
行き止まりになっていること．

E 外性器（外陰）

女性の外部生殖器（外性器）を**外陰**（vulva）という．外陰は恥丘，大陰唇，小陰唇，陰核，腟前庭，前庭球，会陰からなる（図Ⅰ-1-2）．

恥丘は恥骨結合の前方の軟部組織で，思春期以降には陰毛を認める．

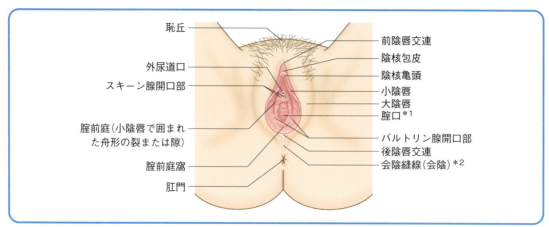

図 I-1-2 外陰
*1 腟口は，未性交者では扁平上皮におおわれた硬い結合織性のひだである処女膜によって部分的に塞がれている．
*2 会陰縫線の周辺数 cm を「会陰」という．

陰核（クリトリス）は生殖結節から発生し，男性の陰茎に相当する．血管・神経が豊富で，陰核海綿体の働きにより性的興奮時に勃起する．

小陰唇は大陰唇の内側に位置する弁状の皮膚のひだで，尿道ひだから発生し，男性の尿道海綿体に相当する．色素沈着があり，皮脂腺をもつ．

左右の小陰唇に囲まれた舟型のくぼみを**腟前庭**と呼ぶ．ここには腟口，外尿道口，スキーン（Skene）腺開口部，バルトリン（Bartholin）腺開口部が存在する．

大陰唇は恥丘から会陰にかけて左右に弓状に存在する皮膚のひだで，生殖隆起から発生し，男性の陰嚢に相当する．色素沈着があり，皮脂腺や汗腺が存在する．左右の大陰唇は前後で癒合し，前陰唇交連，後陰唇交連と呼ばれる．**会陰**は後陰唇交連と肛門の間の部分をいう．分娩時に会陰切開を行う部位であり，会陰裂傷が生じる部位でもある．

スキーン腺（小前庭腺，尿道傍管）は男性の前立腺に相当し，外尿道口の左右に開口する．**バルトリン腺**（大前庭腺）はエンドウ豆大の腺で，男性の尿道球腺（カウパー［Cowper］腺）に相当し，腟口の近くに開口する．これらの腺は性的興奮時に粘液を分泌し，性交を滑らかにする．分泌液がうまく排出されないとスキーン腺嚢胞やバルトリン腺嚢胞となり，感染（膿瘍）やがんの発生をきたすことがある．

女性の尿道の長さは約 4 cm（3〜5 cm）で，男性の尿道（18〜20 cm）より短い．導尿や膀胱内カテーテル留置の際には重要な知識である．尿道が短いために女性では膀胱炎や腹圧性尿失禁が起きやすいといわれている．

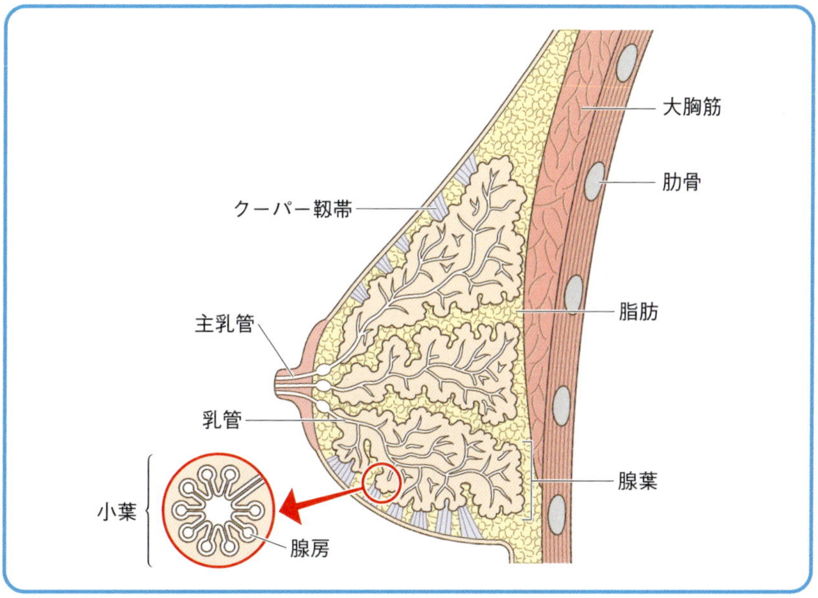

図Ⅰ-1-3 **乳房**

F 乳房

乳房（breast）は乳腺組織，脂肪，結合組織からなる．

乳腺は授乳を行うための器官であり，各種ホルモンの作用を受け，乳汁をつくり分泌する．腺房上皮細胞が集まり腺房を形成，さらに腺房が集まり乳腺小葉を，乳腺小葉が集まり乳腺葉を形成する．乳頭を中心として15～20の乳腺葉が放射状に配列しており，それぞれの乳管をもつので，乳頭には片側15～20本の乳管が開口する（**図Ⅰ-1-3**）．

乳房は大胸筋の上に位置し，乳房提靱帯（クーパー［Cooper］靱帯）に支えられている．乳房の大きさは一般的には直径10～12 cm，高さ5～7 cm，重さ約200 gであるが，個人差が大きい．乳房は思春期に発達した後，月経周期とともに増殖，萎縮を繰り返す．

卵巣から分泌されるエストロゲンが乳管・脂肪・結合組織を，プロゲステロンが腺胞を発達させ，乳房が発育する．乳汁の産生は下垂体から分泌されるプロラクチンにより促進される．オキシトシンは射乳の作用をもつ．授乳期の乳房は600～800 gになる．

乳房に分布する主な動脈は内胸動脈と外側胸動脈および肋間動脈の乳腺枝である．

乳房を出たリンパ管は腋窩リンパ節や胸骨傍リンパ節から鎖骨上リンパ節，対側の腋窩リンパ節に向かう．

G　子宮・卵管・腟の発生

内性器の性分化決定の仕組み

　胎齢4〜5週目の胎児には，性腺となる**性腺原基**が認められ，原始生殖細胞を含んでいる．また，男女ともに**ミュラー管，ウォルフ管**の両方をもっている．Y染色体には性腺を決める遺伝情報である***SRY***（**性決定遺伝子Y**）があり，妊娠6週頃，この遺伝子が性腺原基を精巣に変化させる．精巣の**セルトリ（Sertoli）細胞**からは**抗ミュラー管ホルモン（AMH）**が分泌され，ミュラー管は退縮し，子宮・卵管は発生しない．精巣の**ライディッヒ（Leydig）細胞**が産生する**アンドロゲン**（主にテストステロン）の作用によりウォルフ管が発達し，精巣上体，精管，精囊，射精管ができる．

　*SRY*の作用がないと性腺原基は卵巣に分化し，ミュラー管から卵管・子宮がつくられる．アンドロゲンが働かないためにウォルフ管は退縮する．げっ歯類など多くの哺乳類では子宮体部は左右に分かれているが，ヒトでは胎生10週頃にミュラー管が正中で癒合し，さらに中隔が消失することによって単一の子宮体部・子宮頸部および腟の上1/3が形成される．腟の下2/3は尿生殖洞（男性では前立腺を発生させる組織）の上皮から発生するといわれている．

> **メモ**
> 「性分化」については p.87，図III-1-1 参照．

AMH：anti-Müllerian hormone

もう少しくわしく　子宮の発生異常

　ミュラー管が発育し，正中で癒合し，中隔が吸収されて単一の子宮となる過程のどこかに異常が生じると，子宮が低形成となったり，左右に分かれた子宮となったり，中隔が残存したりするなど，さまざまな程度の先天性子宮形態異常が発生する．これは子宮が発生するイベントのどこかに問題が生じたことによる異常であって，基本的には染色体や遺伝子の異常ではない．

　先天性子宮形態異常にはさまざまな分類法がある．子宮体部の形態異常に関しては，子宮内腔が完全に左右に分離されるものを**重複子宮**，子宮が左右に分離されるが子宮頸部にいたらないものを**双角子宮**，外形が正常であるが中隔が存在するものを**中隔子宮**，子宮底部に内腔に向かって突出があるが中隔とまではいえないものを**弓状子宮**と呼んでいる．月経血の流出がうまくいかず，血腫をつくって腹痛が生じるときは，手術治療の対象になる．また，子宮の形態異常は不妊症・不育症の原因になるとして，これに対するさまざまな子宮形成手術が行われてきたが，現在有効性が証明されているのは中隔子宮に対する中隔切開術のみである．近年では子宮鏡を用いた中隔切開術が行われている．

　ウォルフ管（中腎管）は男性では精巣上体，精管，精囊などに分化する．女性ではウォルフ管は出生までに吸収され痕跡的にしか存在しない．しかし，胎生期における子宮の発生と尿管の発生に，ウォルフ管による誘導が重要であるとされている．片側のウォルフ管が胎生期にうまく機能しないと，その側の子宮が低形成となり，同じ側の腎臓もしばしば低形成，もしくは欠損する．このほかに，先天性子宮形態異常には骨格，聴覚系の発生異常が多いとされている．

コラム　子宮の異常と卵巣の異常

卵巣は子宮・卵管とは起源が異なるため，先天的な卵巣の異常と子宮・卵管の異常は独立して起きる．たとえば子宮および腟がほぼ完全に欠損するメイヤー-ロキタンスキー-キュスター-ハウザー（MRKH）症候群の女性の卵巣は正常に存在している．代理懐胎が認められている国では，MRKH症候群の女性から採取した卵子とパートナーの精子を受精させ，代理母の子宮に戻すことにより児を得ることができる．また，MRKH症候群の女性に対する子宮移植が試みられており，出産成功例がある．MRKH症候群の女性の卵子を用いて生まれた子どもはMRKH症候群とはならない（遺伝疾患ではない）．

これに対して，X染色体の異常であるターナー（Turner）症候群の女性では，通常，卵巣は萎縮しており高度の卵巣機能低下が存在する．一方，正常形態の子宮が存在しており，卵子提供を受ければ自分の子宮を用いて妊娠・出産できる場合がある．ただし，長期のエストロゲン欠乏のため子宮が発育不全のことがある．また，ターナー症候群の女性には心疾患の合併が多いため，妊娠した場合の妊産婦死亡は2％以上であるという．

MRKH：Mayer-Rokitansky-Küster-Hauser

H　内性器（子宮・卵巣・腟）の支持組織

内性器は膀胱や直腸とともに骨盤内臓器であり，靱帯などの構造物によって骨盤の壁につながり，支えられている．産婦人科領域における「靱帯」とは手術学における用語であり，「子宮を牽引したときに索状に張る構造物」を意味しているので，解剖学でいうところの靱帯とは少し意味合いが異なる．

卵巣と子宮の間をつなぐ組織が卵巣固有靱帯，子宮底から前側方に走り鼠径部を経て大陰唇に向かうのが子宮円靱帯（子宮円索）である（図Ⅰ-1-4）．これらは女性では子宮・卵巣を支えるが，男性では，精巣を下方に牽引して鼠経管から陰嚢内まで移動させる仕組みとして働く（精巣導帯）．女性でも先

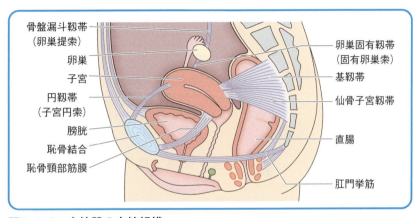

図Ⅰ-1-4　内性器の支持組織

天性の異常により子宮を欠く場合に，卵巣がこのラインに沿って下降してしまう場合があり，女児の鼠径ヘルニアを手術する場合には卵巣に注意する必要がある．

正常の卵巣は，卵巣固有靱帯で子宮につながり，**骨盤漏斗靱帯（卵巣提索）**および卵巣間膜によって骨盤壁につながっている．この左右に索状物で固定されるという構造には欠点があり，ねじれて血行障害を起こすことがある（**茎捻転**）．茎捻転は激しい腹痛をきたし，付属器（卵巣・卵管）は血流障害から壊死にいたることがある．緊急手術により捻転の解除，腫脹部分（卵巣嚢腫など）の摘出が行われるが，やむをえず付属器切除術となる場合もある．まれではあるが子宮も筋腫などが原因で捻転を起こすことがある．

臨床で役立つ知識　骨盤臓器脱と支持のレベル

骨盤内の臓器である尿道・膀胱・子宮・小腸・直腸が腟内に下垂し，さらには腟口をヘルニア門として体外まで脱出してくる状態を**骨盤臓器脱**と呼ぶ．DeLanceyは，骨盤内臓器を支持する3つのレベルの支持組織が脆弱化することによって骨盤臓器脱が生じると考えた．**基靱帯，仙骨子宮靱帯**は子宮頸部および腟円蓋を上後方の骨盤壁に向かって強く牽引し，レベルⅠの支持組織と呼ばれる．**恥骨頸部筋膜**（前腟壁），**直腸腟筋膜**（後腟壁）は側方の骨盤壁（骨盤筋膜腱弓）に付着することで腟上部2/3をハンモック状に支え，レベルⅡの支持組織と呼ばれる．より下方，腟下部1/3では恥骨頸部筋膜が膀胱頸部，尿道を，直腸腟筋膜が直腸下部，肛門を支え，レベルⅢの支持組織と呼ばれる．**肛門挙筋**などの**骨盤底筋群**は直腸・腟を恥骨の方向に向かって引き締めるよう働き，尿・便の失禁を防ぐうえでも重要である．

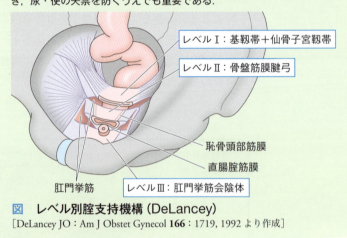

図　レベル別腟支持機構（DeLancey）
[DeLancey JO：Am J Obstet Gynecol **166**：1719, 1992 より作成]

Ⅰ 子宮・卵巣・腟の血管支配

下行大動脈は臍の高さで左右の総腸骨動脈に分かれ，さらに外腸骨動脈と**内腸骨動脈**に分かれる．子宮・卵巣・腟への血管の分布を図Ⅰ-1-5に示す．

1 女性生殖器の構造　19

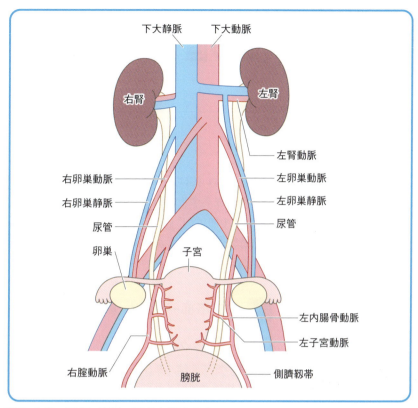

図I-1-5　子宮・卵巣・腟の血管の分布

　卵巣を栄養する**卵巣動脈**は，大動脈より腎動脈が左右に分岐する直下の高さで，大動脈から左右別々に分岐し，**骨盤漏斗靱帯（卵巣提索）**内を走り，卵巣門から左右それぞれの卵巣に入る．

　卵巣静脈は卵巣近くでは卵巣動脈とほぼ並行して走るが，一般には右側の卵巣静脈は下大静脈に，左側の卵巣静脈は左腎静脈に注ぐ．

　子宮への最大の血流は通常は左右の**子宮動脈**から供給され，これは内腸骨動脈の枝である．子宮動脈は子宮傍結合組織の中を走り，尿管の上を交差した後，内子宮口の高さで上行枝と下行枝に分かれてから，多数の枝に分かれて（弓状動脈），子宮に達する．上行枝は卵巣・卵管に，下行枝は腟にも血流を送る．このように卵巣には子宮動脈からも枝が出ているので，子宮全摘手術後には卵巣の血流が減少し，卵巣が温存されていても卵巣機能が低下することがある（月経がないため気づかれにくい）．また，子宮出血に対する緊急止血のために子宮動脈塞栓術＊を行ったとき，本来は子宮への血流だけを止めるのであるが，卵巣へ塞栓物質が流れてしまい卵巣血流も低下してしまうことがある．

　外陰および腟下部への血流は，主に内腸骨動脈より分岐する**内陰部動脈**から，および大腿動脈より分岐する**外陰部動脈**から供給される．

> **メモ**
> 男性における精索静脈も左右で走行が異なり，右側は下大静脈に，左側は左腎静脈に注ぐ．このため，男性では左側のほうが，うっ滞・逆流を起こして精索静脈瘤になりやすい．

＊**子宮動脈塞栓術**
カテーテルを用いて塞栓物質を子宮動脈に送りこみ閉塞させる手術．

2 生殖生理

女性においては，視床下部-下垂体-卵巣-子宮が協調して働くことにより，性周期が成立する．この調節は，上位の中枢（視床下部や下垂体）から下位（下垂体や卵巣）に向かうだけでなく，卵巣で分泌されたエストロゲンが上行性に作用し，微妙な調節系を形成している．本項では，これらの調節系の生殖生理について説明していく．

A 視床下部-下垂体-卵巣におけるホルモン調節機構

フィードバック機構

女性の**性周期**は，**視床下部-下垂体-卵巣におけるホルモン産生調節機構**によって精緻に制御されている（**図I-2-1**）．

まず，視床下部からはゴナドトロピン放出ホルモン（GnRH）が分泌される．このGnRHが下垂体を刺激することにより，下垂体から性腺刺激ホルモン（ゴナドトロピン，Gn）である卵胞刺激ホルモン（FSH）と黄体化ホルモン（LH）が分泌される．また，この下垂体から分泌されるFSH，LHが，卵巣を刺激し，卵巣からのエストロゲン，プロゲステロンの分泌を促進する．

さらに，このホルモン産生機構において**ネガティブフィードバック**という調節機構が存在し，卵巣からのエストロゲン，プロゲステロンの分泌が，下垂体や視床下部に作用し，GnとGnRHの分泌が抑制される．

また，排卵の時期には，ポジティブフィードバックという調節機構が存在し，排卵期に血中エストロゲン濃度が200 pg/mL以上になると，この高濃度のエストロゲンが下垂体からのLHおよびFSHの一過性の急上昇を誘発する．とくに，排卵前のLHの一過性の急上昇を**LHサージ**と呼ぶ（**図I-2-2**）．

このポジティブフィードバック作用，ネガティブフィードバック作用を仲介しているのがキスペプチンである（**図I-2-3**）．キスペプチンは，Gタンパク結合型受容体のGPR54のリガンド*として発見された．

たとえば，ポジティブフィードバックの場合には，前腹側室周囲核にエストロゲンが作用することでキスペプチンの分泌が上昇する．GnRHニューロンには，キスペプチンの受容体であるGPR54が発現しており，キスペプチンの作用によってGnRHの分泌増加が起きる．これらはげっ歯類を用いた研究

GnRH：gonadotropin releasing hormone

Gn：gonadotropin

*リガンド
ある特定の受容体とだけ結合する物質．

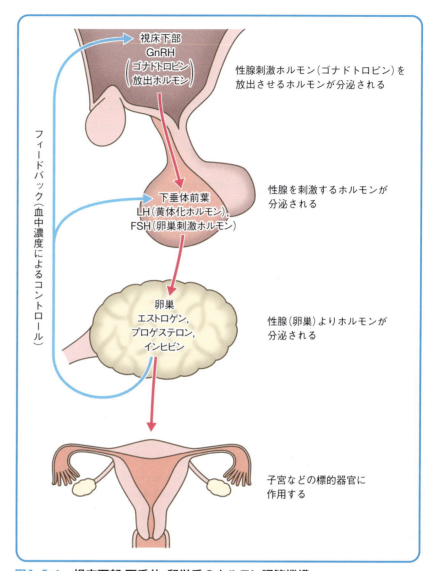

図 I-2-1　視床下部-下垂体-卵巣系のホルモン調節機構

でわかってきたことであるが，ヒトにおいても同様にキスペプチン系が関与することが示唆されている．

B 卵胞発育，排卵の機序

卵胞の構造

　卵胞は，卵細胞とそれを取り囲む顆粒膜細胞，莢膜細胞からなる．卵胞は，発育段階，形態変化に伴い，原始卵胞，一次卵胞，二次卵胞（前胞状卵胞，胞状卵胞），グラーフ（Graaf）卵胞と段階に応じた名称で呼ばれる（図

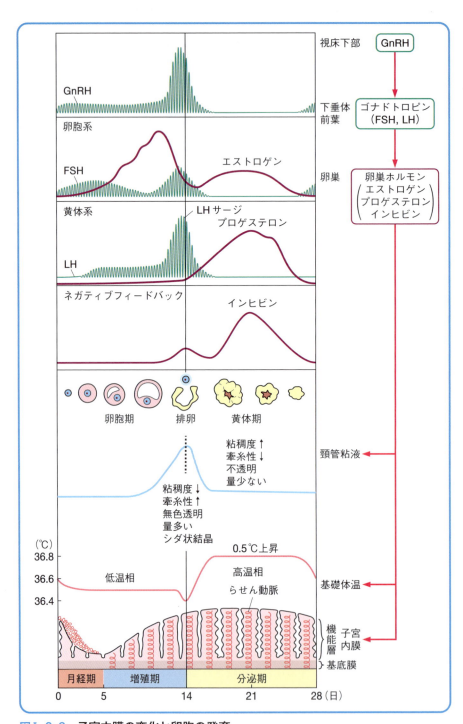

図I-2-2 子宮内膜の変化と卵胞の発育

I-2-4).原始卵胞は,一次卵母細胞の周囲を1層の扁平上皮が取り囲んだものである.原始卵胞の上皮様細胞が顆粒膜細胞へと分化し,立方上皮化したものが一次卵胞であり,顆粒膜細胞が重層化したものを二次卵胞という.

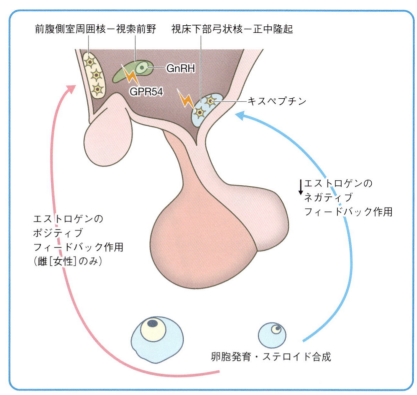

図 I-2-3　キスペプチンが仲介するホルモン調節機構
視床下部-下垂体-卵巣において，精緻なホルモン調節機構が存在することで，後述するような卵胞発育，排卵，黄体形成といった卵巣周期が形成される．

二次卵胞は，前胞状卵胞と胞状卵胞からなる．前胞状卵胞は，卵胞腔が存在しないものであり，さらに発育して，卵胞腔が形成されたものが胞状卵胞である．胞状卵胞がさらに発育すると，顆粒膜細胞層が薄くなり，卵胞腔はさらに拡大する．この状態をグラーフ卵胞と呼ぶ．

卵巣における周期

　正常の卵巣周期は，大きく分けて3つの相からなる．すなわち，卵胞期，排卵期，黄体期である．

- **卵胞期**：下垂体から分泌されるFSHが，卵胞の発育を促進し，卵胞の発育に伴い，顆粒膜の重層化，莢膜細胞の形成が起こり，顆粒膜細胞からエストラジオールが分泌されるようになる．
- **排卵期**：卵胞発育の最終段階で，エストラジオールが200〜300 pg/mLになるとポジティブフィードバックが起こり，視床下部よりGnRHが分泌され，下垂体からのLHのサージが誘発される．LHサージ開始の36〜40時間後に排卵が起こる．
- **黄体期**：排卵後の顆粒膜細胞と莢膜細胞は肥大増殖し，排卵後24時間程度で黄体となる．黄体は黄体ホルモン（プロゲステロン）を分泌するように

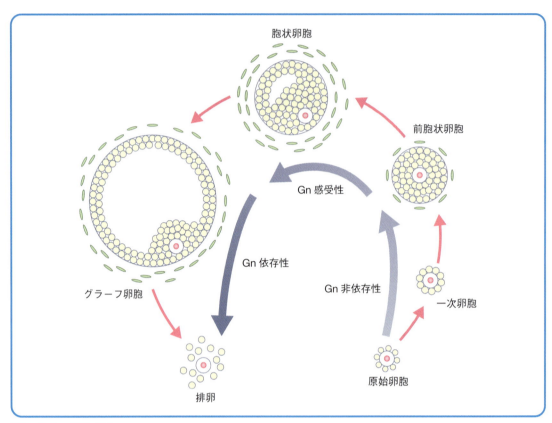

図 I-2-4　卵胞発育

なり，この黄体ホルモンが子宮内膜に分化を引き起こし，妊娠，着床に適した環境を引き起こす．この子宮内膜の変化を脱落膜化と呼ぶ．妊娠が成立しなかった場合には，黄体からの黄体ホルモンの分泌が低下し，子宮内膜が子宮内腔から剥脱し，月経が引き起こされる．

卵胞発育

胞状卵胞は，下垂体から分泌されるGnの影響を受け，増大していく．主にFSHが，胞状卵胞の発育を促進する．この発育の過程で，順次閉鎖卵胞となり，最終的に排卵する成熟卵胞（グラーフ卵胞）にまで成長するのは通常1個である．

排　卵

血中のエストラジオール濃度が200〜300 pg/mL以上になると，ポジティブフィードバックが起こり，LHサージが起こる（図I-2-2）．LHサージとは，一過性に下垂体からのLH分泌が上昇し，血中濃度が急速に上昇する現象である．このLHサージがきっかけとなり，卵胞成熟が完了し，**排卵**にいたる．サージ開始から約40時間後，LHサージのピークから約16時間後に排卵が起こるとされている．

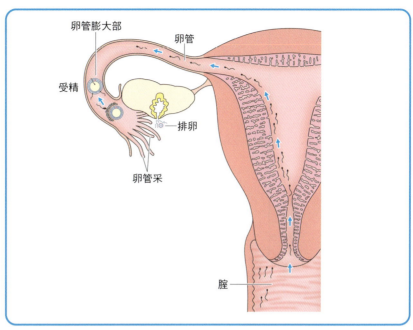

図Ⅰ-2-5　受精までの過程
精子は腟内に射精され，子宮口から子宮頸管，子宮内腔を通り抜け，卵管で卵子と出合い受精する．卵子は，卵巣から排卵した後，卵管采から卵管に入る．

　排卵後の卵胞は，LHサージの影響を受け，黄体に変化し，多量の黄体ホルモン（プロゲステロン）を分泌するようになる．

C　受精，着床の機序

受精までの過程

　排卵した卵子は**卵管采**に捕捉され，卵管内に侵入する．一方，腟内に射精された精子は，子宮口から子宮頸管，子宮内腔を通過し，卵管口から卵管内に侵入し，卵管膨大部で卵子と出合い，受精する（図Ⅰ-2-5）．

受精

　受精は，精子と卵子が融合して，新たな遺伝子構成が引き起こされる．精子と卵子という異なる細胞の融合により，生命に多様性を与えている．

1）受精のプロセス（図Ⅰ-2-6）

①精子の先体反応：受精能を獲得した精子は，先体からヒアルロニダーゼ，アクロシンなどの分解酵素を放出し，卵子を取り囲む顆粒膜細胞（卵丘細胞）と透明帯を分解し，卵子に侵入しようとする．

②精子・卵子透明帯結合：最初の精子が卵細胞膜と融合すると，卵子の透明帯の性状が変化し，他の精子の侵入が阻止される．

③卵子活性化：受精前の卵細胞は第2減数分裂を休止しているが，精子の侵

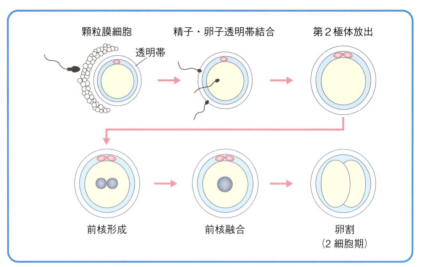

図 I -2-6　受精のプロセス

入により，第 2 減数分裂が再開される．第 2 減数分裂により，半数体の染色体が第 2 極体として放出され，卵子は半数体となる．

④前核形成：第 2 減数分裂が完了し，卵子の染色体に核膜が形成され，雌性前核が形成される．精子は，卵子の細胞質に入った後，いったん核膜が消失した後に再形成され，雄性前核が形成される．

⑤前核融合：雌性前核と雄性前核が融合し，受精が完了する．

2）受精後の胚（図 I -2-7）

⑥ 2 細胞期（受精後約 30 時間）：受精後 30 時間で細胞分裂し，割球は 2 個となる．

⑦ 4 細胞期（受精後約 40 時間）：受精後 40 時間で割球がさらに分割し割球は 4 個になる．

⑧ 8 細胞期（受精後約 72 時間）：割球が 8 細胞の状態．

⑨桑実胚（受精後 3〜4 日目）：割球が 8〜16 細胞の状態．この時期には割球同士がお互いに密に接触するようになり，境界が不明瞭になってくる．

⑩胚盤胞（受精後 5〜6 日目）：内部細胞塊（将来，胎児になる）と外細胞塊（将来，胎盤や羊膜になる）に分かれる．この頃には，受精卵は卵管から子宮内宮へ到達する．

着床の過程

着床とは，受精卵（胚盤胞）が子宮内膜に接着，侵入し，将来胎盤になる絨毛構造を形成するまでの現象のことである．受精卵は，図 I -2-7 のように分割，発育し，受精後約 5 日目に胚盤胞に到達する．着床は受精後約 7 日目から始まり，胚盤胞の孵化と子宮内膜の接着が起こり，胞胚は子宮内膜上皮細胞から間質細胞に侵入し，着床を完了する（図 I -2-8）．

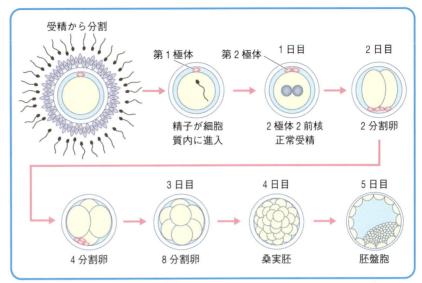

図I-2-7　受精後の胚の分割

着床ウィンドウ

　子宮内膜側にも，胚盤胞に対して受容可能な時期と受容不可能な時期が存在する．胞胚の着床可能な時期を**着床ウィンドウ**（implantation window）と呼ぶ．排卵後7日±2日と推定されており，その時期にタイミングよく孵化した胞胚が，子宮内膜に着床することができる．

D 月経の機序

月経とは

　月経は，「約1ヵ月間の間隔で自発的に起こり，限られた日数で自然に止まる子宮内膜からの周期的な出血」のことをいう．いわゆる正常な月経は，①月経周期の日数，②出血持続日数，③経血量（月経時の出血量）が正常範囲内にあることである．たとえば，月経周期日数は25～38日以内が正常範囲であり，出血持続日数は3～7日間，経血量は20～140 mLが正常範囲である．

　子宮内膜は，排卵の時期には卵胞の分泌するエストロゲンにより，十分に肥厚している．十分に肥厚した子宮内膜は，排卵後の黄体ホルモン（プロゲステロン）の影響を受けて，着床に適した状態に分化する（脱落膜化）．妊娠が成立しなかった場合には，エストロゲン，プロゲステロンの分泌が低下するために，子宮内膜は剝がれ，出血とともに排泄される．これが月経血である．

　再び，卵胞の発育とともにエストロゲンが上昇すると，それに伴い次の周期の子宮内膜が再生する．

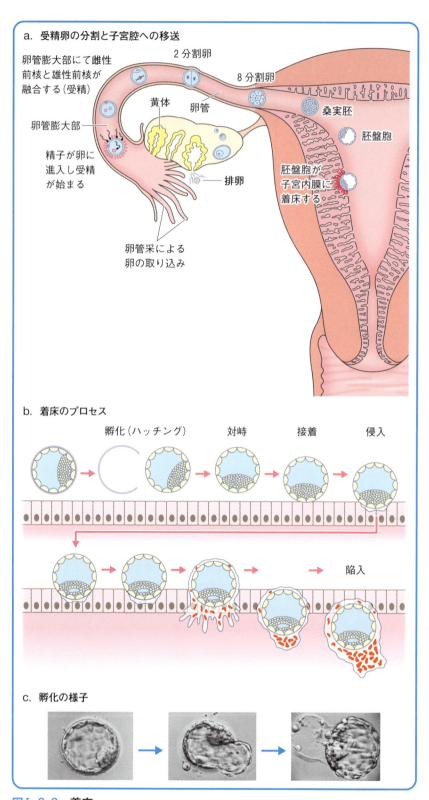

図 I-2-8　着床
受精してから，卵管を通り，子宮に着床する．

月経周期

月経開始日を1日目として，次回の月経開始の前日までの期間を**月経周期**という．月経周期は，約1ヵ月（28〜30日）であることが多い．月経周期は，卵胞の変化，それに伴うエストロゲン，プロゲステロンの周期的変化に伴い，子宮内膜の周期的変化が引き起こされる（**図I-2-2**）．

E 基礎体温の変化の機序 （図I-2-2）

基礎体温とは，心身ともに安静な状態で測定した体温のことであり，一般的には，十分な睡眠後の起床時，安静の状態で測定した体温のことである．正常の月経周期では，卵胞期には**低温相**を示し，黄体期には**高温相**を示す．低温相と高温相の温度差は，0.3℃以上であることが多い．

排卵後，黄体からプロゲステロンが分泌されることで，高温相になる．この基礎体温をみることで，排卵日を事前に知ることはむずかしいが，振り返って排卵日を推定するには有用である．また，高温相がみられないことで，無排卵であることを推定することもできる．

3 女性生殖器の年齢に伴う変化

　女性には，年齢を経るに従って，ダイナミックに内分泌状態の変化がある．そして，その内分泌状態の変化は，女性に特徴的な，身体的・精神的変化をもたらす．女性の年齢に伴う特徴的な変化に応じて，そのライフサイクルは，小児期，思春期，生殖期（性成熟期），更年期，老年期と分類されており（図Ⅰ-3-1），その内分泌機能や形態が大きく変化している．とくに，女性生殖器は，その形態や機能に大きな変化がみられるため，患者の年齢に応じてどのような状態にあるのかを理解する必要がある．

A 思春期

思春期とは

　思春期とは，小児期から性成熟期に移行する過程である．おおむね乳房発育や陰毛発生などの二次性徴（第2次性徴）が出現してから，初経を経て，やがて二次性徴の完成と順調な月経周期を獲得するまでの期間をいう．おおむね，8～9歳頃から，17～18歳頃に相当する．個人差が大きくみられるが，初経から数年間は月経が不順であることが多い．

思春期の内分泌学的変化

　小児期には，下垂体から分泌される卵胞刺激ホルモン（FSH）や黄体化ホルモン（LH）は少量にとどまっている．思春期の開始に応じて，FSHとLHの分泌量は増加する．また，分泌量が増加するだけでなく，周期的にパルス状の分泌*も開始される．それとともに，FSHとLHの分泌が，卵巣から分

*パルス状分泌
一定の分泌が持続するのではなく，短期間に集中した分泌が繰り返されること．下記のグラフでホルモン分泌のモデルを示している．実線で示しているのは律動的なパルス状分泌，破線は持続的な分泌である．

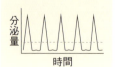

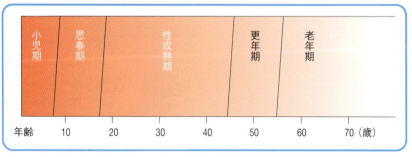

図Ⅰ-3-1　年齢と，女性のライフサイクル

泌されるエストロゲンに対するポジティブフィードバックを受けるようになる．これにより，卵巣からエストロゲンの分泌が増加したときに，LH の短期間の強い分泌である **LH サージ** が下垂体で起きるようになる．

思春期の卵巣の変化

幼児期に 0.3 g ほどのひも状の構造物であった卵巣は，成長とともに増大し，思春期には 6 g ほどになっている．同時に，卵巣の FSH と LH に対する感受性も増加し，卵巣からのエストロゲン分泌が増加する．FSH と LH に対する感受性が増加して，卵胞が発育するようになる．卵胞が発育するとともに，卵胞からのエストロゲン分泌量が増加する．そして，下垂体で LH サージが起きると，発育した卵胞は **排卵** する．

思春期の子宮および腟の変化

幼児期の子宮は 25〜40 mm 程度であるが，思春期になるとエストロゲンの影響を受けて増大し始める．とくに子宮体部が増大し，子宮内膜が肥厚する（**図 I-3-2**）．卵巣から排卵が起きると，**初経** となる．日本での初経は 10〜14 歳，平均 12 歳程度である．また，腟は成長とともに長さを増し，分泌物も増加する．

思春期の開始と体重について

初経が起きるには，一定の体脂肪量が必要であると考えられている．初経の時期に個人差がみられるのも，このためではないかと考えられている．また，日本人の初経年齢は，近代から現代にかけて徐々に若年化していることが知られている．これも，栄養状態がよくなり，児童の体格が向上したことによると考えられる．

＊早産
妊娠 37 週未満の分娩．

＊低出生体重児
出生体重が 2,500 g 未満の新生児．

＊周産期死亡
妊娠 22 週以降の死産と，産後 1 週未満の新生児死亡を合わせたもの．

＊妊娠高血圧症候群
妊娠中に高血圧を認めた場合，妊娠高血圧症候群と呼ぶ．母体の脳出血や肺水腫，常位胎盤早期剥離などのさまざまな合併症のリスク因子となる．

コラム　　思春期の妊娠

排卵が始まれば妊娠は可能になる．しかし，統計学的には若年妊娠にもリスクがあることが知られている．早産[＊]，低出生体重児[＊]，周産期死亡[＊]や，妊娠高血圧症候群[＊]などの周産期合併症の発生率を母体年齢ごとにみると，20 歳〜29 歳が最も低く，それより高齢になっても若年になってもリスクが高くなっている．若年妊娠のうち，初経から 2 年間はとくに周産期リスクが高くなる，という報告もある．

思春期の妊娠のリスクを高める原因として，骨盤が未熟で産道が狭いこと，過度なダイエットなどの栄養状態の問題，性感染症合併率が高いことなど，多くの要因が関与していると考えられている．しかし，一番の原因は，妊娠と診断されるのが遅くなりがちで，妊娠初期に必要な診断や治療，患者教育を受けられていないことであろう．思春期はまだ月経が不順なことが多く，妊娠悪阻（つわり）などの症状が出てもまさか妊娠ではないだろうと考えがちである．また，若年妊婦に対する偏見や，望んで妊娠したわけではないケースが多いことから，本人が妊娠に気づいても周囲に相談しにくいという問題も大きい．

B 性成熟期

性成熟期とは

性成熟期 を迎えた女性には，25〜38 日周期で，規則正しい周期（周期のずれが 6 日以内）で月経がある．この期間には，妊娠・分娩・授乳などによる，特異的な内分泌環境が形成されることがある．

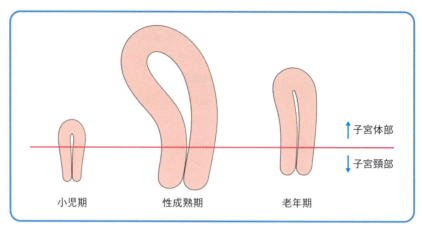

図 I-3-2　ライフサイクルにおける子宮の変化

性成熟期の内分泌学的変化

性成熟期には，下垂体からのFSHとLHの分泌を受けて，卵巣で周期的な排卵が起き，その周期に応じて卵巣からは，月経開始から排卵までの卵胞期にはエストロゲンが，排卵から月経までの黄体期にはエストロゲンとプロゲステロンが分泌される．

性成熟期の卵巣

月経周期が確立している性成熟期の卵巣では，下垂体のホルモンと相互に影響を与えながら，卵胞発育→排卵→黄体形成→黄体の消退を繰り返している．黄体の消退によって子宮では月経が誘発される．加齢とともに，卵巣にある原始卵胞は徐々に減少する（**図 I-3-3**）．卵巣の重量は，月経の周期によって変動が大きいが，やはり卵胞数の低下を反映して，30歳前後から緩やかな低下傾向がみられる．FSHなどの下垂体ホルモン値に影響を与えるほどの卵巣機能低下がみられるのは，通常40歳以上になってからである．

> **もう少しくわしく　消退出血と月経**
>
> 子宮内膜は，黄体ホルモンであるプロゲステロンの影響を受けている状態から，プロゲステロンがない状態に移行すると，出血を起こして内膜が脱落する．これを消退出血と呼んでいる．消退出血は合成の黄体ホルモン製剤でも起きる現象である．たとえば，低用量ピルのような黄体ホルモン製剤を含む薬剤を1週間以上内服した後に，内服を中断すると，2～3日後には子宮では消退出血が起きて，月経のような性器出血がみられることになる．
> 一方，排卵後の黄体からは，プロゲステロンが分泌されているが，妊娠が成立しなかった周期では，黄体は自然に消退してそれと同時にプロゲステロン濃度も低下する．すると子宮では消退出血が起きる．この生理的な卵巣からのプロゲステロンの消退で起きる消退出血を，「月経」と呼んでいる．

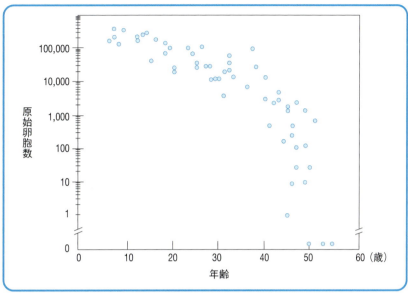

図Ⅰ-3-3　年齢と原始卵胞数の変化
[Fitzgerald C, Zimon AE, Jones EE, et al：Aging and reproductive potential in women. The Yale Journal of Biology and Medicine **71**（5）：367-381，1998 より引用]

　卵巣機能の低下に応じて，妊娠率も低下することが知られている（p.182，**図Ⅲ-8-1** 参照）．生殖補助技術による不妊治療を行った場合でも，治療あたりの生産率[*]は，やはり 30 歳前後から緩やかな低下傾向が始まり，40 歳前後で極端に低下していることがわかる．

> [*]**生産率**
> 生児を得た治療周期数／総治療周期数

性成熟期の子宮と腟

　性成熟期の子宮は，子宮筋層が厚くなり体積も最大となる．また子宮内膜

コラム　AMHと卵巣予備能

　抗ミュラー管ホルモン（AMH）は，以前から生殖器が男性化するか女性化するかを決定する因子として知られていた．しかし，性成熟期の女性において，血中の AMH が原始卵胞から発育する前胞状卵胞数を反映することが近年知られるようになり，とくに不妊治療の分野において広く測定されるようになってきた．
　胎生期に分裂増殖した卵細胞は，卵母細胞と呼ばれる状態になり，原始卵胞と呼ばれる小卵胞を形成する．卵母細胞は分裂増殖をしないので，原始卵胞は増えることはなく，むしろ，卵胞の閉鎖と呼ばれる退縮現象によって，徐々に減少していく（図Ⅰ-3-3）．血中の AMH 値は，性成熟期以降の女性においては，原始卵胞から発育する前胞状卵胞数を反映することから，不妊治療においては，薬剤の反応性を予想するのに有効とされている．FSH などの下垂体ホルモンと異なり，30 歳前後から AMH 値は低下し始めるので，より早い段階から卵巣の加齢による影響を反映するマーカーと考えられている．

は，エストロゲンの影響を受けて，周期的に月経期→増殖期→分泌期を繰り返して，定期的に月経を起こす．性成熟期には，腟粘膜は厚くなり分泌物も多くなる．分泌物の影響を受けて，腟内にはデーデルライン（Döderlein）桿菌と呼ばれる乳酸菌が定着し，腟内は酸性に保たれており，他の菌種が腟内に繁殖することを防いでいる．

臨床で役立つ知識 卵子の加齢と，妊娠率の関係

加齢は，妊娠率に大きく影響することが知られている．妊娠率は，通常30歳を超えると徐々に低下が始まるが，37歳前後から急速に低下する．43歳を超えると，一般的な不妊治療ではほとんど妊娠が望めなくなり，45歳を超えると体外受精などの高度な不妊治療を行っても妊娠率はきわめて低い（p.185，図Ⅲ-8-3参照）．

この妊娠率の低下は，卵子の加齢によるものと考えられている．第三者の卵子を利用した不妊治療が行われている諸外国での統計では，20歳代の女性の卵子を使用して体外受精を行い，それを45歳以上の女性の子宮に移植した場合の妊娠率は，若年者の妊娠率とほとんど変わらないことが知られている．もちろん，精子も子宮も加齢による影響がまったくないわけではないが，これらに比べて，卵子は加齢による影響を最も顕著に受けることがわかっている．

C 更年期

更年期とは

更年期とは，性成熟期と老年期の間の移行期のことである．卵巣機能が衰退し始めてから卵巣機能が消失するまでの時期にあたり，おおむね45歳から55歳にあたる．この間に，月経は徐々に不順になり，やがて閉経を迎えることになる．

更年期の内分泌学的変化

更年期には，卵巣機能が低下し，排卵に必要な下垂体ホルモンが増加するため，FSHやLHが上昇する．さらに卵巣機能が低下して，閉経にいたると，エストロゲンの濃度が低下し，プロゲステロンの分泌も停止する．エストロゲン濃度の低下に伴って，更年期症状（障害）と呼ばれるさまざまな体調の変化が自覚される．また，骨密度の低下や動脈硬化の進行もこの時期にみられる．

更年期の卵巣の変化

更年期には卵巣の体積はさらに縮小する．卵巣機能が低下して，排卵が停止するとさらに卵巣は萎縮するが，卵巣からのエストロゲンの分泌は徐々に低下しながらも，閉経後1〜4年程度は続いている．

更年期の子宮および腟の変化

更年期になっても排卵がある間は，子宮の体積はほとんど変化がみられな

閉経年齢

日本人の体格向上に伴い初経年齢が若年化していることは，前述したとおりであるが，閉経年齢に関しては，時代にかかわらずほぼ一定である．これは，卵巣の加齢が，栄養状態や出産歴，その他の環境要因にあまり左右されず，遺伝的な要因で調整されているためではないかと考えられている．

い．しかし，排卵が停止すると，消退出血も停止し閉経にいたる．通常は，12ヵ月間の無月経を確認したときに，閉経と定義している．

D 老年期

老年期とは

老年期とは，更年期の後の時期を指している．更年期が性成熟期から老年期に向かう変化の時期であるとすれば，老年期は生殖機能が完全に停止した状態で安定した時期である．

老年期の内分泌学的変化

ゴナドトロピン（FSH，LH）の血中濃度は高値で安定，エストロゲンやプロゲステロンの血中濃度は低値で安定し，性成熟期のような周期的な変化は示さなくなる．

老年期の卵巣の変化

卵巣の萎縮は進行して，小指頭大程度にまでになる．エストロゲンの分泌能も失われている．

老年期の子宮および腟の変化

閉経後は卵巣からのエストロゲンの分泌が低下するため，子宮内膜は薄くなり，子宮筋層も萎縮して，子宮の体積は低下する（図I-3-2）．

腟においてもエストロゲン低下の影響を受けて，粘膜が萎縮して菲薄化する．また，分泌物も減少するため，デーデルライン桿菌が減少して腸内細菌などが侵入しやすくなる．

コラム　　**卵巣での男性ホルモン合成と両側卵巣摘出**

近年，自然閉経の前後に両側の卵巣摘出を行うと，卵巣温存手術を行った場合に比べて，心血管障害などの有病率が高まり，平均余命にも悪い影響を与えるのではないかという報告がみられるようになってきた．

この理由として重要ではないかと考えられているのが，卵巣からのアンドロゲンの産生である．

閉経前に卵巣摘出を行うと，主に卵巣のエストロゲン欠落により，更年期障害や骨量低下などが起こる．しかし，それだけでは閉経後の両側卵巣摘出の悪影響を説明できない．なぜなら，卵巣からのエストロゲン合成は閉経後1年程度で低下するため，その時点で卵巣摘出を行っても，体内のエストロゲン作用は大きく変わることはないと考えられるからである．一方で，卵巣のアンドロゲン産生は，閉経後も少なくとも10年以上は安定して続いていることがわかってきている．両側の卵巣を摘出した患者は，卵巣摘出を受けていない患者に比べると，65歳を超えていても男性ホルモン血中濃度が低いという報告もある．

そのため，以前は閉経後であれば，片側の良性卵巣腫瘍であっても対側に再発するリスクから両側付属器切除が推奨されてきたが，近年は健側卵巣温存のメリットが重要視される傾向にある．

第1部

第Ⅱ章 婦人科疾患の診断・治療

1 婦人科の検査

1 婦人科の一般検査

A 内診・直腸診

概要・目的

内診・直腸診は内性器の触診を目的として行う.

方法

腟内あるいは直腸内に挿入した指と，患者の下腹部に当てた反対側の手指および手掌とで挟み込んで双合診を行う．子宮，卵巣の大きさ・硬さ・可動性などの性状や圧痛・移動痛の有無を診察する．さらに，子宮内膜症患者でダグラス（Douglas）窩や付属器周囲の圧痛や硬結の有無を触知することにより癒着の有無の診断，また子宮頸がん患者でがんの基靱帯浸潤の有無を触知することにより進行期の診断に用いられる．なお，性交渉未経験の女性には通常，内診ではなく直腸診を行う.

B 腟鏡診

概要・目的

腟鏡診は帯下の性状，腟壁ならびに子宮腟部の観察を目的として行う.

方法

患者ごとに適したサイズのクスコを選択し，生理食塩水などで濡らして腟内に挿入する．腟内を十分に展開した状態で，腟炎の診断のための帯下の採取，後述の細胞診・組織診を行う.

> **クスコのサイズ選択**
> 未産婦か経産婦かによりまずサイズを選択し，挿入してみた後，適切でない場合には調整する.

C 細胞診・組織診

概要・目的

婦人科外来で一般的に行われるのは子宮頸部，子宮内膜の細胞診・組織診である．それぞれ，子宮頸がん，子宮体がんの診断を目的として行われ，通常，細胞診で異常を認めた場合の精密検査として組織診が位置づけられる.

方法

1）子宮頸部

● 細胞診：腟鏡にて子宮頸部を十分展開し，細胞採取器具で粘膜面を擦過して細胞を採取し，ただちに固定する.

● 組織診：子宮頸部をコルポスコープを用いて拡大視し（p.133，**図Ⅲ-5-2**参照），異常所見を認めた部位を生検する.具体的には以下のように行う.まず黒色の腟鏡にて子宮頸部を展開する✐.次にコルポスコープを用いて子宮頸部を観察し，続いて3％酢酸に浸した綿球を子宮頸部に当て酢酸加工をしてさらに観察を行う.異常所見を認めた場合には，パンチバイオプシー用の試験的切除鉗子を用いて同部位の組織を採取する.採取した組織はただちにホルマリン固定する.

2）子宮内膜

● 細胞診：腟鏡を挿入し腟内を十分に消毒した後，細胞採取器具を子宮口から子宮内腔に挿入し，細胞を採取後ただちに固定する.器具を挿入する際，子宮腟部を鉗子で把持して牽引する場合がある.

● 組織診：手順としては細胞診と同様である.細胞採取器具の代わりに，キュレットを用いて内膜組織を採取する（p.138，**図Ⅲ-5-3**参照）.病変の見落としのリスクを回避するため，最低でも0，3，6，9時の4方向からキュレットによる組織採取を行う.採取した組織はただちにホルマリン固定する.

侵襲性・副作用・リスク・注意点

1）子宮頸部

細胞診はとくに侵襲のない検査である.

組織診は生検を行うため，組織採取部位からの出血をしばしば伴う.出血が止まらず縫合を必要とすることはまれであり，綿球を用いて数分間圧迫することにより止血を図る.また，圧迫止血のためにタンポンを挿入したまま帰宅させ，患者自身に抜かせることもある✐.

2）子宮内膜

細胞診，組織診ともに子宮内腔に器具を入れ検体を採取するため，痛みを伴うことが多い.内診台上で迷走神経反射*を起こす場合があるため，声かけを行いながら様子をこまめに観察し，とくに内診台から降りたときにふらついて転倒しないか注意するなどの配慮が必要である.また，検査後数時間は軽い生理痛のような痛みを感じることがあるが，自然に軽快するものであることを併せて伝える.

細胞診，組織診ともに検査後出血を伴うことが多いが，通常はごく少量である.また，細胞診，組織診とも，子宮内に検査器具を入れる際に子宮腟部を鉗子で把持して牽引する場合がある.その場合には，鉗子の把持部からの出血を認めることがある.量が多い場合には，子宮頸部組織診の場合と同様に把持部の圧迫止血を行う.

黒色の腟鏡

ここで黒色の腟鏡を用いるのは，光の反射を抑えるためである.

タンポンの自己抜去

内診台から降りた際にタンポンを抜去する際に引っぱるひもを患者自身に確認させること，また抜去予定時間（通常挿入から数時間後）を一緒に確認することが，タンポンの抜き忘れを防ぐために必要である.また，抜去後に月経2，3日目の経血量を超えるような出血がある場合には，必ず病院に連絡するように伝えることも必要である.

＊迷走神経反射

徐脈や血圧低下を引き起こし，ふらつきを自覚したり，失神したりすることもある.

細胞診，組織診ともに，子宮内感染のリスクを伴うため十分に腟内を消毒した後に施行する．検査当日は入浴を控えシャワー浴とするように伝える．また，検査後数日以内に38℃を超える発熱を伴う下腹部痛を認める場合には，検査を契機とした子宮内膜炎，骨盤腹膜炎を発症している可能性があるため，必ず病院に連絡するよう伝えることが大切である．とくに子宮内膜症患者は子宮内操作による感染のハイリスクであるため，検査後に抗菌薬を予防的に内服させるなど配慮が必要である．

D 妊娠検査

概要・目的

hCG：human chorionic gonadotropin

妊娠検査では尿中，あるいは血清中の**ヒト絨毛性ゴナドトロピン（hCG）**値を測定することにより妊娠の有無を診断する．

方法

通常外来では，市販の妊娠テスト（キット）を用いて尿中hCGを半定量することにより行う．妊娠部位の診断（子宮内あるいは異所性）や妊娠経過の観察（週数，胎嚢，胎児心拍）には後述の超音波検査が有用である．

基準値

市販のテストでは尿中hCG値＞25 IU/Lで陽性となる．

侵襲性・副作用・リスク・注意点

排卵日から2週後（月経周期が28日周期である場合，最終月経から4週後）より妊娠判定が陽性となるため，最終月経を問診で確認することは大切であるが，月経周期が不順な患者では排卵日が不明な場合がある．また，月経周期の順調な患者でも，本人が最終月経と考えていた性器出血が妊娠中の不正出血である場合がある．したがって初経以降閉経前の女性で，数ヵ月以内に性交渉を行っている場合には，常に妊娠の可能性を疑う必要がある．

E 超音波検査

概要・目的

超音波検査は子宮，付属器（卵巣・卵管）の観察のために行う．

方法

腟内に超音波プローブを入れて行う**経腟超音波検査**と，腹壁に超音波プローブを当てて行う**経腹超音波検査**がある（p.259，**図Ⅴ-1-3** 参照）．通常の大きさの子宮，卵巣の観察には経腟超音波検査のほうが優れているが，子宮腫瘍，卵巣腫瘍などのため著しく腫大している場合には経腹超音波検査のほうが有用性が高い．なお，性交渉未経験の女性には通常，経腟超音波検査は行わず，肛門から経腟検査用の超音波プローブを入れて行う経直腸超音波検査か，経腹超音波検査を行う．

超音波検査の見方・考え方

図Ⅱ-1-1に経腟超音波検査で撮影した正常子宮の画像を示す．子宮の矢状断を示しており，左が子宮体部，右が子宮頸部であり，子宮内膜厚が計測されている．図Ⅱ-1-2に経腟超音波検査で撮影した両側正常卵巣の画像を示す．計測されている卵巣内に複数観察される黒い円形の構造は胞状卵胞であり，生殖年齢女性卵巣の正常所見である．

図Ⅱ-1-3，図Ⅱ-1-4に異常所見の例を示す．図Ⅱ-1-3は子宮筋腫の像である．子宮壁より境界明瞭な，子宮筋層とほぼ同様の一様なエコー輝度（明るさ）の3cm大の腫瘤が突出しているのがわかる．図Ⅱ-1-4は子宮内膜症性卵巣囊胞を3方向で測った画像である．卵巣が7cm大に腫大し，内部の砂粒状のエコー像は血液貯留を示唆しており，典型的な子宮内膜症性卵巣囊胞の像である．

子宮内膜症

子宮内膜類似組織が子宮内膜以外の場所にできる疾患であり，最も典型的な病型は卵巣に病変を形成する子宮内膜症性卵巣囊胞である．卵巣内に侵入した子宮内膜症組織は月経周期に応じて出血を繰り返すことにより内部に古い血液を容れた囊胞を形成する．その内容液の性状よりチョコレート囊胞と呼ばれることもある（p.124参照）．

F 頸管粘液検査

概要・目的

頸管粘液検査は不妊スクリーニング検査の1つである．排卵期の頸管粘液の性状を観察するもので，**フーナー（Hühner）テスト（性交後検査）**と併

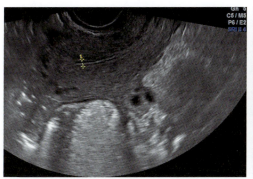 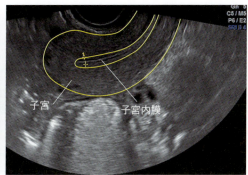

図Ⅱ-1-1　経腟超音波検査の正常像（子宮）（左）とその見方（右）

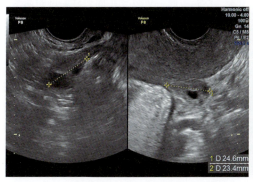 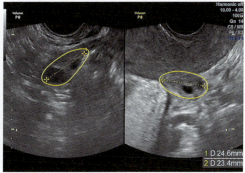

図Ⅱ-1-2　経腟超音波検査の正常像（卵巣）（左）とその見方（右）

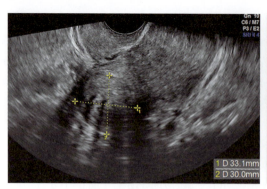
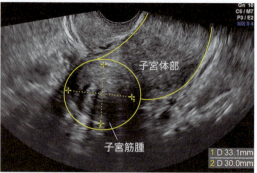

図Ⅱ-1-3　経腟超音波検査の異常像（子宮筋腫）（左）とその見方（右）
子宮前壁に 33×30 mm 大の子宮筋腫を認める.

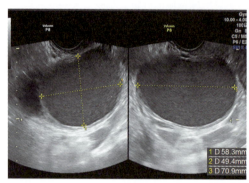

図Ⅱ-1-4
経腟超音波検査の異常像（子宮内膜症性卵巣囊胞）
卵巣が 71×58×49 mm 大に腫大し，内部に血液エコー像を認める.

せて行い，排卵期に精子が頸管を通過して進入できるか，つまり不妊原因として頸管因子の有無を診断することを目的とする.

方法

基礎体温表の所見や超音波検査で観察された卵胞径などから排卵が近いと予測された時期に，腟鏡で子宮腟部を展開し，子宮頸管内から頸管粘液をツベルクリン注射器を用いて採取する．採取した頸管粘液の量，牽糸性，加熱乾燥した際の所見を観察する．フーナーテストは，排卵日近くの検査前夜に性交をし，9〜24 時間以内に同様に頸管粘液を採取し，頸管粘液内の高速直進精子の有無を観察する．なお，同一カップル間で妊娠歴がある場合には，フーナーテストは不要である．

所見

頸管粘液は卵巣ステロイドホルモンであるエストロゲン（女性ホルモン）とプロゲステロン（黄体ホルモン）により，その性状が制御される．排卵期には分泌が増加し，粘稠性の低いサラサラとした性状となり，牽糸性が増加する．また加熱乾燥すると羊歯状結晶の形成を顕著に認める．フーナーテストにおいては，頸管粘液中に高速直進精子が 1 個でも存在すれば，陽性すなわち異常なしと判定される．

侵襲性・副作用・リスク・注意点

頸管粘液の採取時期がずれると頸管粘液の性状は異なる．すなわち，エストロゲン濃度がいまだ低い卵胞期においては頸管粘液は少量で粘稠性が高く，また排卵期を過ぎ黄体期になると再び頸管粘液分泌は減る．誤った評価を下さないために，超音波検査による卵胞径の評価と併せて行い，正確な時期で検査を行う必要がある．また，頸管粘液の性状が良好であるにもかかわらずフーナーテストで陰性であった場合，まず腟内射精がきちんと行われたかを確認する．フーナーテストは体内（*in vivo*）の現象をとらえるものであるため，実際に体内では精子が頸管粘液内を進入しているのに検査上では運動精子がとらえられない，すなわち疑陰性をしばしば認める検査であるため，再検査を計画する．また，採取した頸管粘液と持参した精液とをスライドグラス上で並べて置き，体外（*in vitro*）で精子が頸管粘液中に進入するかを顕微鏡下で観察するミラー–クルツロック（Miller-Kurzrok）テストを考慮してもよい．フーナーテスト陰性例の中には，精液所見に異常がある，すなわち男性因子を認める場合があるので，早めの精液検査を勧める．

G 卵管疎通性検査

概要・目的

卵管疎通性検査は不妊スクリーニング検査の1つである．卵管因子の有無の診断目的に行う．外来では，子宮卵管造影検査を行い，卵管疎通性，子宮形態異常や子宮内腔突出病変，卵管（采）周囲癒着の有無を評価するのが一般的である．

方法

子宮頸管から挿入し子宮内腔に留置したカテーテルあるいはカニューレから造影剤を子宮腔内に注入し，子宮，卵管，骨盤腔内に拡散する造影剤をX線撮影することにより観察する．実施時期は月経期を避け，妊娠をしていないことが確実な排卵期前までに行う．撮像は卵管采から造影剤が流出した時点と，拡散像の評価のための後撮影とが必要となる．後撮影の時期は，油性造影剤を用いた場合には24時間後，水溶性造影剤を用いた場合には15〜60分後となる．

卵管疎通性検査の見方・考え方

図Ⅱ-1-5に油性造影剤を用いた場合の正常像を示す．aが初日，bが翌日（後撮影）の所見である．aで，子宮内腔が造影剤で満たされており，内腔の形態異常や突出病変がないことがわかる．また，両側卵管に腫大はなく，卵管采から造影剤の流出を認めている．bでは，前日に注入した造影剤が骨盤内に偏りなく拡散しており，卵管内への造影剤の遺残も認めない．

図Ⅱ-1-6，図Ⅱ-1-7に異常所見の例を示す．図Ⅱ-1-6は先天性子宮形態異常の1つである中隔子宮の像である．子宮内腔に突出する中隔を認める．

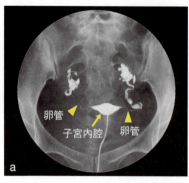
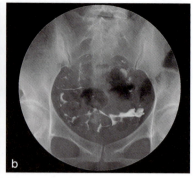

図Ⅱ-1-5 子宮卵管造影検査の正常像
a：油性造影剤を用いた撮影像．両側卵管采から造影剤の流出を認める．
b：24時間後の後撮影．造影剤が骨盤腔内に偏りなく拡散しており，卵管内の造影剤の遺残も認めない．

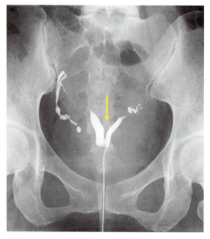
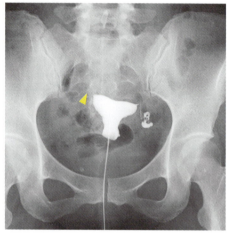

図Ⅱ-1-6
子宮卵管造影検査の異常像（中隔子宮）
子宮内腔に突出する中隔を認める（矢印）．

図Ⅱ-1-7
子宮卵管造影検査の異常像（右卵管閉塞）
右卵管が近位端（子宮側）で閉塞し，造影剤の流出を認めない（矢頭）．

図Ⅱ-1-7は卵管閉塞の像である．左卵管は全長性に造影され卵管采からの造影剤の流出が認められるのに対し，右卵管はその近位端（子宮側）で閉塞し，卵管内への造影剤の流入を認めていない．ただし，子宮卵管造影で卵管に造影剤が流入を認めない場合，実際は疎通性があるにもかかわらず，対側に比し相対的に疎通性がよくない，あるいは卵管が攣縮*を起こしているなどの理由により造影剤が流入しない，すなわち偽陰性の場合がある．

侵襲性・副作用・リスク・注意点

クラミジア頸管炎がある状態で検査を行うと，クラミジア骨盤腹膜炎を誘起する可能性があるため，事前にクラミジア感染の有無を検査し陽性であった場合には治療後に行う．また，油性造影剤を用いる場合には，ヨード製剤であるため，甲状腺機能低下症/潜在性甲状腺機能低下症の患者に使用する

*攣縮
けいれんするように収縮すること．

と甲状腺機能低下を増悪させる可能性があるので，事前に甲状腺機能検査を行い異常を認めた場合には治療で是正した後に行う．

子宮内腔にカテーテルを挿入する際には，腟内を十分に消毒するが，やはり検査により腟内細菌を子宮腔内，さらに骨盤腔内に流入させるリスクがある．したがって，検査前日より予防的に抗菌薬内服を指示する．さらに，検査当日は入浴を控えシャワー浴とするように伝える．また，検査後数日以内に38℃を超える発熱を伴う下腹部痛を認める場合には，検査を契機とした子宮内膜炎，骨盤腹膜炎を発症している可能性があるため，必ず病院に連絡するよう伝えることが大切である．

子宮卵管造影検査は疼痛を伴う場合が多く，迷走神経反射を起こす場合もある．検査終了後，しばらく検査台上で安静にさせ痛みが落ち着いた後，見守りながらゆっくり移動させるようにするなどの配慮が必要である．また，検査後数時間は軽い生理痛のような痛みを感じることがあるが，自然に軽快するものであることを併せて伝える．

2 | 婦人科の遺伝学的検査

*遺伝学的検査
生殖細胞系列の遺伝情報を扱う検査，分子遺伝学的検査，染色体検査，遺伝生化学的検査等が含まれる．

PGT：preimplantation genetic testing

婦人科で行われる遺伝学的検査*として，**着床前遺伝学的検査（PGT）**，遺伝性腫瘍，内分泌疾患の検査などがある．PGT（**図Ⅱ-1-8**）は，体外受精で作製した受精卵の遺伝学的検査を行って，検査で異常がない受精卵を子宮内に移植して妊娠を目指す方法である（移植した胚がすべて妊娠にいたるわけではない）．染色体の異数性の有無を調べる **PGT-A** や染色体の構造異常の有無を調べる **PGT-SR** は妊娠率の向上や流産の回避を目的とするのに対し，**PGT-M** はある特定の遺伝性疾患に罹患していない受精卵を子宮内に移植して非罹患者の出生を目指すことを目的とする（p.301参照）．ここでは PGT および遺伝性腫瘍の検査について説明する．

2-1 | 着床前遺伝学的検査

A PGT-A

▌概要・目的

PGT-A：PGT for aneuploidy

胚（受精卵）の染色体異数性がある場合，着床不全や流産の原因となることがある．**PGT-A（着床前胚染色体異数性検査）** は胚の**染色体異数性**の有無を明らかにする検査である．2回以上の体外受精・胚移植の不成功の既往を有する，または2回以上の流産・死産の既往を有するカップルを適応としており，流産率の低下や出産率の向上が期待される．

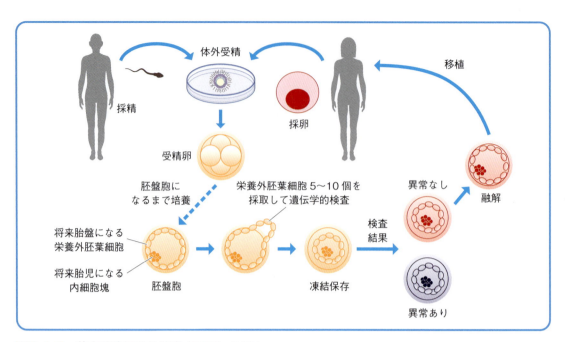

図Ⅱ-1-8　着床前遺伝学的検査（PGT）の流れ
［図提供：山中美智子（聖路加国際病院女性総合診療部/遺伝診療センター）］

方法

体外受精を行い胚盤胞まで成長した段階で，胎盤になる栄養外胚葉細胞を5〜10細胞採取（生検）し，アレイCGH[*]または次世代シーケンサー（NGS）[*]で解析して，染色体異数性の判定を行う（図Ⅱ-1-8）．

侵襲性・副作用・リスク・注意点

生検による胚へのダメージが着床率低下や流産率上昇を生じる可能性がある．PGT-Aの結果は，胚盤胞の胎盤になる細胞の一部を解析したものであり，胎児の全体像を示すものではない．技術的な検出限界があり，検査結果には不確実性がある．モザイク胚（正常細胞と異常細胞が混在した胚）は，正倍数性胚（多くは正常な染色体数）よりも着床率が低く，流産率が高い可能性があるが，生児を獲得する可能性もある．モザイク胚の取り扱いについては，カップルと相談のうえ，慎重な検討が必要である．

B　PGT-SR

概要・目的

染色体構造異常を有する場合，不均衡な配偶子（精子や卵子）が形成されることがあり，流産・死産や不均衡型染色体異常をもつ児の出生の原因となることがある．**PGT-SR（着床前胚染色体構造異常検査）** は，胚の**染色体構造異常**の有無を明らかにする検査である．カップルのいずれかに不育症や流

---

[*]**アレイCGH**
array comparative genomic hybridization，比較ゲノムハイブリダイゼーション法．ゲノムのコピー数変化を検出し，染色体の欠失や重複を詳細に解析する技術．

[*]**次世代シーケンサー（NGS）**
next generation sequencer．高速に大量のDNAの塩基配列を読み取ることができる装置．

PGT-SR：PGT for structural rearrangement

産の原因となる染色体構造異常が認められた場合に適応となる.

方法

原則として PGT-A と同様（**図Ⅱ-1-8**）だが，PGT-SR は染色体構造異常の判定を行う.

侵襲性・副作用・リスク・注意点

本来不妊ではないカップルに対して生殖補助医療を行う必要があり，とくに女性には排卵誘発や採卵・移植の負担を伴う. その他は原則として PGT-A と同様である.

C PGT-M

概要・目的

親がある遺伝性疾患の罹患者あるいは保因者の場合に罹患児の出生を回避することを目的として行われる. 日本では成人に達する以前に日常生活を著しく損なう状態が出現したり，生命の維持が危ぶまれる状況になるような重篤な疾患に対して行われてきた.

方法

原則として PGT-A と同様だが，PGT-M はある特定の遺伝子変異がないかどうかの判定を行う.

侵襲性・副作用・リスク・注意点

原則として PGT-SR と同様だが，PGT-M の場合の遺伝学的検査は，個々のカップルに応じた解析法が必要となり，汎用性のあるものではない.

PGT-M：preimplantation genetic testing for monogenic/single gene defects

2-2 遺伝性腫瘍の遺伝学的検査

概要・目的

がんの発症は，遺伝要因と環境要因が複雑に影響している. **遺伝性腫瘍**は，遺伝要因の影響を強く受ける. 若年発症，家系内集積性，多発・多重がんなどが主な特徴である. 遺伝性腫瘍の遺伝学的検査の結果は，がんの原因や体質の特定，サーベイランスやリスク低減手術による関連疾患の予防医療，原因遺伝子やゲノム変化を標的とした薬剤選択や術式選択に活用できることがある.

方法

採血にて**バリアント***を同定する. 既往歴・現病歴・家族歴や目的に応じて，特定のバリアントを調べる検査（例：家系内に病的バリアント保持者が既知の場合や，腫瘍で検出された病的バリアントを生殖細胞において確認する場合），単一の遺伝子を調べる検査，症候群特有の遺伝子を複数調べる検査［例：遺伝性乳がん卵巣がん（*BRCA1* および *BRCA2*）］，がん易罹患性遺伝子を複数調べる多遺伝子パネル検査を選択する. 一部の検査は保険適用と

***バリアント**
標準的な塩基配列と異なる塩基配列.

48 第Ⅱ章 婦人科疾患の診断・治療

なっている.

┃侵襲性・副作用・リスク・注意点

VUS：variant of uncertain significance

　遺伝学的検査の結果，病的意義が現時点では明らかではない判定（VUS）となることがあるが，VUSは病的意義が再評価される可能性がある．また病的バリアントが同定された場合も，発症時期や症状，重症度は個人差がある．

　遺伝性腫瘍の多くは常染色体顕性遺伝（優性遺伝）形式であり，血縁者と遺伝情報を一部共有している．遺伝学的検査の結果は，検査を受けた人だけでなく血縁者の医学的介入につながることもあるが，遺伝性疾患であるがゆえの苦悩や不安を抱えることもある．継続的な支援が重要である．

3 乳腺外科の検査

A 視触診

┃視 診

　乳房（にゅうぼう）に明らかな左右差や発赤腫脹がないか，えくぼ状のくぼみや皮膚の膨隆がないかを確認する．また，乳頭の陥没やびらんがないかを確認する．

┃触 診

　しこりや硬結の有無，腋窩（えきか）や鎖骨上下および頸部リンパ節腫脹の有無，圧痛部位の有無，乳頭分泌物の有無などをみる．触診で所見がある場合は，大きさや硬さ，形なども観察する．

　医療者が行うだけでなく，自己検診を指導することが早期発見に役立つ．

B 画像検査

┃マンモグラフィ（乳房専用X線装置）（図Ⅱ-1-9）

　乳房を2枚の板に挟んで圧迫し，乳房を薄い状態にしてX線撮影する検査である．

*局所的非対称性陰影
片側の乳房に部分的に高濃度を示す陰影.

　所見には，腫瘤，石灰化，局所的非対称性陰影*などがある．いずれの所見も良性か悪性かの鑑別が必要であり，マンモグラフィで悪性の可能性がある所見を認めた場合は，乳房超音波検査や病理検査を行うことが必要である．

┃乳房超音波検査（乳房エコー）（図Ⅱ-1-10）

　高い周波数の音波を乳房に当て，はね返ってくる反射波（エコー）をコンピュータで画像化してその様子で診断する検査である．しこりが見えやすい検査である．

　マンモグラフィおよび乳房超音波検査のメリット，デメリットを**表Ⅱ-1-1**に示す．

1 婦人科の検査

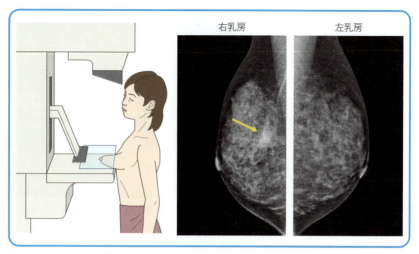

図Ⅱ-1-9 マンモグラフィ
右乳房の中央部背側に不整形の高濃度腫瘤を認める（矢印）．左乳房には腫瘤なし．

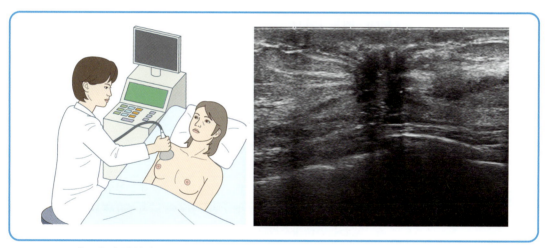

図Ⅱ-1-10 乳房超音波検査
乳房にきわめて不明瞭な境界を示す不整形低エコー腫瘤を認める．

表Ⅱ-1-1 マンモグラフィおよび乳房超音波検査のメリットとデメリット

	マンモグラフィ	乳房超音波検査
メリット	●石灰化のある早期乳がんの発見． ●検診で行うことにより死亡率減少効果が示されている．	●乳腺の発達している閉経前の人でもしこりを発見しやすい． ●被ばくしないため，妊娠中でも受けられる． ●撮影と同時に画像を見ながら診断できる．
デメリット	●乳腺密度の高い，若い世代の乳がんを見つけにくい． ●検査時に痛みを感じることがある． ●少ないが被ばくする． ●撮影後に，専用の画像モニターで診断する必要がある．	●しこりを形成していない病変の検出がむずかしいことがある． ●検査を行う者の技量によって病変の検出度が変わる．

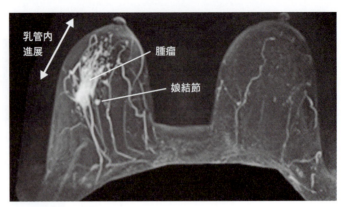

図Ⅱ-1-11　MRI
図Ⅱ-1-9と同一症例．造影MRIが不整形の腫瘤と周囲の乳管内進展が認められる．周囲には娘結節（主病変の周囲に存在する，がん細胞のタイプが主病変と同一の小病変）を疑う小腫瘤影も認められる．

MRI（図Ⅱ-1-11）

乳がんの広がりや周囲（大胸筋および皮膚）への浸潤の評価などを行う．乳がんの精査でMRIを行う場合は必ず造影剤を使用し，腹臥位で撮影する．

C 病理検査

採取した細胞や組織を顕微鏡で観察し，診断する検査である．

細胞診

- 穿刺吸引細胞診：しこりに細い針を刺し，シリンジで細胞を吸引し採取した細胞の良性か悪性かを識別する．針が細いので麻酔がなくても施行できる．くわしい情報を得るためには組織診が必要である．
- 乳頭分泌擦過細胞診：乳頭分泌物をプレパラートに塗布し，細胞の良悪性を識別する．

組織診

細胞診に比べて太い針を使用し，局所麻酔が必要である．良性か悪性かの識別だけでなく，病変の性質，がんであればがん細胞のサブタイプ（ホルモン感受性やHER2タンパク過剰発現の有無）や増殖能などもわかり，治療方針を決めるのに必要である．外来でできる検査であり，入院の必要はない．

- コア針生検：超音波で病変の位置を確認しながら行う．ばねの力を利用して針が飛び出ることにより組織を切り取る．
- 吸引式乳房組織生検（マンモトーム生検，バコラ生検）：吸引力を利用して組織を切り取る．マンモトーム生検には，超音波画像を見ながら行う超音波ガイド下と，マンモグラフィで認める石灰化に対して行うステレオガイド下がある．

2 婦人科症状からの診断過程

A 無月経

具体的な症状

　日本の女性では，平均 12 歳で初経が始まるが，この初経が 18 歳になっても発来しない場合を**原発性無月経**といい，その多くは子宮や卵巣に先天的な異常がある．一方，**続発性無月経**とは，妊娠中，産褥期，閉経後などの生理的無月経以外で，これまであった月経が 3 ヵ月以上停止した病的無月経をいう．

考えられる原因・疾患

　原発性無月経の原因は，卵巣機能不全（視床下部性・下垂体性・卵巣性）・染色体異常・ミュラー管分化異常（子宮発生障害）・月経流出路閉鎖・症候性に分けられる（**表Ⅱ-2-1**）．原因別頻度は，染色体異常＞卵巣機能不全＞ミュラー管分化異常（腟閉鎖を含む）＞症候性の順と報告されている．

表Ⅱ-2-1 原発性無月経の原因

原因臓器	原発性無月経
視床下部	● カルマン（Kallmann）症候群*AD ● ローレンス-ムーン-ビードル（Laurence-Moon-Biedle）症候群 ● プラダー-ウィリー（Prader-Villi）症候群 ● フレーリッヒ（Fröhlich）症候群 ● 視床下部腫瘍（頭蓋咽頭腫）
下垂体	● ゴナドトロピン欠損症 ● 下垂体腺腫（高プロラクチン血症あるいは腫瘍の圧排による下垂体機能低下）
卵巣	● ターナー（Turner）症候群 ● 卵巣形成異常 ● 精巣女性化症候群（アンドロゲン不応症）*X 連鎖 ● ライディッヒ（Leydig）細胞欠損症（LH 受容体欠損症）*AR ● 卵精巣性性分化疾患 ● 副腎性器症候群（副腎由来性ステロイド過剰分泌と卵巣機能低下）*AR
子宮・腟	● 処女膜閉鎖，腟中隔，頸管閉鎖 ● メイヤー-ロキタンスキー-キュスター-ハウザー（Mayer-Rokitansky-Küster-Hauser）症候群 ● 子宮欠損

*遺伝形式を示す（AD：常染色体顕性遺伝［優性遺伝］，AR：常染色体潜性遺伝［劣性遺伝］，X 連鎖：X 染色体連鎖遺伝）

第Ⅱ章　婦人科疾患の診断・治療

表Ⅱ-2-2　続発性無月経の原因

視床下部性無月経	●間脳性腫瘍（頭蓋咽頭腫ほか），脳底動脈瘤 ●外傷，放射線障害 ●全身性・消耗性疾患，内分泌疾患 ●視床下部疾患（フレーリッヒ症候群など） ●キアリ-フロンメル（Chiari-Frommel）症候群，アルゴンツ- 　デル・カスティロ（Argonz-del Castillo）症候群 ●薬剤性（ドパミン拮抗薬，セロトニン増加薬など） ●心因性（ストレスなど） ●摂食障害（anorexia nervosa など），体重減少 ●ゴナドトロピン（GnRH）欠損・機能障害 ●原因不明視床下部機能低下
下垂体性無月経	●シーハン（Sheehan）症候群 ●下垂体腫瘍 ●GnRH 受容体異常，黄体化ホルモン（LH）遺伝子異常，卵胞 　刺激ホルモン（FSH）欠損症など ●下垂体腫瘍外科的治療後
卵巣性無月経	●早発卵巣機能不全 ●染色体異常（ターナー症候群など） ●外科的治療，放射線治療，薬物（抗がん薬など）治療後
多嚢胞性卵巣症候群	
子宮性無月経	●アッシャーマン（Asherman）症候群 ●子宮内膜炎 ●頸管癒着
その他	●異所性ホルモン分泌腫瘍など

PCOS：polycystic ovary syndrome

　続発性無月経の原因として，視床下部性，下垂体性，卵巣性，子宮性，多嚢胞性卵巣症候群（PCOS），高プロラクチン血症などの病態が挙げられる（**表Ⅱ-2-2**）．障害部位別では視床下部性無月経が最も多く，精神的ストレス，過度の体重減少（体重減少性無月経），過度の運動負荷，環境の変化などが原因となる．

鑑別，絞り込みの方法

　原発性無月経の鑑別診断は主に解剖学的特徴，染色体検査，ホルモン検査により比較的容易である．性染色体 XO または XO/XX モザイク，低身長，翼状頸，外反肘，卵巣機能不全はターナー（Turner）症候群，性染色体 XX，外性器が女性型で腟と子宮を欠損し，正常卵巣機能をもつ場合は性管分化異常（腟欠損症），性染色体 XY，外性器女性，腟欠損，卵巣・子宮欠損，テストステロン高値は精巣性女性化症，性染色体 XX，外性器男性化があり，腟低形成，正常卵巣は副腎性器症候群＊（多くは生下時に診断）を考える．それ以外は続発性無月経と同じ診断手順で行う．その他まれではあるが，46XX 女性，卵精巣性性分化疾患などがある．

　3ヵ月以上に及ぶ続発性の無月経を訴える患者は妊娠など生理的無月経の可能性があるので，まずこれらを鑑別する．その後，高プロラクチン血症や

＊**副腎性器症候群**
副腎皮質由来の性ステロイドの分泌過剰によって，性器の形態や性機能などに異常をきたす症候群．

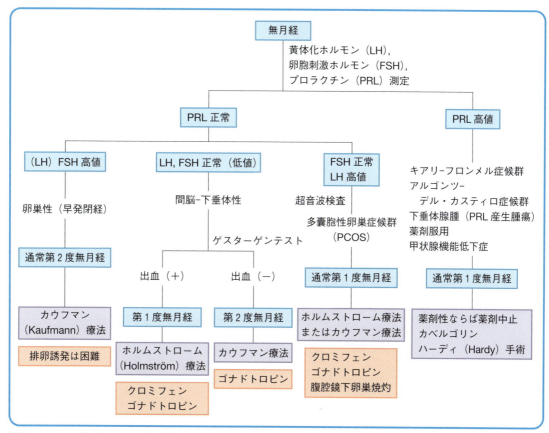

図Ⅱ-2-1　無月経の治療的診断法
(カウフマン療法，ホルムストローム療法は p.67 参照，ハーディ手術は p.115 参照.)

甲状腺機能異常，PCOS の診断を行い，無月経の原因臓器の診断を系統的に行う（**図Ⅱ-2-1**）．

無月経の重症度分類として，性ステロイドホルモン投与後の消退出血の有無による分類が行われる．ゲスターゲン単独投与で消退出血をみるものを第1度無月経，ゲスターゲン単独では消退出血が起きず，エストロゲンを併用投与して初めて消退出血が得られるものを第2度無月経という．第2度無月経の症例では，エストロゲンの基礎的な分泌がないことを示し，第1度無月経と比較して重症であり，治療に抵抗する．

対応方法・治療方針

原発性無月経の身体的，精神的ケアの方法は各疾患により対応が異なるが，基本的には解剖学的補正，ホルモン補充および疾患の受け入れと精神的ケア，挙児希望への対応に要約される．

続発性無月経では，第1度無月経か第2度無月経かを診断した後，ストレスや体重減少などの誘因除去が困難であるか，または除去のみでは改善が認められない場合にはホルモン療法を施行する．

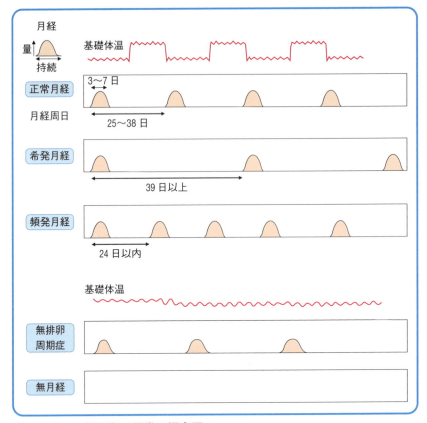

図Ⅱ-2-2　月経周期の異常の概念図
正常月経の周期は25〜38日であり，24日以内を頻発月経，39日以上を希発月経という．一般的に90日月経が発来しなければ（続発性）無月経とする．

B 月経不順

具体的な症状

　月経周期日数の正常範囲は，周期日数が25〜38日の間にあり，その変動が6日以内である．月経周期が短縮し，24日以内で発来した月経を**頻発月経**，月経周期が延長し，39日以上で発来した月経を**希発月経**という（図Ⅱ-2-2）．これまであった月経が3ヵ月以上停止したものを**続発性無月経**という．

考えられる原因・疾患

　19日以内の頻発月経では60％が無排卵であり，51日以上の希発月経の30％が無排卵である．希発月経の原因として，PCOS，精神的ストレス，急激な体重の増減，高プロラクチン血症，甲状腺機能障害などがある．頻発月経の原因は無排卵周期症以外に，排卵を認めても黄体期が短縮する黄体機能不全や，閉経前の卵巣機能低下により卵胞期が短縮することにより起こる．

鑑別，絞り込みの方法

　まずは基礎体温表（BBT）を付け，排卵の有無を確認する．BBTは黄体機

BBT：basal body temperature

能不全の診断にも有用である．無排卵周期症の原因検索は無月経の診断に準じて行う（**図Ⅱ-2-1**）．

対応方法・治療方針

初経発来後の数年間や閉経前期にみられる月経不順については，貧血をきたすような頻回の子宮出血がない場合には経過観察でよい．若年婦人や挙児希望のない成熟婦人では，必要に応じてホルモン療法を行い，一定期間（3～6周期）周期的な消退出血*を起こした後，経過観察とする．過度のダイエットや運動負荷のための月経不順では適正な食事や運動のメニューを指導する．挙児希望のある成熟婦人では排卵誘発を行う．

> **＊消退出血**
> 血液中のホルモン（エストロゲンやゲスターゲン）が低下することによって，子宮内膜が剝がれて起こる子宮からの出血．

C 不正性器出血

具体的な症状

月経以外の性器出血は異常であり，不正性器出血である．また，通常と異なる月経（経血量の多少，持続期間の長短，開始時期）も広義の不正性器出血ととらえられる場合がある．

考えられる原因・疾患

不正出血の原因は多岐にわたるが，まずは妊娠による出血の可能性を念頭に置いておく必要がある．妊娠に関連するものを除けば，女性生殖器の器質的な疾患（腫瘍，炎症，外傷など）による出血と機能性子宮出血に大別される．

機能性子宮出血は無排卵が原因であることが多い．卵胞の発育はある程度まで起こるために子宮内膜は増殖するが，排卵や黄体の形成が阻害されるために卵胞が長期間存続し，エストロゲンによって子宮内膜が増殖し続け，破綻出血や消退出血の形で不正性器出血を起こす．ほかに，薬剤性や全身性の出血傾向などが原因で，器質的異常がなくても出血する場合がある．

鑑別，絞り込みの方法

まず，詳細な問診を行い，月経と不正性器出血を鑑別する．

生殖年齢であれば，妊娠であるか否かを常に念頭に置いて診察にあたることが重要である．妊娠が否定された場合，①ポリープ，②子宮腺筋症，③子宮筋腫，④子宮悪性腫瘍および内膜過形成，⑤血液凝固異常，⑥排卵障害，⑦子宮内膜機能異常，⑧医原性について鑑別を行う．出血部位が性器内（子宮体部，子宮頸部，腟，外陰）か，性器外かを鑑別し，子宮体部からの出血については機能性か，器質性かを鑑別していく（**図Ⅱ-2-3**）．

対応方法・治療方針

まずは妊娠と悪性腫瘍を見逃さないように系統的に原因の検索を行う．器質的疾患を認める場合は，その治療を最優先とする．機能性子宮出血に対しては前項（月経不順）に準じて，年齢や挙児希望の有無に沿った治療を行う．

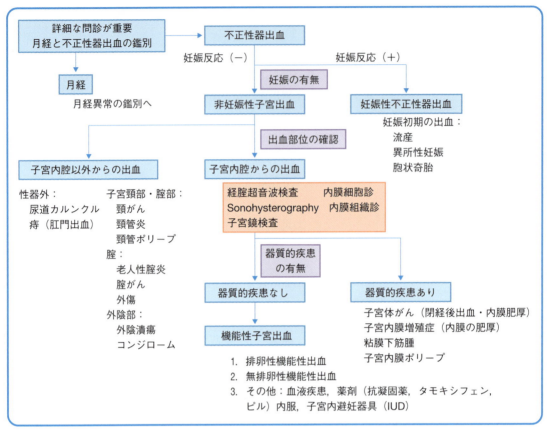

図Ⅱ-2-3 不正性器出血の鑑別診断

D 過多月経

具体的な症状

　月経出血の持続日数は3～7日，出血量は20～140 mLが正常であり，過多月経は出血量140 mL以上の場合と定義されている．しかし，出血量を用いる定義には臨床上の実用性は乏しい．凝血塊を混ずる場合や頻回にトイレに行く必要があり，日常生活に支障がある場合は過多月経が疑われるが，客観的な指標としては鉄欠乏性貧血の有無で判断されることが多い．

考えられる原因・疾患

　過多月経の原因としては，①骨盤内病変（子宮筋腫，子宮腺筋症，子宮内膜増殖症など），②血液凝固障害，③内科疾患，④原因不明，が考えられる．器質的疾患のない過多月経の多くは原因不明によるものであるが，性ステロイドホルモンの分泌異常・子宮内膜組織の線溶系の亢進などが関係していると報告されている．

鑑別，絞り込みの方法

　まず，子宮筋腫，子宮腺筋症，子宮内膜増殖症など過多月経の原因となる

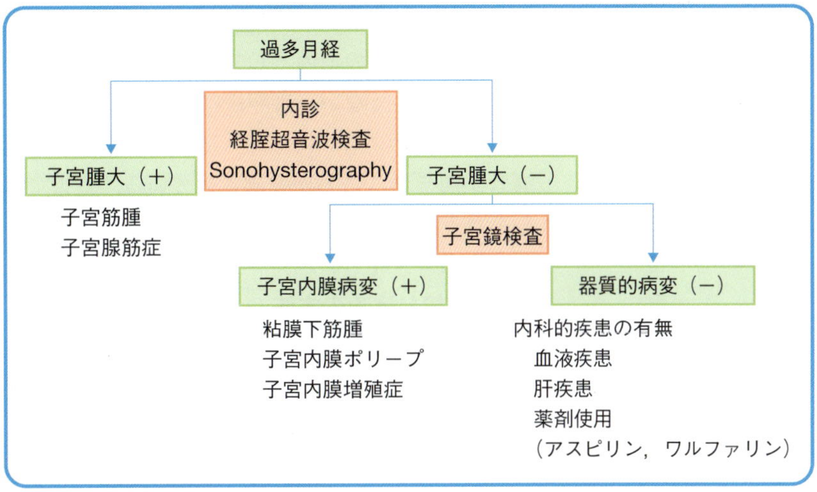

2　婦人科症状からの診断過程　**57**

図Ⅱ-2-4　過多月経の鑑別診断
過多月経の問診のポイント
①凝血塊を混ずる場合は多い.
②日常生活の支障：頻繁にトイレに行く必要があり，家事や仕事に差し支える場合は多いと疑う.
③貧血：貧血がある場合は多いと疑う.

器質的疾患の有無を診断する（**図Ⅱ-2-4**）．白血病，先天性血液疾患，自己免疫疾患などによる血小板数低下，血小板機能異常，血液凝固異常が原因で不正性器出血や過多月経を起こすことがあり，注意が必要である．

対応方法・治療方針

　子宮の器質的疾患や内科的疾患を認める場合は，その治療を最優先とする．器質的疾患のない過多月経では，エストロゲン・プロゲスチン配合薬や抗線溶薬（トラネキサム酸）を投与して出血量を減少させる．最近はレボノルゲストレル放出子宮内システムも過多月経に対して使用されるようになった．

E　月経前症候群（PMS）

具体的な症状

PMS：premenstrual
syndrome

　月経前症候群（**PMS**）は「月経前 3～10 日間の黄体後期に発症する多種多様な精神的あるいは身体的症状で，月経発来とともに減弱あるいは消失するもの」とされる．主に月経開始直前のホルモン状態に起因する身体症状（下腹部膨満感，疲労感，腰痛，頭痛，浮腫，乳房緊満感など）と精神症状（気分の変動，易怒性，抑うつ気分など）がみられる．精神症状が主体で強い場合

PMDD：premenstrual
dysphoric disorder

は**月経前不快気分障害**（**PMDD**）と呼び，抑うつ障害に分類される．臨床上，PMDD は抑うつなどの精神症状を伴う PMS の最重症型に位置づけられる．
　日本では生殖年齢女性の 70～80％ が月経前に何らかの心身の変調を自覚し，生殖年齢女性の 6.5％ が医学的介入の必要な中等症以上の PMS/PMDD と推定されている．

第Ⅱ章　婦人科疾患の診断・治療

考えられる原因・疾患

PMS/PMDD の原因として性ホルモンの関与に異論はないが，発症機序の詳細は明らかでない．排卵後に上昇する黄体ホルモンの関与が指摘され，またエストロゲンやプロラクチンなどの月経周期における変動に伴う体液分布異常が関与することが推測されている．最近では，γ-アミノ酪酸（GABA）やセロトニンなどの神経伝達物質・受容体の黄体ホルモンに対する感受性増加が誘因とされている．

GABA：gamma-amino-butyric acid

鑑別，絞り込みの方法

過去 3 回の連続した月経周期のそれぞれにおける月経前 5 日間に，精神的症状（抑うつ，怒りの爆発，いらだち，不安，混乱，社会からの引きこもり，食欲増大，眠気）および身体的症状（乳房緊満感・腫脹，腹部膨満感，頭痛，関節痛・筋肉痛，体重増加，四肢の腫脹・浮腫）のうち少なくとも 1 つが存在すれば，PMS と診断できる（米国産婦人科学会）．これらの症状は月経開始後 4 日以内に消失し，少なくとも 13 日目まで再発しない．また，その後 2 周期にわたり繰り返し起こり，社会的・学問的または経済的行動・能力に明確な障害を残す．

多岐にわたる症状と月経時期との関連性を十分に把握するためには，症状日記やカレンダー記録でモニタリングすることが重要である．既存する疾患（糖尿病，喘息，てんかん，頭痛，うつ病など）の月経前増悪は，月経周期全体にわたり断続的または慢性的に症状が発生することにより，PMS/PMDDとは区別される．

対応方法・治療方針

PMS の治療は，カウンセリング，生活指導，運動療法から始まり，利尿薬や漢方薬の投与，低用量エストロゲン・プロゲスチン配合薬による排卵抑制や精神症状に対する選択的セロトニン再取り込み阻害薬の投与など多岐にわたる．患者が自分にとって最適な治療法を決定できるように十分話し合い，意思決定することが重要である．PMDD やうつ病の月経前増悪など精神症状が強い場合は精神科または心療内科に紹介することが必要である．

F 月経困難症

具体的な症状

月経困難症とは，月経期間中に月経に随伴して起こる病的症状をいう．下腹痛，腰痛，腹部膨満感，悪心，頭痛，疲労・脱力感，食欲不振，いらだち，下痢および憂うつの順に多くみられる．

60～70％の女性は月経に一致して骨盤の痛みを自覚するので，診療の対象となるのは，市販の鎮痛薬が無効で，日常生活に支障をきたす症例である．

考えられる原因・疾患

月経困難症は，器質的異常を認めない原発性（機能性）月経困難症と器質

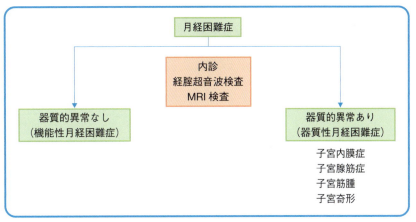

図Ⅱ-2-5 月経困難症の鑑別診断

的疾患によって起きる続発性（器質性）月経困難症の2つに分類される．
- **機能性月経困難症**：初経後2〜3年より始まる．月経の初日および2日目頃の出血が多いときに強く，締め付けられるような痛みを繰り返す（cramps）．原因は頸管狭小やプロスタグランジン（PG）過剰による子宮の過収縮である．
- **器質性月経困難症**：初経後10〜20年の間に次第に月経痛が増強するといった特徴がある．月経前4〜5日から月経後まで続く持続性の鈍痛のことが多い．子宮内膜症，子宮腺筋症，子宮筋腫などの器質的疾患に伴うものをいう．

鑑別，絞り込みの方法（図Ⅱ-2-5）

月経困難症には器質性月経困難症は少なく，90％以上は機能性月経困難症であり，ほとんどが排卵性周期に伴うものである．

器質性月経困難症の原因疾患としては，子宮内膜症，子宮腺筋症，子宮筋腫（とくに粘膜下筋腫），骨盤内炎症性疾患（PID），子宮位置・形態異常（子宮頸管狭窄），子宮内避妊器具（IUD）挿入などがある．

PID：pelvic inflammatory disease
IUD：intrauterine device

対応方法・治療方針

器質性月経困難症に対しては，それぞれの疾患に応じた治療が必要である．機能性月経困難症には，非ステロイド性抗炎症薬（NSAIDs）などの鎮痛薬が第一選択となる．効果がないか効きが悪い場合は，低用量ピルが勧められる．

NSAIDs：non-steroidal anti-inflammatory drugs

G 下腹部痛

具体的な症状

腹痛は発症様式により急性痛と慢性痛に分けられる．急性痛は急激に発症し，一般に激しい持続痛を訴えるもので，緊急手術も考えた対応が必要であ

表Ⅱ-2-3　急性下腹痛の原因

産婦人科疾患	● 妊娠関連 　異所性妊娠 　流産 　子宮筋腫の変性 ● 感染 　子宮内膜炎 　骨盤内炎症性疾患（PID） 　付属器膿瘍	● 付属器疾患 　卵巣出血 　卵巣腫瘍茎捻転 　卵巣腫瘍破裂 ● 周期的下腹痛 　中間痛（排卵痛） 　原発性月経困難症 　続発性月経困難症
消化器系疾患	● 胃腸炎 ● 虫垂炎	● イレウス ● 憩室炎
泌尿器系疾患	● 膀胱炎 ● 腎盂腎炎	● 尿路結石
その他	● ヘルニア ● 血栓性静脈炎	● 動脈瘤

る（急性腹症）．一方，慢性痛は6ヵ月以上の経過をたどり，その原因は不明なことが多く，精神的因子の関与も指摘されている．

考えられる原因・疾患

　急性下腹痛の原因となりうる疾患を**表Ⅱ-2-3**に示す．産婦人科疾患のみならず，外科，内科，泌尿器科疾患なども考慮しなければならない．

　慢性下腹痛の原因となる産婦人科疾患としてはまず子宮内膜症と癒着を挙げることができる．骨盤内うっ血や非定型的な付属器炎も慢性痛の原因として挙げられる．他科疾患としては消化器系疾患，泌尿器系疾患などを挙げることができる．精神疾患とくにうつ病の関与も指摘されており，心身症的な側面をもつ傾向がある．

鑑別，絞り込みの方法

　急性痛の診断はしばしば不十分な検査をもとに短時間で行わなければならない．産婦人科疾患を疑う状況としては，妊娠反応陽性の場合，性器出血を認める場合，内診で骨盤腹膜炎が疑われ発熱・白血球増多などの感染症状が認められた場合，骨盤内に腫瘍性病変が認められた場合，超音波検査でダグラス（Douglas）窩に液体の貯留を認めた場合などが挙げられる（**図Ⅱ-2-6**）．他科疾患との鑑別が困難な場合には速やかに専門医の診断を仰ぎ，開腹手術が必要となる状況を見過ごさないようにしなければならない．

　慢性痛の診断はまず消化器系，泌尿器系などの他科疾患を除外する．産婦人科疾患が疑われた場合，腹腔鏡が選択肢となるが，現実には腹腔鏡で異常が認められない症例が過半数を占めるとされている．

対応方法・治療方針

　急性痛では手術の必要性およびその緊急度を迅速に決定することが重要である．診断・治療の遅れから重症化をきたす場合があるので，全身状態が不良なケースでは診断確定より全身状態の改善を優先させるなどの臨機応変な

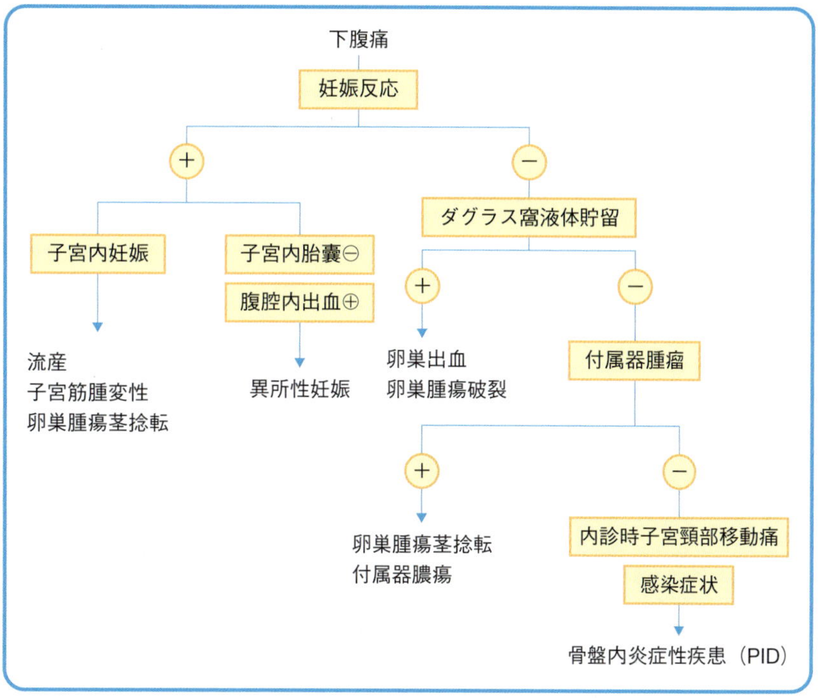

下腹痛

妊娠反応

（＋）　　　　　　　　　（－）

ダグラス窩液体貯留

（＋）　　　　　　（－）

子宮内妊娠　　　子宮内胎嚢⊖
　　　　　　　　腹腔内出血⊕

流産　　　　　　　　　　　卵巣出血　　　付属器腫瘤
子宮筋腫変性　　異所性妊娠　卵巣腫瘍破裂
卵巣腫瘍茎捻転

（＋）　　　　　　（－）

卵巣腫瘍茎捻転　　　内診時子宮頸部移動痛
付属器膿瘍
　　　　　　　　　　　感染症状

骨盤内炎症性疾患（PID）

図Ⅱ-2-6　下腹痛を伴う産婦人科疾患の鑑別診断

対応が求められる．全身状態が落ち着いていれば，問診，身体所見，補助検査と進め，診断，治療方針の決定を行う．

慢性痛については確定診断は困難で，対症的に経過をみることも多い．また診断が困難なケースでは精神科的なアプローチも重要である．

H　腹部膨隆

具体的な症状

腹部膨隆は腹壁が膨らみ出た状態，つまり，臍部が胸骨剣状突起と恥骨結合を結んだ線より突出している場合をいう．腹部膨隆には，腹部全体的なものと局所的なものがある．症状としては，腹部の張る感じを訴える，腹部膨満として表現される．

考えられる原因・疾患

腹部膨隆をきたす産婦人科疾患は，腹水，出血と腫瘍である．骨盤内の炎症により，実際には腹部膨隆がなくても，腹部膨満感を訴えることがある．

鑑別，絞り込みの方法

肥満（Fat），悪性腫瘍（Fatal tumor），腸内ガス・鼓腸（Flatus），腹水（Fluid），宿便（Feces），胎児（Fetus）の「6つのF」を念頭に診察することが必要である．

第Ⅱ章　婦人科疾患の診断・治療

表Ⅱ-2-4　腹部膨隆の鑑別診断

産婦人科領域	生理的な腹部膨隆		妊娠 高度肥満 便秘 　→便通異常に関する問診，腹部単純X線写真で大腸ガスと便塊
	病的な腹部膨隆	出血	異所性妊娠 　→妊娠反応陽性，子宮内に胎囊が確認できない． 　　異所性妊娠部位の圧痛． 卵巣出血 　→妊娠反応陰性，最終月経より22〜24日目に多い． 　　性交後の急性発症が多い．右側に多い． 子宮静脈・卵巣静脈の破綻 　→外傷によることが多い． 子宮体がん・卵巣がんからの出血 　→子宮内膜の肥厚，腫大した子宮体部． 　　付属器の腫瘤などを合併．
		腫瘍	卵巣嚢腫・卵巣腫瘍 子宮筋腫 子宮体がん・卵巣がん・卵管がん 腫瘍に関連する腹水（典型的には卵巣がん）
鑑別を要する他科疾患	消化管腫瘍による腹水，イレウス，尿閉による膀胱膨満など		

　まずは妊娠の可能性を除外した後に，鼓腸（気体）か腹水（液体）か腹部腫瘤（固体）なのかを，診察所見，腹部X線撮影や腹部超音波検査にて鑑別する．腹部膨隆の原因は多岐にわたるので，他科領域疾患の可能性を念頭に置き，診察することが重要である（**表Ⅱ-2-4**）．

対応方法・治療方針

　妊娠反応が陽性で正常妊娠子宮が否定された場合，異所性妊娠による腹腔内出血を考慮して，迅速に対応する．

　腹部腫瘤を触知する場合，その性状や位置から病態（腫瘍，膿瘍，腫大した臓器など）を鑑別し，必要な検査の指示，緊急対応，治療法の選択，他科との連携および専門医へのコンサルテーションを行う．卵巣嚢腫茎捻転など緊急手術が必要な疾患や卵巣がん（腹水を伴う）などの悪性腫瘍の存在を考慮する．

1 帯下

具体的な症状

　正常の帯下（たいげ）は，①外陰の皮脂腺，汗腺，バルトリン（Bartholin）腺，スキーン（Skene）腺からの分泌液，②腟壁からの漏出液，③腟や子宮頸管からの剥離細胞と頸管粘液，④子宮内膜や卵管からの分泌液，⑤感染している微生物とその産生物より構成されている．

2 婦人科症状からの診断過程 63

表Ⅱ-2-5 腟・外陰炎の比較

	カンジダ腟・外陰炎	トリコモナス腟・外陰炎	萎縮性（老人性）腟炎	細菌性腟症
帯下感	＋	＋＋	＋	＋
瘙痒感	＋＋	＋	±	±
帯下の性状	白色，ヨーグルト～酒粕状	淡黄色泡沫状	黄褐色漿液性	灰白色クリーム状
その他	腟壁に酒粕状の帯下が付着	子宮腟部に溢血点	腟壁粘膜の萎縮・発赤・出血	腟壁に帯下が薄く付着，魚臭（アミン臭）

頸管粘液や子宮・卵管からの分泌液の量や質はエストロゲンにより支配されている．帯下は月経中間期に頸管粘液の増量に伴い増えることが多い．健常な腟内は**デーデルライン（Döderlein）桿菌**により pH 3.5～4.5 に保たれ自浄作用が働いている．閉経前女性において 1～6 mL/日程度の白色帯下は正常だが，性状・量の明らかな変化，外陰瘙痒感，性交時痛，腹痛を伴う場合は異常である．

考えられる原因・疾患

原因としては感染性の腟炎による腟帯下が最多で，なかでも細菌性腟症，カンジダ外陰腟炎，トリコモナス腟炎の 3 疾患が 90％以上を占める．高齢者では感染症の頻度が低下し，萎縮性腟炎の頻度が増える．

鑑別，絞り込みの方法

異常帯下を訴える場合，その原因が感染によるものか，非感染性のものであるかを鑑別することが重要である．

感染性帯下の原因としては腟炎（腟帯下）と子宮頸管炎（頸管帯下）が代表的なものである．腟炎の場合は，帯下の性状と鏡検でトリコモナス腟炎とカンジダ腟炎をまず鑑別し，これらが否定されれば細菌性腟症を疑う（**表Ⅱ-2-5**）．子宮頸管炎ではクラミジアや淋菌が起炎菌であることが多く，培養や抗原検査を行う．

非感染性帯下の原因としては，子宮体がん，子宮頸がんなどに起因するがん性帯下，エストロゲン欠乏が原因となる萎縮性腟炎などが重要である．局所所見の検査，腟部びらんの性状観察，細胞診や組織診などを適宜施行する．

対応方法・治療方針

帯下は日常診療で頻繁に遭遇する訴えであるが，腟分泌物の評価を的確に行い，感染性帯下の鑑別を行う．トリコモナス腟炎，クラミジア頸管炎，淋菌感染症は性感染症（STD）であり，パートナーも同時に治療する必要がある．また，細菌性腟症やカンジダ腟炎も STD リスクであり，他の STD 検索を考慮する．頻度は少ないが，帯下を主訴とする子宮頸がんや子宮体がんを見落とさないようにすることも重要である．

STD：sexually transmitted disease

3 婦人科疾患の治療・処置

婦人科では，婦人科特有の処置・治療がある．看護師として，処置・治療に携わる際は，どのような処置が行われるかを念頭に置いて，かかわる必要がある．

A 腟洗浄

腟洗浄とは
クスコ式腟鏡（図Ⅱ-3-1）などを用い，蒸留水や生理食塩水，消毒液で腟内を洗浄する手技である．

目的・適応
腟カンジダ症，細菌性腟炎など．

B 腟タンポン

腟タンポンとは
腟内にタンポン（図Ⅱ-3-2）を挿入する手技である．

目的・適応
生理用品，処置後の止血目的などで使用する．

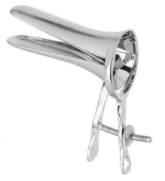

図Ⅱ-3-1　クスコ式腟鏡
［写真提供：株式会社ナミキ・メディカルインストゥルメンツ］

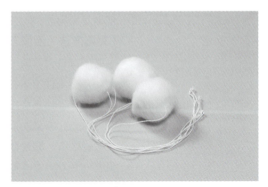

図Ⅱ-3-2　腟タンポン
［写真提供：オオサキメディカル株式会社］

腟タンポンの実際

内診台で行う際は，クスコ式腟鏡などを腟に挿入し，子宮腟部（子宮の出口）がわかるよう腟鏡を展開し，腟内にタンポンを挿入する．

C 導尿

導尿とは

尿道口よりカテーテルを膀胱内に挿入し，尿を人工的に排出させることをいう．

目的・適応

周術期管理や排尿障害など，さまざまな場合で行う．

導尿の実際

母指と示指で外尿道口を露出させ，消毒後，潤滑剤を付けたカテーテルを挿入する．留置する場合は，尿の流出を確認後，バルーンに蒸留水を注入し，カテーテルを抵抗があるまで引き，固定する．

侵襲性・副作用・リスク・注意点

感染防止のため，無菌的操作で行うことが基本である．

D 腹腔穿刺

腹腔穿刺とは

腹腔内に穿刺針を刺入して，腹水を採取することである．ここでは，腹腔穿刺による腹水排出についても含めて解説する．

目的・適応

腹水の性状の確認，細胞診や，腹水による腹部膨満感の軽減などのために行うことがある．

腹腔穿刺の実際

超音波ガイド下で，消毒後，1％キシロカインで穿刺部位を局所麻酔し，穿刺を行う（**図Ⅱ-3-3**）．腹水貯留に伴う症状軽減を目的とした穿刺の場合は，腹水の排液を行う．

侵襲性・副作用・リスク・注意点

穿刺の際は，腸管など他臓器損傷や血管損傷，出血，感染などのリスクがある．また，排液の際は，排液速度を観察しながら，循環動態に注意し，適宜，腹水の性状・採取量の確認やバイタルサインの測定を行う．急激な排液や血管損傷などの際は，血圧低下などバイタルサインの変化を注視する必要がある．

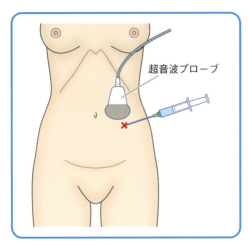

図Ⅱ-3-3　腹腔穿刺

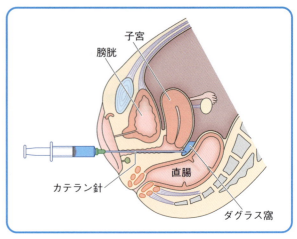

図Ⅱ-3-4　ダグラス窩穿刺

E　ダグラス窩穿刺

ダグラス窩穿刺とは

ダグラス（Douglas）窩*に穿刺針を刺入して，ダグラス窩内の貯留液を採取すること．

目的・適応

腹腔内出血による血液貯留や，悪性疾患による腹水貯留など，ダグラス窩内の貯留液の性状の精査，細胞診などを目的として行う．

ダグラス窩穿刺の実際

内診や超音波検査で貯留液の有無を確認し，クスコ式腟鏡（他の腟鏡を使用することもある）を後腟円蓋に入れて消毒後，シリンジを付けたカテラン針で，子宮腟部と腟粘膜の境界から1cm程度後方を穿刺する（図Ⅱ-3-4）．なお必要があれば，1％キシロカインで腟粘膜の局所麻酔や，超音波ガイド下で穿刺を行う．

侵襲性・副作用・リスク・注意点

腸管など他臓器損傷や血管損傷，出血，感染などのリスクがある．

F　ホルモン療法

ホルモン療法とは

ホルモン療法は，内分泌腺より分泌される生理活性物質または，類似の活性をもつ薬物を投与することで，生理活性作用を促進または抑制する治療法である．婦人科で扱う主なホルモンは，視床下部ホルモン，性腺刺激ホルモン，卵巣ホルモンである．

> *ダグラス窩
> 子宮と直腸の間に存在する腹膜腔のことで，直腸子宮窩ともいう（p.11, 図Ⅰ-1-1参照）．

目的・適応

若年期の月経調整や，無月経，不妊治療，閉経後のホルモン補充療法など，女性のライフステージのさまざまな場面で行われる.

ホルモン療法の実際

1）カウフマン（Kaufmann）療法

第2度無月経*などに対し，行う．生理的な月経周期に合わせた卵巣ホルモン（エストロゲン，プロゲステロン）動態と類似のホルモン環境を再現する治療法である．具体的には，エストロゲン製剤の投与に続いて，エストロゲンとプロゲスチン製剤を投与し人工的に月経周期をつくる方法である.

2）ホルムストローム（Holmstrom）療法

第1度無月経*などに対し，行う．上述のカウフマン療法における，月経後半のプロゲスチン製剤の投与のみで月経をつくる方法である.

侵襲性・副作用・リスク・注意点

ホルモン剤は少量で作用するものがあり，その生理作用・使用目的をよく理解し，副作用に注意する必要がある．エストロゲンを含む製剤には，血栓症のリスクがあるため注意が必要である.

> ***第2度無月経**
> エストロゲンの分泌が乏しく，プロゲスチンのみの投与では，消退出血が起こらず，消退出血にエストロゲンとプロゲスチンの投与が必要なもの.

> ***第1度無月経**
> エストロゲンの分泌があり，プロゲスチンの投与により，消退出血が起こるもの.

G　避妊

避妊とは

避妊法はさまざまなものがあるが，確実性，安全性，簡便性，コスト，可逆性などを考慮して行う必要がある．代表的な避妊法としては，オギノ式（周期法），コンドーム，ペッサリー，殺精子剤，経口避妊薬，子宮内避妊器具，卵管結紮・切除術などがある．また，授乳婦であれば，授乳性の無月経を利用するLAM（lactation amenorrhea method）がある．男性主導型のものとしては，コンドームが挙げられ，性感染症の予防につながるメリットがあるが，正しい使用方法が必要となる．女性主導型のものとしては，経口避妊薬，子宮内避妊器具，卵管結紮・切除術が挙げられる．経口避妊薬は，効果や安全性が高い一方で，毎日服用する必要があり，血栓症などの副作用もある．子宮内避妊器具は，効果や安全性が高いが，医師の診察が必要であり，出血・感染・異所性妊娠などのリスクがある．子宮内避妊器具の中には，持続的に薬物を放出する子宮内避妊システム（IUS）がある．子宮内避妊システム（ミレーナ®）はプロゲステロンが付加されており，子宮内膜に作用し，より高い避妊効果がある．ただし，約5年で薬物の効果がなくなってくるので，交換が必要となる．卵管結紮・切除術は効果は永続的であるが，手術が必要となり，また，生殖機能の回復は困難である.

緊急避妊法

望まない妊娠を回避する方法として緊急避妊法がある．日本産科婦人科学会の「緊急避妊法の適正使用に関する指針」では，従来のホルモン配合剤（ノ

> **ペッサリーと殺精子剤**
> ペッサリー，殺精子剤は2024年7月現在では国内で製造されていないため，入手困難である.

IUS：intrauterine system

ルゲストレル＋エチニルエストラジオール）と銅付加子宮内避妊具に加え，2011 年に承認された緊急避妊薬であるレボノルゲストレル単剤について言及している．レボノルゲストレルの使用については，最終月経の時期・期間，性交日時などを確認し，必要事項を説明のうえ，性交後 72 時間以内にレボノルゲストレル単剤 1.5 mg 錠を確実に 1 錠服用する．2018 年より「オンライン診療の適切な実施に関する指針」（厚生労働省）において，一定の要件を満たせばオンライン診療で緊急避妊にかかる診療を行えるようになった．

目的・適応

WHO：World Health
Organization

上述に加え，世界保健機関（WHO）発行の「避妊法使用に関する医学的適用基準」が参考となる．たとえば，経口避妊薬の使用について，35 歳以上で 1 日 15 本以上の喫煙者に対しては投与禁忌（心筋梗塞・心血管障害のリスクが上昇する）となっている．

侵襲性・副作用・リスク・注意点

避妊については，その確実性，副作用などを十分説明のうえ，本人の同意を得て行っていく必要がある．

もう少しくわしく　**レボノルゲストレルによる避妊とは**

緊急避妊法で用いられるレボノルゲストレルは，プロゲスチン製剤の一種である．

正常妊娠では，排卵し，その後，受精し，子宮に着床することで成立する．排卵直前には，性腺刺激ホルモンの一種である黄体化ホルモン（LH）と呼ばれるホルモンが大量に分泌される LH サージという現象が起こり，排卵が引き起こされる．ここで，レボノルゲストレルを投与すると，LH サージが抑えられ，排卵が起こらない，あるいは遅延する．それにより，妊娠しないわけである．

また，レボノルゲストレルは子宮にも作用し，妊娠・着床しにくい環境をつくり出すと考えられている．それゆえ，受精卵が子宮内にやってきたとしても，レボノルゲストレルにより，子宮は着床できない環境となっており，妊娠しないといわれている．

上述のような機序などでレボノルゲストレルにより，避妊が可能となると考えられている．

4 婦人科疾患の診療を受ける患者への看護

1 婦人科疾患を有する患者の特徴

A 婦人科を受診する患者の特徴

　婦人科には，小児期，思春期から老年期までと幅広い年代の患者が受診する．婦人科を受診する患者の多くは女性であるが，女性だけに限定されない．たとえば，生殖に関することは女性だけでなくそのパートナーも看護の対象であり，遺伝性疾患の患者においてはその家族までもが対象となる．また，患者によってセクシュアリティはさまざまである．婦人科を受診する患者の中には，性自認が女性でない者や，性別不合（性別違和，性同一性障害，p.204参照）に対し性別適合のための治療を受けている者もおり，看護師は性の多様性についてきちんと理解しておく必要がある．さらに近年は，在留外国人や訪日旅行客の増加により，多様な宗教，社会文化的背景をもつ患者を目にする機会が増えており，トランスカルチュラルな視点に立った看護の提供が必要である．

B 婦人科疾患を有する患者の特徴

＊リプロダクティブ・ヘルス/ライツ
「生殖に関する健康と権利」を指す．生殖に関する健康とは，生殖システムに関する機能とプロセスにおいて，単に病気がないだけでなく身体的，精神的，社会的に完全に良好な状態をいう．また生殖に関する権利とは，人々は安全で満足のいく性生活を送ることができ，生殖能力をもち，子どもを産むか産まないか，いつ，何人か，などを決める自由があることを意味している．

　婦人科疾患は生殖器あるいは生殖機能に関連するホルモンの器質的あるいは機能的変化によって起こる．悪性腫瘍やその前がん病変を除いた婦人科疾患の多くは，生命予後に影響を与えるような疾患ではない．しかし，疾患によって苦痛を伴い，QOLやリプロダクティブ・ヘルス/ライツ＊への影響が生じ，ライフサイクルにおける性役割の発揮や成長発達課題の達成を阻む要因にもなりうる．そこで看護師は婦人科疾患が患者に与える影響について把握し，女性が本来もっている健康増進に向けた力を最大限に引き出し，サポートすることが求められる．

ライフサイクルに特徴的な女性の疾患

　婦人科疾患は多種多様であるが，ライフサイクル各期に特徴的な疾患が挙げられる．なぜライフサイクルに特徴的な健康課題が生じるかというと，女性は一生涯にわたってエストロゲンの分泌量に伴う身体機能の変化が生じ，

その身体機能の変化によって社会文化的役割や成長発達課題が異なるためである．またこれらのライフサイクルは各期が単独で存在しているのではなく連続性をもっていることも特徴である．たとえば，クラミジア感染症に罹患した女性は適切な治療を受けなければその後の不妊のリスクにつながる．また便秘のある女性が，日頃から腹筋を使った排便を繰り返すことによって，その後の骨盤底筋の緩みによる骨盤臓器脱などのリスクを高めてしまう．このように，ライフサイクルは連続性をもっており，今のライフサイクルのウェルネスは次のライフサイクルのウェルネスにつながる．そこで看護師が患者のライフサイクルの特徴を意識したかかわりをもち，患者の健康増進に対する力を引き出すことが重要である．

婦人科疾患を有する患者に対するリプロダクティブ・ヘルス/ライツに基づいたケア

　婦人科疾患をもつ患者には，リプロダクティブ・ヘルス/ライツに基づいたケアは切っても切り離せない問題である．なぜなら婦人科疾患の治療を検討するうえで，患者それぞれのリプロダクティブ・ヘルスの考えが非常に重要であり，その考えをもつことは権利として保障されており，尊重されるべきものであるからである．婦人科の良性腫瘍はエストロゲン依存性であることが多いため，薬物療法では偽閉経療法や偽妊娠療法など，妊娠を目指すこととは対照的な治療が選択肢として挙げられる．また手術療法においても，生殖器そのものを摘出するか腫瘍のみを摘出するかといった選択肢がある．これらの選択は，患者の「子どもをもつかもたないか」，「もつならいつか」，そして「何人か」，などといったリプロダクティブ・ヘルスに関する考えを考慮したうえで決定される．

　婦人科疾患やその治療の特徴上，患者が自分の疾患をコントロールするための多くの選択肢の中から，それぞれのメリット/デメリットを把握し，リプロダクティブ・ヘルス/ライツの考えのもと患者が納得する人生を送れるよう，医療者と共有意思決定（p.79 参照）をもち患者が治療に参画できることが重要である．

婦人科疾患が患者の QOL に及ぼす影響に対するケア

　婦人科疾患は，患者の QOL に影響を及ぼす．たとえば尿失禁は社会活動への参加を脅かす可能性がある．子宮内膜症は患者に疼痛をもたらし，学業や就労，性生活などに影響を及ぼす可能性がある．そこで看護師は，尿失禁のある女性に対して骨盤底筋訓練や保清ケアの方法について伝え，排尿日誌を用いたセルフモニタリングの提案，尿失禁に対する心理的ケアなどを通して，患者自身が疾患による影響をコントロールできるようセルフケアを促すことが重要である．

　このように看護師は疾患そのものが患者に与える影響を全人的にアセスメントし，患者が自らの疾患をコントロールし，疾患と共生しながらよりよい状態でいることを可能にするケアを提供する必要がある．

2 婦人科の検査・処置時の看護

A 婦人科診察の特徴

婦人科診察は，対象となる臓器や疾患の特徴ゆえに性に関する内容を多く取り扱い，また婦人科特有の**内診台**で診察が行われる．そのため，女性にとって婦人科受診はなかなかハードルが高いものだといえるだろう．

婦人科診察はまず問診から始まる．医療者は，妊娠歴や出産歴，性交渉歴の有無，月経に関する状況など，より**プライバシー**に関する内容について問診する．その後，内診台での診察に移る．まず患者に下半身を脱衣してもらい内診台に座ってもらう．その後，内診台の操作によって患者を**砕石位***にし，外性器を露出させた状態で内診や超音波検査，細胞診などの検査や処置を行う．

こういった診察の特徴ゆえに，患者は羞恥心を抱き，さらに検査や処置による痛みも伴っている．そこで婦人科診察にあたる看護師は，患者の羞恥心や恐怖心，緊張などといった心情を十分に理解し，心身の苦痛を最小限にとどめ安全に留意したケアが必要不可欠である．

> ***砕石位**
> 仰臥位で両脚を開脚し膝を曲げた状態で挙上しておく姿勢．

B 婦人科診察における患者を尊重したケア

婦人科診察における羞恥心や恐怖心などに対するケアとして，患者の心情の尊重は欠かせない．何よりも重要なことは，看護師が婦人科診察を受ける患者の心情を十分に理解し，その心情に寄り添う姿勢をもつことである．

検査や処置を受ける患者に対する配慮

患者が内診室に入り次第，内診台に乗るための手順や内診台の動き方の説明を丁寧に行う．内診台上では露出する肌面積が少なくなるようタオルで下半身をおおうなどして羞恥心へ配慮し，使用する**腟鏡***などは事前に人肌程度に温めておくなど，診察に伴う不快感を最小限にとどめる工夫を行う．また診察中には，患者の顔色を確認し苦痛がないか確かめ，安心できるような声かけを行うことが重要である．

とくに婦人科診察が初めての患者や内診が久しぶりの高齢女性は，内診台での診察に戸惑いを感じるだろう．そこで，説明をする以外にも，内診台がどのように動くのかをあらかじめ見てもらったり，下着を着用したまま体験してもらったりするのもよいだろう．

性交渉歴のない女性や若年の患者は，医師と相談のうえ，内診台での診察ではなく経腹超音波や経直腸超音波を選択したり，どうしても必要な場合はサイズの小さな腟鏡を選択したりといった配慮が必要である．

> ***腟鏡**
> 腟鏡とは，腟内に挿入し開大させることで腟内の観察を行ったり，子宮口を露呈させて検査や処置を行ったりするために用いる器具である．一般的にはクスコ式腟鏡（p.64 参照）という種類を用いることが多いが，腟鏡には種類やサイズがあり，患者の腟のサイズや診察の用途に合わせて選択する．

患者のプライバシーに留意したケア

婦人科では性にかかわる内容を多く取り扱うため，プライバシーの確保がなされていることは患者の安心を担保するために必要不可欠である．

プライバシーの確保には，診察時の環境づくりも重要である．たとえば，診察室が整頓されており清潔感に溢れていること，診察室での会話が外に漏れないこと，診察室への必要以上のスタッフの出入りが制限されていることなどが挙げられる．

ほかにも，問診票で聴取可能なことはできるだけ問診票に項目として入れ込んでおくことや，来院理由や症状，患者から申し出のあった秘匿情報などについて複数のスタッフが何度も聞かないよう，あらかじめカルテで共有しておくことも大切である．

C 婦人科診察における安全の確保

看護師は，婦人科診察の介助を行ううえで，検査や処置をスムーズに終わらせることができるようその手順を把握するだけでなく，出血増量や容体変化などの緊急時に適切に対応できるよう備えておく必要があることはいうまでもない．また看護師は，婦人科診察において患者の安全が脅かされる可能性のある場面を把握し，リスクアセスメントしながら患者の安全を守ることもケアとして求められる．

内診台操作におけるケア

内診台は，患者が想像しているよりも高く上がり，広く開脚する．そこで，あらかじめ開脚の可否を確認したうえで，内診台の操作を行う必要がある．内診台が動き始めた後は，台が止まるまでその場を離れず，台から転落しないよう見守り，砕石位による身体の苦痛がないか確認することが望ましい．

検査，処置時の安全に対するケア

婦人科の検査や処置の中には，侵襲度が高く痛みを伴うものもある．

疼痛が強い場合や，緊張が強い場合には，**迷走神経反射***を引き起こすことがあるため注意が必要である．患者の中には，検査中に痛みや緊張で，呼吸を止めて身体を緊張させていることがある．そのような患者には，呼吸法の誘導や，筋緊張をほぐすような声かけ，患者の隣に立ちタッチングを行うなどしてリラックスを図る必要がある．

患者の緊張や痛みが強い場合や侵襲の高い検査・処置後は，内診台を下げる前に患者に気分不快がないか確認し，台が下がった後もゆっくりと深呼吸を促してから立ち上がるよう案内する．診察後少ししてから患者が気分不快を訴えたり転倒したりすることがあるため，看護師は処置後すぐに診察室から離れず，しばらく患者の安全を確認することが望ましい．

迷走神経反射を認めた際は，診察や処置を終えても内診台を下げず，すばやく内診台操作によって頭部を下げて下肢挙上し，閉脚姿勢になった状態で

開脚が難しい患者の内診台の操作方法

股関節疾患の既往がある者，拘縮や股関節痛がある者には，まず内診台を閉脚姿勢で挙上させ，患者の様子に合わせて少しずつ開脚する．股関節可動域に制限がある下肢は開脚させないよう，内診台の設定を変更するなどして対応する．内診台の種類によって機能が異なるため，あらかじめ内診台の操作について熟知しておくとよい．

*迷走神経反射

ストレス，強い疼痛，排泄，腹部内臓疾患などによる刺激が迷走神経求心枝を介して，脳幹血管運動中枢を刺激し，心拍数の低下や血管拡張による血圧低下などをきたす生理的反応[1]．

脈拍や血圧が戻ることが確認できるまで休んでもらう．迷走神経反射の程度が強い場合には，静脈血管路の確保も必要である．

このように，婦人科診察の介助をするうえで，羞恥心への配慮だけでなく，患者が安全に検査や処置を終えることができるようケアすることも看護師にとって重要なことである．

● 引用文献
1) 日本救急医学会：医学用語解説集，〔https://www.jaam.jp/dictionary/dictionary/word/1103.html〕（最終確認：2024 年 10 月 30 日）

3 | 遺伝にかかわる問題のある人への看護

A 産科婦人科領域での遺伝にかかわる問題

妊娠に関連する問題

不妊症や不育症の原因精査として，カップルの染色体検査が実施される場合がある．こうした検査を通じて，遺伝にかかわる問題が顕在化することがある．検査で何がわかり，その結果が今後の妊娠・出産だけでなく，カップルそれぞれにどのような影響を及ぼすのかを理解しておくことが必要である．

> **メモ**
> 不妊症や不育症の一部は，カップルの遺伝子や染色体が原因である(p.87, p.113, p.195 参照)．

胎児に関連する問題

出生前遺伝学的検査（p.45, p.274 参照）を通して，胎児の遺伝にかかわる問題がわかったり，次子やきょうだいにも影響することがわかったりする場合がある．検査の目的や結果に応じて，妊婦やカップル，きょうだいへの看護が必要になる．

性分化疾患などの先天性疾患に関連する問題

遺伝子や染色体の異常により生じる性分化疾患では出生後すぐに処置が必要となる身体的問題から，成長発達の過程で生じる二次性徴（第 2 次性徴）の問題，生殖に関する問題まで，長期にわたり医療や看護が必要になる（p.86 参照）．

HBOC：hereditary breast and ovarian cancer

悪性腫瘍に関連する問題

産科婦人科領域では**遺伝性乳がん卵巣がん（HBOC）とリンチ（Lynch）症候群**が代表的な**遺伝性腫瘍**（p.144 参照）である．これらの特徴に合わせた看護が必要である．

> **遺伝性腫瘍**
> 悪性腫瘍の 3〜5%は遺伝性腫瘍であり，婦人科の悪性腫瘍でも同様である．遺伝性腫瘍は，①腫瘍の発生年齢が早まる，②家系内に集積する，③同時性・異時性に特定臓器の腫瘍が高頻度に認められる，という特徴をもつ（臨床遺伝専門医テキスト—⑤臨床遺伝学腫瘍領域）．

B 遺伝性乳がん卵巣がん（HBOC）の患者への看護

がん治療を支える看護

遺伝性腫瘍と診断される人のほとんどは，がんと診断されたことが契機と

なり，遺伝性が疑われ遺伝学的検査を経て，遺伝性腫瘍と診断される．したがって，HBOC と診断される人のほとんどは乳がんまたは卵巣がんの患者である．

がん治療には手術療法，薬物療法，放射線療法があり，いずれも心身に侵襲を及ぼす．がん治療に伴う症状を和らげたり，がん治療を完遂できるようセルフケア指導をしたりすることが求められる．

意思決定支援

HBOC の診断過程には①遺伝学的検査を受けるかどうかの意思決定，②健康管理方法をどうするかの意思決定，③血縁者に遺伝情報を共有することへの意思決定，などがあると考えられる．

遺伝学的検査の受検の提案は，保険収載やコンパニオン検査*の基準を参考に用いられる．看護では，遺伝学的検査に関する情報が十分に説明されているかどうか，患者がその内容を理解できているかどうか，患者が検査を希望しているかどうかを確認することが求められる．

HBOC では，診断後の健康管理方法に選択肢がある．これらの選択肢は患者の価値観に基づいて意思決定されることが重要である．看護師は患者から自分はどうすべきかなどの相談を受ける場合がある．また，HBOC は 50% の確率で血縁者に遺伝する．それらを血縁者に伝えることを遺伝情報の共有と呼ぶ．遺伝情報は血縁者の健康上重要な情報であるが，伝えるタイミングや伝え方に悩む患者もいる．看護師がこうした相談を受けた場合には，十分に話を聞き，場合によっては遺伝の専門部署や専門職に相談できるように調整する．

> **＊コンパニオン検査**
> 特定の分子標的薬を投与する前に標的となるバイオマーカーの有無を検出する臨床検査（基礎から学ぶ遺伝看護学）．

C リンチ（Lynch）症候群の患者への看護

がん治療を支える看護

リンチ症候群は大腸がんまたは子宮体がんの治療の過程で診断されることが多い．HBOC と同じように，がん治療に伴う侵襲を抱えている．がん治療に伴う症状を和らげたり，がん治療を完遂できるようセルフケア指導をしたりすることが求められる．

意思決定支援

リンチ症候群で患者が意思決定を必要とする場面は，①遺伝学的検査を受けるかどうかの意思決定，②血縁者に遺伝情報を共有することへの意思決定，などがある．

HBOC と異なり，リンチ症候群の遺伝学的検査は保険収載されていない．したがって，検査を受ける際には経済的負担が生じるが，遺伝学的検査でわかることには健康管理上有益なこともある．看護師は，患者が検査を受けるかどうかを考えられるだけの情報が提供されているかを確認することが必要である．

リンチ症候群は50%の確率で血縁者に遺伝する．遺伝情報の共有について相談を受けた場合には，十分に話を聞き，場合によっては遺伝の専門部署や専門職に相談できるように調整する．

D 遺伝性腫瘍の血縁者への看護とサバイバーズギルト

血縁者に必要な看護

遺伝性腫瘍は50%の確率で遺伝する．患者の血縁者には，がんに罹患していない人，罹患している人，子ども，高齢者，AYA世代の人などさまざまな健康段階と発達段階の人が含まれる．

AYA：adolescent and young adult

血縁者に遺伝しているかどうかは，血縁者自身が遺伝学的検査を受けなければわからない．遺伝学的検査に関する考え方は家族であっても多様である．それぞれの考えに沿った選択を話し合う場として遺伝カウンセリングがある．

サバイバーズギルト

遺伝学的検査の結果，陰性であった人が，疾患を発症している人や陽性であった人に対し，自分だけ健康で申し訳ないというサバイバーズギルト（survivor's guilt）で苦しむ場合がある[1]．また，遺伝性腫瘍では親が子に対して，自責の念を抱く場合もある．遺伝性腫瘍に特有の家族の関係性への影響にも配慮することが重要である．

E 遺伝にかかわる問題のある人への専門的看護

遺伝看護

遺伝看護は遺伝に焦点を当てた専門的な看護である．遺伝や遺伝に関連した健康への影響に焦点を当て，患者や家族の健康に起こりうることに着目した看護を提供する[2]．

産科婦人科疾患以外にもさまざまな疾患領域や発達段階で遺伝にかかわる問題が生じる．遺伝看護はそれらのすべてを対象としている．

遺伝の専門職

遺伝にかかわる問題に対応するために，遺伝学などを学んだ専門職が養成されている．臨床では，臨床遺伝専門医，遺伝性腫瘍専門医，遺伝看護専門看護師，認定遺伝カウンセラーなどが専門的に対応している．

●引用文献
1) 中込さと子（監修）：基礎から学ぶ遺伝看護学，p.90，羊土社，2019
2) International Society of Nurses in Genetic：Genetics/Genomics Nursing：Scope and Standards of Practice, 2nd Edition, p.1, American Nurses Association, 2016

4 婦人科疾患を有する患者への看護

A 月経異常のある患者への看護

月経は女性のみに起こるものであり，月経異常に関する悩みはプライベートな問題であるとされる風潮も影響し，孤独に悩みを抱えている女性は少なくない（p.27, p.51 参照）．月経に関連した健康問題は女性のライフサイクルに影響する（図Ⅱ-4-1）．月経は妊娠・出産と関連するため，月経異常がある場合には将来の妊娠・出産への不安を抱える傾向にある．

近年では，月経随伴症状の1つである月経困難症や月経前症候群（PMS）に悩まされている女性は少なくない．子宮内膜症の好発年齢は20〜30歳代であり，子宮筋腫，子宮腺筋症の好発年齢は30〜40歳代半ばである．よって，これらの疾患は生殖年齢と重なる．晩婚化，晩産化に伴いこれらの疾患を指摘されて初めて挙児について考え始める，あるいは診断時には**挙児希望**がないが将来的には挙児希望があるという症例が増加している．そのため，診断を受けた場合は不妊治療へとつながることも多い．パートナーや家族と話し合いながら不妊治療と合わせて疾患の治療方針を考える必要があり，患者の**ライフプラン**を理解したうえでの**意思決定支援**が必要である．

月経随伴症状の1つである月経困難症が就労に与える影響は巨額の労働損失となるとされ，社会的問題としてとらえられている．そのため，学業や仕事を続けながら月経随伴症状のコントロールのために，適切な薬剤の使用や

PMS：premenstrual syndrome

> **メモ**
> 近年では，女性の晩産化，出産回数の減少が進み，これに伴う月経回数の増加により，エストロゲン依存性疾患である子宮内膜症，子宮筋腫，子宮腺筋症が増加している．これらは月経随伴症状を悪化させる原因である．

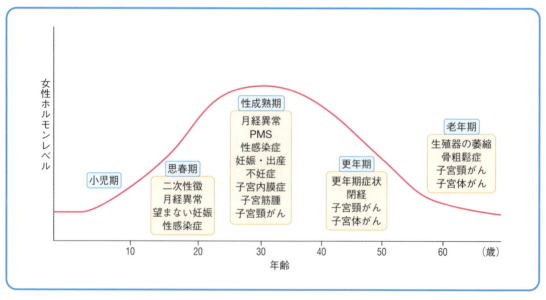

図Ⅱ-4-1　月経に関する問題とライフサイクルの変化

定期受診をする必要性が指摘されている．また，月経困難症を含んだ月経教育を小中高生だけでなく成人男女に対しても行うことで，社会全体で女性のライフスタイルを支援することができるといわれている．

また，やせの女性や女性アスリートの続発性無月経も社会的問題として挙げられる．やせへの憧れからの過度なダイエットによる体重減少や，女性アスリートの競技特性から過度の体重減少や過度の運動負荷が生じ，続発性無月経となることがある．これらは成人女性のみでなく小中高生でも生じている問題であり，女性医学の専門的介入が乏しく，女性自身も知識がないままに無月経が長期に続いていることがある．続発性無月経に伴って低エストロゲン状態が続くことにより，骨粗鬆症から疲労骨折となる可能性や，不妊となる可能性について周知されなければならない．予防対策として適切なエネルギー摂取量の維持が必要であり，家族やスポーツ指導者など周囲の理解とサポートが必要である．

B 不妊症・不育症の患者への看護

不妊症患者への看護

不妊治療（p.188 参照）を始めると，不妊原因を特定するためのスクリーニング検査から開始され，一般不妊治療（タイミング療法，人工授精）で妊娠が成立しない場合，体外受精を含む生殖補助医療（ART）へとステップアップしていくのが一般的である．ステップアップには治療選択への迷いが生じ，治療途中で治療終結への迷いも伴うため，継続的な看護が必要である．長期にわたる不妊治療は，月経のたびに妊娠が成立しなかったという喪失体験を繰り返す．さらに，妊娠が成立しなかったことを悲しむ間もなく次の不妊治療が開始されるため，継続的な妊娠への努力を求められる．しかし，その努力が妊娠・出産という形で報われるかどうかは保障されていないため，コントロール感覚の喪失が生じ，患者を疲弊させるとされている．不妊治療中に自分の意思で治療選択したという意識は，妊娠・出産にいたったかどうかにかかわらず今後の人生を肯定的にとらえることに影響を及ぼすとされて

ART：assisted reproductive technology

臨床で役立つ知識

産婦人科だけではない不妊症看護

不妊治療のために産婦人科に通院中の患者だけでなく，産婦人科以外の診療科で不妊について悩むカップルに出会うこともある．たとえば，若年がん患者の妊孕性温存治療が必要なケース，合併症治療を優先する必要がありカップルが望むタイミングで妊娠を勧められないケース，などである．カップルの子どもを望む気持ちに寄り添い，不妊治療をするか否か，治療選択などの意思決定支援を行っていく必要がある．

いる．そのため，家族や医療者からの精神的サポートや意思決定支援が重要であることがわかっている．

　不妊治療により妊娠・出産にいたった場合でも，不妊治療経験のとらえ方は妊娠中や産後のメンタルヘルスに影響するとされている．そのため，不妊治療経験を自分なりに意味づけることができるような援助が必要となってくる．不妊治療により妊娠した場合，不妊治療をした医療機関から出産可能な医療機関へ転院することも多く，不妊治療から妊娠・出産・育児まで連携して継続的ケアを行うことに課題が残るとの指摘もある．

　不妊治療が2022年4月に保険適用となった後，先進医療として認められた不妊治療の特殊治療・検査がある．先進医療は，将来的な保険導入に向けての評価目的で行われる研究的な治療・検査である．それらの先進医療のうち，PGT-A（着床前胚染色体異数性検査），PGT-SR（着床前胚染色体構造異常検査）が行われており（p.45参照），有用性については現在も研究調査が続いているところである．これらの検査は，胚移植あたりの妊娠率・生児獲得率の向上と流産の回避が可能かどうかを評価すること目的として行われており，実施には生命倫理への配慮がされなければならない．体外受精を繰り返しても妊娠にいたらない患者がゴールの見えぬままに不妊治療を継続している中で，PGT-A，PGT-SRなどの先進医療を行うかどうかの迷いが加わることで精神的負担はより大きくなるため，患者に対する精神的サポートが重要となる．

PGT-A：preimplantation genetic testing for aneuploidy

PGT-SR：preimplantation genetic testing for structural rearrangement

不育症患者への看護

　不育症患者は繰り返す流産・早産による悲嘆経験から高レベルの不安が持続される．妊娠が判明した喜びと同時に再び流産・早産となることへの不安が生じ，流産・早産を回避しようとした生活行動の制限が，身体的・精神的束縛感へとつながっていく．流産・早産の胎児喪失による悲嘆へのケアの困難さを医療者が感じることもあるとされ，また患者自身から医療者に対して援助を求めることも少ないとされている．そのため，不育症患者の再び流産・早産となることへの不安に寄り添ったケアをすることは十分とはいえない状況である．不育症の条件にあてはまらない患者が，繰り返す流産への不安な気持ちへの対応手段として，自費診療で不育症の検査や治療を希望する患者もいるとされる．病状説明や相談対応を充実させ，不安な気持ちに寄り添うことで，その不安を軽減し，不育症の検査や治療への意思決定支援をすることが重要である．不育症患者にメンタルヘルスケアを行うことは，次の妊娠に対する前向きな気持ちへの助けとなり，メンタルヘルスケアの1つであるテンダー・ラビング・ケア（tender loving care，p.196参照）は不育症治療の1つになるといわれている．

C 更年期障害の患者への看護

更年期は，性成熟期から老年期への移行期であり，すべての女性が通過する過程であるが，更年期症状の程度や出現の仕方，感じ方は千差万別で個人差が大きい．

ホルモン補充療法を受ける患者への支援

日本におけるホルモン補充療法の普及は約 2.0% と少ないが，この理由の1つに副反応への不安がある．治療の選択にあたっては，**共有意思決定**が有効である．共有意思決定とは，患者と医療者では互いにもつ情報や大切だと考えることが異なることを前提に，互いの情報を共有しながら一緒に治療方針を決定していく協働関係のプロセスであり，shared decision making の頭文字を取って **SDM** と呼ばれる✎．

漢方療法を受ける患者への支援

漢方薬は OTC 化も進んでおり手軽に購入可能であるが，組み合わせによって薬の作用が変わるため，安易に併用せず，専門医の処方のもと正しく内服するように指導する．主な副作用として，アレルギー，肝機能障害，むくみ，高血圧，胃痛，下痢などがあるため注意する．

補完代替療法を行う患者への支援

大豆イソフラボンが腸内細菌により代謝されて産生される**エクオール**は，エストロゲン受容体 β と親和性が高くホットフラッシュの症状を軽減するが，服用の際には高用量を摂りすぎないよう指導する．また，アロマセラピーや鍼灸などにより不眠などの症状が軽快し患者の QOL が向上する場合もあるが，全員に効果が得られるわけではないことを念頭に置く．

生活習慣の見直しの支援

生活習慣の見直しをすることは，更年期以降に発症リスクが高まる生活習慣病の予防にもつながる．適度な運動を定期的に行っているか，バランスのとれた食事ができているか，質のよい睡眠がとれているか，などの生活習慣を聞き取り，患者が実際に取り組めるような具体的なアドバイスを行う．また，かかりつけ医をもち健康診断や**骨密度検査**を定期的に受けるよう促すなど，セルフケアができるようにかかわる．

精神的支援

更年期は，子どもが巣立っていき自分の役割を失ったような喪失感を抱いていたり，または子育てや介護に苦労していたり，仕事の責任の増すポジションで自己の限界に悩んでいたりする場合もある．このような患者の個別の背景を理解し，看護師の個人的な価値観や先入観をもたずに訴えをよく傾聴する．

ヘルスリテラシーの向上

厚生労働省の 2022 年の「更年期症状・障害に関する意識調査」[1] では，更年期症状による日常生活への影響があっても「医療機関に行くほどのことで

SDM

インフォームド・コンセント (IC) では医療者が患者にとって最良と考える医療を示し，それに同意したか否かの結果が注目されるのに対し，SDM では患者と医療者の相互協力によるプロセスが重視され，IC よりも一歩進んだ概念である．

はない」「我慢できる」として，受診行動をとっていない者の割合が約8〜9割と高率であった．更年期障害は「仕方のない体調不良」として辛抱し続ける女性や，「我慢してやり過ごすしかない」など，治療の対象ではないといった誤った認識も多いことがうかがえる．更年期に入る前にほしかった情報として，「主な更年期症状の内容や程度」「主な更年期症状に対する対処法」が挙げられ，情報を求めている人の割合が高い傾向でみられることがわかった．ヘルスリテラシー*の向上により患者自身が症状の改善に向き合えるようになる．また，患者の身近にいる人々，たとえば夫や家族に治療への理解や協力を得ることも看護師の大切な役割となる．

＊ヘルスリテラシー
患者自らが健康に関する情報にアクセスでき，収集した情報の中で誤っていると思われる情報が含まれていたらそれを疑うことができ，情報の正確さを見極め情報の取捨選択ができること，そして情報を活用する力をもつことである．

●引用文献
1) 厚生労働省：更年期症状・障害に関する意識調査（2022年3月），〔https://www.mhlw.go.jp/stf/seisakunitsuite/bunya/kenkou_iryou/kenkou/undou/index_00009.html〕（最終確認：2024年10月30日）

D 女性泌尿器科疾患の患者への看護

POP：pelvic organ prolapse

　女性泌尿器科疾患で特徴的なのは尿失禁・過活動膀胱などの下部尿路症状や骨盤臓器脱（POP）である（p.160参照）．妊娠・分娩によってそれらの症状が顕在化もしくは悪化することがあり，いったん軽快した症状が加齢によって再発することが多い．閉経関連泌尿生殖器症候群*（GSM）は，閉経後女性の約半数に生じているほど一般的な症状であり，女性のQOLを著しく低下させる．

＊閉経関連泌尿生殖器症候群
閉経後の性ホルモン分泌低下に関連して，尿路生殖器の萎縮などの形態変化およびそれに伴う不快症状や機能障害の総称である．外陰部の瘙痒感や痛み，頻尿，性交痛などの症状がある．

GSM：genitourinary syndrome of menopause

OABSS：overactive bladder symptom score

　女性泌尿器科疾患の患者は，勇気を振り絞って来院していることを看護師は忘れないようにする．心理面に配慮した丁寧な説明や温かみのある声かけなどを行い，検査や診察の際には羞恥心を最小限にするように下半身にタオルをかけるなど不必要な露出を避け，安心できる環境づくりを心がける．

症状のアセスメント

　排尿に関することは自尊心にかかわるため，患者の訴えや本音が表出されにくく，医療者が認識する問題と患者が認識する問題とが一致していないことがある．生活環境の聞き取り，既往歴の有無，服薬の有無，過活動膀胱症状質問票（OABSS）などの質問票（p.159参照），排尿日誌*の記録，患者の精神面などからアセスメントを行う．患者の困りごとや解決すべき課題は何なのかを正確に把握し，アセスメントし，看護計画につなげる．

＊排尿日誌
起床時間，就寝時間，排尿をした時刻，排尿量，尿失禁の有無，飲水量などを起床時から翌日の起床時まで24時間記録するもの．

骨盤底筋訓練の指導

　骨盤底は骨盤底筋と呼ばれる複数の筋肉と靱帯・筋膜などの支持組織から成り（p.226，図IV-2-5参照），この筋肉群の収縮と弛緩を繰り返すことを骨盤底筋訓練という．とくに腹圧性尿失禁に対するエビデンスの構築があるが，過活動膀胱やPOPにも効果的なことがわかっている．腹圧性尿失禁の場合は，くしゃみ・咳・重い物を持ち上げるなどの動作の直前に骨盤底筋を収

骨盤底筋訓練の指導
説明書を配布するだけの指導では，腹圧をかけるなどの間違ったやり方を行い症状の悪化を招くこともあるため，適切な指導方法が必要である．

縮させることで尿失禁が改善する．持続的な収縮は筋線維の肥大と結合組織の強化により筋力が増し骨盤内臓器を保持することができる．

〈指導のポイント〉

- 模型等で骨盤底筋群の解剖学的位置を示す．
- 重力がかかると収縮感覚がわかりにくいため，はじめは仰臥位で膝を立てた姿勢がよい．収縮感覚がつかめた後は坐位でも行えるようになる．坐位でできれば生活の場面で取り入れやすい．
- 骨盤底は横隔膜と連動しており，呼気時に骨盤底は挙上する．呼吸を止めずに優しく息を吐きながら，「腟と肛門をすぼめてお腹に引き込む感じ」など具体的な感覚と，収縮の方向を示すと伝わりやすい．
- 腟をキュッと締める瞬発的な収縮ができるようであれば，そのまま5〜10秒程度締めたままで筋肉に負荷をかける持続的な収縮を指導する．なお，収縮させた後は同じ時間分弛緩させるように指導する．たとえば，10秒程度締めた後は10秒程度緩める．
- 骨盤底筋群のみを収縮させ，腹部や太腿など骨盤底筋群以外の筋肉には力が入っていないのが正しいやり方である．とくに持続的な収縮のときに腹部に力が入りやすいため，腹圧をかけ骨盤底筋群を押し下げていないか，指導者の手を患者の腹部に置いて確認するとよい．
- 排尿時に尿を止める排尿中断法は，有益でないばかりでなく骨盤底機能の悪化および排尿障害の原因となる可能性があるので行わない．

生活指導

　BMIが25を超えると尿失禁やPOPのリスクが増大するため，肥満予防のための体重指導が有効である．また，症状の悪化原因として，便秘や喫煙，アルコールやカフェインの過剰摂取，重い物を持つ作業が報告されているため改善を図る．頻尿を恐れて極端に水分摂取を制限していたり，就寝前に多量に飲水して夜間頻尿を招いていたり，尿失禁を恐れて頻回にトイレに行っていたり，といった行動は，患者の自己判断で対応している悪い例である．日々の習慣や生活スタイルを変えることは患者にとって負担を伴うため，少しの変化にも肯定的にフィードバックすることが意欲につながる．

膀胱訓練

　膀胱訓練は過活動膀胱に対して有効性が高い．意識的に尿を我慢することにより蓄尿症状を改善させる．頻尿で1回排尿量が少ない患者に対して，尿意を感じてすぐにトイレに行くのではなく，少し待ってからトイレに行くよう説明する．「少しでも我慢できればよし，まずは5分あるいは10分，ほかのことを考えたり，深呼吸をしたり，骨盤底筋群を収縮させたりして，気をそらす．排尿は3時間くらい間隔があくのが理想である」ことを説明する．しかし，尿意切迫感に悩む患者は常に「漏れるのではないか」という心配が

あるので，排尿を我慢することに消極的な場合がある．このような患者には，どういうときであれば我慢できるかを一緒に考える．たとえば「仕事中は無理だけれど，自宅にいる土日であればできるかも」など，患者自身が「これなら取り組めそう」と思えることが大切である．

セルフケアの指導

本来の腟内環境は自浄作用があるが，閉経後は腟内の乳酸桿菌の減少により細菌の繁殖や炎症を起こしやすい状態となる．アルカリ性のボディソープではなく，弱酸性の専用洗浄剤を使用し，ぬるま湯で優しく洗う．入浴後は，清潔な指で腟周囲をマッサージするように保湿する．使用するのはクリーム，オイルなど，好みの物を選択してよいが，粘膜に塗布するため香料が強すぎるものや刺激の強い製品は避けたほうがよい．同様に，性交痛で苦痛を感じている場合には腟潤滑剤を使用することが有効である．

E 性感染症の患者への看護

性感染症は，無治療のまま無防備な性行為を行うことが感染拡大の要因となっている．女性は男性に比べて自覚症状に乏しいため，自分で気がつかないうちに淋菌感染症や性器クラミジア感染症の炎症が進行し，骨盤内炎症性疾患や卵管性不妊・異所性妊娠の原因となる．多くの性感染症は妊娠・分娩を通して母体から児へと感染するため，生殖年齢にある女性にとって大きなリスクとなる．

性感染症に対する予防行動

性感染症は当事者意識が低いことが特徴の1つである．特定の誰かが感染するものではなく誰でも感染の可能性があることを認識し，無防備な性行為をしないことが大切である．コンドームは性感染症のリスクを減らすことができるが，使用上のミスが多いため，正しい使用方法を指導する．

予防行動としてもう1点有用なのが予防接種である．尖圭コンジローマはヒトパピローマウイルス（HPV）が原因であり，ワクチンによって予防できる（p.132参照）．

早期発見・早期治療

性感染症に対する正しい知識をもてると，帯下の量や性状に異常がみられた場合や，性器に水疱ができている，かゆみがある，などの症状があった場合に自分で気づくことができる．しかし，受診しなければ治療につながらないため，気軽に相談できる場所や受診の環境を整えることが必要である．

医療者のサポート

治療後に患者が自分の健康やウェルネスに以前よりも関心をもち，行動変容をするには，医療者のかかわりによるところが大きい．「自分が尊重され，丁寧な対応を受けた」と感じるとコミュニケーションが円満となり，その後の治療や必要な支援を受け入れやすくなる．

HPV ワクチン

近年，20〜30歳代の女性の罹患率が増加している子宮頸がんを予防するワクチンでもある．子宮頸がんは女性の性と健康に重大な影響を及ぼすため健診も大事である．

性感染症は，患者が治療を終えてもパートナーが未治療の場合は再感染する．そのため治療の際にはパートナーの治療も併せて行うことが原則である．パートナーに性感染症の罹患の事実を伝え，検査と治療につなげることを**パートナー通知**というが，患者自身に伝えてもらうのか，受診に同伴してもらい医師から口頭で伝えるのかを含めて，医療者のサポートが必要である．

> **コラム　スウェーデンのユースクリニック**
>
> スウェーデンには，若者を対象に無料で適切な保健サービスを利用できるユースクリニックという施設がある．助産師，カウンセラー，医師などの専門職で構成され，性感染症の相談や緊急避妊ピルの処方のほか，デートDV（恋人からの暴力）などの人間関係の相談も無料でなされる．日本においても，ユースクリニックを併設する産婦人科や，保健師や養護教諭，性教育に取り組む助産師などが中心となってユースクリニックのような場所を増やす活動があるが，まだ数は少ない．

F　女性生殖器がんの患者への看護

女性生殖器がんの患者の特徴

女性生殖器がん（p.131 参照）の特徴として，治療による生殖器そのものの喪失あるいは生殖に関する機能の変化を伴うことが挙げられる．これは女性にとって，妊孕性の危機を意味し，ボディイメージの変容や女性性の揺らぎなど自己概念へ影響を及ぼす．そのため，がんによる生命の危機に対する看護だけでなく，がんによるリプロダクティブ・ヘルスやセクシュアリティへの影響をアセスメントし，患者が納得のいく選択をできるよう意思決定支援を行うことが求められる．

女性生殖器がんの治療に対する看護

女性生殖器がんの外科的治療は，リンパ節郭清による**リンパ浮腫**や，広汎子宮全摘術に伴う**排尿障害**など，ADLやQOLに影響する合併症を生じることがある．また抗がん薬治療は，末梢神経障害などのADLに影響する副作用や，脱毛や爪の色素沈着など**アピアランス**に影響する副作用が認められる．患者は長期にわたってこれらの合併症や副作用と付き合わなくてはならず，患者がこれらに関するセルフケアができるよう指導が必要である．

また閉経以前の卵巣摘出や卵巣への放射線照射，乳がんのホルモン療法は，エストロゲンの低下を招き，ほてりや腟乾燥感などの**卵巣欠落症状**（更年期症状）や骨粗鬆症，脂質代謝異常などに対するヘルスケアが必要となる．通常の閉経より早く閉経した場合にはホルモン補充療法が行われるが，ホルモン依存性の腫瘍の場合は適応ではない．そのため運動や食事などの日常生活におけるセルフケアが重要である．

第Ⅱ章　婦人科疾患の診断・治療

がん罹患者数

20歳代のがん罹患者数を見ると5番目に多いがん種が子宮頸がんであり，30歳代のがん罹患者数で最も多いのが乳がんで，次に多いのが子宮頸がんである[1]．

＊妊孕性

妊娠するために必要な能力．

女性生殖器がんの患者への看護

　女性生殖器がんの患者の中には，若くしてがんに罹患する者もいる．がん治療による妊孕性＊への影響が予測される場合には，がん治療前に妊孕性温存療法に関する意思決定支援が必要である．また若年がん患者の中には家族歴などから遺伝性腫瘍の可能性が考えられる者やコンパニオン検査にて予期せず遺伝的バリアントが判明した場合などには，患者やその家族に対し遺伝カウンセリングが必要である（p.75 参照）．

　家族は，第2の患者といわれており，家族に対するケアも重要である．幼い子どもがいる患者には，子への病気の伝え方，治療中の子とのかかわりや養育についてなどを，子どもの発達段階に合わせて考える必要がある．また治療中，治療後の性生活のもち方についてはパートナーにも情報提供が必要である．

　このように看護師は，患者やその家族ががんと共存しつつ，より質の高い日々を送ることができるよう，上記内容以外にも，アピアランス支援，就労支援，がんにかかわるさまざまな制度や患者会の情報提供，緩和的医療などのがん全期にわたるサポーティブケアを多職種と協働して行うことが求められている．

もう少しくわしく　妊孕性温存療法

　がん治療は，妊孕性に影響を及ぼし，がん治療後の妊娠が難しくなることがある．そのためがん治療後の妊娠の可能性を残すために，がん治療前にあらかじめ卵子や卵巣組織，精子，受精卵の凍結を行っておくことを妊孕性温存療法という．婦人科においては，子宮頸がんに対する子宮頸部円錐切除術や広汎子宮頸部摘出術，子宮体がんに対する黄体ホルモン療法，卵巣がんに対する片側付属器切除術などの，生殖器そのものを残す治療が妊孕性温存療法として行われている．しかしがんの組織型や進行の程度によって適応が限られている．妊孕性温存療法は，治療に時間を要する場合があり，また将来の挙児を必ず約束できるものではない．あくまでもがん治療が優先される中で，妊孕性温存療法のメリットとデメリットを理解したうえで意思決定していくことが求められる．

●引用文献

1）国立研究開発法人国立がん研究センター：小児・AYA世代のがん種の内訳の変化（2018年5月30日），〔https://ganjoho.jp/reg_stat/statistics/stat/child_aya.html〕（最終確認：2024年10月30日）

第1部

第Ⅲ章　婦人科疾患各論

第Ⅲ章　婦人科疾患　各論

1　先天性疾患，発達に関する障害・疾患

産婦人科領域の先天性疾患としては性分化疾患が，発達に関する障害・疾患としては思春期発来異常が挙げられる．性分化疾患が思春期発来異常の原因となる場合もある．

1　性分化疾患

A　病態

性分化疾患とは

DSD：disorders of sex development

性分化疾患（DSD）は，「染色体，性腺，内性器や外性器の性が非典型的な状態」と定義されている．ここでは主として新生児期・小児期に外性器異常として気づかれる性分化疾患に関する基本的知識と，主な性分化疾患の鑑別診断や臨床像について概説する．

疫学

性分化疾患は出生 4,500 例に 1 例とされるため，出産を扱う施設であればどこでも起こりうる．

発症機序

AMH：anti-Müllerian hormone

遺伝的男性（XY）では Y 染色体上の ***SRY* 遺伝子**によって，未分化性腺が胎生 7 週（妊娠 9 週）頃に精巣へ分化する．精巣のセルトリ（Sertoli）細胞から分泌される**抗ミュラー管ホルモン（AMH）**は**ミュラー管**を退縮させ，ライディッヒ（Leydig）細胞から分泌される**テストステロン**は**ウォルフ管**を精巣上体・精管・精嚢・射精管に分化させる（**図Ⅲ-1-1**）．テストステロンは外性器の組織内にある 5α-還元酵素によって**ジヒドロテストステロン**（DHT）に変換され，DHT は胎生 8 週（妊娠 10 週）頃から陰茎や陰嚢を形成させる．テストステロンの作用によって，胎生 26 週（妊娠 28 週）以降に精巣が腹腔内を下降し，鼠径管を通過して陰嚢内に固定される．

> **メモ**
>
> 発生学などの分野では，ミュラー管抑制物質（Müllerian inhibiting substance：MIS）といわれる．

DHT：dihydrotestosterone

一方，遺伝的女性（XX）では未分化性腺が卵巣に分化し，ウォルフ管が退縮し，ミュラー管が卵管・子宮・腟上部に分化する（**図Ⅲ-1-1**）．外性器は女性型となる．

すなわち，性分化の基本形は女性化であり，*SRY* 遺伝子，精巣，AMH，

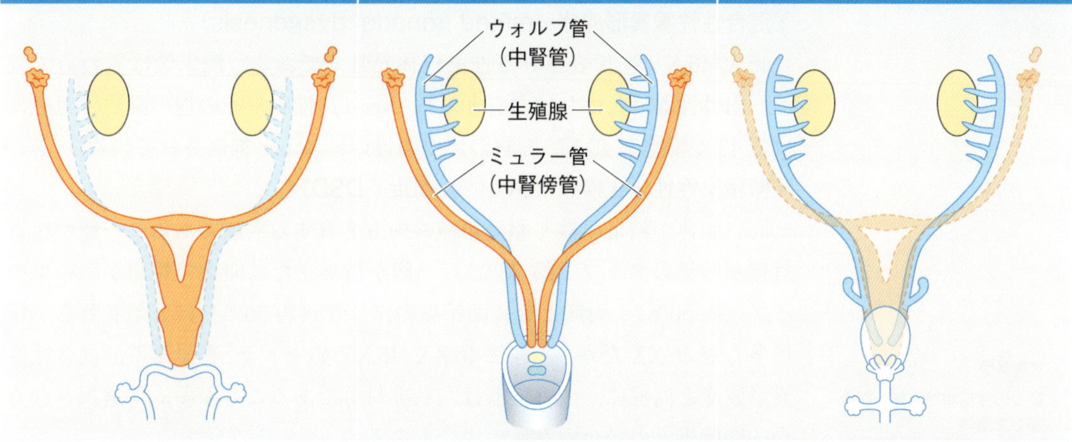

1　先天性疾患，発達に関する障害・疾患　87

女性（胎生 8 週ごろ～）	未分化	男性（胎生 8 週ごろ～）

ウォルフ管（中腎管）
生殖腺
ミュラー管（中腎傍管）

卵巣	生殖腺 未分化	SRY	精巣
卵管 子宮 腟上部	ミュラー管	抗ミュラー管 ホルモン（AMH）	退縮
退縮	ウォルフ管	テストステロン	精巣上体 精管 精嚢 射精管

図Ⅲ-1-1　内性器の分化
性分化の基本形は女性化であり，ミュラー管から卵管・子宮・腟上部が分化し，ウォルフ管は退縮する．SRY 遺伝子，AMH，テストステロンなどの男性化因子が適切に働くと，ウォルフ管から精巣上体，精管，精嚢，射精管が分化し，ミュラー管は退縮する．

テストステロン，DHT などの男性化因子が胎児期の適切な時期に働かないと遺伝的男性の性分化が適切に進まず，性分化疾患を発症する．逆に，遺伝的女性の胎児期に男性化因子が働くと，性分化疾患を発症することがある．

症 状

1）染色体異常を伴う代表的な性分化疾患

①ターナー（Turner）症候群

　45,X に代表される X 染色体短腕の欠失を特徴とする**性染色体異常症**である．大動脈 縮 窄 などの心奇形をきっかけに新生児期に診断される場合もあるが，乳幼児・小児期の低身長や思春期の無月経を主訴に診断される場合が多い．出生女児における頻度は 1/1,000～1/2,000 である．

②クラインフェルター（Klinefelter）症候群

　47,XXY に代表される性染色体異常症で，48,XXXX や 49,XXXXY など X 染色体数が増えると精神発達遅滞や行動異常が重症化し，奇形の合併も増加する．**尿道下裂***，**停留精巣***，矮小陰茎などの外性器異常を合併する重症例もあるが，ほとんどの 47,XXY 症例は精子が少ない男性不妊で診断され，近年は顕微授精による挙児の報告が増えている．出生男児における頻度は

＊尿道下裂
尿の出口が陰茎の先より根元側にある状態．

＊停留精巣
精巣の下降が不完全で陰嚢内に触知しない状態．

1/1,000 であり，男性性腺機能不全では最多である．

③混合性性腺異形成症（mixed gonadal dysgenesis）

45,X/46,XY に代表される性染色体異常症である．臨床像はきわめて幅広く，内外性器はしばしば左右非対称であり，性腺やその他の臓器・組織における 45,X 細胞と 46,XY 細胞の比率の違いによると推測されている．

④卵精巣性性分化疾患（ovotesticular DSD）

同一個体が精巣組織と卵巣組織の両方を有する病態である．一側が精巣で対側が卵巣のタイプ（約 20%），一側が精巣または卵巣で対側が卵精巣のタイプ（約 50%），両側ともに卵精巣のタイプ（約 30%）に分類される．核型は多くが 46,XX だが，ときに 46,XX/46,XY のキメラ*を呈する．混合性性腺異形成症と同様に，内外性器は左右非対称であることが多く，選択される社会的性は男性の場合も女性の場合もある．

＊キメラ
2 つの受精卵が合体して発生した個体．

2）46,XY 性分化疾患

①性腺（精巣）分化異常

未分化性腺から胎児精巣が形成されない場合，AMH が分泌されないためにミュラー管が形成され，テストステロンや DHT が分泌されないために索状性腺が腹腔内にとどまり，完全女性型外性器を呈し，思春期に原発性無月経として気づかれる場合が多い．これを**完全型性腺異形成症**（スワイヤー［Swyer］症候群）と呼ぶ．胎児精巣が部分的に形成される場合，ミュラー管とウォルフ管の両方が残存し，外性器はさまざまな程度の男性化障害を生じ，部分型性腺異形成症と呼ばれる．

前述したように，*SRY* 遺伝子は未分化な性腺が精巣に分化する際に最も上流で働く遺伝子であり，*SRY* 遺伝子変異が完全型の 10〜15%，部分型の約 1% で同定される．そのほかにも多数の遺伝子異常が報告されているが，原因遺伝子が同定できているのは 50% 程度である．

メモ
従来の「XY 女性」という呼称は推奨されない．

---

②アンドロゲン合成障害・作用異常

アンドロゲン合成障害の場合，胎児精巣への分化や AMH 分泌は正常なため，原則としてミュラー管構造は認めず，いずれも**常染色体潜性遺伝（劣性遺伝）**の遺伝型式をとる．男性ホルモン活性はデヒドロエピアンドロステロン（DHEA）＜テストステロン＜DHT の順であり，障害されるアンドロゲンの種類や程度によって多様な男性化障害を呈する．また，*STAR*，*CYP11A1*，*HSD3B2*，*POR* の遺伝子異常では**副腎機能低下**を合併しうるため注意を要する．**5α-還元酵素欠損症**ではテストステロンから DHT への変換障害により（p.86「発症機序」参照），完全女性外性器，陰核肥大を伴う女性外性器，尿道下裂を伴う矮小陰茎，矮小陰茎のみなどさまざまな外性器所見を呈する．

アンドロゲン受容体の異常によるテストステロン，DHT の作用異常を**アンドロゲン不応症**といい，精巣への分化は正常でミュラー管構造を欠く．作用異常の程度により完全型と部分型に分類され，完全型では完全女性型外性

DHEA：dehydroepi-androsterone

メモ

完全型アンドロゲン不応症はかつて「精巣（睾丸）女性化症候群」と呼称されたが、現在では推奨されていない。

*新生変異

親から受け継いだ変異ではなく、ある個体において新しく発生した変異。

21-水酸化酵素欠損症の病型分類

21-水酸化酵素欠損症では、21-水酸化酵素（P450c21）障害の重い順に、塩喪失型、単純男性型、遅発型に分類され、古典型とされる塩喪失型と単純男性型ではアンドロゲン過剰による女児の陰核肥大、泌尿生殖洞、小陰唇癒合、大陰唇の陰嚢様発育などを認め、男児では外性器の形態はほぼ正常であるため色素沈着に注意する必要がある。塩喪失型では男性化症状のほかに、生後2～3週頃にアルドステロン合成障害による低ナトリウム血症や高カリウム血症、血圧低下、低血糖を呈するため、早期からの治療が必要である。遅発型は思春期に男性化、多毛症、無月経を呈して診断される。

*副腎不全

副腎不全は副腎から分泌されるステロイドホルモンの絶対的または相対的欠乏により発症する病態である。急性かつ重症の副腎不全を副腎クリーゼという。アルドステロン合成障害による低ナトリウム血症や高カリウム血症、血圧低下、低血糖を呈するが、初期症状は嘔吐、虚脱、発熱など非特異的である。診断の確定には血中コルチゾールの測定が必要だが、すぐに結果が出ないため、他の所見・症状から本症の疑いが強くなった段階で治療を始めることが必要である。なお、慢性副腎不全の原因としてはアジソン（Addison）病が知られている。

器となり、性の自認も女性である。**完全型アンドロゲン不応症**は46,XY性分化疾患の単一遺伝子異常症の中では最多であり、**X連鎖性遺伝**の遺伝形式をとるが、患者の30%は新生変異*である。**部分型アンドロゲン不応症**では、不明瞭な外性器をもつ社会的女性から正常男性型外性器で不妊が主訴となる例までさまざまである。性の自認もさまざまであるため、生後早期の社会的性の決定が困難な場合も多い。

3）46,XX性分化疾患

①性腺（卵巣）分化異常

前述の*SRY*遺伝子はY染色体の短腕遠位端のX染色体と組み換えを起こす偽常染色体領域の近くにあり、精子産生時にX染色体に交差（染色体の部分的交換のこと）あるいは欠失することがあり、その結果として46,XX精巣性性分化疾患（従来の「XX男性」）が発生する。ただし、性分化には*SRY*遺伝子以外の遺伝子も数多く関与しており、他の遺伝子異常でも発症しうる。

②アンドロゲン過剰

先天性副腎皮質過形成は、副腎皮質ホルモン生合成にかかわる酵素が先天的に欠損することで、**ネガティブフィードバック**機構により**副腎皮質刺激ホルモン（adrenocorticotropic hormone：ACTH）**の分泌が増加して副腎皮質の過形成をもたらし、副腎皮質不全症状とともに副腎性アンドロゲンの産生障害や過剰による性分化疾患を引き起こすことがある。性分化疾患を伴うものをとくに**副腎性器症候群**という。全患者の約90%は**21-水酸化酵素欠損症**（図Ⅲ-1-2）であり、新生児1.5万～2万人に1人の頻度で発症するため、日本では**新生児マススクリーニング検査**（血中17-ヒドロキシプロゲステロンを測定する）を行い、早期発見による生命予後の改善と女児の性誤認回避が図られている。

臨床で役立つ知識

性分化疾患は医学的・心理社会的救急疾患である

外性器異常を有する児が出生した場合にまず問題となるのは、適切な社会的性の決定と保護者への対応である。日本では出生後14日以内に出生届を提出しなくてはならず、名前と性別が必須項目である（医師の診断書があれば名前・性別を保留して提出が可能）。保険診療を含めた社会生活上も性別を選択することが不可欠であり、名前や性別が決まらないことは児に対する愛着形成に支障をきたす可能性もある。さらに、いったん戸籍に登録された性別を変更するには家庭裁判所の判断が必要になり、戸籍にも変更の履歴が残るため、適切な社会的性の決定がなされることはきわめて重要である。また、児の性別が判定しがたいということは、保護者にとってきわめて大きな混乱をもたらすため、性分化疾患に対する十分な情報の提供と心理的ケアが必要である。この意味で性分化疾患は心理社会的救急疾患として取り扱われなければならない。一方、副腎不全*を伴う場合は医学的救急疾患であり、適切な治療の有無が生命予後に直結する。

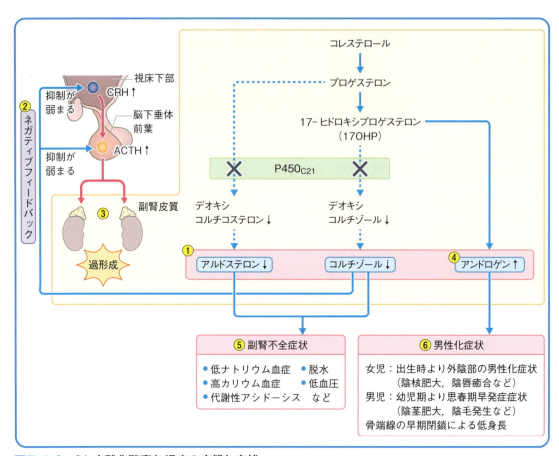

図Ⅲ-1-2　21-水酸化酵素欠損症の病態と症状
①21-水酸化酵素（P450C21）の機能異常のため，副腎皮質ではアルドステロンやコルチゾールの産生が減少し，アンドロゲンの産生が増加する．
②コルチゾールの低下によって，視床下部や下垂体前葉に対するネガティブフィードバックによる抑制が弱まり，副腎皮質刺激ホルモン放出ホルモン（corticotropin-releasing hormone：CRH）や副腎皮質刺激ホルモン（ACTH）の分泌が増加する．
③増加したACTHによって副腎皮質が刺激され，過形成となる．
④副腎皮質過形成によってアンドロゲン分泌はさらに増加する．
⑤アルドステロンやコルチゾールの低下によって副腎不全症状を発症する．
⑥アンドロゲンの上昇によって男性化症状を発症する．

B　診断

どのような症状から性分化疾患が疑われるか

　新生児期・小児期に外性器の形態的異常として気づかれる場合と，思春期以後に原発性無月経や月経異常，二次性徴（第2次性徴）の遅れ，不妊などを主訴に来院して診断にいたる場合がある．

診断の進め方・確定診断の方法

1）一次診療施設における初期対応

　表Ⅲ-1-1に新生児期の性分化疾患における初期対応を示す．先天性副腎皮質過形成の男児では女児より外陰部異常がわかりにくいが，色素沈着に注意する．性分化疾患に合併する急性副腎不全・急性腎不全の所見として血清

メモ
思春期以後に気づかれる性分化疾患は，思春期発来異常の項で説明する（p.94参照）．

表Ⅲ-1-1　新生児の性分化疾患における初期対応

1）性分化疾患を疑う新生児の所見（①〜⑦）を認めた場合，速やかに適切な医療施設にコンサルトする
①停留精巣，②矮小陰茎（満期産児で伸展陰茎長 2.4 cm 未満），③陰核の肥大（包皮を含む横径が 7 mm 以上）and/or 露出，④尿道開口部の異常：尿道下裂，陰唇癒合，⑤陰嚢低形成 or 大陰唇の男性化（肥大・しわ），⑥腔盲端，泌尿生殖洞（尿道口と共通），⑦色素沈着（外陰部・乳輪・腋窩など）
2）性分化疾患に合併する急性副腎不全・急性腎不全の所見（①②）がないか，早急に確認する
①血清電解質異常（低ナトリウム血症，高カリウム血症），②発症は数日遅れることがある

［日本小児内分泌学会性分化委員会および厚生労働科学研究費補助金難治性疾患克服研究事業・性分化疾患に関する研究班：性分化疾患初期対応の手引き，2011〔http://jspe.umin.jp/pdf/seibunka-manual_2011.1.pdf〕および堀川玲子：性分化疾患の初期対応．日本生殖内分泌学会雑誌 **16**：32-35，2011 より作成］

電解質異常（低ナトリウム血症，高カリウム血症）を認めることがあるが，発症が数日遅れることもあるため，早急かつ慎重に確認すべきである．

　しかしながら，完全型アンドロゲン不応症など正常な外陰部を呈する場合は注意深い診察によっても診断はしばしば困難であり，思春期に原発性無月経などで気づかれる場合も少なくない．

2）適切な高次医療施設へのコンサルト

　性分化疾患は，その取り扱いについて経験の豊富な施設にコンサルトすべきである．**図Ⅲ-1-3** にコンサルトを受けた高次医療施設で行われる，外陰部異常を認めた性分化疾患の診断アルゴリズムを示す．社会的性の決定は小児科医，泌尿器科医，臨床遺伝専門医，臨床心理士，ソーシャルワーカーなど多職種からなる集学的チームで行われ，拙速を避けるべきであるが，決定が遅れるほど保護者に与える精神的負担は大きくなるため，遅くとも生後 1 ヵ月以内には決定する．

C　治療

主な治療法

　必要度の高いものから説明する．

1）副腎性器症候群への副腎皮質ホルモン製剤投与

　新生児マススクリーニング検査で 17-ヒドロキシプロゲステロンが高値の場合，外性器異常や色素沈着，副腎不全症状の有無にかかわらず専門医療機関で精査する．哺乳力低下・体重減少・嘔吐などの副腎不全症状，低ナトリウム血症や高カリウム血症，代謝性アシドーシスを認めたら，内分泌学的な検査結果がそろわなくとも速やかに副腎皮質ホルモン製剤による治療を開始することが必要である．

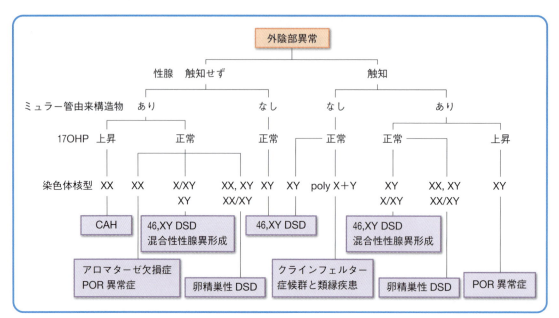

図Ⅲ-1-3　外陰部異常を伴う性分化疾患の診断アルゴリズム
CAH：先天性副腎皮質過形成（congenital adrenal hyperplasia），POR：P450 酸化還元酵素（P450 oxidoreductase），17OHP：17-ヒドロキシプロゲステロン（17-hydroxyprogesterone）．
［堀川玲子：性分化疾患の初期対応．日本小児科学会雑誌 115 (1)：5-12，2011 より引用］

2）性腺の切除

　一般に，Y 染色体短腕上の性腺芽腫関連領域（GBY 領域）をもち，性腺が腹腔内にある場合，悪性胚細胞腫瘍が発生するリスクが高いため，原則として予防的性腺切除術を行う．性腺芽腫は形成不全性腺における未分化な性腺組織特有に発生する良性胚細胞腫瘍であり，思春期ですでに発見されることが多い．性腺芽腫から発生する悪性胚細胞腫瘍としては，未分化胚細胞腫，未熟奇形腫，胎児性がん，卵黄囊腫瘍がある．このうち最も多いのが未分化胚細胞腫であり，10 歳での診断例も報告されている．このため，手術時期は診断確定後早期であることが望ましいが，患者・家族に手術の必要性を十分説明して理解を得る必要がある．予防的性腺切除術は腹腔鏡下に行われるのが一般的である．**表Ⅲ-1-2** に主な性分化疾患の性腺悪性腫瘍発症リスクとその対策を示す．

　なお，完全型アンドロゲン不応症の性腺摘出の時期に関しては意見が分かれていたが，近年の研究では悪性腫瘍発症リスクは 2％ と低く，性腺（精巣）から分泌されるテストステロンの芳香族化によって産生されるエストラジオールによる二次性徴も期待できるため，十分なインフォームド・コンセントと厳重な管理下に性腺摘出を成人期まで延期できると示唆されている．

3）外陰部の形成

　選択された社会的性に不一致な構造物は外科的に摘出し，外陰形成術を行

1 先天性疾患，発達に関する障害・疾患 93

表Ⅲ-1-2　性分化疾患の性腺悪性腫瘍発症リスクとその対策

リスク群	疾患名	発症リスク（%）	推奨される対策
高リスク	性腺形成異常症（＋Y）腹腔内	15〜35	診断確定時に性腺摘出術
	PAIS 陰嚢外	50	診断確定時に性腺摘出術
	フレイジャー（Frasier）症候群	60	診断確定時に性腺摘出術
	デニス-ドラッシュ（Denys-Drash）症候群（＋Y）	40	診断確定時に性腺摘出術
中間リスク	ターナー症候群（＋Y）	12	診断確定時に性腺摘出術
	17β-HSD 欠損症	28	経過観察
	性腺形成異常症（＋Y）陰嚢内	不明	生検および放射線*
	PAIS 陰嚢内	不明	生検および放射線*
低リスク	CAIS	2	生検＋α*
	卵精巣性性分化疾患	3	精巣組織切除*
	ターナー症候群	1	なし
無リスク（?）	5α-還元酵素欠損症	0	未解決
	ライディッヒ細胞低形成	0	未解決

CAIS：完全型アンドロゲン不応症(complete androgen insensitivity syndrome)，HSD：ヒドロキシステロイド脱水素酵素(hydroxysteroid dehydrogenase)，PAIS：部分型アンドロゲン不応症 (partial androgen insensitivity syndrome)．
（＋Y）：性腺芽腫関連領域（GBY領域）陽性．
*：エビデンスが不十分なため未確立であることを示す．
〔Hughes IA, Houk C, Ahmed SF, et al：Consensus statement on management of intersex disorders. Archives of Disease in Childhood **91**（7）：554-563, 2006 より作成〕

う．しかしながら，出生後早期に選択された社会的性と本人の成長後の性自認が一致しないこと（一種の性別不合，p.204 参照）が少なくないため，不可逆的な外陰形成術は本人の成長を待ってから行うことが望ましい．

治療経過・予後

　副腎性器症候群に対する副腎皮質ホルモン製剤投与では，治療が一生涯にわたること，不十分な治療が身体的ストレスへの耐性低下による副腎クリーゼ*や骨年齢の促進による成人身長の低下を引き起こすこと，過剰な治療が低身長，肥満，高血圧などの医原性クッシング（Cushing）症候群を引き起こすことから，専門医療機関で管理されることが望ましい．

　性腺摘出後の症例に対しては，エストロゲンやアンドロゲンの補充療法を行い，身長，二次性徴や骨密度などを経過観察する．

患者支援・患者教育

　保護者への説明にあたって重要な点は下記のとおりである．①虚偽を述べないこと，②わかりうる情報を可能な限り提示して共有すること，③「男の子か女の子かわからない」，「不完全」，「異常」などの不安を与えるネガティブな表現は使用しないこと，④出産の場で安易に性別を告げないこと，である．説明時の表現としては，「外性器の成熟が遅れている」という表現のほうが「未熟である」という表現よりも治療による改善の可能性を示唆した緩やかな表現と思われる．また，不用意に「精巣」，「卵巣」という言葉を用いず，「性腺」という言葉を用いたほうがよい．一方，「性分化疾患が疑われる」と

*副腎クリーゼ
急性かつ重症の副腎不全．

▶患者・家族の心情に配慮した説明を
日本小児内分泌学会などが作成した「性分化疾患初期対応の手引き」によると，従来用いられてきた「性分化異常」，「インターセックス」，「半陰陽」，「XY女性」，「精巣女性化症候群」などの呼称は，患者・家族の心情にも配慮して，用いないことが望ましい．また，染色体がXYであるかXXであるかを患者本人に必ずしも説明する必要はなく，伝える際は一層の配慮が重要である．

いうことは，保護者がインターネットなどで情報を取得する可能性を考えて，正確に伝えたほうがよい．

また，児の誕生をまず祝福すると同時に，家族内で責任者の議論が起こらないよう，とくに産婦が責められることのないような配慮も大切である．

2 思春期発来異常

A 病態

思春期発来異常とは

思春期発来異常とは思春期にみられる身体的変化（二次性徴）が正常より早くみられたり（思春期早発症），遅くみられたり（思春期遅発症）する疾患である（表Ⅲ-1-3）．

とくに，初経（初めての月経）が10歳未満でみられるものを早発初経，15歳になっても初経がないものを初経遅延，15歳以降で初経がみられるものを遅発初経，18歳になっても初経がないものを原発性無月経という．

疫学

日本における頻度は不明である．原発性無月経の頻度は0.5%未満と考えられている．

発症機序

脳の視床下部やその近傍には，キスペプチンというペプチドホルモンを分泌する神経細胞があり，身体の成長・栄養状態・血中エストロゲン濃度などによって分泌状態が調節されている（p.20参照）．視床下部にはゴナドトロピン放出ホルモン（GnRH）を分泌する神経細胞があり，GnRH分泌細胞にはキスペプチンの受容体（GPR54）が存在し，GnRH分泌はキスペプチンによって調節されている．近年の研究によって，キスペプチンは初経の発来や排卵直前にみられる下垂体からのLHサージにかかわることが明らかになっている．

何らかの原因によって，視床下部-下垂体-卵巣の機能に支障をきたすと，思春期発来異常を発症する．

GnRH：gonadotropin releasing hormone

表Ⅲ-1-3 思春期（二次性徴）発来の正常範囲と思春期発来異常

	思春期早発症	正常	思春期遅発症
乳房発育	7.5歳未満	7.5〜11歳	12歳以降
陰毛発生	8歳未満	8〜13歳	14歳以降
初経	10.5歳未満	10.5〜14歳	15歳以降

思春期早発症は，上記のいずれかがみられるもの，思春期遅発症は上記のいずれもみられないものをいう．

1 先天性疾患，発達に関する障害・疾患

表Ⅲ-1-4 思春期早発症の分類と病態

		主な原因	ホルモン異常	身長促進現象
中枢性（真性）思春期早発症		特発性（70％） 視床下部腫瘍（11％） 感染（8％） 原発性甲状腺機能低下症（まれ）	LH↑FSH↑	（＋）
末梢性（仮性）思春期早発症		ゴナドトロピン分泌腫瘍 性ホルモン分泌腫瘍 先天性副腎皮質過形成 性腺からの自立性分泌過剰（マックイーン-オールブライト［McCune-Albright］症候群など）	LH↓FSH↓	（＋）
部分的思春期早発症		性ホルモンに対する局所の感受性亢進（早発乳房症，早発陰毛症）	（－）	（－）

LH：黄体化ホルモン，FSH：卵胞刺激ホルモン．

表Ⅲ-1-5 思春期遅発症の分類と病態

	病態	主な原因
高ゴナドトロピン性性腺機能不全	性腺自体の機能不全	1. ターナー症候群 2. 性腺分化異常 3. 性腺への放射線照射，抗がん薬
低ゴナドトロピン性性腺機能不全	視床下部・下垂体の機能不全	1. 体質性遅発月経 2. 体重減少性無月経，神経性やせ症 3. 原発性甲状腺機能低下症 4. 先天性副腎皮質過形成 5. GnRH単独欠損症（カルマン［Kallmann］症候群など） 6. ゴナドトロピン単独欠損症（プラダー-ウィリ［Prader-Willi］症候群，バルデー-ビードル［Bardet-Biedl］症候群） 7. 視床下部-下垂体の腫瘍や浸潤性病変 8. 中枢神経への放射線照射 9. プロラクチン産生腫瘍 10. クッシング症候群
性腺機能正常	子宮・腟の欠損や閉鎖	1. 月経流出路の解剖学的異常（ロキタンスキー症候群，腟欠損症，腟閉鎖症など） 2. アンドロゲン不応症

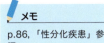

メモ
p.86，「性分化疾患」参照．

症状

1）思春期早発症（表Ⅲ-1-4）

　過剰な性ホルモンは身長増加を促進するため，患児は一般に高身長である（身長促進現象）．しかし，骨の成熟が促進し，早期に骨端線が閉鎖して成熟が完了し成長が終了するため，結果的に低身長の成人となる可能性が高い．

2）思春期遅発症（表Ⅲ-1-5）

　体重減少性無月経は節食，飢餓，慢性疾患，過度の運動などによってもたらされる．体重減少性無月経から神経性やせ症を除外したものを**単純体重減少性無月経**という．**神経性やせ症**は拒食症とも呼ばれ，太ることや自分の

神経性やせ症
かつて「神経性食欲不振症」と呼称された．

外観に対する嫌悪感，やせたいとの願望による心因性の異常反応が元にある．若年女性では 500 人に 1 人の頻度ともいわれ，死亡率は 6〜10％と高い重篤な疾患である．

腟欠損症は 1/5,000 程度にみられ，その大部分がメイヤー-ロキタンスキー-キュスター-ハウザー（MRKH）症候群である．MRKH 症候群では子宮は痕跡的で機能はないが，排卵などの卵巣機能は正常で基礎体温も二相性である．

一方，機能性子宮*に腟の欠損や閉鎖などを伴う場合，初経後に月経血の排泄障害を起こし，月経に一致した周期的な腹痛を発症する．これを **月経モリミナ** という．

MRKH：Mayer-Rokitansky-Küster-Hauser

メモ
「ロキタンスキー症候群」と呼ばれることもある．

*機能性子宮
ホルモンに反応して月経をきたしうる子宮．

B 診断

小児期の性器出血や二次性徴の出現，思春期以後の原発性無月経や月経異常，二次性徴の遅れ，不妊などを主訴に来院して診断にいたる．思春期早発症および思春期遅発症の鑑別診断の進め方をそれぞれ図Ⅲ-1-4，図Ⅲ-1-5 に示す．

C 治療

主な治療法

1）思春期早発症に対する薬物療法

最も多い特発性思春期早発症は GnRH 依存性の病態であるため，GnRH アナログを用いて上昇しているゴナドトロピンを抑制する．長管骨の成長にはエストロゲンあるいはアンドロゲンが必要であるため，GnRH アナログによる治療開始時期が早すぎたり高用量を続けたりすると成長がより強く抑制されるため，治療期間と投与量の見極めが重要である．

その他の疾患では手術やホルモン療法など原疾患に対する治療を行う．

2）思春期遅発症に対する薬物療法

卵巣機能障害によってエストロゲン分泌不全を伴う場合，エストロゲンの補充療法が必要である．その目的は下記のとおりである．

①二次性徴を発来させる
②内外性器を発育させ，性器出血（月経）を起こす
③身長を伸ばす
④骨密度を上昇させる
⑤脂質代謝を改善し，肝機能障害を軽減すること　など

とくに骨密度の上昇には 10 歳代でのエストロゲンが重要と考えられている．その一方，エストロゲンが骨成熟を促進し，骨端線閉鎖により身長の伸びを抑制してしまうことがある．これを克服するためには，12〜15 歳の間に

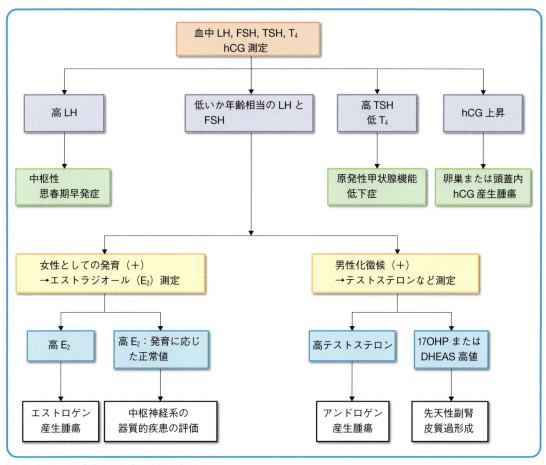

図Ⅲ-1-4　思春期早発症の鑑別診断

骨成熟の判定のための骨年齢の測定（手根骨X線撮影）や，中枢神経系の器質的疾患の診断のために，CTスキャンやMRIなども行われる．
LH：黄体化ホルモン，FSH：卵胞刺激ホルモン，TSH：甲状腺刺激ホルモン（thyroid stimulating hormone），T_4：サイロキシン，hCG：ヒト絨毛性ゴナドトロピン（human chorionic gonadotropin）．
［利部輝雄，檜澤ゆかり：思春期疾患．臨床エビデンス婦人科学，佐藤和雄，藤本征一郎編，p.280-293，メジカルビュー社，2003より許諾を得て改変し転載］

身長が140 cmに達した時点でエストロゲン少量漸増療法を開始し，約2年後に**カウフマン（Kaufmann）療法**（機能性子宮をもつ場合）に移行するスケジュールで成人身長と月経の確立が期待できる．

3）月経流出路の形成

月経モリミナを放置すると月経血が子宮や腟に貯留し，子宮内膜症や不妊症の原因となるため，月経流出路の形成術が行われる．

治療経過・予後

思春期の発来に異常をきたしても，重篤な合併症がなく，子宮・卵巣の機能が正常であれば，妊娠・出産は可能である．一方，エストロゲンの補充療法によって月経が発来していても，卵巣機能不全を伴う場合は，妊娠は困難

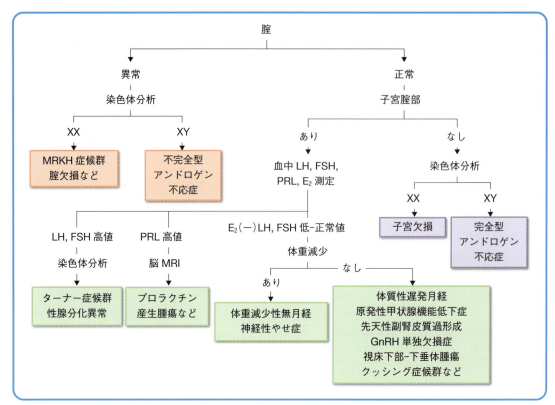

図Ⅲ-1-5　思春期遅発症の鑑別診断
PRL：プロラクチン．

な場合が多い．

患者支援・患者教育

　診断結果や予後（妊娠・出産の可否など）を未成年の患者本人にどのように告知すべきかは，非常にデリケートな問題である．臨床心理士，認定遺伝カウンセラーなどと連携し，家族と相談しながら，適切な心理的サポートとともに，慎重に対応することが求められる．

2 乳腺疾患

乳腺疾患は，乳腺症や乳腺炎などの良性疾患と，悪性疾患である乳がんに分けられる．それら乳腺疾患にみられる症状は下記のとおりであり，良性疾患でも悪性疾患でも共通してみられることが多い．検査によって鑑別診断を進めていく．

しこり

しこりを形成する主な疾患として，乳腺症，乳腺炎，線維腺腫などの良性腫瘍，乳がんがある．正常乳腺でも部分的に硬く触れたり，月経周期に伴う乳房の変化をしこりとして触知されることも多い．問診では，しこりを自覚した時期，増大傾向の有無などを聴取する．短期間で著明な増大傾向がみられる場合は，早急な対応が必要となることが多い．

皮膚の変化

発赤，熱感，腫脹，皮膚の陥没，潰瘍形成など．発赤，熱感，腫脹は，乳腺炎などの良性疾患が多いが，乳がんでも生じることがある．その他，乳がんにより皮膚にひきつれが生じたり（皮膚陥没），皮膚を寄せると陥没が生じる（えくぼ症状）などの皮膚症状がみられることもある．乳がんが進行すると，皮膚が発赤と浮腫により厚みを増し，毛穴が目立ってオレンジの皮のようになることもある．

> **メモ**
> 橙皮症状や豚皮症状と呼ばれる．

乳頭分泌

乳房そのものには変化がない機能的な原因によるものと，乳房に生じた器質的な変化が原因のものとに分けられる．乳頭分泌物が赤褐色や黒色の場合は血性分泌*と呼ばれ，乳がんの可能性をとくに考えて検査する必要がある．

> ***血性分泌**
> 血液が混在する分泌物．

1）機能的乳頭分泌異常

降圧薬，経口避妊薬（ピル）などの薬剤性，下垂体腫瘍による高プロラクチン血症などの原因の乳頭分泌．

2）器質的乳頭分泌異常

乳腺症，乳管拡張症，乳腺炎などに伴って乳頭分泌が生じる非腫瘍性のものと，乳管内乳頭腫と呼ばれる腫瘍や乳がんなど，腫瘍性のものがある．

乳房痛

通常，乳がんで痛みは伴わない．ただし，腫瘍が大きい場合や，炎症性乳がん*は，痛みを伴うことがある．生理前の乳房痛は女性ホルモンの周期的な変化が影響しているものであり，病的なものではない．その他，乳腺症や

> ***炎症性乳がん**
> 皮膚にがん細胞が入り込んで炎症が生じている乳がん．

乳腺炎などの良性疾患は痛みを伴うことも多い.

1 乳腺症

A 病態

乳腺症（mastopathy）とは，女性ホルモンの影響（エストロゲンの過剰状態）で起こる生理的変化と考えられている.

B 診断

症状

乳腺のしこりや自発痛を伴い，乳頭分泌を伴うこともある．症状は月経前に増強し，月経開始後は軽減することが多いが，月経と無関係に継続することもある．両側性に症状が出現する場合と，片側のみの場合がある.

診断の進め方

乳腺症の明確な診断基準はなく，臨床症状や画像所見から診断することが多い．乳がんとの鑑別が困難なこともあり，その場合は，細胞診や組織診を行って診断する.

C 治療

乳腺症は生理的な変化であり病的なものではないため，とくに治療の必要はないが，強度の痛みを伴う場合は鎮痛薬での対症療法を行う.

2 乳腺炎

A 病態

乳腺炎（mastitis, mastadenitis）とは，乳腺の炎症疾患である．急性乳腺炎と慢性乳腺炎があり，急性乳腺炎は，急性うっ滞性乳腺炎と急性化膿性乳腺炎に分けられる．また，慢性乳腺炎は，授乳に関連して急性化膿性乳腺炎が慢性化したものと，授乳に関係なく生じるものがあり，後者は乳輪下膿瘍，肉芽腫性乳腺炎などがある.

1）急性乳腺炎

①急性うっ滞性乳腺炎

授乳期に乳汁がうっ滞することにより発症する乳腺炎.

②急性化膿性乳腺炎

うっ滞性乳腺炎に細菌感染を伴った場合のほか，授乳に関係なく乳腺内に細菌感染を生じる（乳頭からの感染など）場合がある．

2）慢性乳腺炎

①乳輪下膿瘍

乳頭や乳頭近傍から細菌が入ることにより細菌感染を生じ，乳輪下に炎症性の腫瘤や膿瘍を形成したものを乳輪下膿瘍と呼ぶ．これらの腫瘤や膿瘍は再発することも多く，膿瘍は皮膚に自壊して難治性の瘻孔*が形成されることもある．乳輪下膿瘍は若年や中年層の女性に発症しやすく，陥没乳頭*を伴っていることが多い．

②肉芽腫性乳腺炎

自己免疫疾患など，原因となる疾患が存在する場合と，原因が解明されていないものがある．後者は出産，授乳後の女性に生じることが多い．肉芽腫を形成した乳腺炎を肉芽腫性乳腺炎と呼ぶ．

> ***瘻孔**
> 皮膚と腫瘍を交通する孔．

> ***陥没乳頭**
> 乳頭が乳輪の下にもぐっている状態．

B 診断および診察の進め方

1）急性乳腺炎

急性うっ滞性乳腺炎は授乳中に生じ，細菌感染は伴わず，乳房の腫脹や硬結，皮膚の痛みや発赤，発熱の症状を伴う．

急性化膿性乳腺炎は感染を伴い，進行すると膿瘍が形成される．膿瘍を認める場合は細菌培養検査を行い，起炎菌の同定と抗菌薬の感受性試験を行う．

2）慢性乳腺炎

乳輪下膿瘍および肉芽腫性乳腺炎で感染を合併し膿瘍形成している場合は，膿瘍の細菌検査を行う．腫瘤を形成するなど乳がんとの鑑別がむずかしいことも多く，その場合は組織診を行う．

C 治療

1）急性乳腺炎

急性うっ滞性乳腺炎の場合，乳房のマッサージや授乳，搾乳により乳汁うっ滞を解消する．

急性化膿性乳腺炎が生じている場合は，抗菌薬投与を行う．膿瘍が形成されている場合はドレナージ術*も必要となる．

2）慢性乳腺炎

抗菌薬による保存的治療を行うことが多いが，乳輪下膿瘍では再発を繰り返すことも多く，手術が行われる場合もある．

肉芽腫性乳腺炎の多くは原因不明であり，ステロイドなどが使用されることもあるが，治療法は確立されていない．細菌感染を合併している場合は抗

> ***ドレナージ術**
> 穿刺や切開により膿瘍を外に排出する方法．

菌薬を投与し，膿瘍形成を伴う場合はドレナージ術も行う．

3 乳がん

A 病態

1）乳房の解剖と乳がんの発生
乳房は大胸筋の前面に位置しており，乳汁を分泌する小葉と，乳汁を運ぶ乳管，それらを支える脂肪などからできている．乳腺組織は15〜20程度の「腺葉」に分かれており，各腺葉は多数の「小葉」が集まって形成されている（p.15，図Ⅰ-1-3参照）．

乳がんは，乳腺を構成している乳管や小葉の内腔をおおっている上皮細胞と呼ばれる細胞ががん化することから発生する（図Ⅲ-2-1）．

2）乳がんの分類
①非浸潤がん

がん細胞が乳管や小葉の中にとどまっているもの．早期の乳がんであり，がん細胞が乳腺の中のみにとどまっているため，その部分を切除すれば，リンパ節や他の臓器に転移することはない．切除せずに放置すると，がん細胞は増殖していき，多くの場合，浸潤がんとなる（図Ⅲ-2-1a）．

②浸潤がん

がん細胞が乳管や小葉を包む，基底膜と呼ばれる膜を破って周囲の組織に浸潤性に広がったもの（図Ⅲ-2-1b）．周囲に広がったがん細胞が乳房内のリンパ管や血管に入り込み，リンパ節や骨，肝臓などの遠隔に転移する可能性が出てくる．

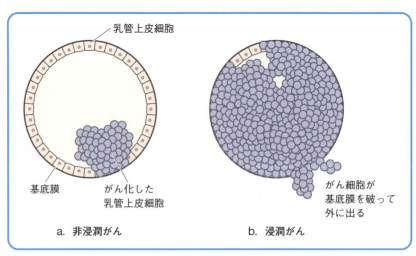

図Ⅲ-2-1　非浸潤がんと浸潤がん

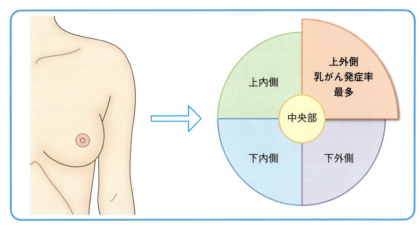

図Ⅲ-2-2 乳房の部位の表し方

③パジェット（Paget）病

がん細胞が乳頭や乳輪の表皮内に進展し，乳頭の発赤やびらんが生じたもの．浸潤がん，非浸潤がんのいずれの場合もあるが，多くは非浸潤がんである．

B 疫学

日本の乳がん罹患率は年々増加の傾向がみられる．発症年齢は30歳代からみられ，40歳代後半から50歳代前半で1つ目のピークを迎え，近年では60歳代後半にももう1つのピークがみられる．2019年の統計では年間97,812例が乳がんと診断されており，部位別のがん罹患者数で女性では1位となっている．乳がんは早期発見が可能であることや，治療法が確立していることなどからも治癒率は高く，5年生存率は90％を超え，女性の部位別がん死亡者数では大腸，肺，膵臓に次ぐ4位であり，2020年の統計で年間の死亡者数は約14,779人と報告されている[1]．

乳房は上内側，上外側，下内側，下外側，中央部の5ヵ所に部位が分けられており，この中で，上外側の発生頻度が一番高い（**図Ⅲ-2-2**）．

乳がんの発症の多くは女性ホルモンであるエストロゲンが深くかかわっている．そのため，閉経後の女性ホルモン補充療法は，乳がんのリスクが高くなる可能性がある．

その他，日本人における乳がんに罹患するリスクを増加させる因子として，成人期の高身長，出産経験がないこと，初産年齢が高いこと，高線量の被曝，増殖性の良性乳性疾患の既往，乳がん家族歴が確実であるとされている．また，生活習慣因子として，閉経後の肥満（BMIが30以上）が確実とされ，喫煙，飲酒がリスク因子の可能性があるとされている[2]．

> **メモ**
> ホルモン補充療法の中でも，合成黄体ホルモンを用いたエストロゲン＋黄体ホルモン併用療法は，長期投与により確実に乳がん発症リスクを増加させると報告されている．

104　第Ⅲ章　婦人科疾患　各論

HBOC：hereditary breast and ovarian cancer

> **もう少しくわしく**
>
> ## 遺伝性乳がん卵巣がん（HBOC）
>
> 遺伝学的な要因が関与して発症する乳がん，卵巣がんであり，これを**遺伝性乳がん卵巣がん（HBOC）**と呼ぶ（p.73, p.144 参照）．*BRCA1* および *BRCA2* というがん抑制遺伝子に病的変異があり，これらが機能しないことが原因である．HBOC の特徴として若年発症やトリプルネガティブ症例[*]が多いこと，両側の乳房にがんが発症すること，男性乳がんなどがある．

*トリプルネガティブ症例
女性ホルモンの受容体である，エストロゲン受容体（ER），プロゲステロン受容体（PgR），また治療のターゲットとなるがん遺伝子である HER2，この 3 種類（ER, PgR, HER2）の 3 つがともに発現していない乳がんのこと．

C 診断の進め方

検診（スクリーニング）

　症状のない人が，がんの早期発見のために行う検査を「検診」と呼ぶ．2024 年 7 月現在，厚生労働省は「40 歳以上は 2 年に 1 回，問診およびマンモグラフィ」を行うことを推奨している．

病変の良悪性の診断

　病変が認められた場合，それが良性か悪性かを診断する．腫瘍の発生頻度は良性のほうが多い．画像で乳がんの疑いがある場合は，組織診を行う．

病期診断[*]

*病期診断
乳がんの進行度を調べる．

　腫瘍が「がん」であることが判明した場合に，がんの進行度，**病期（ステージ）**を調べる．病期診断は，浸潤がんの大きさ，所属リンパ節転移の有無，遠隔転移の有無の 3 つの要素で決定される．ステージは 0〜Ⅳ まであり，非浸潤がんはステージ 0，浸潤がんはステージⅠ〜Ⅳ に分けられている．ステージⅣ は乳がんと診断された時点で，骨や肝臓といった遠隔への転移を生じている状態である．

QOL：quality of life

　ステージⅠ，ⅡとⅢの一部までは治癒を目的とした治療を行う．ステージⅢの一部とⅣの場合は，生命予後の延長と生活の質（QOL）の維持が目的となる．つまり，病期や病態により治療のゴールが異なる．

　乳がんのステージ分類は下記のとおりである[3]．

- **ステージ 0**：がん細胞が乳管や小葉にとどまっている．
- **ステージⅠ**：T≦2.0 cm，かつ，リンパ節転移なし．
- **ステージⅡA**：T≦2.0 cm，かつ，腋窩リンパ節転移あり．または，2.0 cm＜T≦5.0 cm，かつ，腋窩リンパ節転移なし．
- **ステージⅡB**：2.0 cm＜T≦5.0 cm，かつ，腋窩リンパ節転移あり．または，T＞5.0 cm，かつ，腋窩リンパ節転移なし．
- **ステージⅢA**：T＞5.0 cm，かつ，腋窩リンパ節転移あり．または，T≦5.0 cm，かつ，腋窩リンパ節転移（周囲に固定・癒合），または，内胸リンパ節のいずれかに転移あり．
- **ステージⅢB**：浸潤がんの大きさは不問．胸壁固定や皮膚病変あり．リン

> **メモ**
> T は腫瘍の大きさを示す．

表Ⅲ-2-1　乳がんのステージ別5年生存率

病期	対象数	集計対象施設数	生存状況把握割合	平均年齢	実測生存率	ネット・サバイバル	95%信頼区間
全体	83,208	440	98.4%	60.3歳	88.1%	91.6%	91.4%–91.9%
Ⅰ期	38,657	437	98.4%	60.2歳	95.2%	98.9%	98.7%–99.2%
Ⅱ期	30,509	440	98.3%	60.0歳	90.9%	94.6%	94.3%–95.0%
Ⅲ期	9,767	436	98.4%	60.8歳	77.3%	80.6%	79.7%–81.5%
Ⅳ期	3,935	425	98.3%	60.5歳	38.6%	39.8%	38.4%–41.3%

［国立がん研究センターがん対策情報センター：がん情報サービス，〔https://hbcr-survival.ganjoho.jp/graph?year=2014-2015&elapsed=5&type=c09#h-title〕（最終確認：2024年10月30日）より引用］

パ節転移はなしか，腋窩または胸骨傍リンパ節に転移ありのいずれか．
- ステージⅢC：浸潤がんの大きさは不問．腋窩と胸骨傍リンパ節のいずれにも転移あり．または，鎖骨上下リンパ節転移あり．
- ステージⅣ：他の臓器への遠隔転移あり．

国立がん研究センターが2020年に発表した，ステージ別の5年生存率（いずれも相対生存率*）を表Ⅲ-2-1に示す．

*相対生存率
がん以外の死因で死亡する可能性を補正して算出された生存率．

D　治療

乳がんの治療は大きく3つに分けられる．①手術，②放射線治療，③薬物療法（内分泌［ホルモン］療法，化学療法，分子標的療法）である．

手術

1）乳房の手術

乳房の手術は，非浸潤がん，浸潤がんにかかわらず，がんの広がりに応じて術式を決定する．

①乳房温存術

腫瘍を含めた乳腺の一部を切除する方法である（図Ⅲ-2-3a）．術後，残存

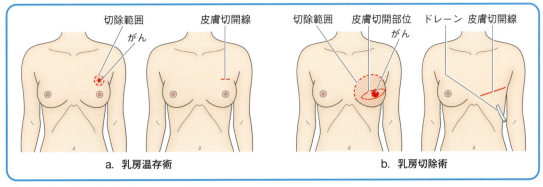

a．乳房温存術　　　　　　　　　　b．乳房切除術

図Ⅲ-2-3　乳房温存術と乳房切除術

乳房に対して放射線治療を行うことが推奨されている.

②乳房切除術

乳房全体を切除する術式である（**図Ⅲ-2-3b**）.その中でも,胸筋温存乳房切除術という,大胸筋,小胸筋を切除せずに乳房全体を切除する術式が現在行われている乳房切除術の大多数を占める.術後はドレーンが挿入される.

> **臨床で役立つ知識**
>
> ## 乳房再建術
>
> 乳房切除術では,乳頭乳輪の切除および乳房の皮膚を比較的広く切除することが多い.一方で,近年,乳房再建術が行われるようになり,皮膚の欠損を最小限にする皮膚温存乳房切除術や乳頭乳輪を温存する乳頭乳輪温存乳房切除術も行われるようになっている.再建術には,患者自身の身体の一部を用いて乳房の形をつくる自家組織再建と,インプラントを使用する人工物再建がある.

2）腋窩リンパ節の手術

＊センチネルリンパ節
乳房内から乳がんの細胞が最初にたどり着くリンパ節をセンチネルリンパ節（見張りリンパ節）と呼ぶ.

①センチネルリンパ節生検＊

術前の臨床診断にてリンパ節転移が明らかでない場合,センチネルリンパ節生検（センチネルリンパ節のみを摘出する）を施行し,センチネルリンパ節への転移の有無によって腋窩リンパ節郭清術を行うかどうかを決める.センチネルリンパ節の同定には色素やラジオアイソトープが使用されている.腋窩リンパ節郭清と比較して,上肢の浮腫や運動制限などの合併症率は低い.近年では,センチネルリンパ節に転移を認めても,転移個数や術後照射などの条件を満たせば腋窩郭清を省略することが選択肢となっている[4].

②腋窩リンパ節郭清

腋窩リンパ節は腋窩の脂肪の中に埋め込まれるように存在しており,リンパ節と一緒に周囲の脂肪も含めて一塊に切除する術式を腋窩リンパ節郭清と呼ぶ.腋窩リンパ節転移を認める場合に行われる.術後はドレーンが挿入されることが多い.術後の上肢浮腫,しびれ,ひきつれによる運動制限など術後合併症を生じる頻度が高い.術前検査の時点でリンパ節転移が明らかな場合は,センチネルリンパ節生検は施行せず腋窩郭清術が施行される.

3）術後のケア

①ドレーン

ドレーンは,手術後に貯留してくる滲出液やリンパ液,血液などを体外に排出するために挿入される.また,ドレーンは閉鎖式吸引システムのものが使用されることが多く,吸引をかけることにより,液が貯留しやすい死腔＊を小さくする目的もある.

＊死腔
手術で切除したことによりできる空間.

ドレーン刺入部には,テープが貼付されているか,ガーゼが当てられていることが多い.ガーゼの場合,ドレーン挿入中は刺入部の出血や感染などを

確認するため，適宜，ガーゼ交換を行う．ドレーンを抜去すると，抜去部の創は数時間程度で閉じることが多く，早ければ同日にもシャワー浴が可能となる．

②腋窩リンパ節郭清術後のリンパ浮腫ケアおよび予防

術後早期から患側上肢肘関節の回内・回外運動を行い，リンパ浮腫を予防し，患側上肢の末梢循環を改善させるようにする．肩関節への運動介入は，あまり早期から行うとドレーン排液量が増加するため注意が必要であるが，ドレーン抜去後も患側上肢を動かさないでいると，肩関節可動域制限や筋肉の拘縮（こうしゅく）が生じるようになる．また，リンパ還流がよくならず浮腫の原因となることもある．リンパ浮腫予防のマッサージは上肢の末梢側から中枢側に向かって行う．なお，ドレーン挿入時は患側上肢を下にした体位を長時間とると，患側上肢のリンパ浮腫の出現および腋窩ドレナージが効きにくくなることがあるため，避けるようにする．その他，患側上肢の静脈に点滴を行うと，血管炎や薬剤の血管外漏出によりリンパ浮腫を悪化させるおそれがあるため，点滴は健側で行う．手術後の乳房や腋窩は感覚低下が生じており，カイロなどで熱傷が生じていても気づかないことがあるため注意する．リンパ浮腫が生じた場合は，状況に応じて弾性ストッキングや弾性スリーブ，弾性包帯などを使用する．

> **メモ**
> リンパ浮腫の発症時期は手術後比較的早期の場合もあれば10年以上経過してからなどさまざまである．

放射線治療

放射線治療は，乳房温存術後の場合は，非浸潤がん，浸潤がんにかかわらず，乳房内再発を減少させる目的で残存乳房に照射を行うことが多い．また，乳房温存術および乳房切除術のいずれであっても，腋窩リンパ節転移が認められた症例では，患側の（残存乳房を含む）胸壁＋鎖骨上窩リンパ節領域への照射が考慮される．放射線治療はまず，CTを行いながら照射部位を決定し，その部位にマーキングを行う．照射部位は，治療中も石鹸を使用して洗浄し，清潔を保つ必要があるが，マーキングが消えないように注意することを指導する．照射は3〜5週間程度の期間で，分割照射というほぼ毎日照射する方法で行われる．

放射線治療の急性期有害事象として，放射線宿酔（しゅくすい）*，放射線性皮膚炎がある．また，亜急性・晩期有害事象として，放射線肺炎，皮膚の変化，皮下組織の硬化・硬結，患側上肢浮腫などがある．放射線治療中は皮膚を強く刺激する下着は避けるほうがよいが，ブラジャーなどの一般的な下着の着用はとくに問題ない．

> **＊放射線宿酔**
> 全身倦怠感・めまい・食欲不振・眠気などの症状．

薬物療法

切除可能な浸潤性乳がんに対して転移リスクを低下させる目的で，一定期間の全身治療（薬物療法）が行われ，これを補助療法と呼ぶ．補助療法には補助内分泌（ホルモン）療法と補助化学療法が存在する．補助療法の内容は，女性ホルモン（エストロゲン，プロゲステロン）の影響の有無と，がん細胞の膜に存在するHER2タンパクと呼ばれるタンパクの過剰発現の有無で4つ

第Ⅲ章　婦人科疾患　各論

ホルモン陽性・HER2 陰性：ルミナルタイプ	→	内分泌療法 ± 化学療法 ±CDK4/6 阻害薬
ホルモン陽性・HER2 陽性：ルミナル HER2 タイプ	→	内分泌療法 ± 化学療法 ± 抗 HER2 療法
ホルモン陰性・HER2 陽性：HER2 タイプ	→	化学療法 ± 抗 HER2 療法
ホルモン陰性・HER2 陰性：トリプルネガティブタイプ	→	化学療法 ± 免疫チェックポイント阻害薬

図Ⅲ-2-4　乳がんの補助療法

に分けられる（**図Ⅲ-2-4**）．女性ホルモンの影響を受け，HER2 タンパクの過剰発現のない（ルミナル）タイプでは，内分泌療法が有効なため化学療法を追加したほうがよいかどうかの判断が必要になる．以前はリンパ節転移の有無でその必要性を判断していたが，最近では OncotypeDX（オンコタイプディーエックス）*というがんの遺伝子を解析し再発リスクや化学療法の有効性を判断するツールも開発され，2023 年 10 月から保険適用となっている．

　一方で，切除不能な乳がんや遠隔転移に対しては，生命予後の延長や QOL の維持目的に薬物療法が行われる．使用薬剤は女性ホルモンの影響の有無および HER2 タンパクの過剰発現の有無に加え，短期間で命にかかわる状況であるかどうか，患者の生活環境などさまざまな要因から決定される．

1）内分泌（ホルモン）療法

　女性ホルモンの働きを抑えることでがん細胞の増殖を抑える働きがある．副作用として，ホットフラッシュ（ほてり，のぼせ），関節痛，気分の落ち込みなどがある．これらの症状に対して，女性ホルモン補充療法は，再発を増加させる可能性があるため，行ってはいけない．

2）化学療法

　がん細胞そのものへの殺傷能力をもつ薬剤（抗がん薬）を用いる治療法である．化学療法の副作用は，脱毛，全身倦怠感，悪心，白血球減少，手足のしびれなど，さまざま存在する．化学療法の副作用は避けられないが，症状を軽減する目的で抗アレルギー薬や制吐薬などの支持療法を併用して行う．

3）分子標的療法

　化学療法とは異なり，がん遺伝子により産生されるタンパク質などを標的として行う治療法である．乳がん治療では，HER2 陽性の場合は HER2 タンパクをターゲットとしたトラスツズマブ（ハーセプチン®），ペルツズマブ（パージェタ®），トラスツズマブ エムタンシン（カドサイラ®），トラスツズ

＊Oncotype DX

手術時に切除した乳がん組織のホルマリン固定標本を用いて乳がんの予後に関連すると考えられる 21 個の遺伝子の発現の多寡を測定し，それをスコア化したものである．低，中，高リスクに分類される．たとえば低リスクであれば抗がん薬治療は行わなくてもよいとする根拠に利用される．

マブ デルクステカン（エンハーツ®），ペルツズマブ・トラスツズマブ・ボルヒアルロニダーゼアルファ配合薬（フェスゴ®）が用いられる．転移再発ハイリスクなルミナルタイプの場合は CDK4/6 阻害薬であるアベマシクリブ（ベージニオ®）が，またハイリスクなトリプルネガティブ乳がんの場合は免疫チェックポイント阻害薬である抗 PD-1 抗体ペムブロリズマブ（キイトルーダ®）が用いられる．

> **臨床で役立つ知識**
>
> **緩和ケア**
>
> 患者を「がんの患者」と病気の側からとらえるのではなく，「その人らしさ」を大切にし，身体的・精神的・社会的・スピリチュアル（霊的）な苦痛（これらは全人的苦痛と呼ばれている）について，つらさを和らげる医療やケアを積極的に行うことが重要である．

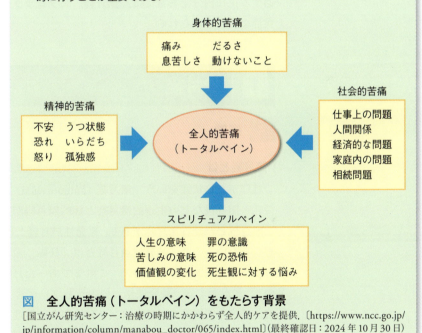

図　全人的苦痛（トータルペイン）をもたらす背景
［国立がん研究センター：治療の時期にかかわらず全人的ケアを提供．〔https://www.ncc.go.jp/jp/information/column/manabou_doctor/065/index.html〕（最終確認日：2024 年 10 月 30 日）より引用］

● 引用文献
1) 国立がん研究センターがん対策情報センター：がん情報サービス，がん登録・統計，〔https://ganjoho.jp/reg_stat/statistics/stat/cancer/14_breast.html〕（最終確認：2024 年 10 月 30 日）
2) 日本乳癌学会編：総説 4　食事関連因子と乳癌発症リスクの関連．乳癌診療ガイドライン 2022 年度版，〔https://jbcs.xsrv.jp/guideline/2022/e_index/s4/〕（最終確認：2024 年 10 月 30 日）
3) 日本乳癌学会編：臨床・病理　乳癌取扱い規約，第 18 版，金原出版，2018
4) CQ1　センチネルリンパ節に転移を認める患者に対して腋窩リンパ節郭清省略は勧められるか？　乳癌診療ガイドライン 2022 年版，〔https://jbcs.xsrv.jp/guideline/2022/g_index/cq1/#b〕（最終確認：2024 年 10 月 30 日）

第Ⅲ章　婦人科疾患　各論

3 | 内分泌異常

　産婦人科疾患における代表的な内分泌疾患は排卵制御機構の異常であり，臨床的には月経不順を主たる症状とする．排卵の制御には視床下部-下垂体-卵巣軸が正常であることが必要だが，何らかの原因でそのバランスが崩れたときに排卵障害が起こる（p.21，**図Ⅰ-2-1**参照）．産婦人科領域の臨床で遭遇する主な内分泌異常には，無月経，高プロラクチン血症，多嚢胞性卵巣症候群などが挙げられる．

1 | 無月経

A 病態

無月経とは

　月経がない状態をいう．無月経（amenorrhea）には初経前・妊娠・産褥・授乳・閉経後などの生理的無月経と病的無月経がある．病的無月経には原発性無月経と続発性無月経があり，原発性無月経とは満18歳になっても初経が起こらないもので，続発性無月経とは「妊娠，産褥，授乳もしくは閉経以後のような生理的無月経以外で，これまであった月経が3ヵ月以上停止したもの」[1]と定義する．続発性無月経のうちプロゲステロン投与で出血があるもの，つまり内因性のエストロゲン分泌がある程度みられるが無月経である状態を第1度無月経といい，エストロゲン・プロゲステロン投与で出血があるもの，つまり内因性エストロゲン分泌がないまたは子宮機能に異常がある状態を第2度無月経という．

疫学

　16歳までに99％の女性が初経を迎えるといわれており，原発性無月経の頻度は0.5％以下である[2]．続発性無月経は原因疾患により頻度が異なり，思春期で起こる続発性無月経の約半数が減食もしくは過食によるものとされている[3]．

発症機序

　生理的無月経を除く病的無月経の原因はp.51-52の**表Ⅱ-2-1**，**表Ⅱ-2-2**を参照されたい．原発性無月経の原因疾患の中ではターナー（Turner）症候群

が最多である．続発性無月経では子宮性の場合，卵巣機能が正常であればホルモン状態は正常に保たれている．

症状

無月経の原因によってさまざまな症状を呈する．原発性無月経で腟や処女膜異常が原因の場合，月経血の流出路が閉鎖しているため，周期的な腹痛がある（月経モリミナ）ことが多い．原因が摂食障害や体重減少であればやせとなるが，多嚢胞性卵巣症候群の場合は肥満・多毛・にきびなどが典型的症状としてある．また低エストロゲン状態となっていた場合には，ホットフラッシュ・ほてり・のぼせ・腟乾燥感・うつ・冷えなどのホルモン欠落症状が出現する．

B 診断

どのような症状から無月経が疑われるか

18歳までに月経発来がない場合には原発性無月経を疑う．初経後であれば，性成熟期にもかかわらず以前あった月経が3ヵ月以上発来しない場合，続発性無月経を疑う．

診断の進め方・確定診断の方法

問診で月経歴（初経の有無，初経年齢，月経周期など），妊娠分娩歴，手術歴，既往症，内服薬，家族歴，最近の体重変化などを聴取することが重要である．続発性無月経の場合は問診で妊娠・産褥などの生理的原因を除外する．とくに妊娠は本人が自覚していない場合もあるため，必ず妊娠反応（妊娠検査）を行って除外する．身体所見として，身長・体重，外性器（外陰の形や腟の有無など），乳房，恥毛の発達などを観察する．内診が可能であれば内診で子宮腟部の有無や子宮の有無などを確認するが，性交経験がないなどの理由で内診ができない場合には超音波検査またはMRI検査などで子宮・卵巣・腟の有無を確認する．血液検査では内分泌異常の有無や貧血・電解

臨床で役立つ知識　無月経と摂食障害

摂食障害，いわゆる拒食症が原因で無月経となっている場合，明らかにやせの様相を呈しているのに本人にやせの自覚がないことが多い．筆者が経験した症例では，19歳という若さにもかかわらず初診時背中に褥瘡があった患者がいた．その場で身長体重を測定し，やせすぎであることを伝え精神科を紹介したが，精神科受診をしばらく躊躇していた．その後の数回の受診のたびに粘り強く説得し，ようやく精神科を受診し摂食障害の診断にいたった．摂食障害によるものや心因性などの無月経で，最初に婦人科を受診して診断につながる場合もあるため，問診をしっかり行うことが重要である．また精神的な問題の場合，初診だけでは話してくれないケースもあるため，何度か通院してもらい，信頼関係を構築して聞き出すことも必要である．

質・肝機能などの一般的検査を行う．遺伝的疾患が疑われる場合には染色体検査も行う．

重症度判定やステージなど

無月経期間が長いほど難治性であることが多い．若年においても低エストロゲン状態が長く続くと骨粗鬆症や脂質異常症となる可能性があるため，骨密度検査も行う必要がある．重症な摂食障害の場合，低栄養による電解質異常や貧血となっていることもあり注意を要する．

C　治療

主な治療法

1）原発性無月経

処女膜閉鎖，腟閉鎖などの場合には，閉鎖部位を外科的に開口することが必須である．腟欠損症の場合には，成人になり性交渉をもつようになるのを待ってから造腟術を行う．アンドロゲン不応症の場合には精巣の悪性化を防ぐために精巣を摘除する．視床下部性や下垂体性で挙児を希望する場合，排卵誘発薬を用いるが難治性のことが多い．視床下部性や下垂体性で挙児を希望しない場合は，ホルモン治療で消退出血を起こす．

2）続発性無月経

原因が特定できた場合には，原疾患の治療を優先する．すなわち甲状腺異常であれば甲状腺ホルモン投与，薬剤性なら原因薬物の中止などを行う．その他の場合で，挙児希望がない場合はホルモン治療により少なくとも3ヵ月に1回は消退出血を起こす．第1度無月経にはプロゲスチン製剤*投与を行い，第2度無月経にはエストロゲン・プロゲスチン製剤投与を行う．挙児希望がある場合は排卵誘発薬を用いて排卵を促すが，無月経期間が長いと難治性であることが多い．

> ***プロゲスチン製剤**
> 黄体ホルモン活性をもつ薬剤．

合併症とその治療法

無月経の原因により合併症は異なる．

腟閉鎖や腟欠損の場合には，合併奇形をみる場合もある．早発卵巣不全などの低エストロゲン状態ではホルモン欠落症状や長期的には骨粗鬆症・脂質異常症のおそれがある．

1）ホルモン欠落症状

ホットフラッシュやのぼせ，ほてり，腟乾燥，冷え，うつなどが起こる．エストロゲンの補充や漢方治療を行う．またうつなどの精神症状には精神安定薬や抗うつ薬が有効な場合もある．

2）骨粗鬆症

エストロゲンが欠乏すると骨密度が低下し長期的には骨粗鬆症となる可能性がある．性成熟期で無月経の場合，平均閉経年齢の50歳くらいまで副作用がなければエストロゲンを補充する．子宮を有する女性の場合はプロゲスチ

> **メモ**
> 高プロラクチン血症や多嚢胞性卵巣症候群によるものについては別項にくわしく記載する（p.113，p.116参照）．

> **メモ**
> 子宮を有する女性にはプロゲスチン製剤も補充する．

ン製剤の併用も同時に行う.

3）脂質異常症

エストロゲンが欠乏すると脂質異常症のリスクが高まり，将来的には心筋梗塞などの心血管疾患になる可能性がある．無月経がホルモン欠落によるものと判明次第，速やかにエストロゲンを補充する．子宮を有する女性の場合はプロゲスチン製剤も併用する．

4）悪性化

アンドロゲン不応症の精巣（性腺）は悪性化が起こりやすいため性腺摘除を行う．最近では腹腔鏡を用いる場合もある．

治療経過・予後

原発性無月経は難治性のことも多く，原因疾患によっては妊娠ができない場合もある．続発性無月経はホルモン治療を数周期行い自然に月経が発来する場合もあるが，無月経期間が長いほうが難治性であることが多い．摂食障害・体重減少では体重の回復に伴い自然に月経が発来することもある．甲状腺機能異常などでも甲状腺機能が正常化すれば月経が自然に発来しうるが，早発卵巣不全では排卵誘発薬に反応しないこともあり難治性であることが多い．

退院支援・患者教育

1）自己管理の支援

続発性無月経の場合は月経記録や基礎体温表をつけるとよい．具体的には月経開始日や持続期間，月経量，月経痛といった月経随伴症状の記録をつける．

2）心理的支援と家族の支援

無月経の原因は遺伝や染色体異常の場合もあり，患者本人のみならず家族やパートナーも巻き込む問題となる．そのため真実を告げるときはプライバシーに十分配慮し，時間も十分割くことが重要である．また摂食障害や心因性など精神的原因がある場合は治療が長期にわたることも多く，本人の精神的負担を和らげるよう支援する．挙児希望のある場合，不妊治療を行っても妊娠しない場合もあるため，パートナーともよく相談し治療を進めていくことが必要である．

> **メモ**
>
> 基礎体温は毎朝起床時に舌下で体温を測定する．可能な限り毎日同じ時間で測定するとより正確となる．

2 ｜ 高プロラクチン血症

A 病態

高プロラクチン血症とは

高プロラクチン血症（hyperprolactinemia）では，下垂体から分泌され乳汁分泌を刺激するホルモンであるプロラクチンが高い値を示す．原因として

第Ⅲ章 婦人科疾患 各論

表Ⅲ-3-1 高プロラクチン血症の原因

1	生理的要因 妊娠，授乳，ストレス，睡眠，食事，乳房刺激
2	薬剤性 抗精神病薬・抗うつ薬，抗潰瘍薬，血圧降下薬，ホルモン剤
3	病的要因 下垂体腫瘍，視床下部・下垂体茎疾患，甲状腺機能低下症など

［日本産科婦人科学会/日本産婦人科医会編集・監修：産婦人科診療ガイドライン 婦人科外来編2023，p.158，日本産科婦人科学会，2023を参考に作成］

表Ⅲ-3-1 に示すような脳腫瘍や甲状腺異常などによる**病的原因**と，妊娠，授乳，睡眠，ストレスなどによる**生理的原因**がある．またプロラクチンは**ドパミンにより分泌が抑制**されるため，抗精神病薬・抗うつ薬や抗潰瘍薬などのドパミン受容体拮抗薬や一部の血圧降下薬（ドパミン合成阻害薬）やホルモン剤により高プロラクチン血症となる場合もある．

疫学

一般的には0.4%であるが，月経不順などの卵巣機能異常女性では9〜17%にみられる[4]．

症状

月経異常や乳汁漏出，病変が大きいと視野障害などが主な症状であるが，乳汁漏出がない場合もあり，不妊検査で初めてわかる場合もある．

B 診断

どのような症状から高プロラクチン血症が疑われるか

乳汁漏出や月経不順，不妊症などの症状から本疾患が疑われる．

診察の進め方・確定診断の方法

問診で月経，妊娠の有無，最近の体重変化，薬剤使用の有無，寒がり，皮膚乾燥，視力低下，頭痛などを確認する．本人の自覚がなくても乳頭を手指

もう少しくわしく

マクロプロラクチン血症

症状がないにもかかわらず血清プロラクチンが高い場合，採血条件を見直し再検査する必要がある．再検査しても血清プロラクチンが高い場合，マクロプロラクチン血症が疑われる．血清中にプロラクチンは数種類の分子が存在し，そのうちの1つが分子量の大きいマクロプロラクチンである．マクロプロラクチン血症では血清プロラクチン中にマクロプロラクチンが多くを占め測定時に高値を示すが，病的意義はないため症状がなければ治療は必要とせず，妊娠分娩も可能である．マクロプロラクチン血症が疑われる場合，ポリエチレングリコール法を用いて診断する．

で圧迫すると乳汁漏出する場合がある．甲状腺腫大や浮腫などの身体所見も確認する．血液検査では血清プロラクチン以外にも女性ホルモンや黄体化ホルモン（LH），卵胞刺激ホルモン（FSH），甲状腺機能なども測定する．プロラクチンは生理的変動が大きく，夜間や食後・運動後などといった些細な原因で上昇するため，ストレスを避け空腹時に採血するようにし，血清プロラクチンが高値の場合においても複数回の採血も必要である．血清プロラクチンが高い場合，下垂体腫瘍の場合もあるため MRI 検査を行う．

重症度判定やステージなど

下垂体腫瘍が原因の場合，血清プロラクチン値が高値となることが多いが，下垂体腫瘍を疑うべき一定の基準値はない．一般的には血清プロラクチンが 50〜100 ng/mL のときには画像診断を行い，下垂体腫瘍の有無を確認することが多い．

C 治療

主な治療法

高プロラクチン血症の原因となりうる薬物を内服していた場合には，薬物の中止または減量，変更を行う．甲状腺機能低下症の場合は，甲状腺ホルモンを補充する．機能性高プロラクチン血症や下垂体腫瘍の場合，ドパミン作動薬を用いる．ドパミン作動薬で縮小しない下垂体腫瘍の場合，外科手術（経蝶形骨洞下垂体腺腫摘出術：ハーディ［Hardy］手術，**図Ⅲ-3-1**など）を行う．最近ではガンマナイフ*を用いて患部を凝固・壊死させることができる場合もある．

*ガンマナイフ
脳に対する放射線治療の1つで，病変部だけを選択的に照射することが可能．

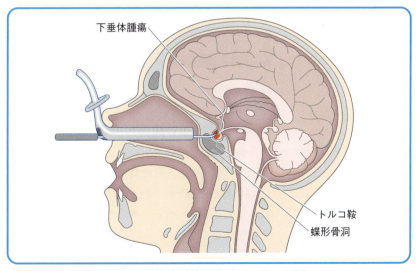

図Ⅲ-3-1　経蝶形骨洞下垂体腺腫摘出術（ハーディ手術）

合併症とその治療法

主に月経不順や無月経が合併症であるが，下垂体腫瘍が原因の場合，下垂体卒中は救急疾患である．

1）月経不順または無月経

挙児希望がある場合，不妊治療を行う．閉経前女性で挙児希望がなく3ヵ月以上の無月経の場合，ホルモン剤による治療を行う．挙児希望がなく3ヵ月以内に月経がある場合，基礎体温をつけるなどの経過観察を行う．

2）下垂体卒中

頭痛，嘔吐，視力・視野障害などが起こり脳卒中と似た症状を引き起こす．意識レベルや視力障害の程度により保存的治療（ステロイド）または外科的治療を行う．

治療経過・予後

機能性高プロラクチン血症や1cm未満の下垂体腫瘍の場合，多くはドパミン作動薬単独でプロラクチンが正常化し卵巣機能が回復するが，1cm以上の下垂体腫瘍の場合，手術を行ってもプロラクチン値が正常化しないこともある．その場合，術後ドパミン作動薬を投与する．また再発もあるため注意を要する．妊娠が判明した場合は，ドパミン作動薬の内服を中止する．

退院支援・患者教育

1）自己管理の支援

挙児希望がある場合，基礎体温表をつけ排卵の有無を確認する．薬物性の場合，薬物を中止または減量できるよう支援していく．

2）心理的支援と家族の支援

症状がなく不妊検査で初めて高プロラクチン血症がわかる場合も多い．症状がなく薬を内服することに不安を覚える患者も多いため，病気について理解を促し不安を軽減していく．

---

3 多嚢胞性卵巣症候群（PCOS）

A 病態

多嚢胞性卵巣症候群（PCOS）とは

PCOS：polycystic ovary syndrome

多嚢胞性卵巣症候群（PCOS）とは，月経異常，両側卵巣腫大，肥満などを呈する症候群で，月経異常・多嚢胞卵巣所見・血中男性ホルモン高値またはLH基礎値高値かつFSH基礎値正常[5]という診断基準を満たすことが診断に必須である．人種差があるため診断基準が欧米と異なり，日本では肥満や男性化は多くない．

疫学

性成熟期の女性の6〜20％にみられる[6]．

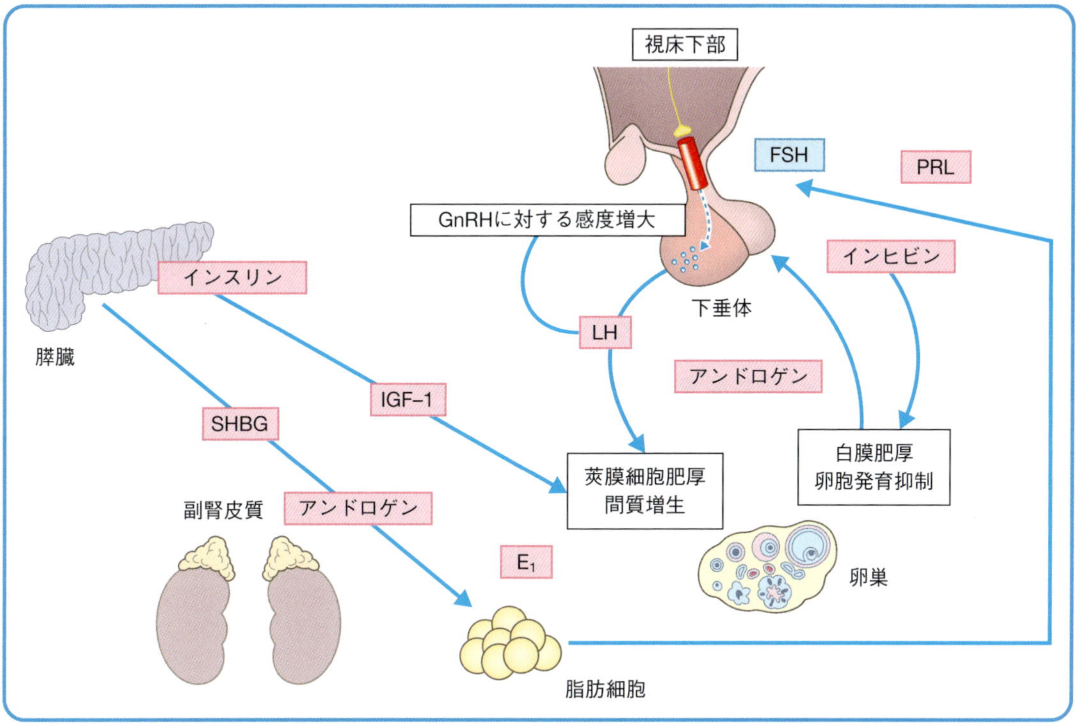

3 | 内分泌異常 | 117

図Ⅲ-3-2 多嚢胞性卵巣症候群のときの視床下部-下垂体-卵巣系および膵臓-副腎系との相関

発症機序

PCOSの発症機序は不明な点が多く卵巣自体の異常と考えられてきたが，最近では卵巣だけではなく糖代謝異常との関連も指摘されている（**図Ⅲ-3-2**）．LHが過剰に分泌されることで男性ホルモンであるアンドロゲンが多く産生され男性化症状を引き起こす．

症状

月経異常（希発月経，無月経）・不妊・肥満・にきび・多毛が代表的な症状であるが，日本では欧米と比べて肥満や多毛は多くない．インスリン抵抗性（2型糖尿病や脂質異常症など）との関連もある．また無排卵のためエストロゲンに恒常的に曝露されることで子宮内膜がんや子宮内膜増殖症との関連も指摘されている．

B 診断

どのような症状から多嚢胞性卵巣症候群が疑われるか

月経異常や不妊症から本疾患が疑われる．とくに月経が来ていても基礎体温が一相性の場合には本疾患が疑われる．

診断の進め方・確定診断の方法

問診で月経周期や不妊，基礎体温をつけているなら基礎体温表を確認す

HOMA-IR : homeostasis model assessment-insulin resistance

＊HOMA-IR
空腹時血糖と空腹時インスリンから算出する．

る．身長体重から body mass index（BMI）を確認し，BMI≧25 なら肥満ありとなる．血液検査では男性ホルモンや LH，FSH の測定に加え，脂質（コレステロールや中性脂肪）や空腹時血糖・空腹時血漿インスリン測定も行う．HOMA-IR＊からインスリン抵抗性を診断する．HOMA-IR＜1.6 が正常で，HOMA-IR≧2.5 がインスリン抵抗性ありとなる．多嚢胞性卵巣の診断には超音波検査を行い，両側卵巣を描出し小卵胞の有無を確認する．さらに子宮内膜増殖症や子宮内膜がんがないか子宮内膜の観察と，状況により子宮頸部および体部細胞診を行う．以上の検査から診断基準を満たせば PCOS と診断される．

重症度やステージ・臨床分類など

PCOS ではおおむねエストロゲン分泌は保たれていることが多いので，プロゲスチン製剤で月経（消退出血）を起こすことが可能であるが，内因性のエストロゲン分泌がないまたは乏しい場合にはエストロゲンとプロゲスチンの配合薬が必要なこともある．挙児希望がある場合，重症例では排卵誘発薬を用いると複数の卵胞が育ち，多胎妊娠や**卵巣過剰刺激症候群（OHSS）**となることがある．

OHSS : ovarian hyperstimulation syndrome

もう少しくわしく　卵巣過剰刺激症候群（OHSS）

卵巣過剰刺激症候群（OHSS）とは排卵誘発薬使用により卵巣腫大，腹水・胸水貯留，血液濃縮により血栓症などが起こり，最重症例では死にいたることもある疾患である．遺伝子的異常のため自然発症をみることがまれにある．若年，PCOS，やせ型の患者に起こりやすく，高エストロゲン状態が OHSS リスクを高めるため，排卵誘発薬（とくにゴナドトロピン製剤）使用時に注意を要する．OHSS を発症した場合，軽症であれば外来で厳重管理を行えばよいが，重症化すると呼吸困難などを伴うこともあり入院管理が必要である．また妊娠がOHSS 発症または増悪のリスク因子であるため，排卵誘発の時点で OHSS の危険が高い場合，その周期は避妊する，などといった対処で発症予防に努める．

C　治療

主な治療法

肥満がある場合にはまずは減量を指導する．挙児希望がなければプロゲスチン製剤や低用量経口避妊薬（いわゆるピル）などのホルモン治療を用いて少なくとも 2～3 ヵ月に 1 回は消退出血を起こす．にきび，多毛の症状がある場合は低用量経口避妊薬使用により症状を軽減することが期待できる．挙児希望がある場合は排卵誘発薬（クロミフェン）を用いて排卵誘発を行う．排卵誘発の際には卵胞が一度に多数発育する可能性があるため，多胎妊娠や卵巣過剰刺激症候群に注意する．肥満およびインスリン抵抗性を伴う場合はイ

ンスリン抵抗性を改善させるメトホルミンを併用するとよい．クロミフェンにより反応がみられない場合にはゴナドトロピン製剤を用いて排卵誘発を行うことが第二選択となるが，腹腔鏡下卵巣開孔術を考慮してもよい．これらでもコントロールが不良な場合には体外受精・胚移植を考慮する．

また脂質異常症や糖尿病，メタボリックシンドロームと関連があるともいわれているため，脂質や血糖測定を定期的に行い予防に努める．すでに脂質異常症や糖尿病がある場合はその治療を行う．

合併症とその治療法

肥満，にきび，多毛のほかに糖尿病や脂質異常症・メタボリックシンドローム，子宮内膜増殖症・子宮体がんがある．

1）糖尿病・脂質異常症，メタボリックシンドローム

食事・運動療法など生活習慣の改善を行い，程度によっては薬物療法を併用する．肥満の場合は減量も行う．挙児希望がある場合は血糖コントロールを十分したうえで挙児努力をする必要がある．妊娠中はさらに糖尿病が悪化する可能性があるため，必要に応じてインスリンを用いて血糖コントロールを行う．

2）子宮内膜増殖症

定期的に子宮内膜細胞診・組織診を行い経過観察する．不正出血や過多月経などの症状がある場合はプロゲスチン製剤や低用量エストロゲン・プロゲスチン配合薬投与を行う．挙児希望がある場合には積極的に不妊治療を行う．

3）子宮内膜異型増殖症・子宮体がん

挙児希望がある場合，子宮内膜異型増殖症や子宮類内膜腺がん G1 相当で子宮内膜に病変が限局していれば妊孕性温存が可能である．その場合，子宮内膜全面搔爬後にプロゲスチン製剤を投与する．再発もしくは効果がない場合は子宮摘出となる．挙児希望がない子宮内膜異型増殖症や上記に当てはまらない子宮体がん初期は子宮摘出などの手術を行う．子宮体がん進行期は手術可能であれば子宮摘出などの手術となるが，手術不可能な場合は化学療法や放射線治療を行う．

治療経過・予後

挙児希望がなければホルモン治療により出血を起こす．数周期行い自然に月経が発来する場合もあるが，自然に月経が発来しない場合はホルモン治療を長期に続ける．挙児希望があれば排卵誘発薬を用いて排卵誘発を行うが，排卵しても妊娠しない場合，人工授精や生殖補助医療へステップアップが必要となる．

退院支援・患者教育

1）自己管理の支援

- 月経が来ていても無排卵のこともあるため挙児希望の有無にかかわらず基礎体温表をつける．基礎体温が一相性の場合は月経があっても無排卵の可能性がある．

- 肥満がある場合は減量する.
- 将来的に糖尿病や脂質異常症，メタボリックシンドロームになる可能性があるため，適度な運動とバランスのとれた食事を心がける.
- 子宮内膜増殖症や子宮体がんとの関連があるため，定期的に婦人科検診を受診する．とくに不正出血などがある場合は婦人科を受診する.

2）心理的支援と家族の支援

　良性疾患であるが，将来的な糖尿病や脂質異常症，メタボリックシンドロームや子宮体がんなどの可能性もあるため，生活習慣改善を含めた長期的な治療が必要である．挙児希望がある場合，不妊症の原因にもなるためパートナーともよく話し合い不妊治療を進めていく必要がある.

●引用文献

1) 日本産科婦人科学会編：産科婦人科用語集・用語解説集，改訂第 4 版，日本産科婦人科学会，2018
2) 田坂慶一：原発性無月経．日本産科婦人科学会雑誌 **59**（9）：446-449，2007
3) 楢原久司，宮川勇生：思春期の続発無月経．日本産科婦人科学会誌 **52**（1）：19-23，2000
4) 日本産科婦人科学会/日本産婦人科医会編集・監修：産婦人科診療ガイドライン 婦人科外来編 2023，p.158-160，日本産科婦人科学会，2023
5) 日本産科婦人科学会：多嚢胞性卵巣症候群に関する全国症例調査の結果と本邦における新しい診断基準（2024）について，〔https://www.jsog.or.jp/medical/5122/〕（最終確認：2024 年 10 月 30 日）
6) Yildiz BO, Bozdag G, Yapici Z, et al：Prevalence, phenotype and cardiometabolic risk of polycystic ovary syndrome under different diagnostic criteria. Human Reproduction **27**（10）：3067-3073, 2012

4 | 良性腫瘍・類腫瘍

婦人科良性腫瘍・類腫瘍とは，子宮や卵巣に発生する良性腫瘍である．月経困難症などの症状を起こし，しばしば女性の生活の質（QOL）低下の原因となる．また症状を呈しなくても，不妊症の原因や妊娠中および分娩時のトラブルの原因になることがあり，適切な対応が重要となる．

1 | 子宮筋腫

A 病態

子宮筋腫とは

子宮筋腫（uterine myoma, uterine leiomyoma, uterine fibroid）とは子宮筋層内の平滑筋組織から発生する良性腫瘍である．顕微鏡的な大きさのものから数 kg に達するものまであり，症状の程度もさまざまである．

疫学

小さな筋腫は無症状のことが多く正確な罹患率は不明であるが，性成熟期女性の 20〜40％に存在するといわれている[1]．初経後，年齢とともに罹患率は上昇し 40 歳前後でピークに達する．

発症機序

子宮筋腫の発症機序については不明な点が多い．子宮筋腫が初経以降にみられ，閉経後は縮小傾向を示すことからエストロゲンが発育にかかわることは知られている．

症状

無症状のことも多いが，大きさや存在部位によりさまざまな症状を引き起こす．筋腫が子宮内腔に近い場合，突出している場合は，月経期間の延長（過長月経）や月経量の増加（過多月経），それによる貧血がよくみられる．子宮筋腫が大きくなると腫瘤として触知し患者自身が気づくこともある．膀胱の圧迫症状として頻尿を起こすことがあり，直腸が圧迫され便秘を起こすことがある．内腔の変形が著しい場合などでは不妊症や不育症の原因になることがある（図Ⅲ-4-1，表Ⅲ-4-1）．

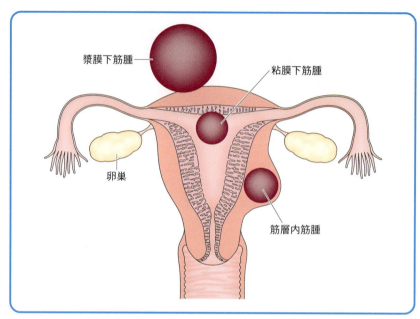

図Ⅲ-4-1　子宮筋腫の分類
発生部位により，漿膜下筋腫，筋層内筋腫，粘膜下筋腫に分類される．

表Ⅲ-4-1　子宮筋腫の発生部位による症状

	過多月経・過長月経	月経困難症	圧迫症状	不妊症・不育症
漿膜下筋腫	△	△	○	△
筋層内筋腫	○	○	○	○
粘膜下筋腫	◎	○	△	◎

△：症状をきたすことは少ない　○：症状をきたすことがある　◎：症状をきたしやすい

B　診断

診察の進め方・確定診断の方法

　多くの場合内診で診断が可能であるが，小さいものや子宮内腔に生じる粘膜下筋腫の場合には他の診断法との併用が必要である．経腟超音波検査では子宮と連続した充実性の腫瘤として描出される（**図Ⅲ-4-2**）．MRI検査は子宮筋腫の診断にきわめて有用で，筋腫の位置，大きさ，子宮内膜との関係についての詳細な把握が可能である（**図Ⅲ-4-3**）．

重症度判定やステージ・臨床分類など

　筋腫結節の占拠部位によって粘膜下筋腫，筋層内筋腫，漿膜下筋腫の3種に大別される（**図Ⅲ-4-1**）．筋層内筋腫の頻度が最も高い．粘膜下筋腫は低頻度だが小さいものでも過多月経などの症状をきたしやすい．また，国際的な分類としては2018年に国際産婦人科連合（FIGO）が提唱した分類がある[2]．子宮筋腫を8タイプに分類したもので，広く用いられている．

FIGO：International Federation of Gynecology and Obstetrics

4 良性腫瘍・類腫瘍　123

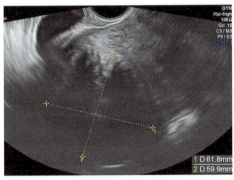
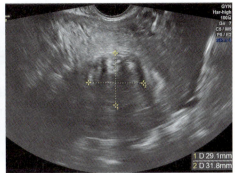

図Ⅲ-4-2　子宮筋腫（超音波像）

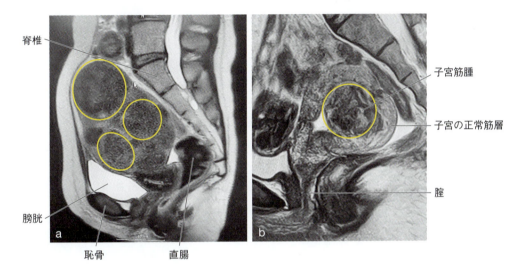

図Ⅲ-4-3　子宮筋腫（MRI像）
a：多発筋層内筋腫．多発する子宮筋腫により子宮が腫大し腹壁も伸展している．
b：粘膜下筋腫．子宮筋腫が子宮内腔に突出し，子宮内膜を伸展させている．

C 治療

主な治療法

①経過観察，②手術療法，③薬物療法がある．どの治療法を選択するかは症状の程度や年齢，挙児希望の有無により考慮する．

1）経過観察

症状が軽く貧血などを認めない場合には治療の必要はなく，数ヵ月ほどの検診で症状や大きさの変化の確認をする．

2）手術療法

前述の症状が高度であるときや発育が急速であるとき，不妊の原因と考えられるときなどは手術療法が選択される．手術療法としては子宮筋腫核出術，子宮全摘術があり，筋腫の発生部位や患者側の要因により選択される．いずれも大きさや周囲の癒着などの条件が許せば腹腔鏡下手術が可能である．

> **メモ**
> 子宮筋腫核出術には，腹式・腹腔鏡下・子宮鏡下がある．また，子宮全摘術には，腹式・腹腔鏡下・腟式がある．

3）薬物療法

　子宮筋腫がエストロゲン依存性に発育することから，**GnRH作動薬**など低エストロゲン状態をつくり出す薬物が使用される．現在挙児希望のある場合には選択できないが，閉経が近い場合などでは有用である．

合併症とその治療法

　子宮筋腫を合併する妊娠の割合は0.45〜1.90％程度と報告されている．筋腫合併妊娠の多くはとくに自覚症状なく経過するが，変性のために疼痛を生じる場合，胎児の発育不全を起こす場合がある．筋腫により胎児の産道通過が障害される場合には帝王切開が必要となる．

治療経過・予後

　前述のように手術療法や薬物療法が選択されることがあるが，子宮摘出を施行した場合以外は，一度治療しても再発や再増大を認めることがある．このため，患者の状況により治療方法をそのつど選択し，症状が患者のQOLを低下させないようコントロールすることが重要である．閉経を迎えると自然に退縮し症状が消失していくことが多い．

退院支援・患者教育

　一度治療しても再発や再増大の可能性があるため，経過観察が重要である．また，月経の様子の変化や前述の起こしうる症状を患者自身が気にかけ，変化があるときは受診する必要があることを指導する．

2 ｜ 子宮内膜症

A 病態

子宮内膜症とは

　子宮内膜症（endometriosis）とは子宮内膜様の組織が**子宮外**に存在する疾患である．卵巣に発生すると囊胞を形成し，チョコレート様の古い血液成分が貯留することから**卵巣チョコレート囊胞**とも呼ばれる（**図Ⅲ-4-4**）．性成熟期に発生しエストロゲンによって進行する．

> **メモ**
> 卵巣と骨盤腹膜に発生することが多いが，膀胱や直腸，臍や肺などに発生することもある．

疫 学

　子宮内膜症の発症頻度は生殖年齢女性の約10％といわれる[3]．子宮内膜症は良性疾患であるが，約1％の頻度でがん化を起こすことがあり注意が必要である．

発症機序

　子宮内膜症の発症機序は諸説あるが定説はない．月経血が経卵管的に腹腔内に逆流する際に子宮内膜片が一緒に運ばれ子宮外に発育するという「**子宮内膜逆流説**」は最も支持されている．また，肺内膜症などの生殖器から離れた臓器での発症は血行性やリンパ行性の移植機序が考えられている．

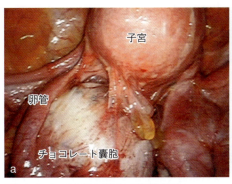
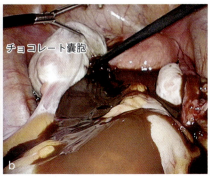

図Ⅲ-4-4　子宮内膜症（腹腔鏡像）
bでは子宮内膜症性卵胞囊胞からチョコレート様の内容液が流出している．

症状

　子宮内膜症では月経困難症や性交時痛を引き起こすことが多い．また，卵管周囲癒着など病的な腹腔内環境が不妊症を引き起こすことがある．稀少部位子宮内膜症の腸管内膜症では月経期に下血を起こし，肺内膜症では血痰や気胸を起こすことがある．

B　診断

どのような症状から子宮内膜症が疑われるか

　月経困難症や，月経期にのみ出現する症状や増強する症状があるときに本

もう少しくわしく　子宮内膜逆流説

子宮内膜は月経時に月経血とともに腟内に流出するが，その一部は卵管を逆流し腹腔内に流出する．その組織が卵巣や腹膜に移植されて子宮内膜症が発症するという考えが子宮内膜逆流説である．

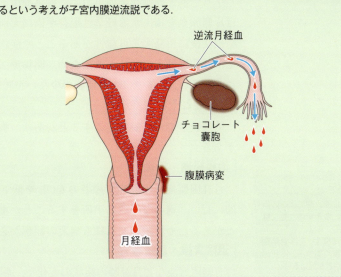

疾患が疑われる.

診察の進め方・確定診断の方法

症状の出現する時期などについてよく問診をとる．骨盤内子宮内膜症では内診で卵巣腫瘤や子宮の可動制限，腹膜の硬結を触れることがある．経腟超音波検査はチョコレート嚢胞の診断に有用である．MRI検査はチョコレート嚢胞のがん化の評価や経腟超音波検査で診断が困難な領域の病変の診断に有用である．

重症度判定やステージ・臨床分類など

米国生殖医学会が導入した腹腔鏡所見によるスコアリングシステムが最もよく用いられている．病巣スコア，癒着スコアおよびダグラス（Douglas）窩閉塞スコアの合計からⅠ〜Ⅳ期の4段階の進行期（ステージ）に分類するものである．卵巣チョコレート嚢胞が存在すると高得点が与えられ，Ⅲ期あるいはⅣ期の進行内膜症に分類される．腹膜にのみ病変が存在する場合は癒着を伴わないことが多く，Ⅰ期やⅡ期の初期内膜症に分類される．

C 治療

主な治療法

①薬物療法と②手術療法を患者の年齢や挙児希望の有無，症状の程度により組み合わせて行う．

1）薬物療法

月経困難症など疼痛に対しては鎮痛薬を使用する．エストロゲン依存性疾患のためホルモン剤は有用である．低用量エストロゲン・プロゲスチン配合薬やプロゲスチン製剤が治療，術後再発予防に用いられる．

2）手術療法

子宮全摘と両側卵巣摘出および病巣摘出を行う**根治術**と，病巣のみあるいは片側卵巣を摘出する**妊孕性温存手術**に大別される．妊孕性温存手術では手術療法後に再発する可能性があることや症状が改善されない可能性があること，妊孕性低下の懸念があるため，薬物療法と組み合わせて手術が行われることが多い．近年ではより侵襲の少ない腹腔鏡手術が選択されることが多い．

合併症とその治療法

肺内膜症では気胸を起こすことがあり，胸腔ドレナージが必要になることがある．

治療経過・予後

月経困難症や不妊症で患者のQOLを低下させないように薬物療法を積極的に行い，適切な時期に手術をすることが重要である．また，がん化することがあるため，閉経期以降も病変の観察が必要である．

退院支援・患者教育

月経困難症など月経時の症状の変化や，薬物療法をしている場合の副作用

メモ
・ホルモン剤による治療は妊娠希望の女性には使用できない．
・薬剤によっては更年期障害の副作用や不正出血などが起こる．

につき，医療者に伝えるよう指導する．手術療法を行った場合は，根治術以外の術式では再発ならびにがん化の可能性があるため，経過観察を続ける必要があることを指導する．

3 子宮腺筋症

A 病態

子宮腺筋症とは

子宮腺筋症（uterine adenomyosis）とは子宮内膜様の組織が子宮筋層内に発生する疾患である．性成熟期に発生しエストロゲンによって増殖，進行する．

疫学

子宮腺筋症は摘出子宮の20～60％程度に認められる[4]．30歳代後半から罹患率が上昇し40歳前後でピークに達する．

発症機序

妊娠や分娩，掻爬手術*など，子宮内膜への機械的刺激や子宮内膜症の炎症により子宮内膜の細胞が筋層内に侵入し，増殖して発症するといわれている．

症状

次第に増強する月経困難症状や過多月経，過長月経が主な症状である．過多月経や過長月経により深刻な貧血をきたすことがある．不妊症や不育症，流早産の原因になることがある．

> *掻爬手術
> 子宮口から器械的に子宮内膜を掻き出す手術であり，子宮内膜ポリープなどの子宮内膜疾患や人工妊娠中絶・流産に対する子宮内容除去術の際に行う．

B 診断

どのような症状から子宮腺筋症が疑われるか

30歳代以降に月経困難症状が強くなった場合などに本疾患が疑われるが，典型的なものはない．

診察の進め方・確定診断の方法

内診では，腫大・可動性低下を呈する子宮を認めることがある．経腟超音波検査で子宮壁の肥厚が明らかになることがあるが，しばしば子宮筋腫との鑑別が困難である．MRI検査では病変の詳細な情報が得られることが多い．

C 治療

主な治療法

症状が乏しい場合はとくに治療を必要としない．閉経が近い場合には閉経すると症状が消失するため治療を必要としないことも多い．治療にはまずは

①薬物療法を行い，効果が乏しければ②手術療法を行う．

1）薬物療法

月経困難症状に対しては鎮痛薬を用いる．鎮痛薬で効果が乏しければ排卵を抑制し月経痛を軽減させる低用量エストロゲン・プロゲスチン配合薬やプロゲスチン製剤が用いられる．低エストロゲン状態にするために GnRH 作動薬を用いることがある．

2）手術療法

薬物療法で効果が不十分な場合や副作用が問題となる場合に**子宮全摘術**が行われる．

合併症とその治療法

子宮腺筋症を合併する妊娠の場合，流早産や胎児発育不全のリスクが高い．

治療経過・予後

月経困難症状や貧血を薬物療法や手術療法でコントロールし閉経まで患者の QOL をなるべく低下させないようにする．閉経すると病変は萎縮し症状も消失する．

退院支援・患者教育

過多月経・月経困難症，薬物療法を行っている場合はその副作用に注意する．とくに不正出血が続くと深刻な貧血になることがあるため，医師に伝えるよう指導する．

> **メモ**
> 近年では挙児希望のある症例で病変のみ切除する子宮腺筋症核出術を行う場合もあるが，妊娠出産時の子宮破裂などのリスクが高いため適応は限られる．

---

4 良性卵巣腫瘍

A 病態

良性卵巣腫瘍とは

良性卵巣腫瘍とは卵巣に発生する良性腫瘍であり，その病理学的所見は多彩でさまざまな種類がある．腫瘍の分類は発生母地によって分類され，①上皮性腫瘍，②性索間質性腫瘍，③胚細胞腫瘍に大別される（**表Ⅲ-4-2**）．

疫学

良性卵巣腫瘍で最も多いのは成熟奇形腫で半数以上を占め，20〜30 歳代に好発する．次いで多い漿液性嚢胞腺腫は良性卵巣腫瘍の約 20％を占め，30〜40 歳代に好発する[5]．一方でエストロゲン産生能を有する莢膜細胞腫の大部分は閉経後にみられる．

発症機序

発症機序は卵巣腫瘍の組織型により異なる．成熟奇形腫は卵の単為発生*によるものと考えられており表皮，毛髪，毛嚢，皮脂腺，歯牙がよくみられる（**図Ⅲ-4-5a**）．

> ***単為発生**
> 卵子が精子と受精することなく組織を発生すること．

表Ⅲ-4-2　良性卵巣腫瘍の臨床病理学的分類

上皮性腫瘍	漿液性嚢胞腺腫，粘液性嚢胞腺腫，類内膜嚢胞腺腫，明細胞嚢胞腺腫，腺線維腫，漿液性表在性乳頭腫，ブレンナー（Brenner）腫瘍
性索間質性腫瘍	莢膜細胞腫，線維腫，硬化性間質性腫瘍，セルトリ・ライディッヒ（Sertoli-Leydig）細胞腫，ライディッヒ細胞腫
胚細胞腫瘍	成熟奇形腫，良性卵巣甲状腺腫

［日本産科婦人科学会・日本病理学会編：臨床的取扱いに基づいた卵巣腫瘍の分類．卵巣腫瘍・卵管癌・腹膜癌取扱い規約 病理編，第2版，p.122，金原出版，2022 より許諾を得て抜粋し転載］

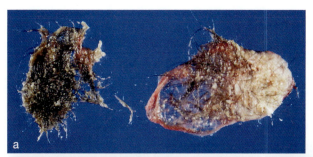
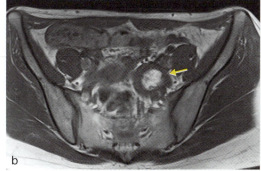
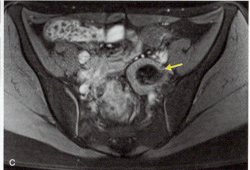

図Ⅲ-4-5　良性卵巣腫瘍
a：奇形腫の肉眼所見．毛髪や毛嚢を認める．b：MRI 像（T1 強調），c：MRI 像（T1 強調脂肪抑制）．

症状

　無症状のことが多く検診などで偶発的に見つかることが多い．破裂や茎捻転を起こして急性腹症で発症することもある．非常に大きくなると腹部膨満感や下腹痛，頻尿などをきたす．莢膜細胞腫では閉経後の不正出血や乳房腫大を呈することがある．

B　診断

どのような症状から良性卵巣腫瘍が疑われるか

　前述のような症状があるとき卵巣腫瘍が疑われるが，無症状のことも多い．

診断の進め方，確定診断の方法

　視診，触診や内診により大きな腫瘍は触知することができる．経腟超音波

検査で腫瘍の性状を調べることができ，組織型や悪性の有無を評価する．腫瘍の性状や悪性の有無の推定にはMRI検査が非常に有用である（**図Ⅲ-4-5b, c**）．腫瘍マーカー（CEA，CA125，AFP，CA19-9など）も組織型や悪性の有無の推定に用いられる．適切な治療のため，これらの検査で可能な限り良悪性の診断をつけることが重要である．

C 治療

主な治療法

治療の基本は手術療法だが，腫瘍の大きさが小さく，悪性の可能性がきわめて低いと診断される場合には経過観察が選択されることもある．しかし経過観察中に腫瘍の破裂や茎捻転による急性腹症の可能性があり注意を要する．手術療法には保存手術である腫瘍核出術と根治術である付属器切除術があり，若年の場合には妊孕性温存のために腫瘍核出術が選択される．近年ではより侵襲の少ない腹腔鏡下手術が選択されることが多い．

合併症とその治療法

良性卵巣腫瘍の経過観察中に破裂や茎捻転を起こした場合には緊急手術が必要になる．茎捻転では発症から手術までの時間により卵巣温存ができないことがある．妊娠初期に卵巣囊胞が発見された場合，大きさによっては妊娠，分娩の障害となるため妊娠中に摘出手術を行うことがある．

治療経過・予後

手術療法で摘出すれば基本的には治療は終了である．しかし，しばしば保存手術をした場合には同側の，根治術をした場合も対側の卵巣に再発することがあるため，定期的な検診が必要である．

退院支援・患者教育

経過観察中に前述のように急性腹症をきたすことがあるため，症状に変化があれば受診するように指導する．

●引用文献
1) 鈴木彩子，藤井信吾：子宮の腫瘍・類腫瘍（1）子宮筋腫．日本産科婦人科学会雑誌 **61**（5）：145-150，2009
2) Munro MG, Critchley HOD, Fraser IS；FIGO Menstrual Disorders Committee：The two FIGO systems for normal and abnormal uterine bleeding symptoms and classification of causes of abnormal uterine bleeding in the reproductive years：2018 revisions．International Journal of Gynecology and Obstetrics **143**（3）：393-408，2018
3) Richard RO, Giudice LC: Pathogenesis and pathophysiology of endometriosis. Fertility and Sterility **98**（3）：511-519, 2012
4) 生水真紀夫：子宮の腫瘍・類腫瘍(3)子宮腺筋症．日本産科婦人科学会雑誌 **61**(5)：151-158，2009
5) 青木陽一：卵巣の腫瘍・類腫瘍（2）悪性卵巣腫瘍 日本産科婦人科学会雑誌 **61**(5)：165-177，2009

5 悪性腫瘍

> **子宮頸がんと子宮体がん**
>
> 検診などでは「子宮がん」と呼ばれることが多いが，子宮頸がんと子宮体がんでは病態は大きく異なり，それぞれの疾患について理解しておくことが重要である．

　婦人科領域における悪性腫瘍では，子宮頸がん，子宮体がん，卵巣がんが大部分を占め，ほかに外陰がん，腟がん，卵管がん，腹膜がん，絨毛性がんなどがある．

1 子宮頸がん

A 病態

子宮頸がんとは

　子宮頸がん（cervical [cervix] cancer [carcinoma]）は，子宮頸部から発生する悪性腫瘍であり，腟側から観察や検査を行いやすい部位に好発する（**図Ⅲ-5-1**）．検診が有効であり，早期発見，早期治療が重要となる．子宮頸

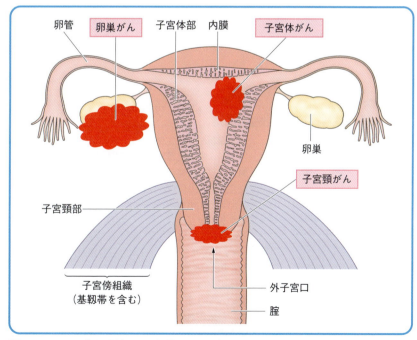

図Ⅲ-5-1　子宮頸がん，子宮体がん，卵巣がんの発生部位

がんは，子宮頸部異形成という前がん状態を経て，がん化することが知られており，異形成の程度により，軽度異形成，中等度異形成，高度異形成に分類される．高度異形成は高率にがんに移行する．がん細胞が子宮頸部の表面（上皮）にとどまっている段階を上皮内がんといい，上皮の下の基底膜を越えてがん細胞が広がると浸潤がんと呼ばれる．

疫学

子宮頸がんの患者は年間約 10,900 例（上皮内がんを除く）で，死亡者数は年間約 2,900 人と報告されている[1]．子宮頸がんの 90％以上で，ヒトパピローマウイルス（HPV）の感染が確認される．子宮頸がんの発症は年々若年化が進んでおり，30 歳代後半から 40 歳代が最も多い．上皮内がんを含めた発症頻度では，30 歳代前半がピークとなる．日本では 2013 年以降 2022 年 4 月まで HPV ワクチン接種の勧奨が中止されていた背景があり，摂取勧奨再開後も接種率が低い状態が続いている．2024 年 7 月現在 9 価 HPV ワクチンが接種可能となっており，子宮頸部異形成，子宮頸がんの発症を防ぐうえで，HPV ワクチン接種と適切な検診の普及がきわめて重要である（下記コラム参照）．20 歳代での子宮頸部異形成，子宮頸がんの発症も近年増加傾向にある．

HPV：human papilloma virus

発症機序

性行為による HPV の感染が子宮頸がんの誘因であることが明らかとなっている．性交渉の経験がある女性の約 7 割以上で，HPV 感染歴を有する．とくに若い年代の感染率が高く，HPV 検査の陽性率は，10〜20 歳代で 30％前後，30 歳代で 10〜20％，40 歳代で〜10％となっている．HPV は 100 種類以上の型が同定されており，そのタイプによって発がんリスクも大きく異なる．最もリスクが高いのは HPV 16 型と 18 型である．

メモ

HPV-16，18 型は，子宮頸がんで最も高頻度に認められる HPV の 2 つの型である．

メモ

定期接種の対象は小学校 6 年生（12 歳）から高校 1 年生相当（16 歳）の女子となっているが，接種勧奨中止期間中でワクチン接種を受けられていない者を対象に，キャッチアップ接種（無料）の対象者も設定された（平成 19 年度生まれまでの女性を対象に令和 6 年度まで）．

もう少しくわしく

HPV ワクチン

子宮頸がん予防ワクチン（HPV ワクチン）は，HPV への感染を防ぐことで子宮頸がんや子宮頸部異形成の罹患を予防する効果を有する．感染経路は性的接触であり，性交経験をもつ前にワクチンを接種するのが最も効果的である．従来は，HPV-16，18 型の感染を予防する 2 価ワクチンと，HPV-16，18 型に加えて尖圭コンジローマの原因となる HPV-6，11 型の感染を予防する 4 価ワクチンとが用いられていたが，2023 年 4 月より 9 価ワクチン（6，11，16，18，31，33，45，52，58 型の 9 種類）も公費で受けられるようになった．HPV-16，18 型は，日本の子宮頸がんの約 6 割を占めており，31，33，45，52，58 型を加えると子宮頸がんの約 8〜9 割に対応する．HPV ワクチン接種を国のプログラムとして早期に取り入れた海外諸国では，HPV 感染，前がん病変のみならず子宮頸がんの発生率も有意に低下していることが報告されている．日本においてワクチン接種率を高めるための環境の整備が重要であり，男子への接種を含めた検討も必要である．

症状

前がん病変である子宮頸部異形成や上皮内がんでは，通常症状は認められない．また，初期の子宮頸がんでも，症状が出ることはまれである．婦人科の診察や集団検診などで症状が出る前に発見することが重要といえる．がんが進行してくると，不正出血*や性行為の際の出血，普段と違う帯下*の増加といった症状が出てくる．さらに進行してくると，出血や悪臭を伴う異常な帯下が増加する．

*不正出血
月経中でないときの出血．

*帯下
おりもの．

B 診断

どのような症状から子宮頸がんが疑われるか

月経中でないときや性行為の際の出血，普段と違う帯下の増加などの症状から本疾患が疑われる．検診異常をきっかけに発見されることも多い．

診断の進め方・確定診断の方法

子宮頸がんの診断は，子宮頸部の細胞や組織を採取（細胞診・組織診）し，病理学的所見により行う．細胞診は子宮頸部の表面を直接ブラシやヘラなどでこすって採取し，組織診は通常コルポスコープと呼ばれる拡大鏡を使って採取する（**図Ⅲ-5-2**）．染色液を使って病変をよく見えるようにし，コルポスコープで子宮頸部をのぞきながら，所見の強いところを採取する．がんの広がりを調べる検査として，経腟超音波検査，CT検査，MRI検査，膀胱鏡検査などを行う．

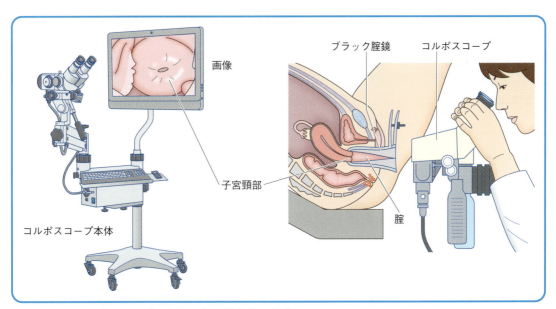

図Ⅲ-5-2 コルポスコープによる子宮頸部病変の観察

なお，子宮頸がん検診は従来細胞診のみで行われてきたが，近年 HPV 検査の有用性が示されており，検診間隔の延長を含めた新たな検診体制が検討されている．

病期（ステージ）

子宮頸がんの病期（ステージ）は下記のとおりである[2]．Ⅰ期からⅡ，Ⅲ，Ⅳ期と進むにつれて重症となる．

- Ⅰ期：がんが子宮頸部のみに認められ，ほかに広がっていない．
- Ⅱ期：がんが子宮頸部を越えて広がっているが，骨盤壁または腟壁の下 1/3 には達していない．
- Ⅲ期：がんの浸潤が腟壁下 1/3 まで達するもの，ならびに/あるいは骨盤壁に達するもの，ならびに/あるいは水腎症や無機能腎の原因となっているもの，ならびに/あるいは骨盤リンパ節ならびに/あるいは傍大動脈リンパ節に転移が認められるもの．
- Ⅳ期：がんが小骨盤腔を越えて転移しているか，膀胱・直腸の粘膜にも広がっているもの．

クラス分類

従来の5段階分類．クラスⅠ：なにも異常がない，クラスⅡ：炎症性変化あり，クラスⅢ：正常ではない異型の細胞あり（子宮頸部異形成：子宮頸がんの前がん病変と推測される），クラスⅣ：子宮頸部の表面にとどまっているごく初期の頸がん（上皮内がん）が疑われる場合，クラスⅤ：浸潤がん（いわゆる子宮頸がん）

もう少しくわしく　子宮頸部細胞診で用いられるベセスダシステム分類

細胞診は従来「クラス分類」と呼ばれる方法で記載されていたが，近年はベセスダシステム分類が広く採用されている．HPV 感染の有無や異形成の程度を類推するのに有用である．細胞診のクラス分類と子宮頸がんの病期（ステージ）とを混同しないように注意が必要である．

＜ベセスダシステム分類＞
- ・NILM（クラスⅠ・Ⅱ）：正常な細胞のみ
- ・ASC-US（クラスⅡ・Ⅲa）：異形成といいきれないが細胞に変化がある
- ・ASC-H（クラスⅢa・Ⅲb）：高度な細胞異型の可能性がある
- ・LSIL（クラスⅢa）：HPV 感染や軽度異形成と考えられる
- ・HSIL（クラスⅢa・Ⅲb・Ⅳ）：中等度異形成・高度異形成・上皮内がんと考えられる
- ・SCC（クラスⅣ・Ⅴ）：明らかな扁平上皮がんと考えられる

C　治療

主な治療法

1）手術療法

①円錐切除術

経腟的に子宮頸部を円錐状に切り取る小手術である．高度異形成や上皮内

がん（および一部の初期の子宮頸がん）の診断確定，治療手段として広く行われている．

②広汎子宮全摘術

子宮だけでなく，卵巣・卵管，子宮を支えている子宮周囲の組織，リンパ節などをすべて取り除く治療法であり，婦人科で最も大きな手術の1つである．Ⅰ期～Ⅱ期が主な対象となる．内視鏡手術（腹腔鏡またはロボット支援下）も技術的には可能であるが，開腹手術に比べて治療成績が不良であったとする海外報告があり，標準治療としては確立していない．若年者では進行期などを踏まえ，卵巣温存，さらには妊孕性温存治療としての広汎子宮頸部摘出術が考慮される場合がある．Ⅰ期のうちIA期では単純子宮全摘や準広汎子宮全摘術が主に行われる．

2）放射線療法

遠く離れた線源から骨盤全体を照射する方法（外照射）と，小線源を腟や子宮の内部に入れて内側から照射する方法（腟内照射）を組み合わせて行う．ⅠB3期（腫瘍径が4cmを超える）～Ⅳ期が主な対象となる．抗がん薬と同時併用する治療法が主流である．また，高齢者など手術が困難な場合にも用いられる．

3）薬物療法（化学療法，分子標的療法）

遠隔転移のあるⅣ期症例や再発例で用いられることが多い．パクリタキセル，シスプラチン，カルボプラチンといった抗がん薬がよく使用されているが，これに加えて，血管新生阻害薬であるベバシズマブや免疫チェックポイント阻害薬であるペムブロリズマブの併用（両方もしくはいずれか）も保険適用となっている．

合併症とその治療法

1）手術療法

円錐切除術では，術後の出血や感染に注意を要する．とくに，術後2週頃に急に出血することがあるので注意が必要である．創傷部が完全に治癒するまでに，6～8週程度を要する．

広汎子宮全摘術では，術後の排尿障害*がほとんどの症例で認められる．術後の下肢リンパ浮腫（むくみ）も長期的に管理していく必要がある．閉経前に両側の卵巣摘出を行った場合，卵巣欠落症状（更年期症状）も出現する．

2）放射線療法

早期の副作用*としては，悪心，下痢，皮膚の色素沈着などがある．悪心は徐々に治まるが，下痢は治療期間中に悪化しやすい．整腸薬や下痢止めを使用する．また，卵巣の機能が停止し閉経状態となる．晩期の副作用*として，重篤なものは数％以下であるが，放射線性膀胱炎・直腸炎が挙げられる．血尿や血便といった症状を呈する．また，まれであるが，瘻孔の形成（膀胱腟瘻や直腸腟瘻）が生じ，人工肛門増設や尿路変更などの手術を要することがある．

＊排尿障害
尿意の低下（排尿をしたいかどうかがわからない）や残尿（尿がすっきりでない），失禁といった症状を呈する．

＊早期の副作用
原則として放射線を当てている部分にのみ起こり，放射線治療期間中に出る副作用．

＊晩期の副作用
放射線治療後しばらく経過してから出る（晩期）副作用．

3）薬物療法（化学療法，分子標的療法）

　化学療法の有害事象は使用する抗がん薬の種類によるが，子宮頸がんで用いられる抗がん薬は卵巣がんや子宮体がんと同様にパクリタキセル（タキサン系）とプラチナ製剤（シスプラチンやカルボプラチンなど）が主体である．骨髄抑制*，全身のだるさ・倦怠感，悪心・嘔吐，しびれ，筋肉痛・関節痛，脱毛といった症状がみられる．

　悪心・嘔吐に対しては制吐薬が有効である（5-HT₃受容体拮抗型制吐薬など）．白血球（好中球）減少性の発熱は化学療法で十分に注意する必要のある副作用であり，定期的な採血と感染の予防（手洗い，マスクなど）が重要である．発熱時には広域な抗菌薬を投与し，G-CSF*製剤により，好中球の増加を図る．こうした抗がん薬による副作用を軽減する治療を**支持療法**と呼ぶ．

　分子標的治療薬であるベバシズマブでは，高血圧，タンパク尿，血栓といった有害事象に加え，とくに子宮頸がんでは骨盤内に放射線照射を受ける症例が多いため，瘻孔形成（膀胱腟瘻や直腸腟瘻など）に注意が必要である．免疫チェックポイント阻害薬（上記ペムブロリズマブのほか，抗PD-1抗体セミプリマブ単剤療法も保険適用となっている）では，免疫関連有害事象（irAE）*の管理が重要である．皮膚，消化器系，内分泌系，神経系など，全身のあらゆる臓器に炎症性の免疫反応が発現しうる．甲状腺機能などの内分泌学的検査を含めた検査一式を決めておき，他科連携を整備して管理にあたる必要がある．

治療経過・予後

　ステージごとの5年生存率は，Ⅰ期92.9％，Ⅱ期75.5％，Ⅲ期58.2％，Ⅳ期26.7％と報告されている[3]．Ⅰ期の予後が良好であることより，早期の段階で診断し，治療を開始することが肝要である．

退院支援・患者教育

1）自己管理の支援

　手術や放射線療法，化学療法後の在宅生活を円滑に行えるように長期的に支援していく必要がある．

- **排尿障害**：時間を決めてこまめに排尿することを勧める．残尿感や感染の有無を確認する．自己導尿*を要する場合には，手技が適切に行えているかを確認する．尿路感染に注意が必要である．
- **リンパ浮腫**：長時間の立位での仕事や正座は控えるように指導する．下半身を締め付けるようなきつい下着も控える．下肢のリンパ浮腫予防マッサージを指導する．弾性ストッキングの使用やマッサージが受けられる施設など，必要な情報を提供する．
- 放射線療法後の体調の変化に留意し，血便，血尿などの症状の有無についても確認する．高齢者では骨粗鬆症による骨折にも注意する．
- 化学療法による脱毛に対するウィッグやケア帽子の紹介，好中球減少による感染への対策，食欲低下時の水分補給などの生活指導を行う．

＊骨髄抑制
白血球・好中球減少（易感染），赤血球減少（貧血），血小板減少（出血傾向）．

＊G-CSF
顆粒球コロニー刺激因子：granulocyte-colony stimulating factor

＊irAE
immune-related adverse events．免疫関連有害事象のことで，免疫チェックポイント阻害薬を使用する際に発生する有害事象の総称である．がん細胞に対する免疫応答を高める作用があるため，時に正常な組織に対しても影響を与えうる．

＊自己導尿
自分で尿道からカテーテルを入れ，尿の排出をすることをいう．消毒など尿路感染に注意して行う必要がある．

2）心理的支援

　患者や家族は病気の進行・再発に対する不安を抱いている．また，若年女性の場合，妊孕性が失われること（妊娠するのに必要な臓器を失うこと）に対する喪失感に対しても配慮が必要である．卵巣機能が喪失することによる更年期症状も，若年女性にはつらい症状である．治療が性交に与える影響も少なくなく，パートナーとの関係のあり方についても支援が必要な場合が少なくない．リンパ浮腫などの合併症について，家族の理解や協力も大切である．

> **メモ**
> 更年期症状に対してはホルモン補充療法で対処できる場合が多い．

2 ｜ 子宮体がん

A 病態

子宮体がんとは

　子宮体がん（endometrial cancer ［carcinoma］）とは，子宮の奥の部分（体部）に生じるがんであり，**子宮内膜がん**とも呼ばれる（**図Ⅲ-5-1**）．50歳代以降の閉経後の女性に多く，エストロゲンの過剰刺激が発がんに関与することより，ホルモン依存性のがんとしても知られている．肥満，脂肪食の過剰摂取などの生活習慣の変化に伴い増加しているがんである．

疫学

　子宮体がんの患者は年間約17,800例（子宮内膜異型増殖症を除く），死亡者数が年間約2,600人と推計されている[1]．40歳代から多くなり，50歳代から60歳代にかけて最も多く発生する．食生活の欧米化に伴うホルモン依存性のタイプのほか，高齢者に多いホルモン非依存性のタイプも増加しており，日本では子宮頸がんよりも発症頻度が高いがん種となっている．

発症機序

> **メモ**
> エストロゲンに依存しないタイプの子宮体がんも約2割存在する．

　エストロゲンが子宮体がんの約8割にかかわっていると考えられてる．エストロゲンは内膜を厚くする働きがあり，子宮内膜が長い期間エストロゲンの影響を過剰に受け続けると子宮体がんが発生しやすくなる．エストロゲンの持続的な刺激を受けやすい要因として，月経不順，不妊，肥満，未経産，遅い閉経，糖尿病，エストロゲン製剤単独でのホルモン補充療法などが挙げられる．

症状

　子宮体がんの初期の症状のほとんどが不正出血である．少量の出血から始まることが多いため，更年期の女性ではがんからの不正出血か，月経が不順なのかがわからず，症状として自覚されにくいことがある．子宮頸がんと同様に，進行すると出血量が増え，持続的となっていく．悪臭を伴う異常な帯下も出現しうる．

B 診断

どのような症状から子宮体がんが疑われるか

不正出血があれば，子宮体がんを疑う．閉経後の出血，閉経前では月経と無関係な出血など，閉経前後の不正出血が頻度としては最も多い．

診断の進め方・確定診断の方法

子宮体がんの診断は，子宮体部（内膜）の細胞や組織を採取（細胞診・組織診）し，病理学的所見により行う（図Ⅲ-5-3）．頸がん検査と比べて痛みを伴うことがしばしばある．がんの広がりを調べる検査として，経腟超音波検査，CT検査，MRI検査などを行う．子宮内を視認する方法として，子宮鏡検査も有用である．

病期（ステージ）

子宮体がんの病期（ステージ）は以下のとおりである[4]．Ⅰ期からⅡ，Ⅲ，Ⅳ期と進むにつれて重症となる．

- Ⅰ期：がんが子宮体部のみに認められ，ほかに広がっていないもの．
- Ⅱ期：がんが子宮体部を越えて子宮頸部に及ぶもの．
- Ⅲ期：がんが子宮外に広がっているが，骨盤を越えて外には広がっていないもの，または骨盤内あるいは大動脈周囲のリンパ節に転移を認めるもの，またはがんが子宮の外の膜（漿膜）や骨盤内の腹膜あるいは卵巣卵管

> **子宮体がんの分子分類**
> 近年は分子生物学的な背景に基づいた分子分類が提唱されており，予後とも相関することから，将来的に日本における臨床進行期にも反映される見込みである（NCCN Guide Lines®）．

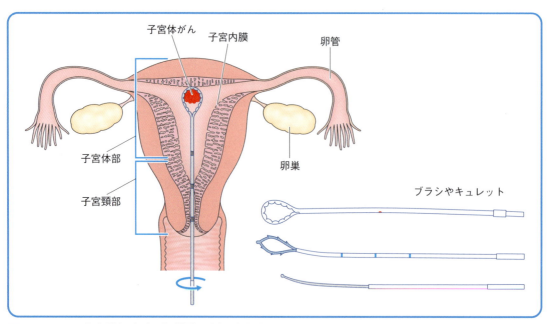

図Ⅲ-5-3　子宮内膜細胞診・組織診の採取と器具
子宮の中にブラシやキュレット挿入後にループを開き，360度回転しながら子宮内膜細胞を擦過または吸引して採取する．

に広がっているもの.

- **Ⅳ期**：がんが骨盤を越えて別の部位へ広がるか，膀胱ならびに/あるいは腸の粘膜を侵すもの，ならびに/あるいは遠隔転移のあるもの.

C 治療

主な治療法

1）手術療法

原則として手術が第一選択である．子宮全摘術，両側付属器（両側の卵巣・卵管）摘出術，リンパ節（骨盤内や傍大動脈領域など）郭清術が標準的な治療である．初期では内視鏡（腹腔鏡下またはロボット支援下）による手術も普及してきている．術後の病理検査の結果に基づいて，追加治療が必要か判断される.

2）薬物療法（化学療法，分子標的療法）

術後補助治療として，日本では化学療法が広く行われている．深い筋層浸潤，Ⅱ期以上の場合などが対象となる．薬剤は，ドキソルビシン，シスプラチンの組み合わせや，パクリタキセル，カルボプラチンの組み合わせがよく用いられる．手術が困難なⅣ期症例では，手術でなく化学療法が先に選択されることがある．再発例では分子標的治療薬（マルチキナーゼ阻害薬レンバチニブ）と免疫チェックポイント阻害薬ペムブロリズマブの併用療法も用いられている．また，マイクロサテライト不安定性陽性（ミスマッチ修復遺伝子異常）の場合には，ペムブロリズマブ単剤療法の有効性も示されている.

3）放射線療法

高齢者や持病があるために手術に耐えられないと判断される場合に，放射線療法を主治療として行うことがある．また，術後の治療や腟におけるがんの再発などでも，放射線療法は選択肢となりうる.

合併症とその治療法

1）手術療法

子宮体がんでは広汎子宮全摘術でなく，単純子宮全摘術が選択されることが多いため，術後の排尿障害はまれである．リンパ節郭清術を施行した場合には，術後の下肢リンパ浮腫への対処が必要となる（p.136 参照）.

2）薬物療法（化学療法，分子標的療法）

抗がん薬については子宮頸がん・卵巣がんと同種類の薬剤を用いることが多い（p.135 参照）．子宮体がんにおいてよく用いられるドキソルビシンは心毒性（心筋症）があるため，治療前後で心エコーなどによる心機能評価を行い，総投与量が規定を超えないように注意しなければならない．レンバチニブとペムブロリズマブ併用療法では，高血圧，甲状腺機能低下，下痢，悪心，食思不振，嘔吐，倦怠感，関節痛，タンパク尿などの多彩な症状がみられ，レンバチニブによるものか irAE かの鑑別も重要となる.

▶ 子宮体がんの妊孕性温存治療

子宮体がんでは子宮そのものにがんが発生するため，根治的な手術を行うと妊孕性は失われる．しかしながら，若年でごく初期の体がんの場合，ホルモン療法（高用量プロゲスチン療法）が有効な場合が多い．エストロゲンに拮抗する作用をもつプロゲスチン製剤を高用量で投与すると，がんの縮小・消失が期待され，実際に治療後に妊娠・出産できる症例は少なくない.

治療経過・予後

ステージごとの5年生存率は，Ⅰ期94％，Ⅱ期86％，Ⅲ期73％，Ⅳ期27％と報告されている[3]．Ⅰ/Ⅱ期の比率が高く，その予後が良好であることより，早期の段階で適切に診断し，治療を行うことが肝要である．

退院支援・患者教育

1）自己管理の支援

手術や化学療法（あるいは放射線療法）後の在宅生活を円滑に行えるように支援していく必要がある．子宮体がんでは，糖尿病や肥満など，生活習慣病を合併している比率が高い．子宮体がんは比較的予後のよいタイプのがんであるが，がんのみでなく，全身疾患の管理も重要となってくる．

2）心理的支援

閉経前の場合，卵巣欠落症状（更年期症状）に注意が必要である．更年期症状に対してはホルモン補充療法が有効であるが，子宮体がんの多くはホルモン依存性のがんであるため，ホルモン補充療法が回避される場合が少なくない．生活習慣病の予防などに対する生活指導のほか，精神的なサポートも重要である．

> **メモ**
> 術後のリンパ浮腫，化学療法後の副作用対策など，「子宮頸がん」の項(p.136)を参照．

3 卵巣がん

A 病態

卵巣がんとは

卵巣がん（［epithelial］ovarian cancer）とは，卵巣に生じるがんである（図Ⅲ-5-1）．まれに卵管原発（**卵管がん**）や，卵巣・卵管ともに異常がなく，腹膜から発生したと考えられる場合（**腹膜がん**）も存在する．卵巣はさまざまな種類の腫瘍が発生することが知られている．一般的な上皮性腫瘍のみでなく，胎児の源である卵細胞が腫瘍化してできる胚細胞腫瘍，卵細胞の周囲にある間質細胞が腫瘍化してできる性索間質性腫瘍などがあるが，卵巣がんという場合には，上皮性のものを指すことが多い．本項では，主に上皮性の卵巣がんについて解説する．

疫学

卵巣がんの患者は年間約13,000例，死亡者数が年間約4,800人と推計されている[1]．40歳代から多くなり，50歳代から60歳代にかけて最も多く発生する．卵巣がんの少なくとも10％は，遺伝性によるものと考えられている．

発症機序

複数の要因が関与し，発生する卵巣がんの組織型（種類）によって異なると考えられている．未経産，排卵誘発薬の使用，子宮内膜症の合併，家族歴などがリスク因子となりうる．経口避妊薬の使用は，卵巣がんのリスクを低

下させるといわれている．最も頻度の高い高異型度漿液性がんの発生起源は卵管采と考えられるようになっており，卵管がん，腹膜がんとして発生する場合がある．遺伝性に発生するものも知られている（遺伝性乳がん卵巣がん［HBOC］，p.144 参照）．子宮内膜症を発生母地とするものがあることも重要である．

症状

卵巣がんは初期の段階では，ほとんど自覚症状はみられない．腫瘍が大きい場合には，下腹部にしこりを触れる，圧迫感がある，といった症状が出現する．卵巣がんは早期に腹腔内に播種[*]が起こりやすく，多量の腹水を伴うことが多い．多量の腹水によって腹部全体が張ってくる，あるいは，胸水がたまって息切れがするといった症状が出て，初めて異常に気づくことも少なくない．

*播種
がん細胞が散らばっていく転移．

B 診断

どのような症状から卵巣がんが疑われるか

下腹部のしこりや圧迫感，下腹部膨満感があれば，卵巣の腫瘍を疑う．子宮内膜症の既往や家族歴にも注意する．不正性器出血を伴うこともある．多量に腹水がある場合，卵巣がんからの腹水の可能性も疑う必要がある．

診断の進め方・確定診断の方法

内診や直腸診による卵巣の腫大の有無を確認する．がんの広がりを調べる検査として，経腟および経腹超音波検査，CT 検査，MRI 検査などを行う．血液による腫瘍マーカーの検査が有用であり，卵巣がんでは多くの場合，CA125 が上昇する．腹水がある場合には，腹水細胞診を行うことで，悪性の診断をすることが可能である．卵巣のみに病変が限局している場合，細胞診断が困難な場合，原発の臓器がわからない場合など，手術を行うことで初めて診断がつくことが多い．

病期（ステージ）

卵巣がんの病期（ステージ）は次のとおりである[5]．Ⅰ期からⅡ，Ⅲ，Ⅳ期と進むにつれて重症となる．

- Ⅰ期：がんが片側あるいは両側の卵巣だけにとどまっているもの．
- Ⅱ期：がんが卵巣の周囲（卵管，子宮，直腸，膀胱などの腹膜）に進展しているもの．
- Ⅲ期：がんが上腹部，または後腹膜リンパ節あるいは鼠径リンパ節に転移しているもの．
- Ⅳ期：がんが遠隔部位に転移しているか，あるいは肝臓実質に転移しているもの．

C 治療

主な治療法

1）手術療法

原則として手術が第一選択である．子宮全摘術，両側付属器（両側の卵巣・卵管）摘出術，大網＊切除術，リンパ節（骨盤内や傍大動脈領域など）郭清術が標準的な治療である．進行例では初回手術で病変を十分に取り切ることが困難であり，化学療法の途中で改めて手術を行う場合がある．また，進行例においては化学療法を先行する場合があり，腹腔内を精査するための審査腹腔鏡手術も考慮される．

＊**大網**
胃の下側（大弯）から腸の前に垂れ下がった腹膜．

2）薬物療法（化学療法，分子標的療法）

化学療法は手術と並んで，卵巣がん治療の中心となる治療法である．進行期によらず，ほとんどの場合で化学療法が手術と併せて行われる．初回化学療法の薬剤としては，パクリタキセル，カルボプラチンの組み合わせが推奨されている．奏効率は70～80％といわれており，根治はむずかしいが，再発を繰り返しながらでも化学療法を粘り強く行っていくことで長期生存が得られることが多い．再発例に対しては，化学療法が第一選択で行われる場合が多い．3～4レジメン＊以上の化学療法が行われる症例もしばしば経験する．卵巣がんで使用できる薬剤は**表Ⅲ-5-1**のとおりである．初回，再発治療ともに分子標的治療薬の導入が進んでおり，2013年には血管新生阻害薬ベバシズマブが，2018年以降にはPARP阻害薬が承認された．初回治療においては，2021年以降，薬剤適応のための検査（コンパニオン診断）で陽性の場合には，ベバシズマブとPARP阻害薬オラパリブの併用による維持療法も適応となっている．

＊**レジメン**
1回で行う抗がん薬の種類，組み合わせを「レジメン」と呼ぶ．異なる薬剤への変更はレジメン変更を意味する．

合併症とその治療法

1）手術療法

卵巣がんでは腫瘍の減量が重要なため，他臓器の合併切除を含めた拡大手術が行われることが多い．直腸などの腸管合併切除（場合により人工肛門），横隔膜切除（場合により開胸），脾臓や膵尾部切除などである．リンパ節郭清を施行する際には，通常骨盤内のみでなく，傍大動脈領域も郭清範囲となるため，皮膚切開創は大きくなる．術後の下肢リンパ浮腫も合併症として挙げられる．

腫瘍の減量
できるだけ腫瘍が残存しないように取り切ること．

メモ
「子宮頸がん」の項(p.136)参照．

2）薬物療法（化学療法，分子標的療法）

子宮頸がん，子宮体がんよりも多数の種類の薬剤が用いられることが多い．抗がん薬全般の副作用として，骨髄抑制（p.136側注参照），脱毛，悪心・嘔吐，全身倦怠感があるが，各抗がん薬に特有な副作用は**表Ⅲ-5-1**のとおりである．ベバシズマブでは，高血圧，タンパク尿，血栓症，消化管穿孔などに注意が必要である．PARP阻害薬では，骨髄抑制，消化器症状（悪心・嘔吐，味覚異常など），倦怠感の頻度が高く，頻度は低いが二次性のがん（骨髄

5　悪性腫瘍　143

表Ⅲ-5-1　上皮性卵巣がんで用いられる主な薬剤

薬剤（抗がん薬）	種類	特徴的な副作用（骨髄抑制，脱毛，悪心などを除く）
パクリタキセル ドセタキセル	タキサン系 （植物アルカロイド）	アレルギー，関節痛，筋肉痛，しびれ
		浮腫（むくみ）（他，パクリタキセルと共通）
シスプラチン カルボプラチン ネダプラチン	プラチナ製剤	腎障害，聴力低下
		（シスプラチンと共通，軽減）
イリノテカン トポテカン（ノギテカン） エトポシド	トポイソメラーゼ阻害薬 （植物アルカロイド）	下痢
ゲムシタビン	代謝拮抗薬	
リポソーマル化ドキソルビシン	アントラサイクリン系	手足症候群，アレルギー反応，口内炎

薬剤（分子標的治療薬）	種類	特徴的な副作用
ベバシズマブ	血管新生阻害薬	高血圧，タンパク尿，（まれに）消化管穿孔，血栓症
オラパリブ	PARP阻害薬	骨髄抑制，消化器症状（悪心・嘔吐，味覚異常など）， 倦怠感，（まれに）二次がん
ニラパリブ		

異形成症候群や急性骨髄性白血病など）にも注意が必要である．

治療経過・予後

　ステージごとの5年生存率は，Ⅰ期93%，Ⅱ期84%，Ⅲ期50%，Ⅳ期32%と報告されている[3]．早期発見がむずかしいため，Ⅲ/Ⅳ期の比率が高く，その予後が不良であることが課題である．

退院支援・患者教育

1）自己管理の支援

　手術や化学療法後の在宅生活を円滑に行えるように支援していく必要がある．卵巣がんでは，直腸合併切除後など人工肛門の管理が必要となることがある．化学療法を受けながらでも，パウチから漏れることなく管理ができるよう指導していく必要がある．

2）心理的支援

　卵巣がんでは進行例が多く，予後に対する不安が大きい．化学療法期間中の社会生活（就労，休職，復職など）についても不安をもつ人が多い．分子標的治療薬の導入により，抗がん薬終了後も維持療法として治療が継続される場合が増えてきている．病状そのものや治療の副作用への不安とともに，職場の環境やライフスタイル，遺伝的背景についても理解し，全人的に精神面でも支援していくことが必要である．

メモ

「子宮頸がん」の項(p.136)参照．

4 遺伝性腫瘍

　各臓器のがん全体で約5%の割合で家系内集積性を認めることが知られており，原因遺伝子が判明しているものを**遺伝性腫瘍**という．必ずしも家系内集積性を認めない場合も少なくない．がん抑制遺伝子など特定のがん関連遺伝子に生まれつき変異（生殖細胞系列病的バリアント）があることによって，特定のがんの発症リスクが上昇する．婦人科がんで代表的なものとして，**遺伝性乳がん卵巣がん（HBOC）とリンチ（Lynch）症候群**が挙げられる．その他にも頻度は低いが，カウデン（Cowden）症候群やポイツ-ジェガース（Peutz-Jeghers）症候群などが知られている．本項ではHBOCとリンチ症候群について解説する．

HBOC：hereditary breast and ovarian cancer

カウデン症候群
過誤腫が多臓器に出現し，乳がん，甲状腺がん，子宮体がんなどのリスクが高くなる．

ポイツ-ジェガース症候群
特徴的な色素沈着斑や消化管過誤腫性ポリープが出現し，消化器系，乳がんのほか，子宮頸がんなどの婦人科腫瘍を含めて発がんリスクが高くなる．

4-1 遺伝性乳がん卵巣がん（HBOC）

A 病態

原因遺伝子，病態，発症機序

　*BRCA1/BRCA2*の2つが原因遺伝子として知られている．乳がんの生涯罹患リスクは両遺伝子ともに約7割であり，男性乳がんのリスクも高くなる．卵巣がんの罹患リスクは*BRCA1*で4〜5割，*BRCA2*で2割弱とされている．HBOCに関連するがんとして，前立腺がん，膵臓がんが重要である[6]．

疫学

　HBOCの頻度（*BRCA1/BRCA2*の生殖細胞系列病的バリアント保持者）は300〜400人に1人といわれている．卵巣がんの10%以上を占めており，高異型度漿液性がんにおいては20%以上がHBOCであることが報告されている．

B 診断

　*BRCA1/BRCA2*の遺伝学的検査により診断が確定する．上皮性卵巣がんでは，全例が*BRCA1/BRCA2*遺伝学的検査の保険適用対象となっている．さらに，進行卵巣がんの初回治療薬剤選択（PARP阻害薬など）のためのコンパニオン診断として，腫瘍組織を用いた遺伝子関連検査（myChoice診断システム）も保険適用となっており，固形がん全体を対象とした「がん遺伝子パネル検査」と併せ，HBOCの診断につながる機会が増加している．また，がん未発症の血縁者診断例も増えてきている．

5 悪性腫瘍 145

C 治療・対応

　卵巣がん既発症の場合には卵巣がんの主治療が優先される．HBOC 症例では，PARP 阻害薬の感受性が高く，予後の改善が期待される．乳がん，卵巣がんの既発症者のみでなく，未発症者においてもサーベイランスが重要である．女性では 25 歳以降の乳がん検診（造影乳房 MRI 検査やマンモグラフィなど）が推奨されている．卵巣がんのサーベイランスとしては，30〜35 歳以降の経腟超音波検査や腫瘍マーカー検査が考慮されるが，早期診断は困難な場合が多い．そのため，35〜40 歳を目安に（出産終了後），リスク低減両側卵管卵巣摘出術が推奨されている．リスク低減乳房切除術も乳がん発症リスクを下げるのに有効である．2024 年 10 月時点で，乳がんまたは卵巣がんの既発症者においては，リスク低減卵管卵巣摘出術，乳房切除術が保険適用となっている．一方で，未発症者への遺伝学的検査やリスク低減手術は自由診療（自費）であり，課題が残されている状況にある．

4-2 リンチ（Lynch）症候群

A 病態

原因遺伝子，病態，発症機序

　ミスマッチ修復遺伝子（*MLH1*，*MLH2*，*MSH6*，*PMS2*）の 4 つが原因遺伝子として知られている．以前は遺伝性非ポリポーシス性大腸がん（HNPCC）とも呼ばれていた．大腸がんの生涯罹患リスクは 54〜74%（男性），30〜52%（女性），子宮体がんは 28〜60% とされている．その他，胃がん，小腸がん，尿管がんなどもリンチ症候群関連がんとして知られている．

HNPCC：hereditary non-polyposis colorectal cancer

疫学

　リンチ症候群の頻度も 300〜400 人に 1 人といわれている．子宮体がんのうち 2% 以上を占めると推定されている．

B 診断

　ミスマッチ修復遺伝子の遺伝学的検査により診断が確定する．遺伝学的検査は現時点で保険適用となっておらず，診断確定は原則自由診療（自費）となっている．そのため診断未確定例が多い．ミスマッチ修復遺伝子の機能喪失は，マイクロサテライト不安定性*をもたらすため，マイクロサテライト不安定性検査を契機に遺伝学的検査を行い，診断確定にいたる場合が多い．「がん遺伝子パネル検査」など，腫瘍組織におけるミスマッチ修復遺伝子の病的バリアントが診断の契機となる場合もある．

＊マイクロサテライト不安定性
DNA の繰り返し配列等の修復が働かず，遺伝子変異が蓄積されやすい状態．

C 治療・対応

　リンチ症候群診断例では，サーベイランスが重要となる．20〜25歳以降を目安に大腸内視鏡検査が推奨されているほか，30〜35歳以降を目安に，子宮体がん，卵巣がんのサーベイランスとして，経腟超音波検査や子宮内膜組織診（または細胞診）などが推奨されている．いずれのリンチ症候群関連がんにおいても，早期診断，早期治療が肝要となる．

●引用文献
1) 国立がん研究センターがん対策情報センター：がん情報サービス，〔https://ganjoho.jp/public/cancer/index.html#tab-list1〕（最終確認：2024年10月30日）
2) 日本産科婦人科学会・日本病理学会・日本医学放射線学会・日本放射線腫瘍学会編：子宮頸癌取扱い規約　臨床編，第4版，金原出版，2020
3) 日本産科婦人科学会：婦人科腫瘍委員会報告　第60回治療年報，日本産科婦人科学会誌 71 (5)：725-802, 2019
4) 日本産科婦人科学会・日本病理学会編：子宮体癌取扱い規約 病理編，第4版，金原出版，2017
5) 日本産科婦人科学会・日本病理学会編：卵巣腫瘍・卵管癌・腹膜癌取扱い規約 病理編，第2版，金原出版，2022
6) 日本遺伝性乳癌卵巣癌総合診療制度機構編：遺伝性乳癌卵巣癌（HBOC）診療ガイドライン2024年版，金原出版，2024

6　更年期・老年期の障害・疾患

6 更年期・老年期の障害・疾患

出生時に女性の卵巣に存在する 100 万～200 万個の原始卵胞（らんぽう）は加齢とともに減少を続け，50 歳頃にほぼ消失する．これに伴って卵巣のエストロゲン分泌が枯渇し月経が永久に停止することを閉経と呼ぶ．日本人女性における閉経の中央値は 50.5～52.1 歳である．女性は閉経前後の更年期にエストロゲンのゆらぎに起因する多彩な身体精神症状を自覚するとともに，老年期には閉経後のエストロゲン欠乏状態が長期間持続することにより種々の疾患に罹患（りかん）するリスクが高まる．なお最近日本ナースヘルス研究（JNHS）*の結果から，多嚢胞卵巣症候群や妊娠高血圧症候群の既往のある女性は将来的な心血管疾患のリスクが高い[1, 2]，あるいは片側の卵巣のみを切除した女性においても自然閉経が早まる[3]，など，更年期・老年期女性の健康は性成熟期のリプロダクティブ・ヘルスと密接に関連することが明らかにされている．

JNHS：Japan Nurses' Health Study

＊日本ナースヘルス研究
日本全国の看護職有資格の女性を対象とした職域コホート研究として 2001 年に開始され，現在まで約 15,000 人の女性について，各種生活保健習慣，身体状況の変化に加えて，糖尿病・高血圧症・脂質異常症などの生活習慣病や乳がん・子宮がん・卵巣がん・大腸がんなどの悪性腫瘍の新規発症例について，2 年ごとのフォローアップ調査票による継続調査を行っている．

1 更年期障害

A 病態

更年期障害とは

閉経の前後 5 年間（合わせて 10 年間）を更年期といい，この期間に現れる多種多様な症状の中で，器質的変化に起因しない症状を更年期症状と呼び，これらの症状の中で日常生活に支障をきたす病態を更年期障害（menopausal ［climacteric］ disorder ［disturbance］）と定義する．

疫学

厚生労働省患者調査（2020 年）によれば，日本における更年期障害の推計患者数／総患者数は，16,800/222,000 人と増加傾向にある．

発症機序

閉経前後の血清エストロゲン濃度の大きなゆらぎ（生物学的因子）に，成育歴や性格（心理的因子），家庭や職場における対人関係（社会的因子）などが総合的に関与して発症にいたると考えられる．

症状

更年期症状は，ほてり・発汗などの血管運動神経症状，めまい・動悸・胸

部絞扼感・頭痛・肩こり・腰背部痛・関節痛・冷え・しびれ・易疲労感などの**非特異的身体症状**，うつ・不安・不眠などの**精神症状**から構成される．

B 診断

どのような症状から更年期障害が疑われるか

自記式質問票により前述の症状の把握を行う．

診察の進め方・確定診断の方法

症状質問票にはさまざまなものがあるが，代表的なものとして日本産科婦人科学会が 2001 年に作成した「日本人女性の更年期症状評価表」がある（**表Ⅲ-6-1**）[4]．患者が更年期にあることは月経周期の不規則性によって明らか

表Ⅲ-6-1　日本人女性の更年期症状評価表

症状	症状の程度		
	強	弱	無
1. 顔や上半身がほてる（熱くなる）			
2. 汗をかきやすい			
3. 夜なかなか寝付かれない			
4. 夜眠っても目をさましやすい			
5. 興奮しやすく，イライラすることが多い			
6. いつも不安感がある			
7. ささいなことが気になる			
8. くよくよし，ゆううつなことが多い			
9. 無気力で，疲れやすい			
10. 眼が疲れる			
11. ものごとを覚えにくかったり，物忘れが多い			
12. めまいがある			
13. 胸がどきどきする			
14. 胸がしめつけられる			
15. 頭が重かったり，頭痛がよくする			
16. 肩や首がこる			
17. 背中や腰が痛む			
18. 手足の節々（関節）の痛みがある			
19. 腰や手足が冷える			
20. 手足（指）がしびれる			
21. 最近音に敏感である			

［日本産科婦人科学会生殖・内分泌委員会：「日本人用更年期・老年期スコアの確立と HRT 副作用調査小委員会」報告　—日本人女性の更年期症状評価表の作成—．日本産科婦人科学会雑誌 **53**（5）：883-888，2001 より許諾を得て転載］

なので，エストラジオール（E_2）や卵胞刺激ホルモン（FSH）の血清濃度測定は診断に必須ではない．

C 治療

主な治療法

1）傾聴と生活習慣の改善指導

受容と共感を表出しながら患者の訴えに耳を傾け，背後にある心理社会的要因を探索する．次に生活習慣に関する詳細な問診を行い，不適切な習慣があればその改善を指導する．

2）心理療法

認知行動療法をはじめとする心理療法の有効性が明らかにされている．

3）薬物療法

薬物療法としては①ホルモン補充療法（HRT），②漢方薬，③向精神薬などが用いられる．

①ホルモン補充療法（HRT）

更年期の血管運動神経症状に対しては最も有効な薬物療法である．日本産科婦人科学会・日本女性医学学会により『ホルモン補充療法ガイドライン』が定められている．子宮摘出後の症例に対してはエストロゲン単剤を投与し，子宮を有する症例に対しては子宮内膜増殖症予防目的で黄体ホルモンを併用する．

②漢方薬

当帰芍薬散・加味逍遙散・桂枝茯苓丸の「女性三大処方」がよく用いられる．

③向精神薬

うつ・不安・不眠などの精神症状が著明な症例に対しては，抗うつ薬・抗不安薬・催眠鎮静薬などの処方を必要とすることも多い．

治療経過・予後

初診後は重症度に応じて2週間〜1ヵ月の間隔で再診とする．各種質問票により症状の経過を把握し，治療効果判定に役立てる．症状がある程度軽快した段階で，再診間隔を3ヵ月程度に延長することが多い．HRTの処方を長期に継続する場合には，年1回の血液検査，子宮内膜細胞診と経腟超音波検査，マンモグラフィと超音波による乳腺評価などが必要であり，乳腺外科医との連携が不可欠である．一般に予後は良好で，数年以内に症状の軽快がみられることが多い．

患者支援

更年期障害の治療目標は患者の生活の質（QOL）向上であり，更年期症状の完全な消失ではない．診療を継続していくうちに，患者が自分を取り巻く身体的・心理的・社会的状況を受容できるようになるよう支援することが大

不適切な生活習慣の例

・食事：朝食を摂らない，食事を決まった時間に摂らない，間食をする，腹八分で食べていない，など
・運動：規則的な運動を行っていない，など
・飲酒・喫煙に関して：過度の飲酒をする，喫煙する，など

HRT：hormone replacement therapy

メモ

ただし精神症状が主体で希死念慮のある例，双極性情感障害が疑われる例，薬物療法反応不良例などは予後不良であり，精神科専門医への紹介を必要とする．

切である．

2 萎縮性腟炎

A 病態

萎縮性腟炎とは
閉経後のエストロゲン欠乏によって腟粘膜が菲薄化した状態を萎縮性腟炎（atrophic vaginitis）と呼ぶ．

疫学
45～55歳のオーストラリア人女性を対象とした縦断的研究によると，腟乾燥の有症率は閉経前の3％から閉経後3年で47％と，急激に上昇する（図Ⅲ-6-1）[5]．

> **メモ**
> Melbourne Women's Midlife Health Project という．

発症機序
生殖期には，腟上皮細胞はエストロゲンの作用によってグリコーゲンを含有しており，同細胞の剥離によって腟腔に放出されたグリコーゲンは腟常在菌であるデーデルライン（Döderlein）桿菌によって乳酸へと代謝される．その結果として腟内は酸性（pH 3.5～5.0）に保たれ，常在菌以外の菌は成育しにくくなっている（腟の自浄作用）．一方閉経に伴って血中エストロゲンが低下すると，腟上皮細胞の増殖が停止して腟粘膜は菲薄化する．また腟上皮細胞内のグリコーゲン含有量が低下すると，腟常在菌である乳酸桿菌が減少して腟内のpHが上昇し，皮膚や直腸に由来するグラム（Gram）陰性桿菌やグラム陽性球菌が増殖して細菌性腟症の状態となる．

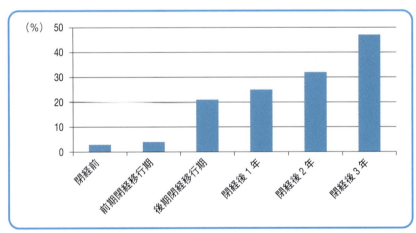

図Ⅲ-6-1　腟乾燥症状を自覚する女性の割合（％）
［Dennerstein L, Dudley EC, Hopper JL, et al: A prospective population-based study of menopausal symptoms. Obstetrics and Gynecology 96 (3): 351-358, 2000 より筆者が翻訳して引用］

症状

　腟粘膜の菲薄化によって，腟乾燥感・性交痛・出血などの症状を呈する．下部尿路症状が併存することも多い．また非常在菌の増殖によって細菌性腟症の状態となり，帯下(たいげ)が増加する．

B 診断

どのような症状から萎縮性腟炎が疑われるか

　閉経後女性が腟乾燥感・性交痛・出血や帯下などを訴えて来院した場合には，まず萎縮性腟炎を考える．

診察の進め方・確定診断の方法

　腟鏡診を行うと，腟粘膜は乾燥しており，蒼白な中に点状出血が観察される．腟壁特有のしわがみられなくなり，弾性も消失している．細菌性腟症を合併して黄白色の帯下を伴うことも多い．これらの所見が得られれば診断は容易であるが，①腟分泌物 pH 検査で pH が 5 以上であること，②腟擦過細胞診で傍基底型重層扁平上皮細胞の増加と中等度の好中球浸潤が確認されること，などは診断の一助となる[6]．

C 治療

主な治療法

　ベンザルコニウムによる腟洗浄と低活性のエストロゲン製剤であるエストリオール腟錠の挿入を行う．細菌性腟症を併発している場合には抗菌薬腟錠の挿入も同時に行う．

治療経過・予後

　前述の局所療法によって症状は改善することが多いが，閉経後のエストロゲン欠乏が原因であるため根治とはならず，再発を繰り返すことが多い．そのような場合にエストロゲン製剤の経口・経皮投与を継続的に行う場合もある．

患者支援

　55～65歳の欧米人女性の約40％が腟萎縮症状を自覚しているが，そのうち70％は医療者とその問題について話し合わない，という報告があり，日本人女性ではこの割合はさらに高いと考えるべきである．

メモ
症状を訴えない閉経後女性に対しては，機会をとらえて医療者側から腟萎縮症状について問いかけてみることも必要である．

3 | 閉経後骨粗鬆症

A | 病態

閉経後骨粗鬆症とは

閉経後のエストロゲン低下に伴う骨吸収の亢進によって骨密度・骨強度が低下し，軽微な外力による非外傷性骨折（脆弱性骨折）の危険性が増大した状態を閉経後骨粗鬆症と呼ぶ．

疫学

大規模住民コホートに基づく吉村らの報告によると，日本の女性骨粗鬆症患者数は980万人と推定される[7]．

発症機序

骨は血液細胞由来（単球・マクロファージ系）の破骨細胞による骨吸収と間葉系細胞由来の骨芽細胞による骨形成とからなるリモデリングによって動的にその恒常性を維持しているが，閉経後には破骨細胞による骨吸収が異常に亢進し，骨芽細胞による骨形成も亢進するものの骨吸収には追いつかない高骨代謝回転の状態になる．閉経後の骨は量が減少するだけでなく微細構造も劣化するために強度が低下し，脆弱性骨折を起こしやすくなる．

症状

閉経後骨粗鬆症そのものには症状がほとんどなく，転倒を契機に椎体骨折・大腿骨近位部骨折・上腕骨近位端骨折・橈骨遠位端骨折などの脆弱性骨折を起こすか，または検診で骨密度低下を指摘されて初めて発見されることが多い．

B | 診断

どのような症状から閉経後骨粗鬆症が疑われるか

前述のように症状はほとんどなく，脆弱性骨折の有無と骨密度の組み合わせにより診断する．

診察の進め方・確定診断の方法

日本骨代謝学会・日本骨粗鬆症学会により原発性骨粗鬆症の診断基準が定められている（表Ⅲ-6-2）[8]．診断基準を満たすかどうか判定するためには，脊椎 X 線像の撮影と，腰椎または大腿骨近位部の骨密度測定が必要となる．また骨吸収・骨形成の活性を示す血中・尿中骨代謝マーカーの測定は病態の把握に有用である．

6　更年期・老年期の障害・疾患

表Ⅲ-6-2　原発性骨粗鬆症の診断基準（2012年度改訂版）

原発性骨粗鬆症の診断は，低骨量をきたす骨粗鬆症以外の疾患，または続発性骨粗鬆症の原因を認めないことを前提とし下記の診断基準を適用して行う．

- Ⅰ．脆弱性骨折（注1）あり
  - 1．椎体骨折（注2）または大腿骨近位部骨折あり
  - 2．その他の脆弱性骨折（注3）があり，骨密度（注4）がYAMの80％未満
- Ⅱ．脆弱性骨折なし
  - 骨密度（注4）がYAMの70％以下または−2.5 SD以下

YAM：若年成人平均値（腰椎では20～44歳，大腿骨近位部では20～29歳）
注1　軽微な外力によって発生した非外傷性骨折．軽微な外力とは，立った姿勢からの転倒か，それ以下の外力をさす．
注2　形態椎体骨折のうち，3分の2は無症候性であることに留意するとともに，鑑別診断の観点からも脊椎X線像を確認することが望ましい．
注3　その他の脆弱性骨折：軽微な外力によって発生した非外傷性骨折で，骨折部位は肋骨，骨盤（恥骨，坐骨，仙骨を含む），上腕骨近位部，橈骨遠位端，下腿骨．
注4　骨密度は原則として腰椎または大腿骨近位部骨密度とする．また，複数部位で測定した場合にはより低い％値またはSD値を採用することとする．腰椎においてはL1～L4またはL2～L4を基準値とする．ただし，高齢者において，脊椎変形などのために腰椎骨密度の測定が困難な場合には大腿骨近位部骨密度とする．大腿骨近位部骨密度には頸部またはtotal hip（total proximal femur）を用いる．これらの測定が困難な場合は橈骨，第二中手骨の骨密度とするが，この場合は％のみ使用する．表3※に日本人女性における骨密度のカットオフ値を示す．

［骨粗鬆症の予防と治療ガイドライン作成委員会編：骨粗鬆症の予防と治療ガイドライン2015年版，p.36，日本骨粗鬆症学会，2015より許諾を得て転載］
※ガイドラインの原文のまま．

C　治療

主な治療法

1）非薬物療法

　食事から1日あたりカルシウム700～800 mg，ビタミンD 600～800 IU，ビタミンK 250～300 μgを摂取するよう指導するとともに，荷重運動・筋力訓練などの運動指導を行う．

2）薬物療法

　日本骨粗鬆症学会・日本骨代謝学会・骨粗鬆症財団により原発性骨粗鬆症の薬物治療開始基準が定められている（**図Ⅲ-6-2**）[9]．使用される薬物の種類は，①カルシウム薬，②女性ホルモン薬，③活性型ビタミンD_3薬，④ビタミンK_2薬，⑤ビスホスホネート薬，⑥選択的エストロゲン受容体モジュレーター（SERM），⑦カルシトニン薬，⑧副甲状腺ホルモン薬，⑨抗RANKL抗体薬，などであり，患者の背景や病態に応じて最適な薬剤を選択する．

治療経過・予後

　治療の究極の目標は脆弱性骨折の予防である．薬物療法の効果を骨密度や骨代謝マーカーによって判定する．加齢性疾患である閉経後骨粗鬆症は完治がむずかしく，薬物療法を長期間にわたって継続する場合も多い．

患者支援

　閉経後骨粗鬆症は無症状疾患であるが，いったん脆弱性骨折を起こすと患

食材

- カルシウムを多く含む食材：牛乳・乳製品，大豆・大豆製品，魚・海藻，緑黄色野菜
- ビタミンDを多く含む食材：魚肉・魚類肝臓，きのこ，卵
- ビタミンKを多く含む食材：緑黄色野菜，海藻，納豆

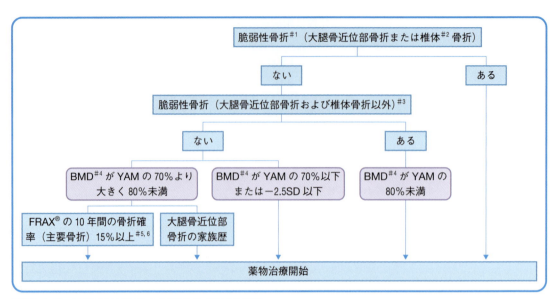

図Ⅲ-6-2　原発性骨粗鬆症の薬物治療開始基準
#1：軽微な外力によって発生した非外傷性骨折．軽微な外力とは，立った姿勢からの転倒か，それ以下の外力をさす．
#2：形態椎体骨折のうち，3分の2は無症候性であることに留意するとともに，鑑別診断の観点からも脊椎エックス線像を確認することが望ましい．
#3：その他の脆弱性骨折：軽微な外力によって発生した非外傷性骨折で，骨折部位は肋骨，骨盤（恥骨，坐骨，仙骨を含む），上腕骨近位部，橈骨遠位端，下腿骨．
#4：骨密度は原則として腰椎または大腿骨近位部骨密度とする．また，複数部位で測定した場合にはより低い％値またはSD値を採用することとする．腰椎においてはL1〜L4またはL2〜L4を基準値とする．ただし，高齢者において，脊椎変形などのために腰椎骨密度の測定が困難な場合には大腿骨近位部骨密度とする．大腿骨近位部骨密度には頸部またはtotal hip (total proximal femur) を用いる．これらの測定が困難な場合は橈骨，第二中手骨の骨密度とするが，この場合は％のみ使用する．
#5：75歳未満で適用する．また，50歳代を中心とする世代においては，より低いカットオフ値を用いた場合でも，現行の診断基準に基づいて薬物治療が推奨される集団を部分的にしかカバーしないなどの限界も明らかになっている．
#6：この薬物治療開始基準は原発性骨粗鬆症に関するものであるため，FRAX®の項目のうち糖質コルチコイド，関節リウマチ，続発性骨粗鬆症にあてはまる者には適用されない．すなわち，これらの項目がすべて「なし」である症例に限って適用される．
[骨粗鬆症の予防と治療ガイドライン作成委員会編：骨粗鬆症の予防と治療ガイドライン2015年版，p.63，日本骨粗鬆症学会，2015より許諾を得て転載]

者のQOLは著明に低下する．食事・運動療法などを励行するとともに，薬物療法を長期間継続できるよう支援することが大切である．

4　閉経後脂質異常症

A　病態

閉経後脂質異常症とは

閉経後のエストロゲン低下によって，血中LDLコレステロール（LDL-C）増加を中心とする脂質代謝異常をきたした状態を**閉経後脂質異常症**と呼ぶ．

疫学

厚生労働省患者調査（2020年）によれば，日本の女性における脂質異常症の推計患者数/総患者数は，50歳未満の4,600/114,000人に対し，50歳以上で

6　更年期・老年期の障害・疾患　155

は 102,000/2,645,000 人と急増する.

発症機序

　エストロゲンは肝性リパーゼ活性の抑制や肝 LDL 受容体増加・活性亢進などの機序により血中の LDL 粒子数を減少させる作用をもつ. そのため閉経後にエストロゲンが低下すると血中 LDL 粒子数が増加し, 血中 LDL コレステロール値が上昇する.

症状

　閉経後脂質異常症そのものには症状がほとんどなく, 狭心症・心筋梗塞・脳梗塞などの**動脈硬化性心血管疾患**を起こすか, または検診で血中コレステロール値や血中**トリグリセライド（中性脂肪, TG）**値の異常を指摘されて初めて発見されることが多い.

TG：triglyceride

B　診断

どのような症状から閉経後脂質異常症が疑われるか

　前述のように症状はほとんどなく, 血中脂質濃度により診断する.

診察の進め方・確定診断の方法

　日本動脈硬化学会により脂質異常症診断基準が定められている（**表Ⅲ-6-3**）[10].

表Ⅲ-6-3　脂質異常症診断基準

LDL コレステロール	140 mg/dL 以上	高 LDL コレステロール血症
	120〜139 mg/dL	境界域高 LDL コレステロール血症**
HDL コレステロール	40 mg/dL 未満	低 HDL コレステロール血症
トリグリセライド	150 mg/dL 以上（空腹時採血*)	高トリグリセライド血症
	175 mg/dL 以上（随時採血*)	
Non-HDL コレステロール	170 mg/dL 以上	高 non-HDL コレステロール血症
	150〜169 mg/dL	境界域高 non-HDL コレステロール血症**

*基本的に 10 時間以上の絶食を「空腹時」とする. ただし, 水やお茶などカロリーのない水分の摂取は可とする. 空腹時であることが確認できない場合を「随時」とする.
**スクリーニングで境界域高 LDL-C 血症, 境界域高 non-HDL-C 血症を示した場合は, 高リスク病態がないか検討し, 治療の必要性を考慮する.
・LDL-C は Friedewald 式（TC-HDL-C-TG/5）で計算する（ただし空腹時採血の場合のみ）. または直接法で求める.
・TG が 400 mg/dL 以上や随時採血の場合は non-HDL-C（TC-HDL-C）か LDL-C 直接法を使用する. ただしスクリーニング non-HDL-C を用いる時は, 高 TG 血症を伴わない場合は LDL-C との差が＋30 mg/dL より小さくなる可能性を念頭においてリスクを評価する.
・TG の基準値は空腹時採血と随時採血により異なる.
・HDL-C は単独では薬物介入の対象とはならない.
[日本動脈硬化学会編：動脈硬化性疾患予防ガイドライン 2022 年版, p.22, 日本動脈硬化学会, 2022 より許諾を得て転載]

表Ⅲ-6-4　生活習慣の改善すべき項目

禁煙	禁煙は必須．受動喫煙を防止．
体重管理	定期的に体重を測定する．
	BMI＜25 であれば適正体重を維持する．
	BMI≧25 の場合は，摂取エネルギーを消費エネルギーより少なくし，体重減少を図る．
食事管理	適切なエネルギー量と，三大栄養素（たんぱく質，脂質，炭水化物）およびビタミン，ミネラルをバランスよく摂取する．
	飽和脂肪酸やコレステロールを過剰に摂取しない．
	トランス脂肪酸の摂取を控える．
	n-3 系多価不飽和脂肪酸の摂取を増やす．
	食物繊維の摂取を増やす．
	減塩し，食塩摂取量は 6 g 未満/日を目指す．
身体活動・運動	中等度以上[*1] の有酸素運動を中心に，習慣的に行う（毎日合計 30 分以上を目標）．
	日常生活の中で，座位行動[*2] を減らし，活動的な生活を送るように注意を促す．
	有酸素運動の他にレジスタンス運動や柔軟運動も実施することが望ましい．
飲酒	アルコールはエタノール換算で 1 日 25 g[*3] 以下にとどめる．
	休肝日を設ける．

[*1]：中等度以上とは 3 METs 以上の強度を意味する．METs は安静時代謝の何倍に相当するかを示す活動強度の単位．
[*2]：座位行動とは座位および臥位におけるエネルギー消費量が 1.5 METs 以下の全ての覚醒行動．
[*3]：およそ日本酒 1 合，ビール中瓶 1 本，焼酎半合，ウィスキー・ブランデーダブル 1 杯，ワイン 2 杯に相当する．
［日本動脈硬化学会編：動脈硬化性疾患予防ガイドライン 2022 年版，p.155，日本動脈硬化学会，2022 より許諾を得て転載］

C　治療

主な治療法

1）非薬物療法

　閉経後脂質異常症に対しては，まず生活習慣の改善を行うことが優先される（**表Ⅲ-6-4**）[10]．

2）薬物療法

　生活習慣の改善を行っても血中脂質が目標値に達しない場合は，薬物療法を行う必要がある．用いられる薬物としては，血中 LDL コレステロールを低下させる作用の強い HMG-CoA 還元酵素阻害薬（**スタチン**）や，血中トリグリセリドを低下させる作用の強いフィブラート系薬が用いられることが多い．前述のように閉経によるエストロゲンの低下が閉経後脂質異常症の原因として重要であるから，更年期症状を同時に有する例では**ホルモン補充療法（HRT）**も有用である．

治療経過・予後

　治療の究極の目標は動脈硬化性心血管疾患の予防であり，リスク管理区分によって脂質異常症治療の目標が定められている（**表Ⅲ-6-5**）[10]．加齢性疾

6　更年期・老年期の障害・疾患　157

表Ⅲ-6-5　リスク区分別脂質管理目標値

治療方針の原則	管理区分	脂質管理目標値 （mg/dL）			
		LDL-C	Non-HDL-C	TG	HDL-C
一次予防 まず生活習慣の改善を 行った後薬物療法の適 用を考慮する	低リスク	<160	<190	<150 （空腹時）*3 ＜175 （随時）	≧40
	中リスク	<140	<170		
	高リスク	<120 <100*1	<150 <130*1		
二次予防 生活習慣の是正ととも に薬物治療を考慮する	冠動脈疾患またはアテローム 血栓性脳梗塞（明らかなアテ ローム*4 を伴うその他の脳 梗塞を含む）の既往	<100 <70*2	<130 <100*2		

- *1：糖尿病において，PAD，細小血管症（網膜症，腎症，神経障害）合併時，または喫煙ありの場合に考慮する．（原典第3章5.2参照）
- *2：「急性冠症候群」，「家族性高コレステロール血症」，「糖尿病」，「冠動脈疾患とアテローム血栓性脳梗塞（明らかなアテロームを伴うその他の脳梗塞を含む）」の4病態のいずれかを合併する場合に考慮する．
- 一次予防における管理目標達成の手段は非薬物療法が基本であるが，いずれの管理区分においてもLDL-Cが180 mg/dL以上の場合は薬物治療を考慮する．家族性高コレステロール血症の可能性も念頭に置いておく．（原典第4章参照）
- まずLDL-Cの管理目標値を達成し，次にnon-HDL-Cの達成を目指す．LDL-Cの管理目標を達成してもnon-HDL-Cが高い場合は高TG血症を伴うことが多く，その管理が重要となる．低HDL-Cについては基本的には生活習慣の改善で対処すべきである．
- これらの値はあくまでも到達努力目標であり，一時予防（低・中リスク）においてはLDL-C低下率20〜30%も目標値としてなり得る．
- *3：10時間以上の絶食を「空腹時」とする．ただし水やお茶などカロリーのない水分の摂取は可とする．それ以外の条件を「随時」とする．
- *4：頭蓋内外動脈の50%以上の狭窄，または弓部大動脈瘤腫（最大肥厚4 mm以上）
- 高齢者については原典第7章を参照．

［日本動脈硬化学会編：動脈硬化性疾患予防ガイドライン2022年版，p.71，日本動脈硬化学会，2022より許諾を得て転載］

患である閉経後脂質異常症は完治がむずかしく，薬物療法を長期間にわたって継続する場合も多い．

▎患者支援

　閉経後脂質異常症は無症状疾患であるが，いったん動脈硬化性心血管イベントを起こすと患者のQOLは著明に低下する．生活習慣改善を励行するとともに，薬物療法を長期間継続できるよう支援することが大切である．

5 ｜ 下部尿路症状（過活動膀胱［OAB］・尿失禁）

A　病態

▎下部尿路症状とは

　蓄尿症状・排尿症状・排尿後症状を併せて下部尿路症状と呼ぶ．女性の下部尿路症状の特徴は，昼間頻尿・夜間頻尿・尿意切迫感・尿失禁（urinary incontinence）などの蓄尿症状が主体である点である．尿失禁には腹圧が加わる動作時に尿が漏れる腹圧性尿失禁，我慢できない強い尿意切迫感ととも

OAB：overactive bladder

に尿が漏れる切迫性尿失禁，両者の特徴を併せもつ混合性尿失禁がある．また尿意切迫感を主体として昼間頻尿・夜間頻尿を伴う症状症候群を過活動膀胱（OAB）と呼ぶ．切迫性尿失禁は OAB に含まれる．

疫 学

女性の尿失禁患者のうち 49％が腹圧性尿失禁，29％が混合性尿失禁，21％が切迫性尿失禁とされる[11]．また日本排尿機能学会による調査によれば，尿失禁の有無にかかわらず OAB を有する男女は全国で 810 万人であり，40 歳以上人口の 12.4％を占める[12]．

発症機序

尿道括約筋の機能不全と前腟壁による解剖学的な尿道支持機構の破綻（尿道過活動）が腹圧性尿失禁の原因となる．一方で，排尿筋の過活動が OAB や切迫性尿失禁の原因となる．

症 状

咳・くしゃみなどをしたときに尿を漏らす（腹圧性尿失禁），昼間・夜間の尿の回数が多く，急に尿がしたくなって我慢がむずかしい（OAB），我慢ができずに尿を漏らす（切迫性尿失禁），など．

B 診断

どのような症状から下部尿路症状が疑われるか

前述のように症状は特徴的である．

診察の進め方・確定診断の方法

特徴的な症状から診断は比較的容易であるが，血尿や膿尿がある場合，残尿が多い場合には精密検査が必要である．OAB に関しては簡便な質問票✎があり，診断に有用である（表Ⅲ-6-6）[13]．

> **メモ**
> 過活動膀胱症状質問票
> (overactive bladder
> symptom score：
> OABSS)

C 治療

主な治療法

1）過活動膀胱（OAB）・切迫性尿失禁

膀胱は β_3 アドレナリン受容体による弛緩と M3 アセチルコリン受容体による収縮という神経制御を受けている．排尿筋の過活動が原因となる OAB・切迫性尿失禁においては，抗コリン薬により収縮を抑制する，あるいは β_3 作動薬によって弛緩を亢進させる薬物療法の有効性が高い．

2）腹圧性尿失禁

骨盤底筋訓練（ケーゲル［Kegel］体操）によって骨盤底筋群を強化することの有効性が示されている．さまざまな方法があるが，肛門と腟を締める動作を 10 秒間続け，次に数十秒間リラックスすることを 10 回繰り返し，これを 1 日に 5 セット行う，などが代表例である．

6 更年期・老年期の障害・疾患

表Ⅲ-6-6　過活動膀胱症状質問票（OABSS）

質問	症状	点数	頻度
1	朝起きた時から寝る時までに，何回くらい尿をしましたか	0	7回以下
		1	8〜14回
		2	15回以上
2	夜寝てから朝起きるまでに，何回くらい尿をするために起きましたか	0	0回
		1	1回
		2	2回
		3	3回以上
3	急に尿がしたくなり，我慢が難しいことがありましたか	0	なし
		1	週に1回より少ない
		2	週に1回以上
		3	1日1回くらい
		4	1日2〜4回
		5	1日5回以上
4	急に尿がしたくなり，我慢できずに尿を漏らすことがありましたか	0	なし
		1	週に1回より少ない
		2	週に1回以上
		3	1日1回くらい
		4	1日2〜4回
		5	1日5回以上
合計点数			点

質問3が2点以上，かつ全体の合計点が3点以上であれば，過活動膀胱が強く疑われる.
［日本排尿機能学会過活動膀胱診療ガイドライン作成委員会編：過活動膀胱診療ガイドライン，第2版，リッチヒルメディカル，2015より引用］

　腹圧性尿失禁に対して十分有効な薬剤はなく，主にTVT（tension-free vaginal tape）やTOT（transobturator tape）と呼ばれる中部尿道スリング手術が行われている.

治療経過・予後

　加齢性疾患であるOAB・切迫性尿失禁は完治がむずかしく，薬物療法を長期間にわたって継続する場合も多い. 腹圧性尿失禁に対するTVTやTOTの成功率は80〜90％とされる.

患者支援

　患者は下部尿路症状に関して羞恥心をもっており，かかりつけ医にも症状を訴えないことが多い. 薬物療法や手術療法などの有効な手段があることを広く患者に伝えることが必要である. また，骨盤底筋訓練などを患者が継続できるよう支援することが大切である（p.80参照）.

6 骨盤臓器脱（POP）

A 病態

骨盤臓器脱とは

子宮の下垂・脱出と腟の弛緩・外翻の総称を**骨盤臓器脱（POP）**と呼ぶ．

POP：pelvic organ prolapse

疫学

厚生労働省患者調査（2020年）によれば，日本における女性性器脱の推計患者数／総患者数は，3,400/105,000人である．

発症機序

子宮底部・後腟円蓋は仙骨子宮靱帯によって仙骨方向に牽引され（レベルⅠ），腟管の上部2/3は恥骨頸部筋膜・直腸腟筋膜によって骨盤側壁の内骨盤筋膜腱弓に付着する（レベルⅡ）．尿道・腟下部1/3，会陰体，肛門は肛門挙筋板と癒合してスリング状に恥骨結合方向に支持されている（レベルⅢ）（図Ⅲ-6-3）[14]．分娩による損傷や筋組織の脆弱化によってこれらの支持機構が破綻した結果として臓器の下垂が起こると考えられる．

> メモ
> p.18も参照．

症状

外陰部に異物を触れるという訴えが最も多いが，重度の場合は腟粘膜の外翻による出血，排尿・排便障害などさまざまな症状を呈する．

B 診断

どのような症状から骨盤臓器脱が疑われるか

前述のように症状は特徴的である．

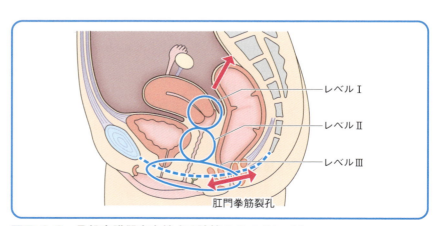

図Ⅲ-6-3 骨盤底臓器を支持する腟管の3つのレベル

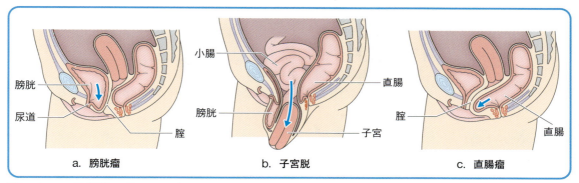

図Ⅲ-6-4 骨盤臓器脱のさまざまなパターン

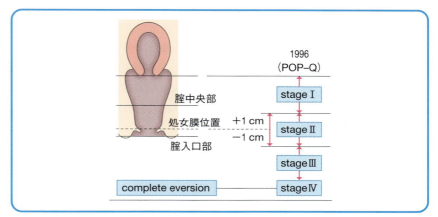

図Ⅲ-6-5 POP-Q 分類

診察の進め方・確定診断の方法

　特徴的な症状から診断は比較的容易であるが，内診台上で腹圧をかけさせ，腟粘膜のどの部位がどの程度に脱出するかをくわしく観察することによって，前述のⅠ〜Ⅲのどのレベルが破綻しているかを知ることができる．前腟壁の下垂による膀胱瘤，子宮頸部の支持欠損による子宮脱，腟後壁の弛緩による直腸瘤などさまざまなパターンがみられる（**図Ⅲ-6-4**）．重症度の表現法として，最も下垂している部位が処女膜瘢痕より1 cm以上上方の場合をstageⅠ，1 cm上方から1 cm下方までをstageⅡ，1 cm以上下方の場合をstageⅢ，腟粘膜の完全な外翻をstageⅣとするPOP-Q分類がよく用いられる（**図Ⅲ-6-5**）．

POP-Q：Pelvic organ prolapse quantitative description system

C 治療

主な治療法

1）骨盤底筋訓練（ケーゲル体操）
前項で述べた骨盤底筋訓練による骨盤底筋群の強化が有効であるという報告がある．

2）ペッサリー療法
腟内にシリコン製のリングペッサリーを挿入し，1～6ヵ月ごとに交換する．腹圧をかけた際に脱落する場合があり，また長期間の使用により帯下の増量，腟粘膜からの出血などがみられる．

> ペッサリーの着脱
> 自己着脱を患者に指導する施設もある．

3）手術療法
歴史的に多数の手術法が考案されている．手術療法の基本原理は損傷した支持機構の修復であるが，補強する際に何を用いるかによって，これまで中心的に行われてきた生来の組織による修復と，近年広まりつつある合成繊維メッシュによる修復や腹腔鏡下仙骨腟固定術に大きく分けられる．また，高齢女性には腟閉鎖術も行われる．

> 生来の組織による修復
> native tissue repair，従来法．

> 合成繊維メッシュによる修復
> TVM：tension-free vaginal mesh

治療経過・予後
加齢性疾患である骨盤臓器脱は保存的治療では完治がむずかしく，リングペッサリー管理を長期間にわたって継続する場合も多い．手術の成功率は高いが，従来法では術後再発が，TVMではメッシュびらんなどの合併症が報告されている．

患者支援
患者は骨盤臓器脱に関して羞恥心をもっており，かかりつけ医にも症状を訴えないことが多い．ペッサリー療法や手術療法などの有効な手段があることを広く患者に伝えることが必要である．また，骨盤底筋訓練などを患者が継続できるよう支援することが大切である．

●引用文献
1) Kurabayashi T, Mizunuma H, Kubota T, et al : Ovarian infertility is associated with cardiovascular disease risk factors in later life : A Japanese cross-sectional study. Maturitas 83：33-39, 2016
2) Kurabayashi T, Mizunuma H, Kubota T, et al : Pregnancy-induced hypertension is associated with maternal history and a risk of cardiovascular disease in later life : Japanese cross-sectional study. Maturitas 75（3）：227-231, 2013
3) Yasui T, Hayashi K, Mizunuma H, et al : Factors associated with premature ovarian failure, early menopause and earlier onset of menopause in Japanese women. Maturitas 72（3）：249-255, 2012
4) 日本産科婦人科学会生殖・内分泌委員会：「日本人用更年期・老年期スコアの確立とHRT副作用調査小委員会」報告　―日本人女性の更年期症状評価表の作成―．日本産科婦人科学会雑誌 53（5）：883-888, 2001
5) Dennerstein L, Dudley EC, Hopper JL, et al : A prospective population-based study of menopausal symptoms. Obstetrics and Gynecology 96（3）：351-358, 2000
6) Willhite LA, O'Connell MB : Urogenital atrophy : prevention and treatment. Pharmacotherapy 21（4）：464-480, 2001
7) Yoshimura N, Muraki S, Oka H, et al : Prevalence of knee osteoarthritis, lumbar spondylosis, and osteoporosis in Japanese men and women : the research on osteoarthritis/osteoporosis against

disability study. Journal of Bone and Mineral Metabolism **27**（5）：620-628, 2009
8）日本骨代謝学会・日本骨粗鬆症学会合同原発性骨粗鬆症診断基準改定検討委員会：原発性骨粗鬆症の診断基準（2012 年度改訂版）．Osteoporosis Japan **21**（1）：9-22, 2013
9）骨粗鬆症の予防と治療ガイドライン作成委員会編：骨粗鬆症の予防と治療ガイドライン 2015 年版，日本骨粗鬆症学会，2015
10）日本動脈硬化学会編：動脈硬化性疾患予防ガイドライン 2022 年版，日本動脈硬化学会，2022
11）Hunskaar S, Burgio K, Diokno A, et al：Epidemiology and natural history of urinary incontinence in women. Urology **62**（4 Suppl 1）：16-23, 2003
12）Homma Y, Yamaguchi O, Hayashi K：An epidemiological survey of overactive bladder symptoms in Japan. BJU International **96**（9）：1314-1618, 2005
13）日本排尿機能学会過活動膀胱診療ガイドライン作成委員会編：過活動膀胱診療ガイドライン，第 2 版，リッチヒルメディカル，2015
14）DeLancey JO：Anatomy and biomechanics of genital prolapse. Clinical Obstetrics and Gynecology **36**（4）：897-909, 1993

第Ⅲ章　婦人科疾患　各論

7 婦人科の感染症

1 外陰腟炎 (vulvovaginitis)

1-1 非特異的非感染性外陰炎

A 病態

　①子宮・腟からの分泌物，②尿や便による汚染，③石鹸や避妊薬剤などの化学的刺激，④肌着や生理用品などの機械的刺激（肥満女性では皮膚間の摩擦が機械的刺激となる），⑤アレルギー，⑥内分泌・代謝異常（とくに糖尿病），などにより生じる.

B 診断

　外陰部の瘙痒感と疼痛を訴える．局所所見として，発赤，腫脹，湿疹所見が認められる．外陰炎症状があり，感染性のものが除外された場合に診断され，問診と局所所見から原因が推定される.

C 治療

　治療は原因を除去することである．全身疾患による場合は局所治療とともに，全身疾患の治療を行う．一般に局所の安静と清潔を保ち，湿潤を避ける．下着は木綿製品を用い，刺激の強い石鹸を使用しないようにする．局所炎症部位には副腎皮質ホルモン外用剤，非ステロイド性抗炎症薬が用いられる．二次感染の治療に抗菌薬の配合されている外用剤も用いられる.
　夜間の外陰部瘙痒のため，局所が搔爬により増悪することがある．このような場合は抗ヒスタミン薬を就眠時に経口投与する．また，副腎皮質ホルモン外用剤は多くの場合有効であるが，疾患（ヘルペス症や真菌症など）によっては病状を悪化させることもある．局所所見が改善しない場合は長期の使用を避け，原因について再検討する必要がある.

1-2 | 非特異的感染性外陰炎

A 病態

外陰部の細菌感染は，恥丘や大陰唇の毛根部の**毛嚢炎**として**小膿疱**を形成する．小膿疱は痂皮*を形成し，やがて治癒する．

> ＊痂皮
> 表皮にできる乾燥した血栓．いわゆる，かさぶた．

B 診断

毛嚢炎が進展すると，毛嚢周囲炎や皮脂腺に化膿性感染巣（癤，furuncle）を形成する．自覚的には疼痛，熱感を伴い，急性期には歩行困難なこともある．局所所見では，発赤，腫脹，圧痛が認められ，化膿し膿瘍を形成すると波動*が認められる．

> ＊波動
> 中に液体がたまっている感触．

C 治療

毛嚢炎の治療は外陰部を清潔に保ち，抗菌薬含有の軟膏を塗布する．症状によっては抗菌薬の内服も併用する．進展した化膿性感染巣の治療は患部の安静を保ち，リバノール湿布，抗菌薬の全身投与を行う．膿瘍が形成された場合は切開し排膿する．

1-3 | 外陰・腟カンジダ症

外陰・腟の真菌症を発症させる菌は**カンジダ・アルビカンス**（*Candida albicans*）が大部分で，一部にカンジダ・グラブラータ（*Candida glabrata*）がある．カンジダ・アルビカンスは，非妊婦の外陰・腟に12%，妊婦では30%前後に検出される．

A 病態

宿主側の変化に伴い異常に増加し発症する．①局所の温度・湿度の変化，②エストロゲンの亢進による腟上皮グリコーゲンの増量と乳酸産生過剰がもたらす腟内pHの低下に伴う細菌叢の変動（妊婦や経口避妊薬［ピル］服用者に発症しやすい），③抗菌薬やメトロニダゾールの投与による菌交代現象，④糖尿病，などが要因となる．

感染経路は，性交による感染，直腸や尿道からの感染，手指やタオルからの感染などである．

第Ⅲ章　婦人科疾患　各論

B　診断

　腟入口部に瘙痒感が強い．帯下は粥状，酒粕状で，ときに偽膜をつくり，これを剝がすと出血することもある．外陰部は発赤・腫脹・湿潤を伴い，強い瘙痒感のための掻傷がみられることがある．慢性化すると，外陰は肥厚し，灰白色を呈して発赤は消失する．

　真菌が腟内で異常増殖すると，腟壁は発赤・腫脹し，腟内容物は酸性度が高くなり，粥状，酒粕状の分泌物となる．妊娠末期に発症した場合は，経腟分娩後に新生児に皮膚カンジダ症や鵞口瘡を発症することがある．

　外陰瘙痒感と前述の外陰・腟・腟内容物の所見，菌の検出により診断される．菌の検出には，直接生標本を検鏡する方法と培養法とがある．

> **生標本の直接検鏡**
> 腟内容物を採取し，生理食塩水と混ぜ，強拡大で検鏡する．分芽胞子と，偽菌糸体が認められる．

> **培養法**
> 検鏡より検出率はよい．水野・高田培地，CA-TG培地が用いられる．

C　治療

　抗真菌薬を配合した腟錠と軟膏による局所療法が主で，全身的な治療は全身の真菌症や難治性の症例など限られた例で行われる．本症は再発しやすいため，1クールの治療が終了した後，2週経たときに再診し，腟内容物の検鏡や培養を行うことが大切である．直腸や尿路からカンジダが検出されたときは，アムホテリシンB，フルシトシンを副作用に注意しながら投与する．

> **注意**
> 瘙痒時のステロイド軟膏使用は禁忌である．

1-4　バルトリン腺炎・バルトリン腺膿瘍

　バルトリン（Bartholin）腺は腟前庭の前庭球の後部に位置する腺で，その排泄管は約2cmで処女膜の側方の腟口に開口する（p.14，図Ⅰ-1-2参照）．起炎菌は近年では淋菌によることは少なく，好気性菌や嫌気性菌，これらの混合感染によることが多い．

A　病態

　バルトリン腺炎（Bartholinitis）では，排泄管に炎症が起こり，開口部が発赤腫脹して疼痛を訴える．炎症はさらに深部に及び，排泄開口部が閉鎖すると，膿が排泄管内に貯留して，膿瘍を形成する（バルトリン腺膿瘍［abscess of Bartholin's gland］）．膿瘍は外方に膨隆し，腫瘤として触知される．炎症が腺に及ぶと，腫脹・疼痛が強くなり，起坐や歩行時に自発痛を訴える．膿瘍は腺自体よりも，排泄管開口部の癒着による排泄管の拡大によることが多く，これを偽バルトリン腺膿瘍として区別することもある．排泄管開口部が閉鎖されると再発を繰り返すことが多い．

B 診断

外陰部の瘙痒感と疼痛を訴える．局所所見として，発赤，腫脹，湿疹所見が認められる．外陰炎症状があり，感染性のものが除外された場合に診断され，問診と局所所見から原因が推定される．

症状は軽く，歩行時や性交時の異物感程度で，自発痛や圧痛はないことが多い．囊胞は小指頭大からクルミ大程度の囊胞で，多くは一側性である．大陰唇の下半部を外側と内側から母指と示指で診察すると，球形の波動のある腫瘤として触知される．

C 治療

急性型では抗菌薬の全身投与，局所湿布などの抗炎症療法により治癒する．抗菌薬は，菌の培養・同定・感受性試験によって選択されることが望ましい．ペニシリン系，セファロスポリン系，マクロライド系抗菌薬，ニューキノロン系抗菌薬が用いられる．

膿瘍を形成すれば，切開・排膿が必要である．切開部が再び閉鎖して，排膿が妨げられないように処置することが大切である．

慢性型の囊胞や膿瘍に対しては，手術療法を行う．

1）造袋術（marsupialization）

小陰唇の内側を切開し，十分排膿した後，切開創を開いたままにして開口部とする方法である．

2）バルトリン腺囊胞摘出術

再発を繰り返し，慢性炎症症状の高度になったものや，造袋術が不成功に終わったものに行う．血流に富む部位であるため，術後に血腫をつくりやすい．

> **メモ**
> 簡単な手術で効果的であるが，開口部が再び閉鎖すると再発することがある．

> **造袋術**
> バルトリン腺の分泌機能を保存することができるので，性行為を行う症例で適応となる．

> **バルトリン腺囊胞摘出術**
> 囊胞を形成する壁を全部摘出する方法で，より根治的であるが，分泌機能が廃絶するため，性交障害が起きることがある．

1-5 細菌性腟症（BV）

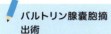

A 病態

細菌性腟症（BV）は，厳密には原因微生物が決まっているわけではない．したがって，いわゆる性感染症と考えるべきではない．異常帯下をきたす性感染症，婦人科感染症は多々あるが，細菌性腟症は最も頻度が高い疾患である．細菌性腟症は，特定の原因病原体があるのではなく，正常細菌叢の崩壊により起こるものである．すなわち，乳酸桿菌（*Lactobacillus*）が優勢の腟内細菌叢から，好気性菌のガルドネラ・バギナリス（*Gardnerella vaginalis*）や，嫌気性菌のバクテロイデス属などが過剰増殖した腟内細菌叢になってしまうことである．妊婦の細菌性腟症は，絨毛羊膜炎，早産（正常期前の低出

BV：bacterial vaginosis

> **メモ**
> 言い換えると，腟炎が起こっている中で，カンジダ，トリコモナス，淋菌，などの特定の病原体が検出されない非特異的腟炎のことを細菌性腟症と呼んでいる．

＊アミン臭
アンモニア様で魚が腐ったような臭いのこと．腟内細菌が過剰に繁殖したために起こる．

表Ⅲ-7-1　細菌性腟症の診断基準（WHO）
- 腟分泌物の性状は，薄く，均一である
- 腟分泌物の生食標本で，顆粒状細胞質を有する clue cell が存在する
- 腟分泌物に，10％KOH（水酸化カリウム）を 1 滴加えたときにアミン臭＊がある
- 腟分泌物の pH が 4.5 以上である

生体重児），産 褥 子宮内膜炎などと関係がある．とくに，妊娠後期に細菌性腟症が起これば，早産，新生児の肺炎・髄膜炎・菌血症などの感染症の原因にもなりうる．

B　診断

　細菌性腟症の半数は無症状であり，自覚症状としては帯下増量があるが，カンジダ，トリコモナスと比べると帯下感は軽い．腟分泌物の多くは灰色，漿液性，均質性である．悪臭を訴えることもある．腟壁には明らかな発赤などの炎症反応はみられない．**表Ⅲ-7-1** に世界保健機関（WHO）の診断基準を示すが，この診断基準に合致する例の半数は，無症状であるといわれ，まだ病因は解明されていない．

　診断基準を用いてできるだけ客観的に診断するべきである．実際には除外診断として細菌性腟症と診断されていることも多い．前述の WHO の基準以外にも，ニュージェント（Nugent）の判定方法もあるが，グラム（Gram）染色を用いていることから煩雑さと習熟が求められ，汎用されていない．実際には，腟分泌物の性状，腟粘膜の炎症所見の有無，アミン臭の有無，腟分泌物の pH，腟分泌物の鏡検による細胞像，などによって総合的に診断されている．したがって，検査としては，腟分泌物を用いた，鏡検，アミン臭判定，pH が診断の手掛かりとなる．近年，腟分泌物のこれらの特徴をシートで検出したり，ガルドネラ・バギナリスなどの存在を調べたりできる簡易キットの開発が進んでいる．

C　治療

　局所療法と内服療法があるが，主として局所療法である．

　メトロニダゾール腟錠（フラジール®腟錠）を 6 日間腟内挿入する．細菌性腟炎を併発している場合は，クロラムフェニコール腟錠（クロマイ®腟錠）の投与を考慮する．薬剤の効果を高めるために治療初期は腟内洗浄を行う．ただし，薬剤使用以降の腟内洗浄は，乳酸桿菌の低下を引き起こすので避けたほうがよい．

　妊娠中も同様であり，抗菌薬の腟内挿入を積極的に行う．

1-6 細菌性腟炎

細菌性腟炎（bacterial vaginitis）は非特異的な細菌による腟炎であるが，前述の細菌性腟症とは区別する．

A 病態

細菌性腟炎は，大腸菌，腸球菌，溶連菌，腸内細菌などの特定の菌が腟内で増殖して腟壁が炎症を起こしている状態である．腟壁の炎症は時に子宮頸部まで波及する．腟壁が発赤を呈し，腟壁の炎症によって帯下が増加する．また腟分泌物中で細菌が繁殖する．帯下異常は量が増える，悪臭がある，時に出血や腟内の灼熱感を呈する．帯下増量のために外陰が蒸れて瘙痒感を感じることもある．外陰や尿道口に細菌が波及すると外陰炎や尿道炎，膀胱炎も併発する．

B 診断

腟鏡診で腟内と帯下の性状を観察することで推定できる．腟分泌物の培養検査によって原因菌を同定する．投与する腟錠が異なることから，培養などによるカンジダ腟炎や細菌性腟症との鑑別が必要となる．

C 治療

クロラムフェニコール腟錠（クロマイ®腟錠）を6日間腟内挿入する．薬剤の効果を高めるために治療初期は腟内洗浄を行う．

1-7 腟トリコモナス症

A 病態

腟トリコモナス症（*Trichomonas vaginalis* infection）は，**腟トリコモナス**（トリコモナス・バギナリス：*Trichomonas vaginalis*）という原虫による感染症で，性行為感染する．トリコモナスは，女性では腟，子宮頸管，尿道に感染し，男性では前立腺，尿道，精嚢に感染する．いわゆる性感染症と異なり，腟トリコモナス症では，感染者の年齢層が中高年にも及ぶ．また性交経験のない女性や女児にも感染することから，性交渉だけが感染経路とはいえない．下着，タオル，便器，内診台，浴槽（温泉など）を通じた感染がしばしばみられる．そのため，患者への感染経路に関する説明は慎重に行う必要

> **症状**
> 女性では、5〜8割程度が有症状であり、感染から6ヵ月以内に発症することが多い。男性の多くは一般に無症状である。

がある。女性のほうが男性よりも症状を呈することが多い。

　泡状の悪臭の強い帯下増加と強い瘙痒感・違和感が典型的な症状である。トリコモナスによって腟内浄化に関与する乳酸桿菌が抑制されるために、腟の浄化作用が破綻し、細菌の混合感染が多い。これが帯下の臭気の原因である。

B　診断

　診断には帯下の性状が重要であるが、前述した典型的な帯下が出現するのは約半数である。腟内容の鏡検で活動するトリコモナス原虫が観察されれば確定する。形態は瓜実型で2〜4本の鞭毛と1つの波動膜をもち、これで活発に運動する。軸索が前後に走り、一端は鞭毛の反対側に突出する。大きさは20×14 μm で白血球よりやや大きく、腟上皮細胞よりやや小さい。それでわからないときはトリコモナス培地による培養が有用である。男性では初尿や分泌物を用いる。

C　治療

　腟トリコモナス症では、患者自身とそのパートナーが必ず一緒に治療を受ける必要がある。男性が無症状やトリコモナス検査で陰性の場合もあるが、治療は同時に行う。メトロニダゾール（フラジール®）が一般的である。500 mg/日、分2 *を10日間内服する。男性では前立腺に、女性では尿路に棲息している可能性があるため、男女ともに経口剤を用いるべきである。女性では、腟洗浄とともに腟錠による局所療法を行うことも考える。難治性や再発例では、経口剤、腟錠による併用を行う。

> *500 mg/日、分2
> 朝・夕の1日2回、食後に250 mg錠を1錠ずつ内服する。

　治療中は性交渉を避ける。妊婦の場合は、経口剤の使用は避け、腟錠による局所療法のみとする。腟錠は血中への移行が低いので安全性が高い。治療後は必ずトリコモナスが消失したかを確認する。パートナーと同時に治療すればほとんどは治癒する。

2　骨盤内炎症性疾患（PID）

A　病態

PID：pelvic inflammatory disease

　骨盤内炎症性疾患（PID）とは、小骨盤腔にある臓器、すなわち子宮、付属器、S状結腸、直腸、ダグラス（Douglas）窩、膀胱子宮窩を含む小骨盤内の細菌感染症の総称である。婦人科の領域では、付属器炎、卵管膿瘍、ダグラス窩膿瘍、骨盤腹膜炎が含まれる。実際には、それらを個別に診断するこ

とはむずかしく，併発していることも多い．

PIDの種類

1）子宮付属器炎

卵管と卵巣（子宮付属器という）が感染部位である．骨盤内臓器のうち卵管は最も炎症の起こりやすいところである．

2）卵管留膿腫

卵管采が炎症により癒着して閉塞し，卵管腔に膿が貯留した病態である．膿腫は，子宮，直腸・S状結腸，骨盤腹膜と癒着し，さらに，大網がこれに癒着することも多い．

3）卵管留水腫

卵管腔に漿液性滲出液が貯留した病態である．卵管壁が伸展し内容液が透視されることが多い．卵管采の炎症による閉塞が原因と考えられる場合が多い．

4）卵巣膿瘍

卵管炎が卵管周囲，卵巣に及び，細菌が卵巣実質内に侵入して膿瘍が形成される．卵巣子宮内膜症を有する症例では膿瘍が形成されやすい．

5）子宮内膜炎

性感染症による子宮頸管炎からの波及，汚染された器具を用いた子宮内膜生検，子宮卵管造影，卵管通水術などに続発することがある．子宮内操作は，子宮頸管炎のある場合は避け，また腟内の細菌を持ち込まないように注意しなければならない．また，分娩後や流産後では，このような周期的な変化がなく，子宮口が開いているため腟からの上行性感染が起こりやすい．さらに胎盤・卵膜の残留，血液の貯留は細菌の増殖に好都合な条件となる．感染性流産では菌の産生したエンドトキシンによりショック状態になることがある．子宮頸部・体部の悪性腫瘍，子宮頸部手術後の癒着や老齢による子宮頸管閉鎖のため，子宮腔からの分泌物が貯留し，これに細菌が感染して子宮留膿腫（pyometra）を発症することもある．

B 診断

PIDの診断基準を**表Ⅲ-7-2**に示す．ただし，実際の臨床の現場で診断する際には診断基準のすべての検査ができるわけではない．

発熱，下腹痛，内診所見と白血球増多，CRP陽性などの炎症検査所見から診断される．病変の拡大状況は，腹膜刺激症状から判断される．検査法として，経腹または経腟超音波法，X線，CT，MRI，ラパロスコピーが有用である．起炎菌の決定は時間を要し困難であることが多い．膿瘍内容の培養が最適であるが，採取が困難な場合が多い．また採取操作により炎症が拡大することがあり，注意が必要である．性器出血を伴う場合は，異所性妊娠（子宮外妊娠），卵巣出血との鑑別が必要となる．月経歴，妊娠反応，血液所見，超

表Ⅲ-7-2 PIDの問診と診断基準

〔問診〕
1. 症状の程度，性状，経過
2. 性的活動性，直近の子宮内操作，妊娠の可能性
3. 子宮内膜症などの婦人科的基礎疾患や性感染症の既往歴

〔必須診断基準〕
1. 下腹痛，下腹部圧痛
2. 子宮と付属器の圧痛

〔付加診断基準および特異的診断基準〕
1. 体温≧38.0℃
2. 白血球増加
3. CRPの上昇
4. 経腟超音波検査やMRIによる腫瘍像確認
5. 原因微生物の培養もしくは抗原検査，遺伝子診断による同定

［日本産科婦人科学会/日本産婦人科医会編集・監修：産婦人科診療ガイドライン 婦人科外来編2023，p.24，日本産科婦人科学会，2023より許諾を得て転載］

IUD：intrauterine device

音波断層法の所見が参考となる．

　PIDの診断・検査と治療の流れを図Ⅲ-7-1に示す．

　発病要因として，性感染症，流産や分娩，子宮内操作を伴う医療行為，子宮内避妊器具（IUD）といった上行性感染と，虫垂炎や結核性腹膜炎からの下行性感染，月経，など血行性感染も考えられる．卵巣子宮内膜症，悪性子宮腫瘍は感染部位になりやすく，感染巣の温床となりうる．

　起炎菌は，性感染症としてクラミジア・トラコマティス（*Chlamydia trachomatis*）と淋菌，一般細菌としてグラム陰性桿菌（大腸菌など），グラム陽性球菌（ブドウ球菌，連鎖球菌）などの好気性菌と，嫌気性菌（バクテロイデス［*Bacteroides*］，ペプトコッカス［*Peptococcus*］など）が重要である（**表Ⅲ-7-3**）．これらが単独もしくは混合感染している．放線菌（アクチノミセス［*Actinomyces*］）はIUDを長期間使用した場合に第一に疑う起炎菌である．

メモ
欧米では淋菌が多いとの報告もある．

C 治療

　治療法は，PIDの中でも，どこに感染部位の主座があるかによって治療選択肢が変わる．

　子宮付属器炎の治療において，合併症である卵管・卵巣膿瘍・腹膜炎への進展を防ぐための治療と，その後の後遺症である不妊，異所性妊娠，慢性骨盤内癒着による慢性痛を予防することが重要である．クラミジア・淋菌は選択薬剤が一般細菌とは異なり，放置することで前述したような後遺症を残す危険があるからである．

　日本国内の抗菌薬治療の例を**表Ⅲ-7-4**に示す．

　特異的な起炎菌に対する抗菌薬使用としてクラミジアの複合感染が疑われ

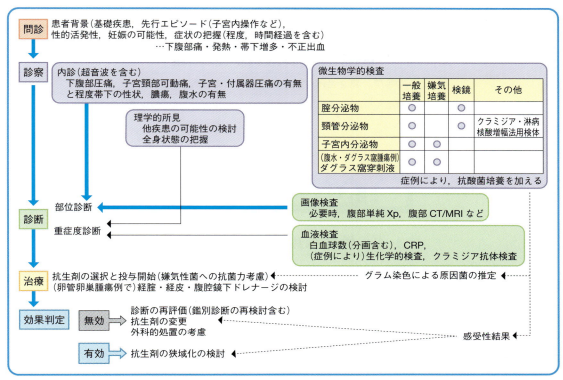

図Ⅲ-7-1　PIDの診断・検査と治療の流れ
[日本産婦人科感染症学会編：産婦人科感染症マニュアル，金原出版，2018を引用した日本産科婦人科学会/日本産婦人科医会編集・監修：産婦人科診療ガイドライン 婦人科外来編 2023，p.25，日本産科婦人科学会，2023より許諾を得て転載]

表Ⅲ-7-3　女性のPIDもしくは子宮付属器炎の起炎菌として頻度の高い菌

グラム陰性桿菌（大腸菌，クレブシエラ，変形菌）	36%
グラム陽性球菌（ブドウ球菌，レンサ球菌）	25%
嫌気性菌（バクテロイデス）	22%
クラミジア・トラコマティス	33%

[岩破一博：付属器炎，卵管留膿腫．産婦人科の実際 **61**（11）：1601-1607，2012より引用]

る場合は，アジスロマイシン，ミノサイクリン，ニューキノロン系，クラリスロマイシンを併用する．クラミジアと混合感染しやすい淋菌感染症もカバーするために，セフトリアキソン（ロセフィン®）1g静注を併用することもよく行われる．放線菌にはペニシリン静注が著効する．

　卵管留膿腫，卵巣膿瘍を形成している場合は，ある程度炎症が治まったところで外科的処置を行うことがある．年齢，妊孕能の保存，基礎疾患，開腹所見を考慮し術式を決める．膿瘍摘出術，卵管切除術，卵巣摘出術または付属器切除術にドレーン設置を行う．子宮全摘術を必要とする場合もある．

表Ⅲ-7-4　PID治療の抗菌薬選択

軽症	外来での経口薬投与が原則である．セフェム（セフジトレン，セフカペン，セフジニル），ニューキノロン（レボフロキサシン，トスフロキサシン，シプロフロキサシン）がよく使われる．
中等症	第2世代までのセフェム系薬剤の点滴静注を行う．
重症	第3世代以降のセフェム，カルバペネム系の点滴静注を行う．

STD：sexually transmitted disease

3　性感染症（STD）

3-1　性器ヘルペス（genital herpes）

A　病態

HSV：herpes simplex virus

　単純ヘルペスウイルス（HSV）には1型と2型があり，いずれのタイプも生殖器の皮膚や粘膜に感染すると**性器ヘルペス**を起こす（図Ⅲ-7-2）．HSVは，外陰部または口にHSVを排出しているセックスパートナーとの性的接触によって感染する．HSV感染症の特徴は，再発を繰り返すことである．再活性化されるとHSVが神経を伝って下行し，再び皮膚や粘膜に病変を形成するために，再発を繰り返す．性器ヘルペスは，女性ではクラミジアに次いで2番目に多い性感染症となっている．20歳代がピークである．HSV 2型の初感染例では，性器ヘルペスを発症するのは30〜40％であり，残りの約6割は無症状である．感染源となったパートナーの75％は自分がHSV感染者であることに気づいていない．

> **メモ**
> HSVに感染すると，神経を伝って上行し，仙髄神経節に達し，そこでウイルスが増殖と潜伏を繰り返す．

B　診断

　性的接触後2〜10日の潜伏期間後に，外陰部に広範に多数の潰瘍，水疱（すいほう）を形成（両側性が多い）し，38℃以上の発熱，排尿時痛，鼠径リンパ節腫脹を伴うこともある．無治療でも約2〜3週間で自然治癒する．再発では，病変は限局し，少数で小さく，1週間以内に治癒する．ただし，再発する前に外陰部の違和感や神経痛などの前兆症状を示すことがある．
　性器ヘルペスの診断はウイルス分離や核酸増幅法がある．また，血清診断として急性期に比べて回復期の抗体価が有意に上昇しているか，感染初期に出現するIgM抗体を検出することによって行う．

> **メモ**
> HSV 2型のほうが再発しやすい特徴がある．

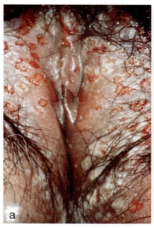
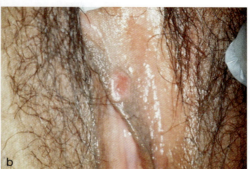

図Ⅲ-7-2　外陰部の性器ヘルペス
a：初感染初発型，b：再発型

C 治療

　抗ウイルス薬であるアシクロビルやバラシクロビルは，HSVが増殖している場合にその増殖を阻害し，性器ヘルペスの症状を早期に軽快させる．症状が出現したら，早急にこれらの抗ウイルス薬を投与しなければならない．投与期間は5〜10日間とされている．再発例は一般に症状が軽いので投与期間は5日間と短い．再発予防として，前駆症状が出現した場合にすぐ抗ウイルス薬の投与を開始し発症を防ぐ方法（ファムシクロビルを用いたpatient-initiated therapy［PIT］療法）や抗ウイルス薬を長期的に継続投与する再発抑制療法もある．再発を繰り返す症例に対してバラシクロビル（500 mg）1日1錠の1年間の継続投与を行う．

> **メモ**
> ただし神経節に潜伏している場合には，抗ウイルス薬を投与してもHSVを排除することはできない．

3-2　尖圭コンジローマ

A 病態

HPV：human papilloma virus

　尖圭コンジローマ（condyloma acuminatum）とはヒトパピローマウイルス（HPV）6/11型感染によってできる良性乳頭腫で，女性では3番目に多い性感染症である．罹患者の大部分は10〜20歳代に集中している．外陰，陰茎，腟壁，子宮頸部に鶏冠状の疣を形成するもので，男女問わず病気として発症する．HPV6/11型感染者の75％以上は発症する．感染から発症までの潜伏期間は3週〜8ヵ月（平均2.8ヵ月）である．妊婦に尖圭コンジローマがあると，分娩時に児へ母子感染することがある．児の咽頭，呼吸器粘膜に疣を形成する呼吸器乳頭腫になりうる．

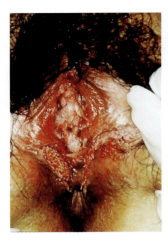

図Ⅲ-7-3 尖圭コンジローマ

B 診断

　HPV6/11型の病原体診断は国内では保険適用がない．視診が最も有用な診断方法である（図Ⅲ-7-3）．組織検査は，正確な臨床的所見を病理医に伝えておけば診断法として有用である．少なくとも悪性腫瘍を否定するためには組織検査は重要である．

C 治療

　尖圭コンジローマの治療としては，免疫調整外用剤である5%イミキモドクリーム（ベセルナ®クリーム）が現在の第一選択薬である．イミキモドクリーム塗布は，完全消失までの使用期間が平均8週である（最長16週間使用可）．外科的切除，レーザー蒸散，焼灼，ポドフィリン塗布（日本では未承認），5-FU軟膏塗布などによって治療可能である．外科的治療法では，完全消失しても治療後3ヵ月で約30%が再発する．イミキモドクリーム塗布では3ヵ月以内の再発率は8〜10%と低い．近年，HPVワクチンによって尖圭コンジローマの予防が可能となった．国内では12〜16歳女子がHPVワクチンの定期接種対象となっている（p.132参照）．海外では，HPVワクチンの導入により，尖圭コンジローマ患者が社会から減少し始めている．

> **メモ**
> ウイルス自体を排除できる薬剤は存在しない．

3-3 性器クラミジア感染症

A 病態

　クラミジア・トラコマティス（*Chlamydia trachomatis*）が性行為を介した子宮頸管，尿道，咽頭へ感染する．**性器クラミジア感染症**（genital chlamyd-

7 婦人科の感染症 177

ial infection）は，日本では，男女ともに性感染症の中で最多の罹患数である.

女性における性器クラミジア感染では，クラミジア・トラコマティスが性行為を介して腟内に侵入する．子宮頸管粘膜が最初の感染標的となり，感染後1～3週間で子宮頸管炎を発症する．同時に尿道口から侵入すると尿道炎を発症することもある．子宮頸管炎では，帯下増量，不正出血が最も多い症状である．

B 診断

診断は，子宮頸管分泌物もしくは尿道分泌物を用いた病原体診断が有用である．淋菌感染症との混合感染があることから，淋菌とクラミジアの同時検出キットが普及している．

子宮頸管粘膜で増殖したクラミジア・トラコマティスは，上部生殖器である子宮内膜，子宮付属器，腹腔内へと広がり，子宮内膜炎，子宮付属器（卵管）炎，骨盤腹膜炎を発症する．卵管炎や骨盤腹膜炎の発症は，子宮頸管炎と同時の場合もありうるし，子宮頸管炎が鎮静化した後の場合もある．まれではあるが上腹部まで感染が広がると，肝臓周囲の炎症・癒着を引き起こし，肝周囲炎（フィッツ-ヒュー-カーティス［Fitz-Hugh-Curtis］症候群）となる．血清クラミジア抗体（IgG，IgA）検査もあるが，既感染なのか現感染なのかを識別することはできないため，確定診断できる検査法ではない．

C 治療

マクロライド系もしくはニューキノロン系の抗菌薬投与が有効である．若年層のクラミジア感染者は薬の飲み忘れなどアドヒアランスが悪いことがあるため，単回投与（アジスロマイシン 1,000 mg，1回内服）で有効性が得られる．

妊婦でも性器クラミジア感染症の診断がついたらマクロライド系抗菌薬（アジスロマイシンのほうがクラリスロマイシンよりも危険性が低い）の投与を行う．

3-4 淋菌感染症

A 病態

淋菌感染症（gonococcal infection）はナイセリア・ゴノレア（*Neisseria gonorrhoeae*）による感染症で，女性の体内においてはクラミジア・トラコマティスと似た広がりを示す．そしてナイセリア・ゴノレアとクラミジア・

メモ
性器クラミジア感染症だけで性感染症全体の4割を占めている．

不妊症，異所性妊娠
卵管炎を起こすと卵管上皮が障害され，受精卵や卵の通過障害を生じ，卵管因子による不妊症を続発することがある．また，受精卵の通過障害に伴う異所性妊娠の可能性もでてくる．

メモ
上行感染した後には，子宮頸管分泌物の検査では検出できなくなることが多く，PIDの感染巣に存在するクラミジアの病原体診断がむずかしい．

妊婦のクラミジア感染症
性器クラミジア感染症を合併している妊婦では，子宮頸管炎からの上行感染によって絨毛羊膜炎を発症し，流早産の原因になりうる．また，産道感染による新生児結膜炎や新生児肺炎が起こりうる．

淋菌感染症の問題点
多様化する性交渉によって咽頭，直腸への感染も増加している．性器淋菌感染者の約30%が咽頭から淋菌が検出されている．

トラコマティスは同時感染することが多い．性器クラミジア感染症と比べると，女性における淋菌感染はほとんどの症例が無症候性である．淋菌は非常に感染性が強く，1回の性交渉で約3割が感染する．

男性の淋菌感染症では，感染後1週間以内に排尿痛，尿道分泌物が出現する．女性の場合は，子宮頸管に主に感染し，子宮頸管炎を発症するが，時に尿道炎を合併することもある．重症化すると精巣上体炎，骨盤腹膜炎を発症する．男性の尿道炎は排尿痛，膿性の尿道分泌物といった強い症状を呈する．女性の子宮頸管炎は，典型例では粘液性，膿性の分泌物をみるぐらいであるが，多くは無症候性である．他の性感染症と異なり，淋菌感染症では女性のほうが男性よりも症状が出現しにくい．

> **メモ**
> 男性では性器クラミジア感染症と並んで多く見つかる性感染症である．

B 診断

淋菌検査は，子宮頸管分泌物や尿道分泌物における病原体診断を行う．淋菌検査には血清抗体検査が存在しない．

無症候性の女性感染者を介して蔓延することから，女性に対してはスクリーニング検査によって発見することが必要である．性器クラミジア感染症を疑った女性に対しては，クラミジア検査とともに淋菌感染症の検査も行うべきである．

> **メモ**
> 淋菌感染症の20〜30%に性器クラミジア感染が合併し，性器クラミジア感染症の数%に淋菌感染が合併することから，これらの2種類の菌体を1回で検査できるキットは有用性が高い．

C 治療

近年，淋菌の抗菌薬耐性化が進んでいるため，治療に苦慮することがある．これまでよく使われてきたニューキノロン系やテトラサイクリン系は耐性率が80%を超える．第3世代経口セフェム系でも耐性率は30〜50%となる．有効な薬剤としては，セフェム系のセフトリアキソン（ロセフィン®），スペクチノマイシン（トロビシン®），ピペラシリン（ペントシリン®：保険適用外使用）など静注剤で，患者の服薬アドヒアランスの悪さを考え単回投与を行う．治療後には必ず病原体の陰転化を確認する．また，男性がクラミジアもしくは淋菌感染症による尿道炎と診断されたら，その女性パートナーの診断と治療が不可欠である．

3-5 | 梅毒 [1]

A 病態

梅毒（syphilis）は，グラム陰性らせん菌のスピロヘータ科に属するトレポネーマ・パリダム（*Treponema pallidum*：梅毒トレポネーマ）の感染症で，主として性行為によって粘膜や皮膚の小さな傷から感染する．皮膚，粘膜か

ら血液に侵入し，血行性に全身に散布され全身症状につながる．2013年から世界的な梅毒の流行期に入っている．

　梅毒の病期は，大きく早期梅毒（感染から1年以内）と後期梅毒（感染から1年以降）に区別する．早期梅毒に第1期梅毒，第2期梅毒があり，後期梅毒に第3期梅毒がある．病期によらず起こりうる梅毒として，潜伏梅毒，神経梅毒，眼梅毒，耳梅毒，そして先天梅毒（p.320参照）がある．また活動性梅毒は治療を要する状態で，陳旧性梅毒は治療不要である．

- **第1期梅毒**：感染から通常1ヵ月前後（遅くとも3ヵ月以内）にみられる．侵入門戸（口唇，口腔咽頭粘膜，陰部周辺，肛門周辺など）に丘疹，びらん，潰瘍などの一次病変のある活動性梅毒．所属リンパ節腫脹を伴うことが多い．初期硬結，硬性下疳は典型的な一次病変である．病変から採取された検体の梅毒PCR陽性が決め手になるが，前述の問題があるため，通常は代理指標として梅毒トレポネーマ抗体陽性を参考にする．従来重視されてきたRPRはしばしば陰性である．

- **第2期梅毒**：感染からおおむね1〜3ヵ月にみられる．体内に散布された梅毒トレポネーマによる二次病変に基づく症状のある活動性梅毒．皮膚病変では，紅斑，丘疹，脱毛斑，肉芽腫などがみられ，多発するのが一般的だが単発のこともある．梅毒性バラ疹，丘疹性梅毒疹，扁平コンジローマ*は典型的な皮膚の二次病変である．ほかにあらゆる臓器の病変がありうる（多発性リンパ節腫脹，精神神経症状，胃潰瘍症状，急性肝炎症状，糸球体腎炎症状など）．

- **後期梅毒**：感染から1年以上経過した活動性梅毒．性的接触での感染力はないとされる．症状は冒されている臓器によってさまざまである．無症状のこともある．無症状でも活動性（要治療）と判断されるものは潜伏梅毒に分類する．

- **第3期梅毒**：感染から年余を経て心血管症状，ゴム腫，進行麻痺，脊髄癆など，臓器病変が進行した状態にある活動性梅毒．

B　診断

　カルジオリピンを抗原（脂質抗原）とするSTS法にはRPRカードテスト，凝集法がある．まずSTS法（RPRカードテストか凝集法のいずれか）を行い陽性の場合は，梅毒トレポネーマ特異的なTPHA法，FTA-ABS法を施行する．TPHA法，FTA-ABS法が陽性の場合は梅毒と診断する．また，治療を要する活動性梅毒の診断基準を以下に示す．

メモ

日本において梅毒の届出数は2000〜2012年は500〜900人の間で増減していたが，2015年2,690人，2023年14,906人と近年急増している（国立感染症研究所：日本の梅毒症例の動向について）．

RPR：rapid plasma reagin

***扁平コンジローマ**
肛門，外陰の灰白色の軟かい扁平疣状腫瘤．

1) 症状がある症例のうち，以下のいずれかを満たすもの
　①PCR 陽性（頻用されていない）
　②梅毒トレポネーマ抗体・RPR のいずれかが陽性であって，病歴（感染機会・梅毒治療歴など）や梅毒トレポネーマ抗体・RPR の値の推移から，活動性と判断されるもの
2) 症状がない症例のうち梅毒トレポネーマ抗体陽性で，病歴や梅毒トレポネーマ抗体・RPR の値の推移から潜伏梅毒と判断されるもの
　有症状の顕症梅毒と併せて，梅毒は診断後 7 日以内に都道府県知事に届出の義務がある（ただし陳旧性梅毒は届出の義務はない）．

C　治療

以下の 2 つから選択する．どちらにするかは患者と相談する．

①アモキシシリン 1 回 500 mg 1 日 3 回 4 週間投与を基本とする．治療のはじめ頃の発熱（ヤーリッシュ–ヘルクスハイマー［Jarisch-Herxheimer］反応）と，投与 8 日目頃から薬疹が出ることがある．いずれも女性に起こりやすい．
②持続性ペニシリン筋注製剤のベンジルペニシリン（ステルイズ®）1 回殿部筋注．後期梅毒（感染から 1 年以上経過している場合）では 1 週ごとに計 3 回筋注．筋注の数時間後にヤーリッシュ・ヘルクスハイマー反応が起こりうるので事前に説明する．ペニシリンアレルギー，神経梅毒の可能性，妊娠中，などの場合は専門家に相談する．

　治癒判定には，RPR と梅毒トレポネーマ抗体の同時測定をおおむね 4 週ごとに行う．その際，自動化法による測定が望ましい．RPR 陽性梅毒の場合，その値が治療前値の，自動化法ではおおむね 1/2 に，2 倍系列希釈法では 1/4（例：64 倍→16 倍）に低減していれば，治癒と判定する．なお，RPR と梅毒トレポネーマ抗体を 2 倍系列希釈法でフォローすると，自動化法なら順調に低減しているケースにおいて，一見，低減がみられない，もしくは，倍に増加したようにみえる場合があり注意を要する．

> **メモ**
> 希釈法では 8 倍以下にならないことがある．日本では近年自動化法に移行しつつある．自動化法では治療前値の 1/2 まで低下することを確認する．

● 引用文献
1) 日本性感染症学会梅毒委員会梅毒診療ガイド作成小委員会：梅毒診療ガイド，〔https://jssti.jp/pdf/syphilis-medical_guide.pdf〕（最終確認：2024 年 10 月 30 日）

8 不妊症・不育症

不妊症とは妊娠成立のために医学的治療を要する状態である．結婚・妊娠年齢が上昇した近年の不妊診療の現場では，加齢による卵子の質低下に伴う妊娠率の低下および流産率の上昇が顕著であり，早期に検査および治療を開始する意義は大きい．2022年4月に生殖補助医療（人工授精および体外受精）が保険適用となったことにより，不妊症のカップルにとっては治療の経済的負担が大幅に軽減し，より不妊治療が身近になった．不妊症および不育症の病態を理解し，周産期予後まで視野に入れた不妊診療を行うことが肝要である．

1 不妊症

A 病態

不妊症とは

日本産科婦人科学会では，不妊症（infertility, sterility）とは「生殖年齢の男女が妊娠を希望し，ある一定期間避妊することなく性生活を行っているにもかかわらず妊娠の成立をみない病態」と定義している．不妊症と診断される期間については「1年」とされているが，明らかな不妊原因が認められる場合や，35歳以上の女性が6ヵ月経っても妊娠しない場合には，検査・治療を開始したほうがよいとの考え方が一般的である．

疫学

不妊症となるカップルの頻度は一般的には10%前後といわれている．妊娠する確率は20歳前後が最も高く，年齢の上昇とともに妊娠しにくくなる．とくに35歳以上では年ごとに妊娠しにくくなっていく．2020年に初婚年齢が29.6歳となり，2021年に第1子出生時の母の年齢が30.9歳と年々上昇していることから，なかなか妊娠しないカップルの頻度は増加しており，不妊治療の中でも体外受精などの生殖補助医療を受けている患者数は増加の一途である．

健康な女性が性交を開始してからの周期*あたりの妊娠率は，2周期目までは3割前後と高いが，3周期目は17%，8周期目では7%となり，12周期

> ***周期**
> 月経で区切られる女性の性周期のことを指す．月経開始日を1日目として次の月経開始日の前日までを月経周期といい25～38日で発来する．通常限られた日数で子宮内膜からの出血（月経）は止まり，28日周期であれば14日前後で排卵する．

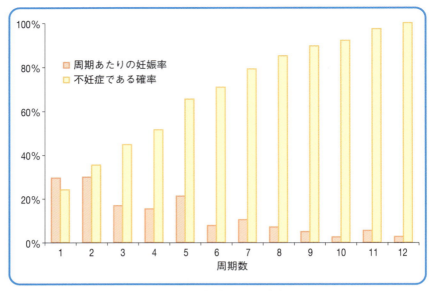

図Ⅲ-8-1　周期あたりの妊娠率と不妊症となる確率
[Zinaman M: Fertil Steril **65** (3)：506, 1988 を参考に作成]

目では3％未満となる．累積妊娠率でみると半数のカップルは性交を開始してから2周期までに妊娠成立し，1年を過ぎると妊娠成立の可能性は非常に小さくなる．6周期経ても妊娠していない患者の70％はその後半年間妊娠を試みても妊娠しない（**図Ⅲ-8-1**）．また加齢により卵子の妊孕性が低下することを考慮すると，35歳以上の女性については6ヵ月で妊娠成立しない場合は不妊として検査および治療を開始してよいとされている．

不妊症の原因

女性の体内で妊娠が成立するためにはいくつかの過程を経る必要があり，どの過程に問題がある場合も不妊となりうる．不妊症の主な原因としては，排卵因子，卵管因子，男性因子が3大因子として挙げられる．その他，頸管因子，着床因子，子宮内膜症，加齢因子などが挙げられる（**図Ⅲ-8-2**）．近年では加齢による「卵子の質の低下」が主な原因と考えられる，加齢に関連した不妊症が増加している．

1）排卵因子

卵胞発育から排卵にいたるまで，卵巣は視床下部-下垂体系のホルモン分泌による調節を受ける（p.20参照）．視床下部のGnRHニューロンから90分に1回パルス状に分泌されるゴナドトロピン放出ホルモン（GnRH）が下垂体に作用し，性腺刺激ホルモン（ゴナドトロピン，すなわち卵胞刺激ホルモン［FSH］および黄体化ホルモン［LH］）の分泌を促進する（p.21，**図Ⅰ-2-1**参照）．卵胞期初期では主に下垂体からのFSHが卵巣に作用し，排卵近くになると下垂体からのLH分泌が急激に上昇する（LHサージ）（p.22，**図Ⅰ-2-2**参照）．FSHとLHのバランスが崩れると内分泌学的に排卵しなくなり，排

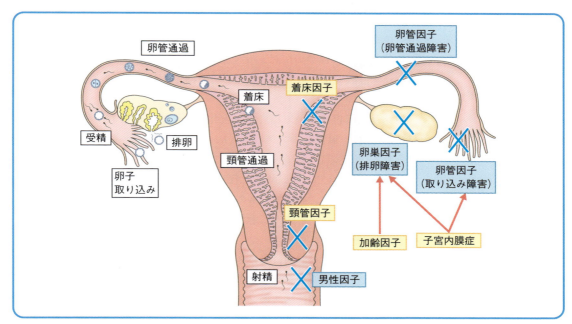

図Ⅲ-8-2　不妊症の原因

PCOS：polycystic ovary syndrome

卵因子による不妊症となる．LH基礎値がFSH基礎値より上昇する多囊胞性卵巣症候群（PCOS）では無月経，稀発月経，無排卵周期症などの月経異常を引き起こし，排卵障害となる．また下垂体ホルモンの1つであるプロラクチン（PRL）が高値の場合は高プロラクチン血症となり，GnRHの分泌が抑制されFSH/LHが分泌されなくなり排卵障害となる．排卵後は着床および妊娠成立にあたり黄体ホルモンの働きが重要である．黄体機能不全の場合は十分な黄体ホルモンが分泌されず，高温期が短縮し妊娠成立せず不妊の原因となりうる．

2）卵管因子

排卵された卵子は卵管末端の卵管采というひだの中に取り込まれる．卵管采の動きが周囲との癒着などで制限されている場合には卵子のピックアップが不可能となる．また卵管内に取り込まれた卵子が膨大部で受精し，子宮内に運ばれるためには，卵管内の線毛細胞による受精卵の輸送機能が重要であり，卵管内の炎症によりこの機能が障害されると卵管性不妊となる（図Ⅲ-8-2）．以前は淋菌および結核による卵管炎が問題となったが，近年ではクラミジアによる付属器炎や骨盤腹膜炎などが多い．子宮内膜症や既往手術による卵管および卵管周囲癒着も，卵管性不妊の原因となる．

3）男性因子

排卵期に腟内に射精された精子は通常約1億〜3億であるが，子宮から卵管を通過して卵管膨大部まで達することができるものは数百程度といわれている．射出された精子の数が極端に少ない場合あるいは運動性が悪い場合

は，卵管膨大部まで到達できず受精にいたらない．男性因子は，造精機能障害，精路通過障害，射精機能障害のいずれかに大別される．

造精機能障害については，化学療法および放射線療法による医原性のもの，精索静脈瘤によるもの，原因不明の特発性があるが，特発性機能障害が最も多い．

精路通過障害については，精巣上体での閉塞（精巣上体炎），精管の閉塞（精管切断後，鼠径ヘルニアの術後），射精管の閉塞（炎症，外傷など）が挙げられる．

ED：erectile dysfunction

射精障害については勃起障害（ED）と射精障害に大別され，EDの原因には神経性，心因性，血管性のものがある．射精障害には心因性のものと逆行性射精障害（精液が膀胱内に射出される）がある．

4）頸管因子

排卵期に性交渉で腟内に射精された精子は，卵巣からのエストロゲン上昇で増加した頸管粘液中を泳いで子宮内に到達する．頸管切除（円錐切除）あるいは他の原因で頸管粘液の分泌が不十分な場合，先天的な子宮頸部の形成不全がある場合，または抗精子抗体などの免疫性因子により頸管粘液中の精子運動が障害される場合は不妊の原因となる．

5）着床因子

受精卵が着床するにあたり，卵巣からのホルモン分泌不全により内膜の分泌期変化が不十分である場合，または子宮筋腫，子宮腺筋症，子宮内膜ポリープによる子宮内腔の変形がある場合に着床障害となる．

6）子宮内膜症

子宮内膜症は子宮内膜が子宮以外の部分に生着し発育する疾患であり，子宮周囲の臓器である卵巣，卵管，直腸，膀胱などに発生する．不妊症女性の約10％に発生し，月経痛を引き起こす[1]．子宮内膜症患者の半数が不妊症となるといわれているが[2]，不妊となるメカニズムについては十分解明されていない．子宮内膜症が進展し卵巣・卵管周囲に癒着がある場合に，卵管の卵子取り込みが阻害されること，チョコレート嚢胞によりサイトカインおよび炎症性物質が産生され，卵巣予備能が低下することにより不妊症になるといわれている．

7）加齢因子

加齢に伴い卵巣予備能は低下し，卵子の質・量ともに低下する．不妊因子として従来は含まれていなかったが，近年の不妊症患者が高年齢化していることを考慮すると重要な因子である．これまで排卵因子あるいは原因不明不妊症に分類されていたものと考えられる．とくに40歳以上では卵の質の低下により卵子の染色体異常が増加し，受精障害，着床不全，流産時の染色体異常の頻度が上昇する．生殖補助医療においても年齢による治療成績の低下は著しく，流産率も上昇することから，加齢による妊孕性の低下を考慮しつつ検査，治療を進める必要がある（**図Ⅲ-8-3**）．

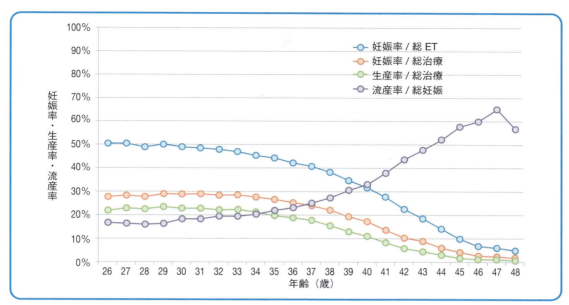

図Ⅲ-8-3　日本における生殖補助医療による妊娠率・生産率・流産率（2022年）
[日本産科婦人科学会登録・調査小委員会報告2022年分，〔https://www.jsog.or.jp/activity/art/2022_JSOG-ART.pdf〕（最終確認：2024年10月30日）より許諾を得て転載]
ET：胚移植，生産率：生児を得た治療周期数/総治療周期数

B　診断

不妊症の特徴

　不妊症は種々の不妊因子に基づく不妊の症状を指すが，原因を明らかにしたうえで治療を開始することが非常に大切である．原因は単一のものではなく，複数の要因により引き起こされることも少なくない．系統的に検査を行い，効率的かつ速やかに治療を開始する必要がある．漫然とした治療で，時間のみが経過し，女性側の加齢が進み妊娠困難となることを避けなければならない．

不妊患者の初診時の問診と診察

　初診では不妊にかかわる背景を抽出するために，主要なポイントに絞って問診と診察を行う．得られた情報が体内の受精障害に関係しているのか，精子および卵子の妊孕性そのものに関与しているのかを考えながら問診を進める．

1）問診

　月経周期や経血量，月経痛の有無などから子宮内膜症や子宮筋腫などの存在や無排卵による不妊の可能性を推察することができる．既往歴，月経歴，妊娠・分娩歴など一般的な問診に加え，不妊期間，避妊期間などの聴取が重要である．積極的に排卵日に合わせた性交渉がもてなかったカップルの中には，思うように性交渉がもてない**性機能障害***が背景にある場合もあるので

---

*性機能障害
性的関心の低下および性的興奮の障害（性欲減退），オルガズムの障害，性行為に関する痛み・挿入障害（性交障害），物質・薬物誘引性機能障害，その他のものに分類される．性機能障害はどんな年齢であっても自尊心の低下や抑うつ状態を引き起こし，パートナーとの関係性も悪化させる危険性がある．治療には医学的なものだけではなく精神療法やカウンセリングも必要とすることがあり，専門的な対応が必要である．

第Ⅲ章　婦人科疾患　各論

表Ⅲ-8-1　不妊スクリーニング検査と精密検査

不妊原因	スクリーニング検査	精密検査
排卵因子	基礎体温 脳下垂体ホルモン（血中 LH，FSH，PRL）検査 超音波検査（卵胞計測）	ホルモン負荷試験 血中テストステロン
卵管因子	子宮卵管造影 クラミジア検査（抗原あるいは抗体）	腹腔鏡検査
男性因子	精液検査	血液検査（ホルモン検査） 染色体検査 精巣生検
頸管因子 （免疫因子）	頸管粘液検査 フーナーテスト	抗精子抗体
着床因子	超音波検査 黄体機能検査（血中 E_2，P_4）	子宮鏡検査
子宮内膜症	超音波検査 腫瘍マーカー（CA125）	MRI 腹腔鏡検査
加齢因子 （卵巣予備能低下）	脳下垂体ホルモン（血中 FSH，E_2 基礎値） 超音波検査（胞状卵胞数の計測）	血中 AMH

注意深く聴取する必要がある．挙児希望があって産婦人科を受診する場合，女性が不妊原因の有無を知るために受診する場合がほとんどであるが，パートナーの男性が検査や治療に協力的かどうかを確認しておくことがその後の検査や治療を進めるうえで大切である．

2）腟鏡診・内診

　外陰の発育および陰毛の発毛状態が性分化異常や内分泌異常を示唆する指標となることが多い．外性器の視診に続いて腟鏡診を行う際に，腟鏡挿入時の緊張や疼痛の有無を観察することが重要である．緊張や疼痛が強い場合は性交渉が困難で十分に排卵日に合わせた性交渉がとれていない場合がある．分泌物の性状から卵管などの内性器の炎症の存在に留意する．子宮および卵巣の可動性や移動痛の有無，**腹膜刺激症状*** の有無は，慢性炎症性病変の有無や骨盤内癒着の有無を推定するうえで重要である．

3）妊娠前の健康状態の確認

　血圧，身長，体重の測定と血液検査での肝機能（ALT，AST，γ-GTP），糖尿病の有無（空腹時血糖，HbA1c），貧血（ヘモグロビン値），腎機能（血清クレアチニン検査）の確認，尿検査（尿糖，尿タンパク），心電図などの検査を妊娠に備えて行うべきであり，代謝内分泌疾患，膠原病，血液疾患，循環器疾患などを除外しておく必要がある．

┃ 不妊検査の流れ

　検査には不妊原因を確定するためにすべての患者に行うべきスクリーニング検査と，原因を確定するために行う精密検査がある（**表Ⅲ-8-1**，**図Ⅲ-8-4**）．

＊腹膜刺激症状

腹腔内での炎症，出血，化学的刺激などにより，腹膜に炎症が波及すると現れる特有の症状．腹壁が緊張して硬くなる筋性防御と，腹壁を徐々に圧迫して急に離すと病変部に疼痛が出現する反跳痛の2つが特徴的である．虫垂炎，骨盤炎症性疾患などの骨盤腹膜炎，異所性妊娠などの急性腹症でみられる．

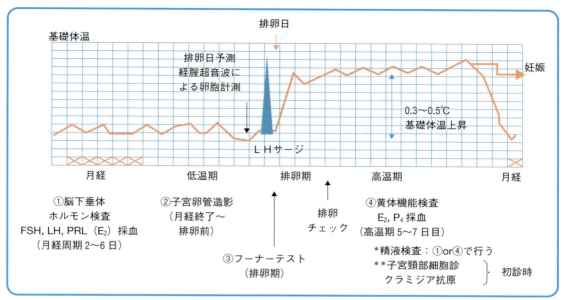

図Ⅲ-8-4 各不妊検査の施行時期の一例

また治療方針を決定するために卵巣予備能の検査も行われるようになっている．不妊原因を調べる検査以外に排卵のタイミングを調べるための検査も行われる．

1）スクリーニング検査

排卵因子を調べるものとして，基礎体温測定，下垂体ホルモン検査，黄体ホルモン検査が挙げられる．基礎体温は毎日測定し，診察のたびに持参させる．高温期の長さ（11〜14日），上昇に要する日数，高温期が安定しているかなどを観察する．内分泌（ホルモン）検査は月経周期の相応しいタイミングで実施することが必要であり，排卵誘発薬や女性ホルモン薬が投与されていない時期に測定するのが望ましい．下垂体ホルモン検査は通常月経2〜6日目に採血でLH，FSH，PRLの測定を行う．同時にエストラジオール（E_2）の採血も行うことが望ましい．黄体ホルモン検査は高温期7日目前後にE_2値とともに採血で測定する．プロゲステロン（P_4）値の低下および高温期の短縮（11日未満）は黄体機能不全を疑う．

卵管因子の検査としては，クラミジア抗体（あるいは抗原）検査と**子宮卵管造影**（HSG）を行う．クラミジア陽性の患者に対しては必ずパートナーと同時に治療を行い，治療終了後にHSGを行う．一般不妊治療として排卵誘発薬の投与や人工授精を行う前には少なくとも片側の卵管疎通性が保たれていることを確認する．HSGは造影剤によるアレルギー反応を起こすリスクがあるため，造影剤アレルギーや喘息合併症例には禁忌となる．また造影剤の使用により一過性の甲状腺機能低下を示すことがあり，注意が必要である．

HSG：hysterosalpingography

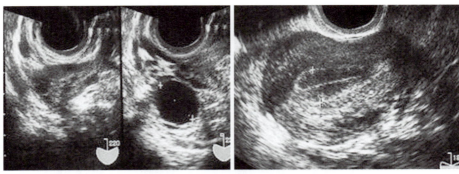

図Ⅲ-8-5　経腟超音波断層法による卵胞径および子宮内膜厚の計測
排卵直前に卵胞径は 20 mm 前後となり，子宮内膜は 10〜15 mm に肥厚する．

男性因子としては精液検査およびフーナー（Hühner）テスト（性交後検査）を行う．精液検査は通常排卵期を除き高温期あるいは月経中に行う．フーナーテストは頸管粘液と排卵前の頸管粘液の量および透明性が良好な時期に行う必要性があり，至適検査日に実施できない場合は検査結果が影響を受ける場合がある．頸管粘液が良好で，粘液内に運動精子を認めない場合は男性因子あるいは免疫性因子（抗精子抗体）などを疑う．

2）卵巣予備能の検査

卵巣予備能の検査としては卵胞期初期（月経 3〜5 日目）の血清 FSH 基礎値および血清抗ミュラー管ホルモン値（AMH）の測定と，超音波による卵巣内の胞状卵胞数（AFC）の計測が挙げられる．現時点では卵の質を予測する検査とはいえず，残存卵子の量または卵巣刺激に対する反応性の予測値を示しているものである．

AMH：anti-Müllerian hormone
AFC：antral follicle count

3）排卵時期を調べるための検査

不妊原因を特定した後には，不妊治療の一環として排卵のタイミングをみる検査がルーチンに行われる．経腟超音波断層法による卵胞径計測と子宮内膜厚計測（**図Ⅲ-8-5**），尿中（あるいは血中）LH 検査による LH サージの推定，血中 E_2 値の上昇，頸管粘液検査により排卵時期をある程度正確に予想することが可能となっている．

C　治療

不妊治療の流れ

一連の不妊検査の結果に基づいて治療方針を決定するが，同一の治療を 3〜6 周期行い，その治療期間中に妊娠しなければ次に一歩進んだ治療法を提案する．このような流れを**ステップアップ法**という（**図Ⅲ-8-6**）．2022 年 4 月に従来自費診療だった人工授精および体外受精が保険適用となり，ステップアップに伴う負担は軽減し，心理的ハードルが大幅に下がった．

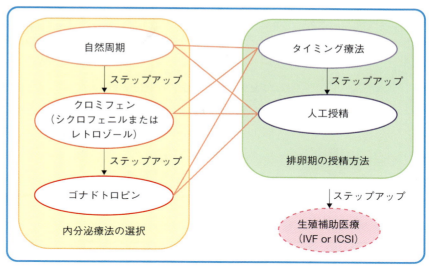

図Ⅲ-8-6　一般不妊治療のステップアップの概念
IVF：体外受精，ICSI：顕微授精

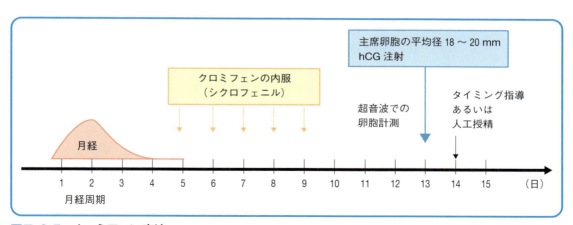

図Ⅲ-8-7　クロミフェン療法

不妊原因別の治療法

1）内分泌療法（排卵因子）

　卵胞期が長く，黄体期が短いなど卵胞発育不全あるいは黄体機能不全の所見があれば卵巣刺激法を試みる．クロミフェン（クロミッド®またはセロフェン®）あるいはシクロフェニル（セキソビット®）またはレトロゾール（フェマーラ®）を内服させて卵胞発育を観察し，排卵日に合わせて性交渉をもつよう指導する（**タイミング指導**）（図Ⅲ-8-7）．無効であればゴナドトロピン（Gn）注射剤を投与する（図Ⅲ-8-8）．Gn療法では卵巣過剰刺激症候群（OHSS）のリスクが上昇し，経腟超音波で3～4個以上の卵胞発育を認めた場合，多発排卵に伴う多胎妊娠のリスクを避けるためにその周期の治療を

OHSS：ovarian hyper-stimulation syndrome

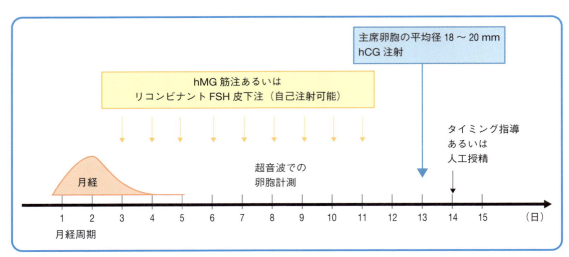

図Ⅲ-8-8　ゴナドトロピン療法

キャンセル（避妊）することがある．高プロラクチン血症の場合はカベルゴリン（カバサール®）を投与し，排卵を誘発する．

2）卵管性不妊症

HSGで卵管通過性や卵管周囲癒着を疑う場合には腹腔鏡検査を行い，癒着剝離および卵管形成術を行う選択肢もある．経腟的にカテーテルを挿入して，卵管の再疎通術と同時に卵管内腔の拡張を卵管鏡に行う方法もあるが，術後の再閉塞や卵管妊娠率の上昇と近年の生殖補助医療（ART）の成績向上から体外受精（IVF）を選択する症例が増えている．

3）男性不妊症

精液所見が不良である場合には，生殖医療に精通した泌尿器科医に紹介し，原因に応じた治療を行うことが必要である．造精機能障害では薬物療法を施行し，所見が改善しない場合は人工授精（図Ⅲ-8-9）あるいは顕微授精（ICSI）を含むARTを精子所見に合わせて考慮する．無精子症の場合は，閉塞性の場合は精巣上体から，非閉塞性の場合は精巣から精子回収を行うが，通常はICSIとなる．女性側が30歳代後半以上の高年齢であり，時間的に余裕がない場合は早期に人工授精，IVF，ICSIとステップアップしていくことを勧める．

4）原因不明不妊症

タイミング療法，クロミフェンあるいはゴナドトロピン療法と人工授精とステップアップしても妊娠しない場合は腹腔鏡検査を行い，原因を特定することで妊孕性の改善を図る．その後は半年から1年ほど一般不妊治療を行うことも考慮されるが，高齢不妊患者の場合は腹腔鏡を省略してARTに進むことも容認される．

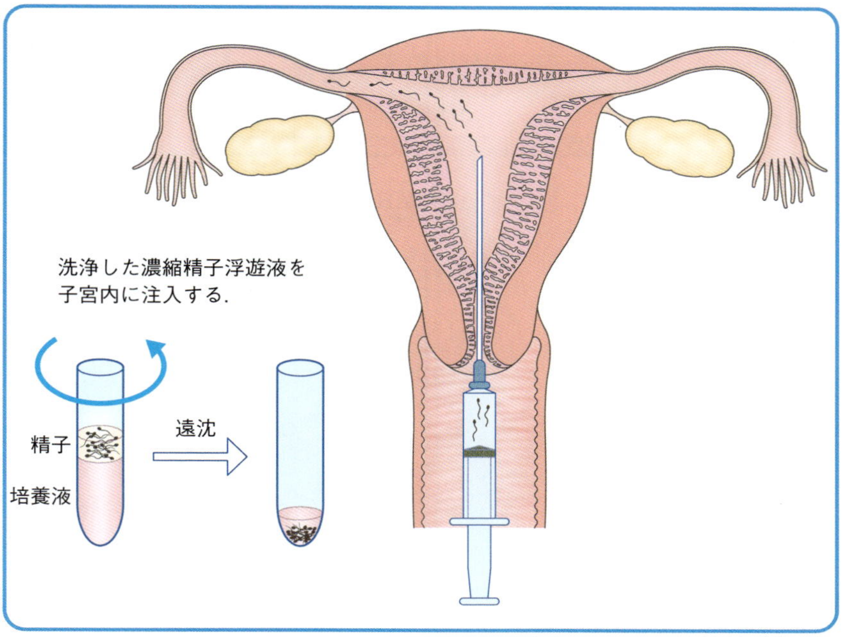

図Ⅲ-8-9 人工授精の手技

生殖補助医療（ART）

ART：assisted reproductive technology

生殖補助医療（ART）とは，精子および卵子を体外で操作して受精させ，妊娠させる方法である．2021年に治療して出生した児総数は約70,000人となっており，同年出生の11人に1人がARTで出生している．一方で治療を受ける女性側のピークは39〜40歳と高齢化している．体外受精の適応については，体外受精以外の方法では妊娠の可能性がないか，きわめて低いと判断されるものとなっているが，現在はARTの普及に伴い相対的に決定されている．

> **メモ**
> 従来，ARTは自費診療で行われていたが，2022年4月に保険適用となり，39歳までは6回の胚移植，40〜42歳までは3回の胚移植を保険診療で行うことが可能となった．

ARTでは効率的に成熟卵を複数個得るために調節卵巣刺激（COS）を選択することが多い．症例の卵巣予備能と治療歴に応じて排卵誘発方法を選択する（図Ⅲ-8-10）．

COS：control ovarian stimulation

1）体外受精・胚移植（IVF-ET）

体外受精（IVF）はCOSにより複数の卵胞成熟を促し，経腟超音波で採取した後に体外で受精させる方法である．良好運動精子を選別し，卵子の培養液中に精子を添加する（媒精）．受精を確認した後に受精卵を培養し，妊娠可能と思われる良好胚を子宮内腔に移植する（**胚移植［ET］**）（図Ⅲ-8-11）．最近では多胎妊娠を防止するために35歳未満で2回目の胚移植までは単一胚移植（1個の胚移植）が推奨されている．

> **メモ**
> 近年では卵巣予備能の低下した高年齢の患者に対し低刺激周期を採用することも増えている．

IVF：*in vitro* fertilization
ET：embryo transfer

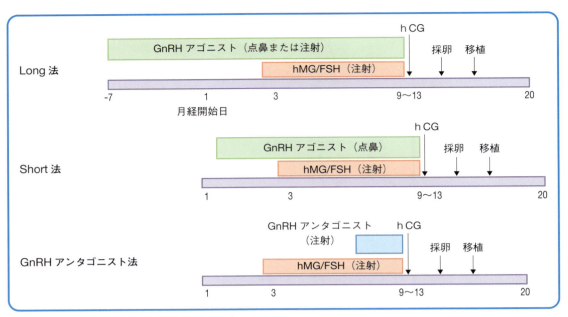

図Ⅲ-8-10　主な調節卵巣刺激（排卵誘発）の方法

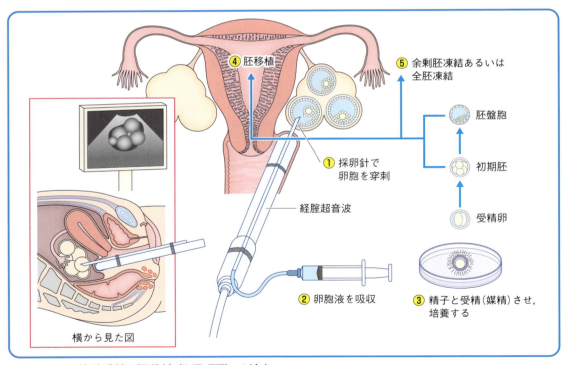

図Ⅲ-8-11　体外受精・胚移植（IVF-ET）の流れ

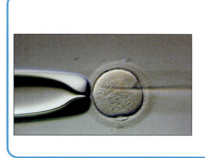
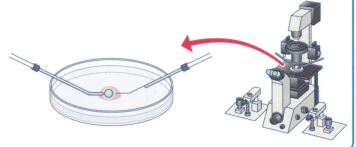

図Ⅲ-8-12　顕微授精（ICSI）の手技

ICSI : intracytoplasmic sperm injection

2）顕微授精（ICSI）

顕微授精（ICSI）は，重度の男性不妊症により通常のIVFでは受精障害となりそうなもの，またはIVFでの受精障害例に対して行う．ICSIはIVFに比べて操作が多く，産まれてくる児へのリスクの存在が否定できないため，本当にICSIが必要な場合にのみ実施する．採卵卵子をヒアルロニダーゼで処理し，卵丘細胞を除去した後に成熟卵（第2減数分裂中期［metaphaseⅡ：M2］）を用いる．形態良好な運動精子の1個をマイクロニードルで吸引し，透明帯を破って卵細胞室内に注入する（図Ⅲ-8-12）．正常受精を確認した後は通常のIVFと同様に培養を継続する．

3）凍結融解胚移植

単一胚移植の普及と胚凍結技術の向上に伴い，余剰胚として残された受精卵を凍結保存することが普及している．胚の生存性と**凍結融解胚移植**の治療成績の改善により，近年のデータでは新鮮胚移植での出生児数よりも凍結融解胚移植による出生児数のほうが多くなっている．新鮮胚移植で妊娠成立しなかった場合，またOHSSの予防のために新鮮胚移植を避けて全胚凍結とした場合に，次周期以降で黄体期に凍結胚を融解して移植する．凍結方法には緩慢凍結法，ガラス化法（vitrification）があるが，操作が簡便であることから近年ではガラス化法が普及している（図Ⅲ-8-13）．

患者支援

不妊治療は，患者がその特性を適切に理解することなく，サポートを得られないまま心理的ストレスを抱え込むと，治療効果が出る前に早期脱落を招くことがわかっている．組織的なサポートが患者の治療手順への関心を高めること，医療者個々の患者中心のケアが患者の心理状態および生活の質（QOL）に直接影響を及ぼすことがわかっている．

女性患者は男性に比べ通院回数が多く，主な原因がパートナー男性にあっても投薬などを要し，ストレスが高いことがわかっている．一方で不妊女性の多くが治療と仕事との両立という，医療機関と職場の2つの体制にまたがる社会的サポートの問題に悩んでいるとの指摘もある．

こうした患者を取り巻く社会心理的状況を理解し，医療者のみならずパー

児へのリスク

ICSIによる先天奇形の増加（約2倍）や精神発達の軽度の遅れを指摘する報告もあるが，結論は出ていない．
乏精子症でICSIを行い出生した男児の精液所見は，自然妊娠の男児より低下しているとの報告もある．

メモ

近年では新鮮胚移植よりも凍結融解胚移植のほうが移植あたりの着床率，妊娠率が高いため，OHSSの有無にかかわらず全胚凍結（Freeze all）とすることが増加している．

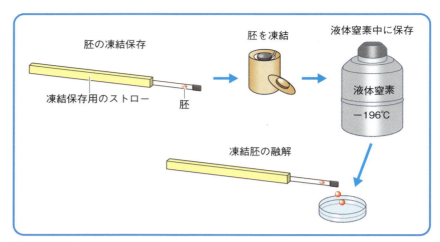

図Ⅲ-8-13　胚の凍結融解

トナーを含めた支援体制が治療を継続するうえで肝要となる.

> **患者支援**
> ①遺伝子組み換えFSH製剤は以前より在宅自己注射（皮下注射）が可能であったが，2022年の生殖医療に対する保険適用の際にhMG製剤，FSH製剤およびhCG製剤についても在宅自己注射（皮下注射）が認められ，従来注射のために来院を要した患者の負担が大幅に減少した.
> ②2018年より「不妊治療連絡カード」が導入され，働く女性が職場での理解を得つつ治療することができるような社会的支援が始まっている.（厚生労働省webサイト(https://www.mhlw.go.jp/bunya/koyoukintou/pamphlet/dl/30b.pdf)［最終確認：2024年11月5日］よりダウンロード可能）

> **もう少しくわしく　生殖補助医療（ART）**
>
> 2022年4月に少子化対策の一環としてARTを中心とした不妊治療が保険適用となった．これに先立ち生殖医療ガイドラインが作成され，エビデンスレベルの高い治療は保険診療での実施が可能となった．一方で，エビデンスレベルが低いものの従来行われており今後検討を要するものについては，先進医療として認可され当面は保険診療との併用が可能となった．保険診療あるいは先進医療として認定されていない治療については，併用した場合に混合診療と扱われ，すべて自費診療の扱いとなり，患者負担が大きくなるという問題がある．また治療の年齢制限について43歳以上は保険診療が適用されなくなることから，年齢の高い不妊カップルには心理的負担となる．保険制度の趣旨から一定程度の治療の有効性が求められて設定された年齢制限であり，今後治療成績とその効果も加味して検証されるであろう．

2　不育症

A　病態

不育症とは

不育症（recurrent pregnancy loss）とは妊娠するが流産・死産を繰り返し生児が得られない状態である．3回以上連続して流産を繰り返す場合を**習慣流産**というが，流産を2回反復した（**反復流産**）時点で不育症として原因精査の対象となる．

> **表Ⅲ-8-2　不育症のリスク因子**
>
> 1. 抗リン脂質抗体症候群
> 2. 子宮形態異常（子宮奇形など）
> 3. 夫婦染色体異常（均衡型相互転座，ロバートソン［Robertson］転座）
> 4. 内分泌異常（甲状腺機能異常，糖尿病）
> 5. 血液凝固異常（血栓性素因）
>   1）プロテイン C/S 欠乏症
>   2）凝固第Ⅻ因子欠乏症
> 6. 精神心理学的因子
> 7. 男性因子（精子 DNA 断片化）
> 8. その他（感染症，自己免疫疾患，PCOS など）

頻度

　一般的には習慣流産の頻度は1％，反復流産の頻度は5％であるといわれている．胎嚢まで確認された妊娠のうち15％は流産にいたるといわれている．

原因

　原因となりうる疾患を有していても必ずしも不育症になるわけではないので，リスク因子という呼び方をすることが多い．リスク因子のうちで因果関係が明らかになっているものとしては，抗リン脂質抗体症候群，子宮奇形，染色体異常（均衡型相互転座など）などが挙げられる．そのほかには，血液凝固異常（血栓性素因），甲状腺機能異常，内分泌学的異常（黄体機能不全，高プロラクチン血症など），自己免疫疾患などがリスク因子となりうる（**表Ⅲ-8-2**）．

B　診断・治療

染色体異常

　カップルの染色体異常は最も因果関係が確立されているが，根本的治療法はなく慎重な取り扱いが必要である．遺伝学的な検査であり，パートナーと同時に十分な説明を行う．

　最大の流産原因は胎児側に発生した染色体異常であり，自然流産の50〜60％で染色体異常が検出される．流産物の染色体検査により，原因が胎児側か母体側かを診断することで，次回妊娠時の治療方針を決定する．

抗リン脂質抗体症候群

SLE：systemic lupus ery-thematosus

　以前から全身性エリテマトーデス（SLE）患者に流産が多いことが知られていた．近年ではSLEでみられる頻度の高い抗リン脂質抗体が不育症のリスク因子として重要なものとして扱われている．動静脈血栓症や流産に抗リン脂質抗体を伴う病態を抗リン脂質抗体症候群という．

　低用量アスピリン療法とヘパリンの併用療法が標準的な治療となっている．

子宮奇形

　子宮奇形が不育症患者に多いことは知られているが，流産を起こすメカニ

ズムや外科的治療の有効性については不明な点が多い.

　診断は超音波断層法，子宮鏡検査，HSG，MRI などを用いて行う．中隔子宮では先天性子宮奇形の中でも流産率が最も高く，近年では反復流産の既往がある中隔子宮に対して，子宮鏡下に中隔切除が行われる.

患者支援

　流産・死産は家族の死別やパートナーとの離別に匹敵するストレスをもたらすといわれており，患者に強いストレスや悲嘆をもたらす．流産・死産を体験した後の悲嘆反応が正常な範囲であるかどうかを見極めることが肝要であり，病的な反応の場合は，精神的ケアが十分に受けられるような環境をつくることが重要となる．原因に対する誤った認識については，自責の念が強いことも含め心理・社会的背景要因に配慮し，正しい認識をもつよう自己管理のサポートをする．医療スタッフは，患者本人だけでなくパートナーも含め家族を支援し，精神的ストレスが緩和される努力をしていく．テンダー・ラビング・ケア（TLC）* と呼ばれる優しくいたわるような態度で接することが推奨されており，習慣流産の治療として有用性が確立している[3].

＊テンダー・ラビング・ケア
・専門医による診療
・心理的サポートがある
・スタッフを指名できる
・関心事について話し合うゆとりがある
・妊娠初期に超音波検査を含む頻回のモニタリング
・十分な保証が得られる
・スタッフがケアと助けに満ちている，否定しない

TLC：tender loving care

● 引用文献
1) Center for Disease Control and Prevention : Assisted Reproductive Technology Surveillance United States, 2000-2006
2) Ryan IP, Taylor RN : Endomatriosis and infertility : New concepts. Obstetrical and Gynecological Survey **52**（6）：365-371, 1997
3) Jauniaux E, Farquharson RG, Christiansen OB, et al : Evidence-based guidelines for the investigation and medical treatment of recurrent miscarriage. Human Reproduction **21**（9）：2216-2222, 2006

第2部

産科疾患

第2部

第IV章　妊娠・分娩・産褥の生理

1 妊娠

1 受胎・発生と胎児の生理

A 発生と分化

　ヒトの始まりは，社会的には出生からであるが，生物学的には受精からといえる．自然妊娠では，受精は，性交により腟に射精された精子が，腟から子宮，卵管を経て卵管采付近にたどり着き，排卵した卵細胞にたどり着いて起こる．

　受精卵は，やがて細胞分裂（卵割）が始まる．卵割は，2→4→8 細胞期を経て，受精後 3 日には桑実胚と呼ばれる 16～32 個の細胞のかたまりとなる．まだ個々の細胞の役割分担は始まっておらず，何らかの理由で分離するとそれぞれが新たな個体として発育し，一卵性の多胎となる．胚は卵管から子宮内腔に達し，その頃には内細胞塊と外細胞塊に分化し始め，内部には液体が貯留して腔を形成し，胞胚あるいは胚盤胞と呼ばれる．体外受精では，桑実胚から胚盤胞の時期に子宮内に移植される．

　内部の腔は次第に拡大して，内細胞塊は一極に偏り胎芽に，外細胞塊は栄養膜細胞になる．やがて胚は透明体から脱出し，受精後 6 日ほどで栄養膜が子宮内膜と接触して着床が始まる．栄養膜は，細胞性栄養膜と合胞体栄養膜に分かれ，子宮内膜と接するのは合胞体栄養膜である．また，栄養膜と胎芽の間に羊膜腔が表れるが，その表面の羊膜細胞は栄養膜由来である．合胞体栄養膜には隙間が生じ，子宮内膜の毛細血管から母体血液が流入する．このようにして，受精後 2 週後半（妊娠 4 週後半）には，胚が母体の酸素や栄養を利用することが可能になる（図Ⅳ-1-1，p.28，図Ⅰ-2-8 参照）．

　胎芽は，外胚葉，内胚葉の 2 層に分かれ，さらにその間に中胚葉が形成される．中胚葉の一部は栄養膜細胞の一部からなる（胚外中胚葉）．受精後 8 週（妊娠 10 週）頃までに，外胚葉，中胚葉，内胚葉の 3 つの胚葉がそれぞれ器官原基の形成に向けて分化する（器官形成期，図Ⅳ-1-2）．この時期には，未分化な細胞の集まりや組織が，器官のあるべき位置へ移動する．器官形成を終えて，各臓器は成長，成熟し，大きさの割合も変わってくる（図Ⅳ-1-3）．

メモ

現代では，不妊治療により，子宮内に精子を注入する（人工授精），卵細胞を採取し，体外で受精させる（体外受精），さらにその受精を，精子を直接卵細胞内に確実に注入する（顕微授精）など，「ヒトの始まり」も多様化している．

外胚葉

外胚葉からは，中枢神経や末梢神経系，感覚上皮，表皮などが形成される．妊娠 3 週末～4 週末には神経板が形成され神経管となり，頭側は脳胞から脳となる．

中胚葉

中胚葉からは，生殖腺や心臓・血管，筋肉や骨，腹膜や胸膜，心膜，さらに血液などが形成される．

内胚葉

内胚葉からは，消化管や肝臓，肺などが形成される．

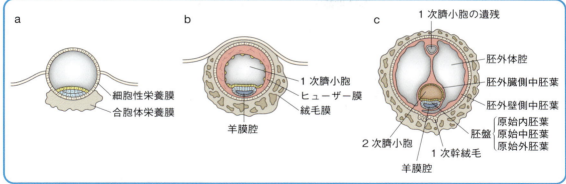

図Ⅳ-1-1　胎芽の発生

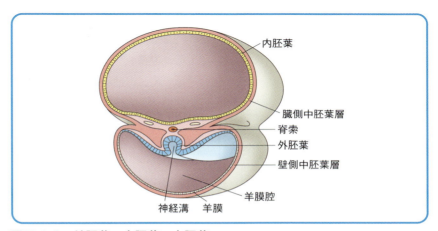

図Ⅳ-1-2　外胚葉，中胚葉，内胚葉
外胚葉：皮膚・毛・皮膚腺・感覚器・脳・脊髄
中胚葉：筋肉・骨・ヘルスケア結合組織・心血管・血液・リンパ・脾・腎・性腺
内胚葉：消化管・肺・甲状腺・膵・肝・腹膜

　　胎児は，妊娠8週には2頭身，2 cmほどであるが，12週に3頭身，そして出生の頃には4頭身となり，身長約50 cm，体重約3 kgとなる（**図Ⅳ-1-4**）．眼は妊娠7〜10週までに形成され，その頃には瞼も形成されている．耳は妊娠10週までには開口するが，耳介の形成は妊娠20週頃までと遅い．腕は妊娠7週の初めにはへら状の構造がみられ，妊娠9週には水かき状に，妊娠11週には指も確認でき，肘もみられる．妊娠9週頃には生理的臍帯ヘルニアが消退する．妊娠13週には頭髪がみられ始め，外性器の男女差もみられようになる．この頃はまだ皮膚は薄く，毛細血管が赤く透けて見えるが，妊娠16週には産毛，胎脂がみられ，妊娠20週には，皮膚や皮下脂肪がみられるようになる（**図Ⅳ-1-3**）．

時期	着床	胎芽期（器官形成）					
週	1　2	3	4	5	6	7	8
頭殿長（cm）							
重さ（g）							
脳		神経管		大脳半球，小脳，脳室，脈絡叢			
顔				口唇，舌，口蓋，腔形成，癒合			
眼				眼杯，レンズ，視神経，眼瞼			
耳							
耳介							
横隔膜			横中膜，横隔膜				
肺			気管食道中隔，気管，肺葉				
心臓		原始心筒，大血管，弁，心内腔					
腸			前腸，肝，膵，中腸				
尿路		中腎管	後腎管集合管系				
性器			生殖ヒダ，生殖茎，生殖隆起				
骨格軸				椎軟骨，骨化中心			
四肢			肢芽，指の分離				
皮膚							

図Ⅳ-1-3　主な臓器の形成時期

[Cunningham FG, et al：Williams Obstetrics 24th ed, Mc Grow Hill, p128, 2014 より訳した山中美智子：図　主な臓器の形成時期．基礎からわかる妊婦・授乳婦のくすりと服薬指導，第2版，p.6-7, ナツメ社，2022 より許諾を得て改変し転載]

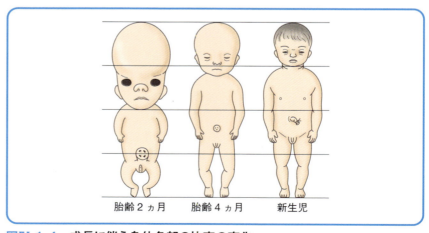

図Ⅳ-1-4　成長に伴う身体各部の比率の変化

胎児期（成長）															時期
9		12		16		20		24		28		32		36	38	週
	6-7		12		16		21		25		28		32			頭殿長（cm）
		110		320		630		1100		1700		2500				重さ（g）

側頭葉，脳溝，細胞移動，髄鞘形成 — 脳

顔

眉毛　開眼 — 眼

耳管，蝸牛，内耳，耳小骨 — 耳

耳介 — 耳介

横隔膜

管状期　終末胞期 — 肺

心臓

腹壁，腸回転 — 腸

糸球体 — 尿路

性器

♂陰茎，尿道，陰囊
♀陰核，陰唇

骨格軸

四肢

爪　胎脂　毳毛（ぜいもう） — 皮膚

B　性の分化

ヒトの体細胞の染色体は通常合計46本で，常染色体1番から22番の22対44本と，性染色体XおよびY，女性型がXX，男性型がXYの2本である．精子や卵子などの生殖細胞の染色体は体細胞のちょうど半分の23本で，卵子は常染色体22本と性染色体X，精子は22本とXまたは22本とYからなる．生殖性の性（セックス）は基本的には受精時に決定し，Xをもつ精子が受精すると女性に，Yをもつ精子が受精すると男性になる．内性器や外性器の分化は男性ホルモンが働かなければ自然と女性化するようにできている．男性内性器の原器はウォルフ管（Wolffian duct）で，男性ホルモンが働くと発達する．一方，女性内性器の原器はミュラー管（Müllerian duct）で，女性ホ

ルモンが働くと発達する．女性ホルモンは男性ホルモンを抑制し，また，男性ホルモンはミュラー管抑制因子を活性化する．したがって，女性胚では男性ホルモンが抑制され，ウォルフ管は退縮しミュラー管が発達し，女性内性器が形成される．また男性胚では，ウォルフ管は発達し，ミュラー管抑制因子の活性化でミュラー管が退縮し，男性内性器が形成される（p.87，**図Ⅲ-1-1** 参照）．

> **もう少しくわしく** **性別不合**
>
> 生物学的性（セックス）と社会的な性（ジェンダー）との同一性（性同一性）は2〜5歳頃までに確立するが，セックスとジェンダーは必ずしも一致せず，継続的に違和感・不安定感をもつことがある．これまで，「性同一性障害（gender identity disorder）」と呼ばれていたが，障害や精神疾患ではないという流れを受けて，WHOの作成したICD-11にみられる「性別不合（gender incongruence）」が用いられる．その他，米国精神医学会がDSM-5で定義する「性別違和（gender dysphoria）」が用いられる．

C 心血管系

心・大血管は妊娠8週までに完成する．胎児心拍は，妊娠3週にはみられ始め，妊娠6週頃には超音波で確認することができる．心臓の刺激伝導経路の発達と，自律神経の機能の発達によって，妊娠9週頃まで徐々に増加して175回/分ほどとなり，以後は減少して妊娠15週頃以降は140回/分程度となる．

胎児は，ガス交換・栄養補給・老廃物排泄を胎盤で行うので，胎児循環は出生後と大きく異なる．胎盤で酸素化された血液は，胎児の心臓へ戻るが，**胎児循環**，とくに**動脈管**，**卵円孔**，**静脈管**によって効率的に胎児の各臓器へ分配される．臍帯静脈から還流してきた血液は，半分は門脈から肝静脈を経由して下大静脈へ，残り半分は静脈管を経て（肝臓を経ないで）下大静脈へ還流し，ともに右房へ入る．右房に入った血流は，右室への血流と，卵円孔を経由して左房左室への血流とに分かれるが，静脈管経由の血流は構造的にそのまま卵円孔から左房へ流入しやすい．胎児は肺呼吸をしないため，肺血管抵抗は体血管抵抗よりも高く，肺動脈の血流はわずかである．そのため，右室から肺動脈への血流は，その9割は動脈管を経て下行大動脈へ流れる（**図Ⅳ-1-5**）．

臍帯血流量は体重増加ともに増加していくが，分娩前2週間くらいになると徐々に低下する傾向がみられる．臍帯静脈血が最も酸素化されてはいるが，それでも酸素分圧（PO_2）はおよそ45 mmHg，臍帯動脈では15〜25 mmHgと，出生後と比べればかなりの低酸素である．胎児は，熱産生がいらず，臓

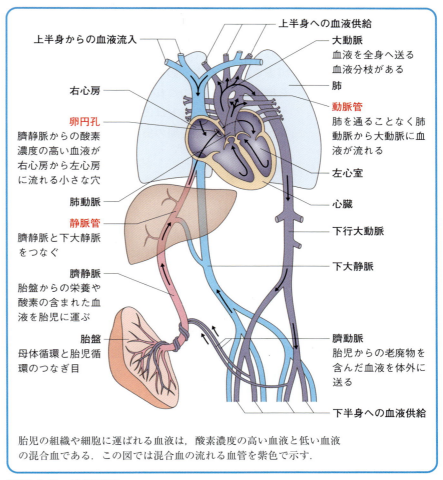

図IV-1-5　胎児循環
[菊池圭子，望月明見，成田　伸（訳）：みえる生命誕生，p.201，南江堂，2022より引用]

器の機能も抑制され，酸素需要が少ないので，それでも十分まかなうことができていると考えられる．

D 血液

　血液細胞は中胚葉由来であるが，メインの造血の場は卵黄嚢→肝臓→骨髄と変遷する．赤血球は，初期には核があり大きく，成熟とともに小さくなり核が消失してくる．はじめは寿命が短いが，しだいに延長し妊娠末期には90日ほどになる．ヘモグロビン濃度は妊娠中期で 12 g/dL 程度であるが，妊娠末期には 18 g/dL 程度となる．胎児のヘモグロビンはHbFであり，酸素親和性が成人のHbAより高く，血液中の酸素含有量は成人とほぼ同じである．妊娠中期には8〜9割がHbFであるが，出生時には7割ほど，出生後6ヵ月

HbF：fetal hemoglobin
HbA：adult hemoglobin

にはほぼHbAになる．胎児期は血液が濃く赤血球も大きいが，形が柔軟であるため血液の流動性は保たれている．

血小板や凝固止血にかかわるタンパクは，成人期と同様のものが妊娠12週頃までには産生され始める．母体のこれらは，胎盤を通過しない．胎児期から出生直後は，児のこれらは成人の約半分であるが，一部第V，Ⅷ，Ⅻ因子やフィブリノゲンなどはほぼ同程度存在する．これらのタンパクが少ないにもかかわらず，胎児期の出血が起こりやすいということはない．

E 呼吸

胎児の「呼吸」は胎盤を介し，母体からの酸素供給に依存している．

母体から胎児への酸素供給は，胎盤の末梢の毛細管壁での，母体と胎児のPO_2の差に比例した拡散によるものである．胎児血のPO_2は低い（約30 mmHg）が，胎児の酸素需要は少なく，ヘモグロビンの酸素親和性が高いために，それで十分まかなわれている．胎児から母体への二酸化炭素の排出も同様に，拡散により母体血中に移行するが，二酸化炭素は酸素の200倍の拡散能がある．胎児側は，PO_2が低いことによって，ヘモグロビンが酸素と結合し二酸化炭素をリリースしやすくなり，その結果，二酸化炭素分圧（PCO_2）が上がり拡散しやすくなる．また，母体側は，PCO_2が低くなっており（p.216参照），ヘモグロビンが酸素をリリースし二酸化炭素と結合しやすくなっている．このようにPO_2の差により，胎児は酸素を獲得し，二酸化炭素を放出する（**図Ⅳ-1-6**）．

> **注意**
> 胎盤臍帯血流，胎盤の酸素交換，母体の子宮胎盤血流，母体の酸素分圧，いずれかが低下すれば胎児は低酸素に陥る．

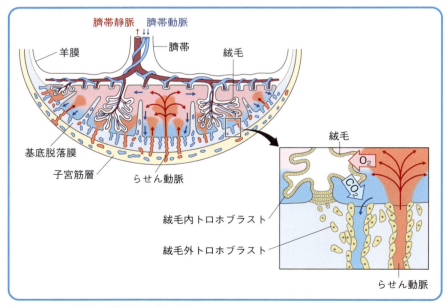

図Ⅳ-1-6　胎盤の構造と血液循環

酸素供給は，胎盤の毛細管壁についても壁の面積に比例し厚さに反比例する．妊娠週数が進むと，胎児の発育に伴い胎盤は相対的に小さくなるが，毛細管網は発達し，壁は薄くなって，酸素供給が増える．

子宮側の子宮胎盤動脈は，子宮筋層から脱落膜内をらせん状に走行し，絨毛間腔に噴出する．子宮胎盤血流は妊娠末期でおよそ 500〜700 mL/分と考えられているが，子宮収縮が噴出圧より強いときや，母体の低血圧，出血性ショック，仰臥位低血圧などで噴出圧が下がるときに減少し，また，妊娠高血圧症候群で子宮胎盤の血管抵抗が増大し，後負荷が高いときも減少する．

母体の低酸素は，高地居住やチアノーゼ性心疾患など慢性的であれば，母体ヘモグロビン濃度の上昇などで代償されているが，喘息の重積発作や麻酔時の呼吸抑制など急激な低酸素では，代償は間に合わず，胎児も低酸素になる．また，母体がヘモグロビン＜4 g/dL ほどの重症貧血でも，胎児は低酸素に陥る危険がある．一方で，母体に酸素が投与されたときは，母体血中のヘモグロビンにはまだ余裕があり，増加した酸素のほとんどはヘモグロビンに結合するので，胎盤での拡散はそれほど増加せず，胎児血の PO_2 はあまり上昇しない．しかし，高圧酸素療法など，母体血 PO_2 を 500 mmHg 以上にするほどの投与であれば，胎児血の PO_2 も有意に上がる可能性がある．

F 肺

肺原基は内胚葉由来で，左右気管支に分岐していき容積が拡張していって肺となる．妊娠 5〜17 週は偽腺管期と呼ばれ，腺房が形成され分泌腺の構造となる．気道は完成し円柱上皮におおわれ，気管支は第 20 分岐ほどまで形成され，妊娠 12 週頃までには軟骨と平滑筋が認められる．遠位側が立方上皮へ分化しグリコーゲンで満たされ，これがサーファクタント*のもととなる．妊娠 16〜26 週は細管期と呼ばれ，肺胞の上皮細胞はⅠ型とⅡ型に分化する．Ⅰ型上皮細胞は平らに薄くなり，Ⅱ型上皮細胞にはサーファクタントを貯蔵する構造がみられる．妊娠 24〜26 週頃以降は嚢胞期と呼ばれ，サーファクタントが産生され始める．上皮細胞は薄く嚢胞状となり，肺胞液は増加し，ガス交換する部分の面積が増大する．胎児循環においてコルチゾール濃度が上昇しており，これが肺成熟を促進する（表Ⅳ-1-1）．

肺胞は，上皮細胞が産生する肺胞液で満たされており，飲み込んだ羊水で満たされているわけではない．むしろ肺胞液が羊水腔へ排泄されており，声帯の抵抗によって，肺は羊水腔より高い圧が保たれている．サーファクタントも同時に羊水中に分泌されるため，羊水中のサーファクタント濃度を測定し肺の成熟度を知ることが可能である．肺成熟は，胎児自身のコルチゾール産生増加などで促進されるが，一方，胎児自身のインスリンがサーファクタント産生を抑制するため，妊娠糖尿病や糖尿病合併妊娠では新生児期の呼吸窮迫症候群が多くなる．

妊娠高血圧症候群における酸素供給

妊娠高血圧症候群では，胎盤に異常をきたし，子宮胎盤の血管抵抗が増大している．毛細管壁は厚くなっており，酸素供給が悪くなっている．

---

*サーファクタント

肺胞内側にあるリン脂質を主成分とした界面活性物質で，表面張力を和らげ，肺胞が広がってより多くの空気を入れやすくしている．

表Ⅳ-1-1　肺の発達

	肺発達	血管発達
受精	肺原基（肺芽）出現（4週） 肺葉構造明瞭化（6週） 間葉組織により分岐進行	第6大動脈弓より肺動脈原基発生
妊娠6週～ 偽腺管期	気管分岐完成 （20分岐に及ぶ誘導気道完成） 細胞分化が開始	肺静脈発生 前細葉血管パターン完成
妊娠16週～ 細管期	細葉が出現 肺胞上皮細胞分化開始	毛細血管増殖
妊娠24週～ 嚢胞期	サーファクタント合成開始 肺胞嚢中隔形成開始	初期血液空気関門形成 二重毛細血管網形成 初期血液空気関門菲薄化
妊娠36週～ 肺胞期	サーファクタントシステム成熟 肺胞完成	

　肺は，出生まで機能しないので成熟が遅く，出生以降も約8歳頃まで肺胞形成は続いていく．肺胞はサーファクタントによって表面張力が下がり膨張しやすくなるが，早産児などサーファクタントの分泌が少ないと，肺胞が膨張しにくく呼吸状態が悪くなりやすく，また，強制換気による損傷も受けやすくなる．損傷と修復を繰り返し，気管支肺異形成が生じることもある．

G　腎・泌尿器系

　腎臓と尿管は中胚葉より，膀胱と尿道は内胚葉より形成される．胎児期には胎盤が水・電解質代謝を担うので，出生後のように生命維持に不可欠というわけではない．妊娠12週頃までには尿は産生され始め，妊娠18週頃で7～14 mL/日，末期には400～1,200 mL/日ほど産生され，羊水の主要な成分となっている．妊娠14週までにはヘンレ（Henle）係蹄で再吸収が行われるようになるが，胎児期の濃縮能は十分ではなく，胎児尿は低浸透圧である．ネフロンは妊娠36週頃まで新たに形成され続ける．

H　消化器系

　食道の発生は，気管食道中隔で気管と仕切られることで発生するため，ここで異常が発生すると食道閉鎖や食道狭窄，気管狭窄，食道気管支瘻などを生じることがある．消化管は，細長く伸展してループを形成していくが，妊

娠初期の消化管形成のペースが急速で，妊娠12週頃までは一時的に腹腔内に収まりきらず，臍帯となるスペースに飛び出している．これが生理的臍帯ヘルニアで，この還納が障害されると先天性臍帯ヘルニアとなる．小腸や大腸を形成する消化管のループは，腸間膜の血管を軸として270度の反時計回り回転をするので，大腸は上行結腸，横行結腸，下行結腸，と腹膜内を3/4周する形で固定されることになる．

胎児は，妊娠5週頃から吸啜（きゅうてつ（せつ））運動を始め，小腸は妊娠11週頃にはすでに蠕動（ぜんどう）運動を始める．妊娠16週頃には羊水を嚥下し水分を吸収する．妊娠末期の嚥下量は200〜750 mL/日にも達し，新生児の哺乳量に匹敵する．羊水成分のうち消化管が吸収しないものや消化管から分泌・排泄・剝離した細胞が胎便となる．

胎児の肝臓には，グリコーゲンが週数が進むにつれ蓄積され，妊娠末期には成人の2〜3倍に達し，出生直後の飢餓のための準備となる．ビリルビンは，胎児期には大半が胎盤を経由して母体の肝臓で処理されているが，出生後は自身の肝臓でグルクロン酸抱合を行い胆汁中へ排泄する🖋．

> **新生児黄疸**
>
> 新生児はビリルビンをすぐに処理できるようにならず，ときに新生児黄疸となる（p.404参照）．

Ⅰ 内分泌系

胎児にとって必要なホルモンは，妊娠初期から自身で分泌し始めるが，初期のうちは母体や胎盤由来のホルモンに依存し，徐々に自身の分泌でまかなうようになっていく．

下垂体から分泌されるホルモンには，オキシトシン，バソプレシン，成長ホルモン，プロラクチン，黄体化ホルモン，卵胞刺激ホルモン，甲状腺刺激ホルモン，副腎皮質刺激ホルモンなどがある．

オキシトシン，バソプレシンは，妊娠10〜12週頃から分泌され，水を保持する役割を担っている．ここで分泌されるオキシトシンは陣痛発来に関与するわけではない．

成長ホルモンは，妊娠10週から分泌され，妊娠20〜24週でピークに達し，妊娠末期には減少する🖋．

プロラクチンは，妊娠5週頃から分泌されており，妊娠末期まで分泌量は増加し続ける．プロラクチンは胎盤を通過しないので，胎児に対して働くのは胎児由来のもののみであるが，その働きはよくわかっていない．また，母体の乳汁分泌には関与しない．

甲状腺ホルモンは，妊娠初期の胎児の神経新生には不可欠であり，不足すると精神発達遅滞，難聴，けいれんなどと関連があり，妊娠のごく初期から母体から定常的に供給されている．胎児甲状腺は妊娠11〜12週頃までに成熟し，甲状腺ホルモンの分泌を始める．また，下垂体では甲状腺刺激ホルモンが妊娠10〜12週頃に分泌され始め，週数につれ増加していくが，成人と同様サイロキシン濃度により増減し，妊娠18〜20週以降は甲状腺機能調節を行っ

> **胎児の発育と成長ホルモン**
>
> 胎児の成長ホルモンは成人に比べて高値であり，母体由来の成長ホルモンは胎盤を通過しないので，胎児発育に必要なものであるように思えるが，たとえば無脳児は下垂体が欠損していても体部の発育はほぼ正常であることを考えると，児発育と成長ホルモンには直接な関係はないといえる．実際には，インスリンおよびインスリン様成長因子が重要と考えられている．

ている．母体の甲状腺刺激ホルモンは胎盤を通過しないので，調節の役割を担うのは胎児自身の甲状腺刺激ホルモンのみである．胎児期には全般に甲状腺機能は抑制されており，トリヨードサイロニンは低値である．しかし，出生直後には，甲状腺刺激ホルモンが15～30分で急激に増加し3～4時間で元の値へ減少する．これによりトリヨードサイロニンが，低値から一気に成人よりもさらに高値となり，出生直後の，とくに温度変化や血中酸素濃度の変化に対応して甲状腺ホルモンを増加させることに役立っている．

副腎皮質刺激ホルモンは妊娠7週頃から分泌されており，妊娠中期以降は胎児自身ですでに副腎ステロイド分泌調整を行っている．副腎皮質は妊娠8週にはすでに形成され，胎児層と成人層からなる．妊娠12週以降，胎児層が急速に発育し，体重比では成人の約20倍にもなる．妊娠後半期には退縮し始め，出生後さらに急速に退縮する．糖質コルチコイド・鉱質コルチコイドは，妊娠末期に成人層の発達とともに産生されるようになり，サーファクタントの増加，グリコーゲンの貯蔵，腸のアルカリホスファターゼ活性化などに寄与する．性ステロイドホルモンは，胎児副腎と胎盤の機能により生成される．なかでもエストリオールは大量に生成され，母体尿中に30～40 mg/日ほど排出される．この量を測定し胎児胎盤機能検査として臨床に利用されることもある．副腎髄質は妊娠8週頃からカテコラミンの産生を始め，ノルアドレナリンが主体である．妊娠末期には，副腎皮質からの酵素活性でアドレナリンの分泌が増えてくる．これらのカテコラミンは，分娩時の胎児機能不全への適応に関与する．

胎児の膵では，インスリン，グルカゴン，ソマトスタチンが産生分泌される．胎児のエネルギー代謝は糖代謝が中心で，さらに糖は発育にも重要である．糖の供給は母体からのみであるが，インスリンは胎盤を通過しないため，利用されるインスリンは胎児自身が産生するもののみである．インスリンは妊娠初期より分泌されるが，糖負荷に反応してインスリン濃度が上がるようになるのは，妊娠末期になってからである．胎児のインスリン分泌調節には，グルコースだけでなくアミノ酸なども関与する．

> **メモ**
> 胎盤は母体のカテコラミンから胎児を保護しており，たとえ母体に褐色細胞腫があり大量のカテコラミンを産生していたとしても，胎児には影響しない．

> **メモ**
> 糖負荷への反応・調節は成人より時間がかかるため，高血糖の母体より生まれた児は，高インスリン性低血糖となる．

J 骨格系・感覚器・胎児運動

胎児の頭蓋は骨化が完全でないため，胎児脳は超音波で観察することができる．胎児の脳や脊髄の髄鞘化は妊娠20週頃から始まるが，大部分は出生後も進み，1歳頃まで続く．

耳は妊娠中期までに音を感じ，眼も妊娠28週頃までに光を感じると考えられる．妊娠7週には体の動きが観察され，妊娠8週には全身の，妊娠9週には上下肢単独や頭部の運動がみられる．妊娠10週には呼吸様運動，妊娠12週には嚥下やあくびなどの運動もみられる．このようなさまざまな運動は妊娠30週くらいまで増えていくが，呼吸様運動は肺の発達に不可欠である．や

がてさまざまな運動は相互に関係するようになり，妊娠32週以降では，まったく運動をしない時間と，まとまって各種の運動を行う時間がみられるようになり，行動パターンが形成される．

K 免疫系

炎症細胞の浸潤や補体の合成は，妊娠16週頃にはすでに成人の半分ほどの働きがあると考えられている．免疫グロブリン（Ig）は，成人では，まずIgMがつくられやがてIgGにとってかわられるが，胎児/新生児ではIgMが出生後数週間まで優勢である．成人レベルのIgMを産生するようになるまで9ヵ月，IgGは3年かかる．したがって，子宮内感染の診断には臍帯血中のIgMが調べられる．母体からのIgGは，妊娠16週頃から移行するようになり，妊娠36週以降はさらに増える．したがって，早産児は母体からのIgG供給が少ない．初乳中の免疫グロブリンは，吸収されず免疫獲得にはいたらないが，IgAが腸管の粘膜感染防御に役立っている．

Ig：immunoglobulin

L 付属物

卵膜は，羊膜・絨毛膜・脱落膜の3層からなる．脱落膜は母体由来，ほかは胎児由来である．脱落膜は，子宮内膜が変化したもので，分泌期の内膜細胞がさらに肥厚し，また，マクロファージや顆粒リンパ球など免疫細胞も豊富である．絨毛膜は，内側の結合組織（中胚葉由来）と外側の栄養膜細胞（外胚葉由来）からなる．絨毛膜のうち，脱落膜に面する部位は絨毛膜有毛部となり胎盤を構成する．子宮腔側は退化消失し絨毛膜無毛部（卵膜の一部）となる．羊膜は，妊娠3週には外胚葉（上皮細胞）および中胚葉（線維芽細胞）が伸展して形成され，羊水を分泌するようになり，間質コラーゲン，インターロイキン6や8，プロスタグランジンE_2（PGE_2）などを産生する．さらには胎盤表面，臍帯を被覆し，妊娠11週までには，絨毛膜と羊膜の中胚葉は密着し胚外体腔は閉鎖される．

胎盤は，栄養膜の形態や機能がきわめて多種多様に分化したもので，さらに代謝・内分泌・免疫の機能を有している．脱落膜に侵入した栄養膜細胞は，母体らせん動脈の血管内皮をおおい，母体血を確保する絨毛外トロホブラストとなる．ほかにも，絨毛間腔に浮遊し，物質交換などを司る自由絨毛などもある．らせん動脈への絨毛外トロホブラストの浸潤が不十分であると（p.206，**図IV-1-6**の右下参照），妊娠高血圧症候群や胎児発育不全となる．胎盤には，トロンボプラスチンが大量に含まれ分娩時に止血機能を発揮する．しかしこれが妊娠中に機能すると母体にも胎児にも不都合であり，何らかの仕組みでストップがかかっていると考えられる．一方，絨毛間腔は血液が凝固せず血流が保持されるように，抗凝固作用を有するトロンボモジュリ

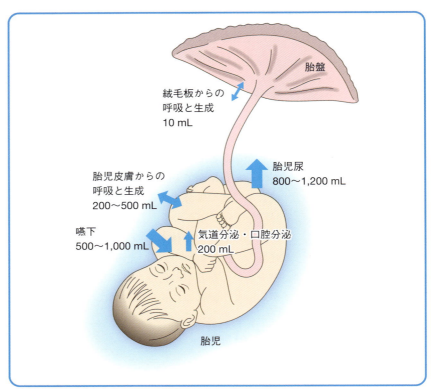

図Ⅳ-1-7　羊水の動態

ン，アンチトロンビンなどが存在している．

　初期胚は，周囲の体液から直接栄養を摂取していて，細胞膜が，いわば胎盤のような機能を担い，複雑な物質交換やホルモン分泌などを行っている．胎児は妊娠8週には95%が水分であるが，出生時には70%まで減少していく（成人は60%）．胎児は周りを羊水に取り囲まれており，水分の出納は，臍帯血，排尿，羊水の嚥下，羊膜を介した移行など複雑である（**図Ⅳ-1-7**）．絨毛細胞は，妊娠末期には物質交換の効率性を高めるためにさらに細かく分かれて，その表面積は成人の腸管絨毛の面積にも匹敵するほどになる．胎盤での物質交換は，1つは単純拡散で，分子量500以下の物質は容易に胎盤を通過する．その他は，胎児側で合成不可能なものが選択的な輸送でより多く取り込まれる．糖は糖輸送体（GLUT）の働きにより能動輸送される．タンパク質は分子量が大きく胎盤を通過できないので，胎児は母体からのアミノ酸を用いてタンパク合成を行っており，妊娠末期に活発になる．そのアミノ酸はほとんど母体に依存するが，胎児側の濃度は高いので何らかの形で能動輸送されていると考えられる．例外的にIgGは栄養膜細胞のエンドサイトーシスにより胎盤を通過する．脂質は，母体からの脂肪酸とグリセリン，胎盤が合成する脂肪酸から，胎児側で合成され貯蔵されるが，出生前後の酵素活性

GLUT：glucose transporter

の変化により，生後はエネルギー源としての利用が増加し，出生直後の飢餓の準備となっている．コレステロールは，各種ホルモンの原料であるが，受容体を介して母体側から取り込まれる．

臍帯は通常1本の臍静脈と2本の臍動脈からなりワルトン（Wharton）膠質におおわれている．臍静脈は右が早期に消失して左側のみが残るが，まれに2本残っていることがある．また，臍動脈は1本でも生存・発育の妨げとはならないが，1本のみの場合25％に先天奇形を合併する．臍静脈は臍動脈よりも圧迫により変形しやすいが，ワルトン膠質におおわれていることで，圧迫の影響を受けにくくなっている．臍帯の付着部は着床時に決定する．中胚葉の細胞塊が絨毛膜有毛部から外れると，辺縁付着や卵膜付着となり，多胎でより頻繁にみられる．

2 妊娠と母体の生理

A 性器・乳房の変化

子宮は，非妊時にはフラスコを逆さにした形で，容量10 mL以下，壁厚3 cmであるが，妊娠によって増大し丸くなり，容量は増加し4～20 L以上にもなり，壁は1 cm程度まで薄くなる．また，「軟らかくなる」という変化も妊娠の特徴であり，初期には，着床部位が軟らかく膨隆して触れ（ピスカチェック［Piskacek］徴候，**図Ⅳ-1-8**），また，双合診により，子宮峡部付近で，内診指と外診指が触れるような感覚（ヘガール［Hegar］徴候）がみられる（**図Ⅳ-1-9**）．子宮の大きさは主に結合組織の増大によるもので，子宮筋の細胞は増加しない．

子宮は，S状結腸に押されやや右に回転し，右尿管を圧迫することがある．子宮全体や内腔の増大とともに，解剖学的内子宮口は開大し，組織学的内子宮口が形態的にも「**内子宮口**」となる．この間を子宮峡部と呼ばれ，妊娠末期には10 cmほどまで伸展し，子宮下節と呼ばれる．

子宮は全妊娠期間不規則に収縮を繰り返し，超音波で観察できることもある．妊娠15週頃には腹壁を通して子宮の収縮を触診できるようになる．通常は疼痛を伴うほどではなく散発で不規則で，ブラクストン・ヒックス（Braxton Hicks）収縮と呼ばれる．妊娠末期には次第に増加し，10～20分に1回程度で，時に周期的である．前駆陣痛のうち一部は，ブラクストン・ヒックス収縮の頻度が増加したものと考えられる．

子宮腟部から腟粘膜は充血し，暗い紫藍色となり，リビド着色と呼ばれる．子宮頸管は正常ではおおむね30～45 mmであり妊娠中変化しないが，短縮することもしばしばみられる．子宮頸管上皮はホルモン変化の反応に乏しいが，若干，脱落膜反応を認め，扁平上皮化生の組織像を取りやすい．円柱上

メモ

子宮頸管短縮例では早産のリスクが高くなるといわれている．

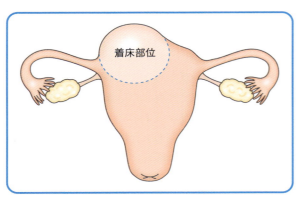

図Ⅳ-1-8　ピスカチェック徴候
［荒木　勤：最新産科学—正常編，改訂第22版，p.105，文光堂，2008より引用］

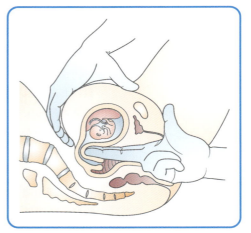

図Ⅳ-1-9　ヘガール徴候
［荒木　勤：最新産科学—正常編，改訂第22版，p.105，文光堂，2008より引用］

皮は増生して外反し，いわゆる「子宮腟部びらん」となる．妊娠末期には内子宮口は開大し，子宮腟部は短縮し，分娩開始までにはほとんど消失する．腟や頸管は，血管増生により軟化，充血し，腟粘膜のひだがより深くなり，厚く軟らかくなる．また，腺は肥大し粘液が増加し，粘液栓が上行性感染からの防御に役立っている．

卵管は腫大・伸長し，卵巣は充血し腫大する．妊娠成立後，卵巣の黄体はヒト絨毛性ゴナドトロピン（hCG）の作用で腫大し（妊娠黄体），プロゲステロンの産生を続けるが，妊娠維持に寄与するのは妊娠8週頃までで，胎盤のプロゲステロン産生とともに妊娠12週以降退行していく．

乳房は妊娠8週頃から腫大し，乳頭周囲は深く着色し（第1次乳輪），やがてその周囲に淡色の第2次乳輪をつくる．第1次乳輪は皮脂腺が肥大し，モントゴメリー（Montgomery）腺を形成する．乳房は乳腺の発育とともに腫大し妊娠中期には乳汁分泌の準備を完了する．

B　全身の変化

腹壁は緊張し，伸展し，**妊娠線**ができる．色素沈着は，腹壁正中線，腋窩，乳頭，乳輪，外陰部などに起こりやすく，妊娠雀斑（そばかす），肝斑など顔面にも起きることもある．また，手掌紅斑やくも状血管腫もみられる．皮膚瘙痒感が増加し，四肢伸側部，体幹部に，発疹，表皮剝離や痂皮がみられる．いずれも，分娩後には消退する．腹直筋は左右に離開することがある．仙腸関節や恥骨結合は，拡張し可動性の増大がみられる．脊椎の彎曲が強くなり腰痛の原因となる．

C 代謝・栄養の変化

体重は，妊娠初期は悪阻の影響で減少するが，その後は漸増し8〜12kgほど増える．体温は，妊娠初期は黄体期の高温が維持されるが，16週頃以降はしだいに低下する．初期の高温はプロゲステロンによる代謝亢進を反映している．

妊娠初期から，抗利尿ホルモンが分泌される血液浸透圧の閾値が低下し，また口渇感についても閾値が低下している．一方，抗利尿ホルモンは妊娠中には分泌が低下し，さらに胎盤由来の酵素による分解も促進されている．結果として，腎における水分の再吸収が増加し，飲水が促され，水分が貯留する．そのため血液浸透圧は10mOsm/Lほど低下する．

妊娠中は，空腹時血糖は低下し食後血糖は上昇する．インスリンは過剰に分泌されるが胎盤由来のホルモンと拮抗し，母体のインスリン感受性は，半分以下になる．胎盤を介した糖の供給は濃度差による単純拡散のため，母体の食後の血糖値が高い時間が確保されていることが必要なのである．

タンパク質については，窒素バランスは妊娠によりプラスに傾くが，胎児のアミノ酸濃度はそれより高い．脂質は，母体に妊娠中期に蓄積するが，妊娠末期に胎児側の需要が最大となり，母体から胎児へ供給される．母体血中のトリグリセリド，コレステロールは著増しているが，分娩後は，授乳による消費も合わさって，速やかに元に戻る．

D 循環の変化

循環血漿量は妊娠初期から増加し，妊娠24週過ぎには40〜50%増加しており，分娩時まで維持される．末梢血管抵抗が低下するため，収縮期圧は妊娠中期に多少低下するが，妊娠末期には元に戻る（**図IV-1-10のB**）．拡張期圧は，妊娠全体を通じて非妊時より低い．母体全体としての血管床は増加する．それとともに心拍数も上昇し，心拍出量も同様に増大する（**図IV-1-10のA，C**）．循環血漿量の増大に伴い心臓は拡大し，胸部X線写真でも認められる．心臓の位置はやや前左上に挙上される．心尖が1.5cm左外側へ移動し，横隔膜が挙上される．とくに仰臥位をとったときに下大静脈の還流が急激に減少し，心拍出量の減少，血圧低下が起き，気分不快，めまい，ショック状態となるときに意識喪失を起こす（仰臥位低血圧症候群）．下大静脈は脊椎の右にあるので，左を向けば，速やかに改善する．

下肢の静脈は増大した子宮による下大静脈の圧迫で圧が上昇し，浮腫や静脈瘤の原因となる．

体重増加の内訳

体重増加の内訳は，子宮およびその内容（児を含む）の増大に限らず，乳房の増大，血液や細胞外液量の増加，脂肪貯蔵の増加による．

メモ

これらは胎児への糖の供給のための変化である．この変化が過剰になると，妊娠糖尿病となる．

メモ

分娩時はさらに増大するので，予備能がなければ，妊娠の進行や分娩によって心不全を生じる．

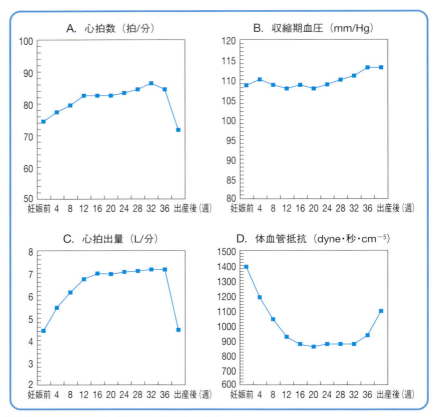

図Ⅳ-1-10　妊娠に伴う循環動態の変化
〔日本循環器学会/日本産科婦人科学会：心疾患患者の妊娠・出産の適応，管理に関するガイドライン（2018年改訂版），〔https://www.j-circ.or.jp/cms/wp-content/uploads/2018/06/JCS2018_akagi_ikeda.pdf〕（最終確認：2024年10月30日）より許諾を得て転載〕

E　呼吸の変化

　妊娠中に酸素需要は増加しているので呼吸器の負担は増え，さらに，子宮の増大，腹腔内圧の上昇のために，非妊時と異なり胸式呼吸に代わる．肺活量はほぼ変わらないが，呼吸数，一回換気量，分時換気量，分時酸素摂取量いずれも増加し，機能的残気量が減少する．PCO_2は低下し，PO_2，pHは変わらない．妊娠によって必要とされる酸素量以上にヘモグロビン酸素運搬能が増加し，母体酸素供給能は増加している．

F　腎機能の変化

　腎血流量は増加する．糸球体濾過量が増加し，尿細管におけるグルコース再吸収が追いつかず，高血糖でなくとも尿糖がみられることがしばしばある．尿の流出は増大した子宮により障害されやすくなり，尿管と腎盂はやや

拡張し妊娠末期まで徐々に進行する．右側でより著しい．

　レニン，アンジオテンシン，アルドステロンはいずれも増加する．非妊時よりもアンジオテンシンの抵抗性がみられるが，妊娠高血圧症候群ではそれが減弱する．

G 消化器の変化

　妊娠悪阻（つわり）は，原因はよくわかっておらず諸説あるものの，妊娠12週頃には軽快することが多い．

　妊娠に伴ってプロゲステロンが増加し，消化管の平滑筋が弛緩し，また，子宮の増大により消化管が圧迫され，腸蠕動運動は低下する．さらに，水分吸収がより多くなり便が硬くなりやすい．

　痔核は，増大した子宮による静脈のうっ滞のため生じやすくなっている．虫垂はしばしば上方へ偏位しており，虫垂炎や，さらに進展した腹膜炎となった場合に，非妊時と場所が異なることがあり注意が必要である．

> **便の硬化**
> このため妊娠中は便秘が起こりやすい．

H 内分泌ホルモンの変化

　下垂体は著明に腫大する．成長ホルモンは，妊娠28週頃には非妊時の4倍ほどになるが，妊娠17週頃以降は胎盤から分泌されるものが多い．プロラクチンは，妊娠初期から血中濃度が増加し非妊時の10倍ほどとなり，乳汁産生の準備が早い段階から始まっている．羊水中には，脱落膜で産生されたプロラクチンが高濃度に存在するが，母体循環に移行することはなく乳汁産生との関係は不明である．

　エストロゲンの増加，プロゲステロンの増加は胎盤からの分泌であり，卵巣の機能は抑制されている．

　妊娠中の甲状腺刺激ホルモンの分泌に大きな変動はないが，エストロゲンの働きによりサイログロブリンが著増しているので，それに伴いサイロキシンも増加する．しかし，大部分はサイログロブリンと結合しているので，遊離サイロキシンには有意な変化はみられない．また，hCGは，妊娠初期に著増し，妊娠中も胎盤から分泌され続けるが，甲状腺刺激作用を示すことがあり，妊娠初期には生理的に甲状腺機能が亢進した状態となる．

　副腎は形態的には変化しないが，副腎皮質刺激ホルモンは妊娠経過とともに増加し，それに対する反応も亢進するので，コルチゾールは妊娠経過とともに増加する．副腎皮質ホルモン結合グロブリンも増加して半減期が延長しているが，プロゲステロンがコルチゾールと拮抗するので，遊離コルチゾールは妊娠初期より増えている．コルチゾールは，胎盤によってコルチゾンに変換され活性を失うので，母体のコルチゾールが増加しても胎児は保護される．副腎髄質からのカテコラミンは妊娠による変化は明らかでない．

副甲状腺ホルモンは妊娠初期にやや低下した後，妊娠経過を通じて増加し，カルシウムの骨からの吸収，腸管からの吸収，腎臓での再吸収を促進する．その一方で需要量も増大しており，カルシウム濃度は低下している．

I 血液の変化

赤血球量は増加するが，循環血漿量の増加のほうが上回り，ヘモグロビンは低下する．それにより粘度が低下し，子宮胎盤血流はスムーズになる．

白血球は増加し，陣痛時はさらに増加するが，機能の低下が認められる．

血小板数は不変か軽度減少する．血小板産生は増加しているが，消費が亢進しており，より大きい血小板の割合が増える．

妊娠中は，凝固は亢進し線溶は抑制されている．フィブリノゲンをはじめ大半の凝固因子濃度は増加している．凝固阻止因子は，アンチトロンビンやプロテインCは不変，プロテインSは減少する．妊娠中は非妊時よりも血栓症を発症しやすい．

J 免疫の変化

母体にとって胎児は「自己」ではない．これを一定期間，母体の胎内にとどめておくためには，通常どおり免疫が働いているのは不都合である．そのため，母体の免疫は抑制されているが，全面的に抑制されたのでは，感染などから児も自分自身も守ることができない．このため，妊娠期間中は，母体では，胎児が発現する抗原を特異的に認識する「制御性T細胞」と呼ばれる免疫細胞が増殖し，この細胞によって母体の胎児に対する免疫応答がコントロールされ，抑制されている．

K 神経の変化

妊娠中は交感神経優位であり，一般的に心拍数は増加し，心拍変動は減少する．血圧が低下したときの交感神経による心拍数を増加させるフィードバックシステムは，妊娠中期には減弱しているものの，妊娠後期には非妊婦と同様である．

妊娠が脳血管障害のリスク因子かどうかは賛否両論がある．妊娠中の脳血管障害の治療や脳神経外科的手術の適応は，原則的に非妊時と同様である．分娩方法や麻酔方法は，より安全な決まった方法があるわけではなく，原則的に産科学的適応で決定される．

メモ

妊娠高血圧腎症では，血管内皮障害などのためにさらに消費が増大し，急速な血小板減少が認められることがある．

血栓症を発症しやすい時期

血栓症の発症時期は3つのピークがある．悪阻により脱水となり，臥床が多い妊娠初期，子宮が増大し静脈が圧迫される妊娠中期，そして分娩や手術などの侵襲が加わり，やはり臥床が多い分娩前後，である．

2 | 分　娩

　産科学における「**分娩**」とは，お産そのものや，お産の瞬間を意味するものではない．「分娩」とは，陣痛開始から胎盤娩出完了までの，数時間から数日に及ぶ，ひとかたまりの「時間」を指す言葉であり，その時間に起きる「できごと」すべてを指す言葉である．したがって，陣痛も「分娩」であり，児娩出も「分娩」であり，胎盤娩出も「分娩」である．

　世界的にみれば出生 10 万人あたり 223 人の妊産婦死亡が発生しており（2020 年，WHO），日本でも 10 万人あたり 4.2 人（2022 年，人口動態統計）の妊産婦死亡が発生しているが，その多くは出血をはじめとする分娩時の死亡である．また胎児・新生児にとっても出生は人の一生で最も危険な瞬間といわれている．「分娩」を学ぶことは，母児の生命を守ることための知識を学ぶことである．

A　分娩に関する用語

分娩の時期の用語

1）流産

　妊娠 22 週未満の妊娠中絶を**流産**と呼ぶ．自然に起こるものを自然流産，人為的に行われるものを人工流産と呼ぶ．

2）早産

　早産とは妊娠 22 週から 37 週未満までの期間における分娩をいう．

3）正期産

　正期産とは妊娠 37 週より 42 週未満の 5 週間の間にみる分娩をいう．

4）過期産

　過期産とは妊娠 42 週以降の分娩をいう．

正常分娩と異常分娩に関する用語

1）正常分娩

　正常分娩とは正期（37〜41 週）に自然に陣痛が発来し成熟胎児が経腟的に前方後頭位にて娩出し，母児ともに障害や合併症がなく，予後良好であった分娩をいう．さらに，通常の範囲内での会陰切開以外の手術的操作を行うことなく，分娩所要時間が正常であることも構成要件に含まれるが，どの程度の医療的な介入を要するものからを異常とするかは医療者によって認識が

正期産

米国産婦人科学会による定義では，正期産をさらに Early Term（妊娠 37 週 0 日から 39 週 6 日まで），Full Term（妊娠 39 週 0 日から 40 週 6 日まで），Late Term（妊娠 41 週 0 日から 41 週 6 日まで）と細分化している．これは，妊娠 39 週 0 日から 40 週 6 日までに出生した新生児の予後が最も良好であるというエビデンスに基づくが，日本ではこれらに相当する用語は定義されていない．

過期産

従来用いられていた「予定日超過産」は，分娩予定日を数日過ぎた分娩の意味と紛らわしいので使用しないこととされている．

「自然分娩」？

類似した言葉で「自然分娩」という用語が使われることがあるが，これはまったく定義がなく，医療者としては使用しないことが望ましい用語である．

異なることが多く，定義があいまいな用語である．

2）異常分娩

正常分娩以外のものを**異常分娩**という．分娩の時期の異常（流産・早産，過期産），胎位・胎向・胎勢の異常，分娩様式の異常（吸引分娩，鉗子分娩，帝王切開分娩）などは明らかに異常分娩であるが，たとえば医学的適応により薬剤による分娩誘発を行い，結果としてほぼ正常な経過で分娩となった場合を異常分娩と呼ぶかどうかはあいまいである．

分娩経過に関する用語

1）分娩開始

陣痛の発来をもって**分娩開始**とする．その際の陣痛は胎児娩出まで続くもので，かつ周期が10分以内，または1時間に6回の頻度になった時点を陣痛発来としている．したがって，たとえ数分ごとの陣痛があるようにみえても，その陣痛が後に消失して胎児娩出まで続かない場合には，前駆陣痛（または前陣痛）という．

2）分娩第1期

分娩第1期とは分娩開始から子宮口が全開大するまでの期間をいう．

3）破水

破水とは卵膜が破綻して羊水の漏出をきたした状態をいう．子宮口全開大の頃（分娩第1期の末期または分娩第2期）に破水するものを適時破水という．陣痛発来前の破水を前期破水，陣痛発来後で適時よりは早い時期の破水を早期破水という．破水時刻は記録する必要がある．

4）分娩第2期

子宮口全開大から，胎児が産道を下降して娩出が完了するまでの時期をいう．分娩第2期の末期に，陣痛発作時に胎児先進部が下降して陰裂の間に見えるが，間欠期には後退して見えなくなる状態を排臨，胎児先進部が陰裂間に絶えず見え，陣痛間欠期にも後退しない状態を発露という．頭位分娩においては，その後に児頭の娩出，前在肩甲の娩出，後在肩甲の娩出，体幹および下肢の娩出と続く．

5）出生

児の全身が母体から完全に排出されることを**出生**とし，その時刻が「出生時刻」である．出生とともに分娩第2期が終了する．

6）分娩第3期

分娩第3期とは児の出生から胎盤ならびに卵膜の排出（後産）が完了するまでの時期をいう．日本産科婦人科学会では，分娩第3期の終了をもって分娩の終了としている．

7）分娩第4期

胎盤娩出から2時間までを分娩第4期ということがある．産道の裂傷や子宮の弛緩などにより異常出血がみられやすい時期であり，分娩中と同様の注意深い観察が必要な時期であることからこのように呼ばれているが，定義上

出生

民法上では児の全身が母体から完全に排出された瞬間を出生とし，人としての権利が発生する．一方刑事上は，胎児の身体が母体の外に一部でも露出した時点に人としての権利を認めた判例がある．

は分娩には含まれず，産褥期の一部である．

8）分娩所要時間

分娩開始から胎盤娩出までの時間であり，分娩第1期，第2期，第3期の合計時間となる．初産婦の平均分娩所要時間は12〜16時間，経産婦のそれは5〜8時間とされている．分娩第4期は含めない．

9）分娩時出血量

分娩時出血量は分娩第1期から分娩第4期までの間の出血量と定義されている．分娩第4期を含むことに注意する．分娩時出血量が500 mL（帝王切開では1,000 mL）を超えた場合には分娩時異常出血と定義される．日本産科婦人科学会の周産期委員会報告によれば，経腟分娩の分娩時出血量の90パーセンタイルは800 mLであるが，出血量の計測値は必ずしも実際の出血量を反映しないため，出血量が500 mLを超え，なお出血が続く場合にはバイタルサインの評価が不可欠である．

B 分娩の3要素とは

分娩という現象は，「娩出力（陣痛と腹圧）」「産道（骨産道と軟産道）」「娩出物（胎児および胎児付属物）」の3要素が時間の経過とともに相互に作用して進行する．

娩出力（陣痛と腹圧）

娩出力とは胎児を母体外に娩出させる力で，陣痛と腹圧とからなる．

1）陣痛

陣痛とは，不随意，反復的，協調的な子宮筋の収縮による現象である．狭義には前述の分娩開始要件の陣痛を指す．

陣痛の強さは，子宮内圧，陣痛周期，持続時間の3つの要素で表現される（図Ⅳ-2-1）．正常の陣痛においては，子宮内圧は40〜50 mmHg，陣痛周期は2〜3分，持続時間は60〜70秒前後とされている．

陣痛の測定法には，触診法，外測法，内測法の3つの方法がある．

①触診法

分娩介助者の手で子宮底部を触診し，子宮底部の硬さの変化から陣痛周期および持続時間を測定する．子宮内圧の測定はできない．

②外側法

分娩監視装置の圧トランスデューサーを腹壁にベルトなどで装着し，子宮の硬度を連続的に測定する（図Ⅳ-2-2）．通常は胎児心拍数とともに連続的に記録する．陣痛周期および持続時間が測定・記録可能である．子宮内圧の測定はできない．波形の高さは装着する際のベルトの強さや腹壁の皮下脂肪の厚さなどに影響を受け，子宮内圧とは無関係である．したがって，陣痛の強さの評価は，陣痛周期と持続時間の2つの要素のみで評価することになる．

出血量の量り方

分娩時に使用する吸水シーツやガーゼの重量をあらかじめ把握しておき，分娩時に血液を吸った状態での重量を測定して，その差から分娩時出血量を求める．羊水と分別して測定することが望ましいが，困難な場合には「羊水込み」といった注釈を記録しておくとよい．

分娩3要素のアセスメント

まったく正常に経過する分娩では3要素をことさらに意識する必要はないが，正常経過からの逸脱が疑われる場合には，3要素を1つずつ検討し，どの要素の問題なのかをアセスメントする必要がある．

陣痛

陣痛発来機序についてはいまなお解明されていない．妊娠末期のプロゲステロンの消退やプロゲステロン受容体の変化，オキシトシン受容体の発現，炎症性サイトカインなどの作用によるプロスタグランジンの増加，胎児グルココルチコイドなどによるエストロゲンの作用，胎盤コルチコトロピン放出ホルモンの増加，胎盤由来正常因子の作用など，さまざまな因子が複合的に作用し，さらに未知の因子も関与して陣痛が発来するのではないかと考えられている．

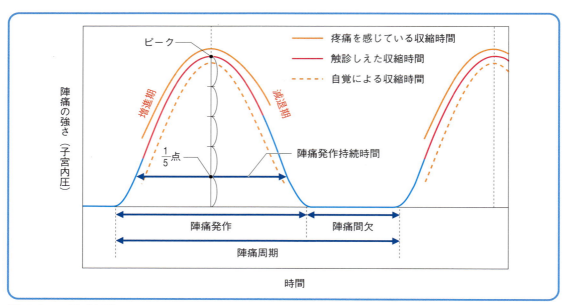

図Ⅳ-2-1　陣痛周期

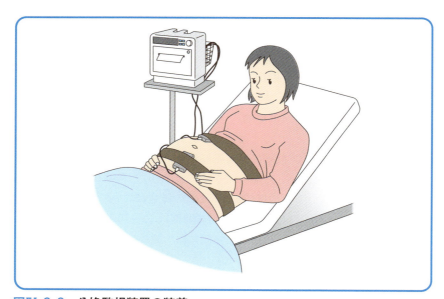

図Ⅳ-2-2　分娩監視装置の装着

③内測法

　破水後の羊水腔に子宮内圧カテーテルを挿入し，圧センサーを介して分娩監視装置に接続して子宮内圧を連続的に測定する．通常は胎児心拍数とともに連続的に記録する．陣痛周期および持続時間に加えて，子宮内圧を定量的に測定・記録可能であるというメリットがあるが，破水後でないと測定できない．

2) 腹圧

腹圧は，腹壁を構成する筋肉や横隔膜筋などを収縮させて腹腔内圧を上昇させる，随意的な運動である．分娩時にバルサルバ（Valsalva）法（いわゆる「いきみ」）による腹圧（努責）を産婦に指導する施設もあるが，バルサルバ法は不要とする施設もある．分娩が進行すると陣痛発作によって反射的に腹圧が生じ，努責したい状態となる．この状態を共圧陣痛という．

産道（骨産道と軟産道）

産道は分娩の際に児が通過する管腔であり，骨からなる骨産道と軟部組織からなる軟産道によって構成される．

1）骨産道

左右の寛骨（腸骨・恥骨）および後方の仙骨によって形成された小骨盤の内腔をいう．

骨産道は骨によって構成される産道であるため，伸縮性はあまりなく，骨盤の形態や大きさの異常は児頭骨盤不均衡や回旋異常などの分娩異常に直結する．

骨産道は，側面から見ると前方に屈曲した筒状の管腔であり，この管腔の中央を結んだ線を骨盤誘導線と呼ぶ（図Ⅳ-2-3）．また骨産道の部位として，頭側から順に，骨盤入口部，骨盤濶部，骨盤狭部，骨盤出口部という用語がある．

①骨盤入口部

空間というよりは2次元的な面であり，骨盤入口面ともいう．前方は恥骨結合上縁の後面，側方は腸骨弓状線，後方は仙骨の岬角によって構成されており，ハート型でやや横長の長楕円形を呈している．このため，児頭が骨盤

> **骨産道の伸縮性**
> 骨産道は伸縮性が完全にないというわけではなく，妊娠末期には仙腸関節や恥骨結合を構成する軟骨に若干の緩みができて，分娩を助けることが知られている．

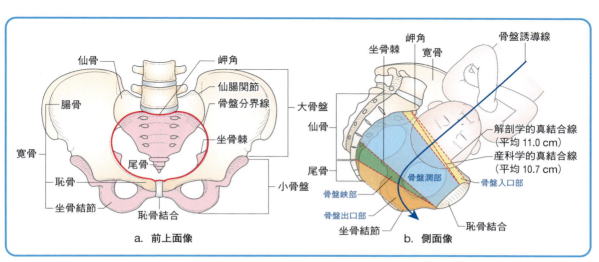

図Ⅳ-2-3　骨産道
骨盤分界線より上の部分を大骨盤，下の部分（aのピンク色部分）を小骨盤という．

入口部を通過する際は，児は側方向きとなることが多い．

骨盤入口部の前後径（恥骨結合上縁の後面と岬角との間の距離）を産科的真結合線（日本人では 10.5～12.5 cm が多い）といい，一般的には骨産道の前後径の中で最も狭いため，児頭骨盤不均衡の判定において最重要とされている．ただし仙骨の形態によっては，後述する骨盤濶部での前後径のほうが狭い場合もある．

②骨盤濶部

骨盤入口部下面から，恥骨結合下端の後面と左右坐骨棘を結んだ面との間の空間である．骨盤入口部よりも前後径がやや広いため，濶部を通過中に児頭は側方向きから前後向き（多くは顔面を母体後方に向ける）に回旋（第2回旋）する．

③骨盤狭部

骨盤濶部下面から，恥骨結合下端と仙骨先端を結んだ面との間のわずかな空間である．前後径は骨盤濶部同様に広いが，左右の坐骨棘に挟まれているため，左右径はやや狭い．このため，児頭は第2回旋を完了した前後向きの状態で骨盤狭部を通過する．

④骨盤出口部

骨盤狭部から下の空間である．前壁に恥骨結合はないが，そのやや側方には坐骨があり，後側は尾骨となる．分娩時に尾骨が変形することは珍しくなく，骨盤出口部の骨産道が原因で難産となることは考えにくい．

2）軟産道

軟産道を構成するのは，頭側から順に，子宮体部の下部および子宮頸部，腟，外陰および会陰である．いずれも軟部組織であるが，構成する組織は部位によって異なる．

①子宮体部の下部および子宮頸部

陣痛発来に先だって以下の変化が少しずつ始まり，陣痛発来とともにダイナミックに変化する．これらの変化を子宮頸部（頸管）の「熟化」という（図IV-2-4）．

頸部の開大（子宮口の開大）：開大した頸部を頸管と呼び，また子宮口とも呼ぶ．分娩の進行は，「子宮口開大（度）が～cm」と表現することが多い．満期産の児頭横径が 10 cm 弱であることから，頸部が 10 cm 開大した状態を便宜上，「子宮口全開大」と表現する．ただし早産などでは 10 cm 開大しなくても分娩となることがある．

頸管長の短縮（展退度）：子宮口の開大に伴って頸部と体部が一体化していくので，見かけ上は頸管長が短縮していく．子宮口未開大の頸管長は通常は 3～4 cm であるが，慣習上は頸管長が残り 3 cm に触れる状態を展退度 0%，残り 1.5 cm を展退度 50%，頸管の厚みがほぼわからないぐらいまで薄くなった状態を展退 100% と表現している．なお，経産婦では初産婦に比べて展退が進行しないままに子宮口が開大していく傾向がある．

頸管熟化

分娩は陣痛のみでは開始せず，有効な陣痛と頸管の熟化が相まって開始する．子宮体部および頸部は平滑筋細胞によって構成されるが，妊娠末期の頸部は 90% 程度が細胞外マトリックス成分となっている．頸管熟化の本質は，この細胞外マトリックス成分を構成するコラーゲンの分解とヒアルロン酸の増加であることが明らかになっているが，その調節機能はいまだに十分に解明されていない．

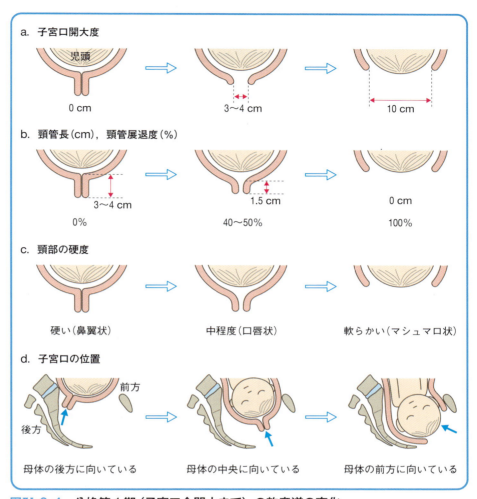

図IV-2-4 分娩第1期（子宮口全開大まで）の軟産道の変化

硬さの変化：頸部の硬さは，分娩に先だって軟化する．熟化していない頸部の硬さは「鼻翼状」，中程度に熟化した頸部の硬さは「口唇状」，十分に熟化した頸部の硬さは「マシュマロ状」と表現される．

頸管の位置（方向）の変化：熟化していない頸管は後方の仙骨側を向くが，熟化し児頭が下降してくると前方の恥骨側を向く．

以上の子宮口開大度，展退度，硬さ，頸管の位置に加えて，児頭下降度（後述）をスコア化して頸管熟化の程度を表現したものがビショップスコアである．一般的にビショップスコア6点以下は頸管熟化不良として扱うことが多い（表IV-2-1）．

②腟

腟は，角化を伴わない重層扁平上皮，平滑筋層，疎性結合組織による外膜の3層構造である．伸縮性が良く，軟産道の一部を構成する．

表Ⅳ-2-1　ビショップスコア

因子＼点数	0	1	2	3
子宮頸管の開大度（cm）	0	1〜2	3〜4	5〜6
子宮頸部の展退度（%）	0〜30	40〜50	60〜70	80〜
児頭の下降度（ステーション）	−3	−2	−1〜0	＋1
子宮頸部の硬度	硬（鼻翼）	中（口唇）	軟（マシュマロ）	─
子宮口の位置	後方	中央	前方	─

13点満点で評価する．
4点以下を頸管未成熟とする．8点以上では分娩誘発を行うと分娩にいたる確率が高い．9点以上を頸管成熟とする．

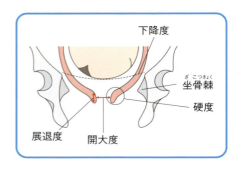

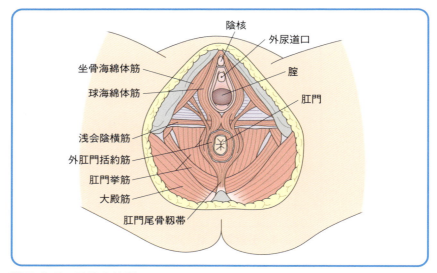

図Ⅳ-2-5　骨盤底筋群

③外陰および会陰部

組織学的には腟の角化を伴わない重層扁平上皮から角化した皮膚への移行部であるが，その周囲にはハンモック状の骨盤底筋群（骨格筋）が存在し，軟産道の出口をとりまいている（**図Ⅳ-2-5**）．骨盤底筋群は，通常は緊張して膀胱・子宮・直腸など骨盤内臓の脱出を防いでいるが，分娩時には弛緩して軟産道の一部を形成する．

娩出物（胎児と胎児付属物）

娩出力と産道に問題がなくても，娩出物としての胎児に，大きさの問題や，胎位・胎向・胎勢の問題がある場合には，異常分娩の原因となる．また胎児の娩出にあたっては，応形機能による変形，および，4つの回旋が重要で

英米式の概念

日本ではドイツ医学の流れで「胎位・胎向・胎勢」という概念が使用されることが多いが，英米式では「Lie・Presentation・Position」という概念が使用される．「胎位・胎向・胎勢」と「Lie・Presentation・Position」とは，基本的にはまったく異なる概念であり，用語として一対一で対応させることはできない．

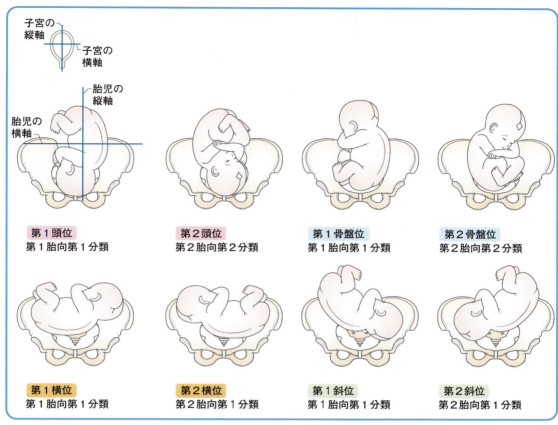

図Ⅳ-2-6　胎位と胎向

ある（図Ⅳ-2-6）．

1）胎児の大きさ

　出生体重が 2,500 g 未満の新生児を低出生体重児，4,000 g 以上の新生児を巨大児と呼ぶ．2,500 g 以上 4,000 g 未満の体重の児については，標準的な体格の母体であれば通常は経腟分娩が可能であるが，母体の体格によっては 4,000 g 未満であっても経腟分娩が不可能な場合もある．また早産や低出生体重児では，次項の胎位・胎勢・胎向の異常が多いことに留意する必要がある．

2）胎位

　胎位とは胎児の縦軸と子宮縦軸（母体縦軸）の位置的関係をいう．両者の縦軸が一致するものを縦位といい，このうち児頭が母体の骨盤に向かうものを**頭位**，胎児の骨盤端が母体の骨盤に向かうものを**骨盤位**という．胎児縦軸と子宮縦軸が直角に交わるものを横位といい，斜めに交わるものを斜位とするが，臨床的に両者の区別は必ずしも明確ではない．縦位という用語はほとんど使用されないので，基本的な胎位の用語は，頭位・骨盤位・横位・斜位の 4 種類となる．

　妊娠経過中の胎児はさまざまな胎位をとるが，妊娠末期にいたると約 95％

Lie

胎児の縦軸と子宮縦軸の位置的関係を，英米式では Lie と表現する．ただし Lie において，頭位と骨盤位は区別されず，いずれも longuitudinal lie（あえて翻訳すれば縦の Lie）と表現する．また先進部が何かを表現するのは Presentation であり，頭位と骨盤位は Presentation において区別される．また分娩経過中の先進部についても，Presentation によって表現する．したがって，胎位とは Lie と Presentation が混在した概念である．

表Ⅳ-2-2　分娩経過中の詳細な胎位記載法

頭位	胎児の後頭部が先進→後頭位
	胎児の頭頂部が先進→頭頂位
	胎児の前頭部が先進→前頭位
	胎児の額部が先進　→額位
	胎児の顔面が先進　→顔位（顔面位）
骨盤位	胎児の殿部が先進し下肢は伸展→単殿位
	胎児の殿部が先進し下肢が屈曲しているが，足部が殿部を越えない→複殿位
	胎児の膝が先進　　→膝位
	胎児の足が先進　　→足位

が正常な胎位である頭位となる．残りのほとんどは骨盤位であり，横位・斜位はまれとなる．

さらに，分娩開始後については骨盤内に嵌入している頭部や殿部の中のどこが先進しているかをさらにくわしく表現する（**表Ⅳ-2-2**）．

3）胎向

　胎向とは，胎児の母体左右・前後に対する向きをいい，頭位と骨盤位の場合は児背の向きで表現する．児背が母体の左側を向くものを第1胎向，児背が母体の右側を向くものを第2胎向という．さらに児背が母体のやや前方に位置するものを第1分類，やや後方に位置するものを第2分類とする．横位の場合は，児頭が母体左側にあるものを第1胎向，右側にあるものを第2胎向とする．

　第1胎向・第2胎向ともに異常ではないが，妊娠末期では第1胎向がやや多い．これは，母体の肝臓との関係で説明される．

　胎位と胎向を併せて，第1頭位，第2骨盤位，第1横位などと表現することも多い．

4）胎勢

　胎勢とは，児頭と体幹との関係であり，下顎が前胸部に近い状態を屈位，そうでないものを反屈位と分類する．胎位でいうところの，後頭位は屈位であり，頭頂位・前頭位・額位・顔位（顔面位）はいずれも反屈位である．

　妊娠中の胎児は屈位になったり反屈位になったりするが，常時反屈位である胎児においては何らかの先天異常の可能性が疑われる．分娩が開始した時点では多くの胎児は正常な胎勢である屈位をとる．

5）応形機能

　胎児の周囲径において，頭部は最大である．頭位分娩においては，この頭部が産道を通過しなければならない．胎児の頭蓋骨は軟らかく，また縫合が閉鎖していないので，産道通過中に頭蓋骨が変形して重なり合う（**骨重積**）ことで，産道通過を助ける．変形と骨重積を総称して**応形機能**という（**図**

Attitude

胎勢は英語では Attitude であり，屈位・反屈位もそれぞれ flexion attitude・deflexion attitude と理解して問題はない．ただし，頭位の場合，胎勢の異常はかならず先進部の異常，つまり Presentation の異常を伴う．したがって，英米式では必ずしも Attitude を表現しなくとも，Presentation を表現すれば Attitude の異常の有無を表現したことになる．

> **もう少しくわしく**
>
> ## Position
>
> 胎向に類似した概念は，英米式では Position である．ただし胎向はあくまでも児背の位置による表現であり，一方 Position は胎児の方位点（後頭位・頭頂位・前頭位であれば後頭部，額位・顔面位であれば頤，骨盤位であれば仙骨）が骨盤出口部から見てどちらの方角を向いているかを表現する．第 1 頭位の児が回旋異常なく骨盤内に嵌入してくれば LOT (left occiput transverse)，児背が第 1 胎向であっても児頭が第 2 回旋を始めていれば LOA (left occiput anterior)，第 2 回旋を正常に完了し児頭が縦径になっていれば OA (occiput anterior)，逆方向に第 2 回旋を行い後頭部が母体仙骨側を向けば OP (occiput posterior) である．Position はあくまでも先進部の方位点の向きであり，児背の向きを示す胎向とは異なる概念である．
>
>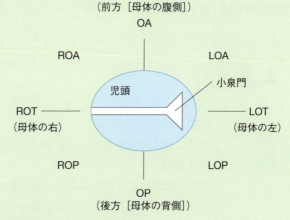
>
> **図　英米式の Position の概念**
> 母体出口部側から見て，児頭の方位点（後頭部，図では三角形の小泉門として表記）がどちらを向いているかで表記する．第 1 胎向の児がそのまま下降してくれば LOT である．

IV-2-7，図IV-2-8）．応形機能による児頭の変化は，出生後に消失する．

6）回旋

妊娠中に自由な胎位・胎向・胎勢をしていた胎児も，分娩が近づくとほとんどは頭位となり，分娩に備える．頭位分娩においては，胎児は 4 つの回旋をしながら出生にいたる（図IV-2-9）．

回旋を理解するうえでは娩出物と産道の以下の特徴を理解する必要がある．

- 児頭の最大周囲径が最小となるのは小斜径周囲である（第 1 回旋の理由）．
- 児頭は，前後径が長く，横径はやや短い．
- 骨産道の骨盤入口部は，やや横長の楕円形である（横径で骨盤内に嵌入する理由）．
- 骨盤濶部から骨盤狭部にかけて，前後径はやや広まる一方で，骨盤狭部では左右を坐骨棘に挟まれているために，横径はやや狭くなる（第 2 回旋の理由）．
- 骨盤出口部では，骨盤底筋群の縦長の穴を通過する（第 2 回旋および第 4

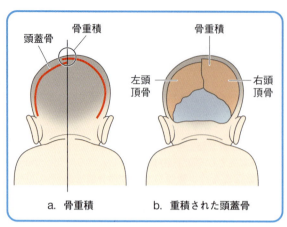

図Ⅳ-2-7 児頭の骨重積（第1胎向）

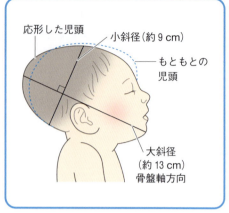

図Ⅳ-2-8 児頭の応形機能
小斜径：大泉門と後頭結節窩，大斜径：頤と後頭の最長部．児頭の卵形に近い形状は骨盤腔を通過しやすいように骨重積され，児頭の大斜径が長くなり，これを直角の方向の小斜径が短縮する．

回旋の理由）．
● 産道は母体前向きのカーブを描いている（第3回旋の理由）．

① 第1回旋

児頭が骨盤内に下降する際に，児が顎を引いて屈位となることを第1回旋という．これにより胎位が後頭位となり，また小斜径が骨盤入口部にはまった状態となる．先進部である後頭部（ないしは後頭部と頭頂部の中間＝後頂部）は坐骨棘より2 cm程度上と同じ高さとなっていることが多い（ステーション−2と表現する．p.234，図Ⅳ-2-10参照）．この状態を固定という．さらに下降して，小斜径が骨盤入口部を通過すると，先進部は坐骨棘とほぼ同じ高さとなる（ステーション±0と表現する）．この状態を嵌入という．嵌入をもって，第1回旋が完了する．初産婦においては，妊娠末期の陣痛発来前に第1回旋が完了していることが多いが，経産婦においては陣痛発来後に第1回旋が起きることも珍しくない．

② 第2回旋

嵌入した児頭が，後頭部を先進したままで下降しつつ，児頭の向きが横向きから縦向きになる回旋である．児頭の最大周囲径（通常は小斜径）は，この間に骨盤濶部から骨盤狭部へと下降する．正常な第2回旋においては，小泉門は左右どちらかの側方から母体前方（恥骨側）へと向かう．通常は分娩第1期の間に第2回旋が完了するが，分娩第2期になってから第2回旋が起きることもある．

③ 第3回旋

骨盤狭部を過ぎて骨盤出口部から分娩になろうとするときに，胎勢が屈位から反屈位の方向に頸部を伸展させる回旋であり，児頭が骨盤誘導線に沿っ

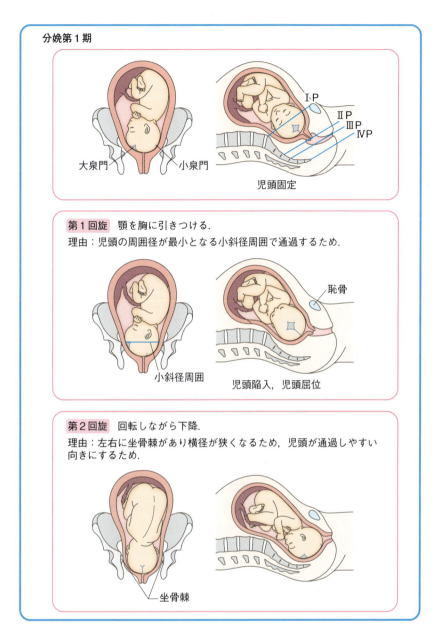

図IV-2-9 胎児の回旋
次ページへ続く．

て娩出される過程で自然に起きる．第1回旋の逆動作である．分娩第2期の末期，児の排臨・発露に伴って回旋し，第3回旋が終了すると児頭は娩出されている．

④第4回旋

児頭娩出後，肩甲が骨盤出口部を通過する際に，肩甲が骨盤出口部の前後径に一致するように回旋する．したがって，児頭は再び側方を向く．第2回旋の逆動作である．

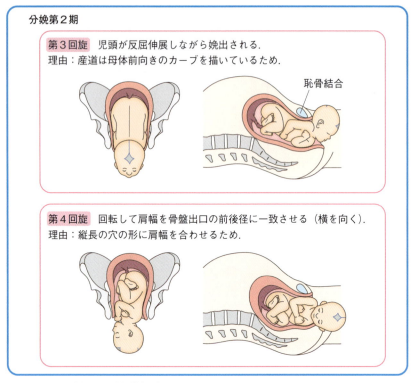

図Ⅳ-2-9　胎児の回旋（続き）

7) 胎児付属物

胎児付属物には，胎盤，臍帯，卵膜，羊水が含まれる．羊水以外の胎児付属物の娩出は，児の出生から数分後ないし数十分後に起こり，これらの娩出をもって分娩第3期が終了，すなわち分娩が終了する．この際には，分娩時の陣痛とは異なる持続的な陣痛が働き，子宮が収縮して胎児付属物の娩出および止血を行う．これを**後陣痛**という．

妊娠末期の**胎盤**は重量 400〜600 g，直径約 20 cm，厚さは中央部で約 2 cm である．胎盤には母体面と胎児面とがあり，胎児面には臍帯が付着する．**臍帯**の付着部位としては，中央付着，側方付着，辺縁付着，卵膜付着があり，中央付着ないし側方付着が正常な付着部位である．臍帯は通常 50〜60 cm であり，25 cm 以下は過短臍帯，70 cm 以上は過長臍帯とされる．臍帯の太さは 1〜2 cm である．

C　正常分娩に伴う母体の生理的変化

体温

分娩による労作により，0.1〜0.2℃程度上昇するとされている．発汗も多くなる．生理的変化を逸脱した体温上昇では，子宮内感染の可能性を考え，母

体の頻脈，子宮の圧痛，胎児の頻脈，腟分泌物・羊水に悪臭など臨床的絨毛羊膜炎を示唆する所見がないかどうかを確認する．

呼吸

妊娠末期にかけて妊婦の呼吸数は増加するが，分娩に入ったからといって通常は極端な多呼吸にはならない．むしろ過剰な呼吸法指導によって過換気にならぬよう注意が必要である．

心拍数

陣痛発作時にわずかに増加するが，陣痛間欠期には戻る．分娩監視装置が母体心拍数を検出して誤った波形を表示することがあるので，母体心拍数を把握することは重要である．

血圧

心拍数同様，陣痛発作時にはわずかに増加するが，陣痛間欠期には戻る．妊婦健診中や陣痛発来で入院時の血圧が正常であった産婦であっても，その後に血圧上昇を認めて重篤となる場合があるので，定期的な血圧測定を行う．

心拍出量

陣痛による交感神経の刺激，子宮収縮による循環血液量の増大および下大静脈圧迫の減少により静脈還流が増加することで，心拍出量は15～20％程度増加する．ただし分娩中の体位によっては下大静脈圧迫による静脈還流が減少し，臥位低血圧症候群をきたす場合もある．

血液

妊娠に伴う循環血液量の増大，生理的水血症，白血球数の増加（11,500～15,000/μL）が持続している．生理的水血症は下肢静脈血栓症のリスクを下げる役割を果たすが，分娩中に脱水状態となるとリスクを上げてしまうので，適切な水分補給が必要である．

泌尿器系

児頭の下降により尿道が圧迫されて排尿困難となる場合もある．膀胱に尿が充満していると分娩進行を妨げるので，適宜排尿を促す．

消化機能

交感神経の刺激により腸蠕動は減弱するため，分娩が切迫していない時期に排便を促す．**排便感**と**児頭下降感**は往々にして区別されがたいので，分娩第2期の排便感には注意する必要がある．

物質代謝

妊娠末期の多呼吸による呼吸性アルカローシスを代償するために，生理的に代謝性アシドーシスに傾いている．妊娠糖尿病や糖尿病合併妊娠などでは，低血糖によるケトアシドーシスにならぬよう，水分と糖分の適度な補充が必要である．

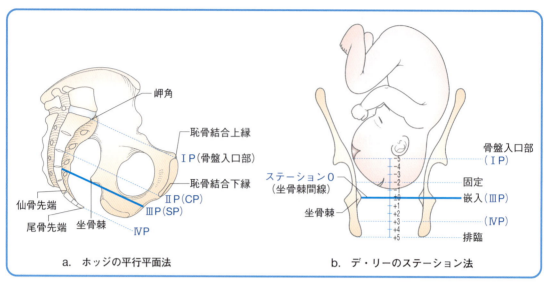

図Ⅳ-2-10　ホッジ（Hodge）の平行平面法（a）とデ・リー（De Lee）のステーション法（b）

D　正常分娩経過の把握と予測

正常分娩の経過は，子宮口開大度，展退度および児頭下降度で把握する．

子宮口開大度，展退度（p.224参照）

腟内および頸管内に2指を挿入し，Vサインのように広げて開大度を把握する．

児頭下降度

内診指にて児先進部の高さを把握し，次いで坐骨棘を触れる．坐骨棘間を結ぶ線をステーション0とし，児先進部がこれより上方にあればステーション−1，−2，−3，下方にあれば+1，+2，+3と表現する（図Ⅳ-2-10）．

ただし，児頭下降度で重要なのは先進部の高さではなく，児頭最大周囲径と母体骨盤の位置との関係である．最大周囲径が骨盤入口部にある状態（嵌入）ではステーション±0ないし+1，骨盤濶部にある状態では+2ないし+3，骨盤狭部にある状態では+4，出口部にある状態では+5，という一応の目安はあるが，児頭の大きさ，応形機能，回旋によってはこのとおりにならないこともある．必要な場合には内診指で恥骨後面が触診可能かどうかをみる．児頭の下降とともに，児の側頭部ないし後頭部におおわれて恥骨後面の触知が困難となる．恥骨後面の下半分が触知可能であれば最大周囲径は骨盤濶部，恥骨下1/3または下縁のみが触れる状態であれば最大周囲径が狭部に入った状態である．

分娩進行度曲線

分娩進行のアセスメントを行い，適切な援助を行うためには，分娩進行度をパルトグラムに記載して可視化する（図Ⅳ-2-11）．またアセスメントの目

経会陰超音波検査

近年，分娩経過の把握に経会陰超音波検査を用いる施設が増加しつつある．会陰部に超音波プローブを当て，矢状断面にて恥骨長軸と児頭先進部の角度から児頭下降度を，矢状断面および水辺断面から回旋異常の有無を評価する．用指による内診に比べ客観性があることが特徴である．

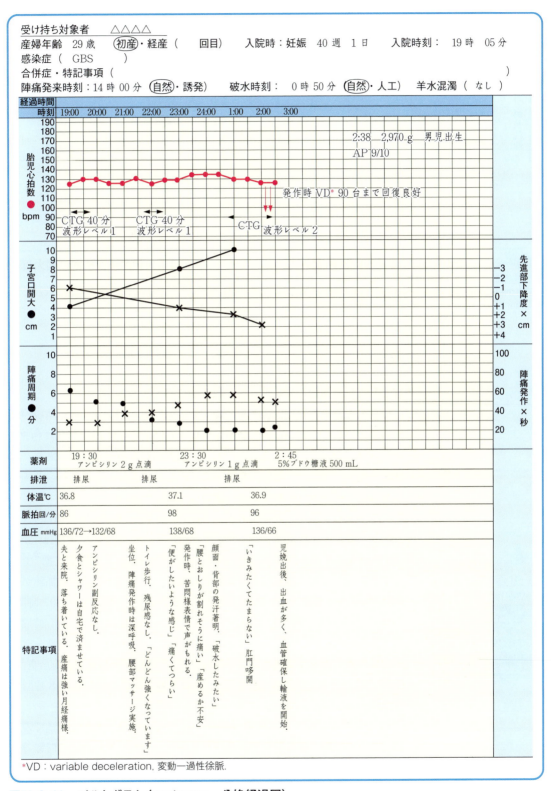

図Ⅳ-2-11 パルトグラム (partgram. 分娩経過図)

[佐々木くみ子：パルトグラム, NiCE 母性看護学Ⅱ, 第 3 版, p.490, 南江堂, 2022 より許諾を得て転載]

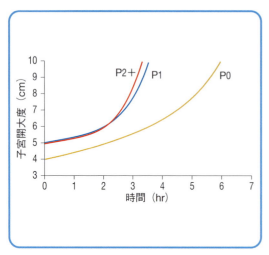

図Ⅳ-2-12　チャンらによる子宮口開大曲線
P0 は初産婦，P1 は 1 回経産婦，P2＋は 2 経産以上．
[Zhang J, Landy HJ, Branch DW, et al: Consortium on Safe Labor. Contemporary patterns of spontaneous labor with normal neonatal outcomes. Obstetrics and Gynecology **116**(6): 1281-1287, 2010 より引用]

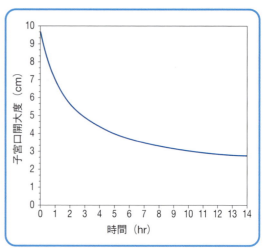

図Ⅳ-2-13　日本人初産婦の子宮口開大度と出生までの所要時間
[Suzuki R, Horiuchi S, Ohtsu H: Evaluation of the labor curve in nulliparous Japanese women. American Journal of Obstetrics and Gynecology **203**(3): 226, e1-6, 2010 より引用]

安として，標準的な分娩進行度曲線を知る必要がある．

標準的な分娩進行度曲線としては，フリードマン（Friedman）曲線が従来から使用されてきた．しかしながらフリードマン曲線は 1950 年代に約 500 人の分娩経過から作成されたものであり，古典的なものとなりつつある．2002 年にチャン（Zhang）らが約 6 万例を解析して発表した分娩進行度曲線が今日では広く受け入れられている（**図Ⅳ-2-12**）．

チャンらによれば，初産婦の開大 3 cm から 4 cm までの中央値は 1.8 時間（95 パーセンタイル値は 8.1 時間），4 cm から 5 cm までの中央値は 1.3 時間（95 パーセンタイル値は 6.4 時間）であり，開大 6 cm までは潜伏期であるとする．そもそも，潜伏期と活動期との間に，それほどの急激な加速があるわけではない．開大 6 cm 以降の進行も，初産婦の中央値は 1 cm/0.5 時間（＝ 2 cm/時間）程度，95 パーセンタイル値は 1 cm/1.5 時間（≒0.7 cm/時間）前後である（フリードマンは 3 cm ± 2 cm/時間としている）．またフリードマン曲線にみられるような減速期も存在しない．分娩第 2 期は硬膜外麻酔群で 1.1 時間（95 パーセンタイル 3.6 時間），非硬膜外麻酔群 0.6 時間（2.8 時間）とされる．

また日本でも 2010 年に鈴木/堀内らによる子宮口開大度と分娩までの時間に関する大規模な解析結果が発表されており，その結果からほぼ同様の知見を述べている（**図Ⅳ-2-13**）．

> **潜伏期，活動期**
> フリードマン曲線では，分娩第 1 期は潜伏期，活動期（加速期＋極期＋減速期）に分かれると定義している．チャンらの定義では子宮口開大 6 cm までを潜伏期，以降を活動期としている．

正常分娩の進行の例

まとめとして，正常分娩の一般的な進行例をみていこう

陣痛発来

妊娠 39 週の妊婦健診で，子宮口開大度 3 cm，展退度 50%，児頭下降度ステーション−1，硬さはマシュマロ状に軟らかく，子宮口の位置は中央，ビショップスコア 8 点なので「お産が近いかもしれません」と声をかけられた初産婦は，その数日後のある日，それまで不規則な前駆陣痛から一転，陣痛周期 10 分未満の規則的な陣痛を自覚して分娩施設を訪れた.

分娩第 1 期・潜伏期

ナプキンには血性分泌物が付着していた. 助産師による内診所見は，子宮口開大 5 cm，展退度 80%，子宮口の中には緊満した卵膜（胎胞）を触れた. 先進部は小泉門で 3 時方向（母体からみて左側），児頭下降度ステーション＋1 であった. まもなく陣痛周期は 4〜5 分となった. 助産師は，これまでの妊婦健診の記録において特記すべきリスク因子がないことを確認し，分娩第 1 期で陣痛はこれから活動期に入ろうとする状態，胎児は第 1 胎向の頭位，児頭は固定から嵌入した状態で第 1 回旋が完了した状態であるとアセスメントした. 「入院して様子をみますが，安静にしないでしっかり動きましょうね」と声をかけ，20 分間の胎児心拍数モニタリングで異常がないことを確認した後，自由な体勢をとれるように，またリラックスできるように支援し，胎児心拍については 15〜30 分ごとに間欠的胎児心拍聴取の方針とした.

分娩第 1 期・活動期

1 時間後に陣痛周期 2 分 30 秒，持続時間 40〜50 秒となり，間欠期には会話可能であるが発作時には呼吸が荒く会話ができない状態となった. 助産師は分娩第 1 期の活動期に入ったと判断した. さらに 1 時間後，間欠期にも会話できない状態となったため，助産師は分娩が進行していると考えて内診の準備をしていたところ，破水感の訴えがあった. ただちに胎児心拍数が正常であることを確認し，羊水が流出しており混濁はないことを確認した. 内診したところ，児頭以外に臍帯などの異常なものは触れず，子宮口開大度は 9 cm，展退度ほぼ 100%，胎胞は触れず，先進部は小泉門で 1 時方向（母体から見て左前方），児頭下降度ステーション＋1，恥骨の後面は下 1/3 が触知可能な状態であった. 助産師は，分娩第 1 期の末期であり，子宮口が 2 時間で 5 cm から 9 cm に開大したことから，子宮口の開大速度は 2 cm/時間であり初産婦としては順調な分娩経過であるとアセスメントした. また胎児はまもなく第 2 回旋が完了し，児頭最大周囲径は骨盤濶部を通過している状態，破水としては適時破水であったと考えた. 出生は 1.5 時間から 2 時間後と予測し，分娩監視装置を装着して，その間に分娩に必要な物品の準備を行った.

分娩第 2 期

まもなく陣痛周期 2 分，持続時間 60 秒となり，産婦は強い痛みとともに「いきみたい」と訴えるようになった. 会陰部や肛門の圧迫感がないかという助産師の問いに対して，「わからない」，という答えであったため，念のため内診したところ子宮口開大度 10 cm，先進部は小泉門で 12

時方向の縦径となっていた．児頭下降度ステーション＋4，恥骨の後面はほぼ触知不可能で下縁のみが触れる状態であった．助産師は，分娩第2期に入って胎児の第2回旋は完了して児頭最大周囲径は骨盤狭部に入ったとアセスメントし，出生はおよそ1時間後かそれよりも少し早いかもしれないと予測した．分娩に備えて，前腕皮下静脈に18ゲージ針で細胞外液によるルート確保を行った．ただし分娩体位をとるのはまだ早いので，産婦がリラックスできるようさらに支援した．引き続き分娩監視装置装着による胎児監視を続行したところ，基線および基線細変動は正常であるが，早発一過性徐脈が出現しているため，児の健常性は良好であるが予想よりもさらに出生が早いかもしれないと考え，医師に報告するとともに引き続き胎児監視を継続することにした．

児の娩出

30分後，産婦が会陰部および肛門の圧迫感を訴えはじめた．会陰部を確認したところ，陣痛発作時のみ児髪が確認できる状態であった．助産師は分娩第2期で排臨したと考え，医師および新生児担当の看護師に連絡後，分娩体位をとり，自身も感染防御具を着用した．まもなく陣痛間欠期にも児髪が持続的に確認できる状態となり，会陰部が膨隆してきた．児頭が第3回旋しながら娩出されようとしていたので，左手で児頭娩出速度を調整し，右手で会陰保護を行った．まもなく児頭が娩出された．頸部に臍帯巻絡がないことを確認し，そのまま様子をみたところ，児の後頭部は母体左側へと回旋した．第4回旋により第1胎向となったと考え，児の側頭部を把持して母体後方（肛門側）に倒したところ，前在肩甲である児の右肩が娩出された．児の右上腕が約1/3まで見えたところで，児の側頭部を母体前方（恥骨側）に倒すと，後在肩甲である児の左肩が娩出した．児を落とさないように両肩と両上腕を把持し，ゆっくりと児を娩出した．児のすべてが娩出された時刻を確認し，出生時刻とした．

新生児の評価

医師は児の出生直後に，力強く啼泣すること（呼吸の確認），手足を強く動かしていること（筋緊張の確認）を確認し，新生児蘇生法における出生直後のチェックポイントがいずれも良好であるためルーチンケアとすることを新生児担当の看護師に伝えた．また気道分泌物はあるが元気に啼泣していることから気道吸引は不要であると考え，皮膚乾燥を行い，臍帯切断後に早期母子接触を行った．看護師に，児の右手に酸素飽和度センサーを装着することを依頼した．

分娩第3期

医師は分娩第3期の積極的管理を行うため，細胞外液にオキシトシン注射液5単位を混合して早めに滴下するよう看護師に依頼，同時に臍帯の持続的な牽引とブラント（Brandt）法による胎盤娩出を行った．胎盤は出生10分後に娩出され，助産師は胎盤や卵膜に欠損がないことを確認した．また子宮底の輪状マッサージを行い，子宮収縮が良好であることを確認した．その後，助産師は母体および早期母子接触中の児から目を離さないようにして2時間を過ごした．

3 | 産 褥

A 産褥とは

産褥期とは，分娩終了直後から，機能的・身体的変化が妊娠前の状態に復帰するまでの期間をいう．一般的に6〜8週間程度である．

分娩直後から短時間，あるいは短期間のうちに身体的・精神的変化に伴いさまざまな所見を呈することから，アセスメントも随時変更を要する（**表IV-3-1**）．産褥期の円滑な回復を促進・援助できるように正常な経過を理解し，異常の早期発見に努め，適切な処置や対応を行えるようにする[1]．

B 生殖器官の変化[2]

1）子宮復古と大きさ（図IV-3-1）

分娩により子宮体部および頸管も収縮しながら妊娠前の状態に回復する現象を**子宮復古**という．分娩直後に臍下2〜3横指まで収縮し，腹壁上から硬く触れることができ，子宮底の触診と硬さは正常産褥経過の評価の目安となる．

表IV-3-1　アセスメントのポイント

● 一般的な情報

年齢，体格，居住区（住所），家族構成，職業（就業）の有無，生活習慣・生活環境，育児の体制について妊娠中に得られた情報を改めて確認する．

● 医学的な情報

1）視触診：子宮，乳房，あるいは創部の形状・大きさや色調の変化，また，創部の治癒状態，下腿浮腫など，局所から全身状態にわたる観察を行う．

2）バイタルサイン（全身状態の把握）：血圧，脈拍，体温，体重測定．

3）臨床検査：採血検査値の確認，医師の診察記録から状態を把握し，とくに貧血や感染などの症状と所見に留意する．

4）問診：さまざまな情報が得られるが，とくに自覚症状：疼痛の程度や倦怠感，貧血の症状や，疼痛の程度や倦怠感，貧血症状の有無，疲労とホルモンバランスよりもたらされる不安感や育児に対する悩みなどの精神的な側面も含めて，さまざまな情報を経時的に把握する．

● 今回の妊娠・分娩・産褥までの経時的な観察記録をつけ，妊娠経過の振り返り，分娩経過の振り返り，産褥回復期の振り返り，新生児の医学的な情報（出生時体重，アプガースコア，その他の異常の有無など）を踏まえ，母体の身体的・精神的な変化と児の受け入れ状況を把握する．

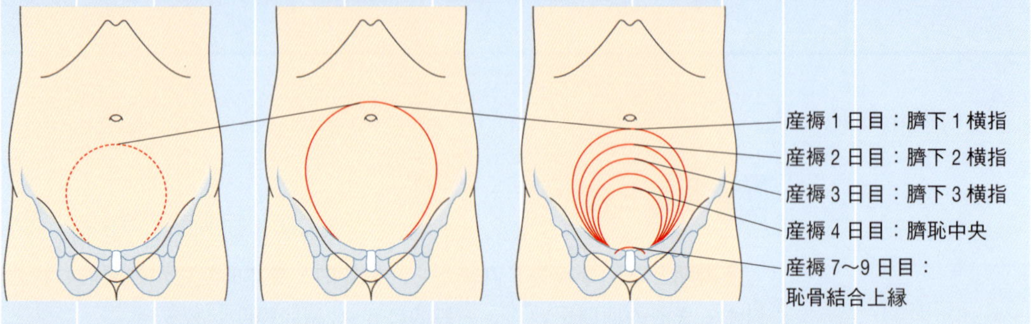

第Ⅳ章 妊娠・分娩・産褥の生理

分娩	分娩直後	分娩後12時間	産褥1日目	2日目	3日目	5日目	1週間	2週間	4週間	6週間

分娩時：臍下2〜3横指　　分娩後12時間：臍上1横指　　産褥1日目〜7日目

産褥1日目：臍下1横指
産褥2日目：臍下2横指
産褥3日目：臍下3横指
産褥4日目：臍恥中央
産褥7〜9日目：恥骨結合上縁

| 子宮底長(cm) | 11〜12 | 15〜16 | 12〜13 | | 10〜12 | 8〜10 | 6〜9 | 測定不可 | | |

| 子宮重量(g) | | 約1,000 | | | | | 500 | 300〜350 | 100 | 非妊時まで回復 |

乳汁分泌：初乳：乳管開口；数本程度　乳房は全体に緊満　　成乳：乳汁は黄白色〜，脂肪成分↑，乳房は授乳により柔らかくなり，産褥3日目に1日あたり150mL程度，産褥5日目250mL程度分泌あれば良好

プロラクチン：吸啜刺激

循環動態：血圧正常化　発汗，利尿期

悪露：赤色悪露　褐色　黄色　淡黄色〜白色　ほぼ消失

精神的変化：気分的に落ち込みやすくなる（生理的範囲）　マタニティーブルーズ

図Ⅳ-3-1　産褥正常経過

*後陣痛
分娩後の不規則な子宮収縮のこと．オキシトシンで増強されるため，授乳，経産婦，多胎妊娠など，子宮収縮を促進するときには疼痛が増強される．

子宮底の高さは分娩直後は臍下2〜3横指であるが，約12時間後頃までは収縮が緩み，若干高くなる．その後，**後陣痛***により子宮復古は促進され，子宮底は，産褥1日目に臍下1横指，産褥2日目に臍下2横指，産褥3日目に臍下3横指，産褥5日目に臍恥中央まで下降し，産褥10日目以降は腹壁か

ら触れない.

内子宮口は徐々に閉じ, 産褥9日目には1指程度の開大であるとされ, 外子宮口の退縮とともに産褥4週間程度でほぼ閉鎖し, 産褥6〜8週間で非妊時まで回復する.

2) 産道（腟）

過度に弛緩した腟腔は骨盤底筋群の回復とともに徐々に正常化し, 産褥3〜4週間で回復する.

3) 外陰部

分娩直後は会陰(えいん)も弛緩し, やや膨隆した状態となる. 裂傷や会陰切開術後の縫合などあれば, 疼痛(とうつう)・浮腫の状態を観察する. 創部は一般的に1週間程度で癒合・治癒する.

4) 悪露(おろ)

産褥期に排泄される分泌物の総称であり, 血液成分, リンパ液, 変性した脱落膜, 結合織, 常在菌などが含まれる. 色調や排泄された分泌物で感染や卵膜残存などが疑われることもある.

- **分娩後1〜3日目**：赤色悪露, ほとんどが血液成分であるが, 凝血塊が多量の場合は子宮復古不全の検索を行う.
- **分娩後3〜4日後**：褐色, 血液成分が減少し白血球が増加する.
- **分娩後約10日後**：黄白色, 全体量は減少し粘液様分泌物へ移行する.
- **分娩後約4週間後以降**：淡黄色か白色, ほぼ帯下(たいげ)と同等になる.
- **分娩後約6週間後**：内膜再生とともに正常化するが, 状態により産褥1ヵ月で淡褐色程度は正常範囲である.

5) 卵巣機能

LH：luteinizing hormone

FSH：follicle stimulating hormone

妊娠期間中に黄体化ホルモン（LH）, 卵胞刺激ホルモン（FSH）は低値となるが, その状態が分娩後も数週間続き, 卵巣機能が回復していない, 産褥期から授乳期にみられる無月経のことを**産褥性無月経**という. 一般的に授乳婦のほうがプロラクチンなどの影響から卵巣機能が抑制されるため, 非授乳婦より無月経の期間が約1〜2ヵ月長くなる.

なお, 分娩後初回の月経は無排卵であることが多いが, 月経前に排卵を認めることもあり, 排卵の再開までの期間は非授乳婦では分娩後25〜72日, 授乳婦でも分娩後34〜256日との報告がある[2].

C 乳房の変化

1) 解剖：構造と名称

乳頭・乳輪：乳房の中央で色素沈着した突出部分を乳頭, 乳頭周囲の部分を乳輪という. 形状には個人差があるため, タイプにより授乳時の準備やマッサージを行う.

乳腺葉と乳管：乳腺は10〜15個の乳腺葉からなり, 乳腺葉はさらに乳腺小

葉と腺房へ分かれる．乳汁は腺房→小葉管→乳管を通り乳頭から分泌される．

乳腺の腺細胞構造：1つの腺房は，乳汁をつくる腺房上皮細胞が袋状となり，その袋を包むように筋上皮細胞で構成される．筋上皮細胞が収縮すると射乳となる．

2）乳汁産生・分泌のメカニズム（図Ⅳ-3-2）

妊娠中は乳腺において，エストロゲン＋プロゲステロンの作用で腺房細胞の増生が起こり，乳汁分泌が始まる．乳腺の数も増えるため乳房全体が肥大する．妊娠初期から下垂体前葉においてプロラクチンが分泌され，乳汁産生を促す．

妊娠後期には，初乳がすでに生成されるが，胎盤から多量に分泌されるエストロゲンとプロゲステロンによりプロラクチン受容体発現を抑制するため，即座に分泌は起こらない．

hPL：human placental lactogen

妊娠末期には副腎皮質ホルモン，胎盤性ラクトゲン（hPL）の作用が加味され授乳に備える．

分娩により胎盤が娩出されると乳房腺房細胞における抑制が外れて分泌を開始する．

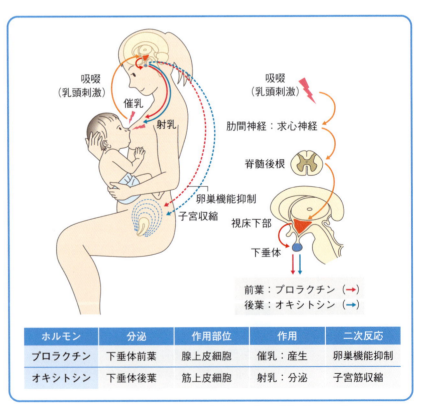

図Ⅳ-3-2　内分泌変化：視床下部-下垂体から乳房（乳腺），子宮への作用

3）乳汁排出

乳頭の刺激で下垂体後葉から**オキシトシン**が分泌され，筋上皮細胞が収縮し乳管から乳汁が射出される．乳頭に開口する乳管口は分娩直後1〜数本程度である．乳管に初乳が詰まるとうっ滞し**乳腺炎**（p.387参照）の誘因となる．乳輪周囲まで十分に児の吸啜<ruby>吸啜<rt>きゅうてつ（せつ）</rt></ruby>に対応できるよう，開口部や乳頭の形状を確認しておく．

産褥7日目の乳汁分泌は600〜1,000 mL程度とされている．

4）吸啜-乳汁排出応答（sucking and let-down response）

児が乳頭を吸啜し刺激することで乳汁分泌が促される．乳頭刺激は下垂体後葉からオキシトシンの分泌を促し，乳房の平滑筋細胞を収縮させ射乳となる．プロラクチンは児の吸啜時に一過性のピーク（サージ*）が起こり，吸啜前に比べプロラクチン値は約2倍になるといわれている．

5）初乳と成乳

初乳とは産褥1〜3日に最初に分泌される乳汁であり，黄色〜淡黄色で，タンパク質と塩類を多く含む．塩類は新生児の排泄を促し，免疫グロブリン（分泌型IgA）を多く含むため免疫能も付与する．この時期に乳汁がうっ滞し始め乳房全体が緊満するが，乳汁が乳頭および乳腺内にとどまらないようマッサージを行いながらケアと観察を行う．

移行乳とは初乳と成乳の移行期の乳汁である．急激に分泌量が増加し，乳房緊満が強くなるため，乳管内に閉塞をきたさないよう乳頭マッサージを行い排出を促すが，腫脹が高度で発赤や局所の熱感があれば冷罨法<ruby>冷罨法<rt>れいあんぽう</rt></ruby>も併用する．

産褥7日頃より**成乳**となる．乳白色，不透明で濃厚な状態で，初乳より脂肪と糖質が多く，タンパク質と塩類は減少する．また組成の約88％は水分で12％は固形分からなる．この頃になると乳汁分泌は円滑になるが，乳房腫脹が授乳や局所の冷罨法でも軽減せず，疼痛があれば乳腺炎を疑う．

> **もう少しくわしく**
>
> ## プロバイオティクス
>
> 母乳はプロバイオティクス（probiotics）として児が腸内細菌を最初に獲得するために非常に重要な成分である．プロバイオティクスとは，腸内環境を整えて，健康に有益な微生物（乳酸菌，ビフィズス菌などの菌）を含む食品や医薬品を指す．上皮成長因子受容体（EGFR）なども含まれ消化管粘膜保護作用も促すといわれている．とくに早産児では，腸内細菌獲得と腸管内容物の排出促進に寄与し，壊死性腸炎など合併症を減らす意味でも重要な意味を持ち，出生後早期から与えられている．

6）母乳の成分と母体の栄養

母乳の免疫物質は，細胞性成分として，好中球，リンパ球，マクロファージなど，タンパク成分として分泌型IgA，ラクトフェリン，カゼイン，リゾ

オキシトシン

オキシトシンについては，吸啜によって分泌が促されるが，児の声を聞いたり，その姿を見たり，思い浮かべるだけでも刺激となることが知られている．また気分の安定を図る効果もあるといわれ，近年注目されているホルモンである．

＊サージ

分泌が一時的に高くなること．

EGFR：epidermal growth factor receptor

チーム，糖質成分にオリゴ糖，脂質成分に遊離脂肪酸などが含まれる．

授乳は，6～8回/日程度が目安となるが，消耗する体力を十分に補うよう，非妊時栄養摂取量に350 kcal を加える．

D 全身の変化

1）体重

分娩後の母体体重は児，胎盤，羊水，分娩時出血により約4～6 kg 程度減少する．分娩後は，プロゲステロンが低下し，体内の水分を放出するために発汗が亢進し，利尿期となる．産褥1ヵ月程度でさらに約4 kg 程度は減少する．

2）体温

感染がない場合でも産褥4日目頃までは，37.0～37.5℃程度で推移する．38.0℃以上は，創部感染，子宮内感染などの原因検索を行う．腋窩で計測するが，乳腺炎などがあれば腋窩以外に舌下・肘窩，耳内で測定する．

3）循環器系

妊娠中は，心拍出量が妊娠前に比べて約30～45％程度増加し，心拍数も増加する．しかし血圧については，エストロゲン・プロゲステロンの作用，心房利尿ホルモン（ANP）により正常範囲内で推移する．分娩により一時的に血圧上昇・頻脈を呈するが，分娩後24時間で血圧は回復し，循環血漿量は産褥3週間までに非妊時のレベルに戻るとされている．

ANP：atrial natriuretic peptide

4）血液

血液量：妊娠中に血漿成分が増加するため，ヘモグロビン（Hb）は一見して低下傾向となる．分娩時出血（300～500 mL 程度）や悪露排出で産褥1～2日目頃に低値となるが，その後は回復し，産褥1ヵ月で正常値となる．

血液凝固：妊娠中から分娩にかけいったん亢進し，陣痛発来とともに凝固因子第Ⅱ，Ⅶ，Ⅹ因子は速やかに低下し，産褥3～4日目には正常化する．フィブリノゲンは産褥1週間程度高値だが，産褥10日目頃に非妊時まで下がる．

5）内分泌系

LH/FSH の分泌抑制は約8週間程度持続するが，FSH 分泌が先に回復し，遅れて LH 分泌が回復し，月経再開となる．エストロゲン・プロゲステロンは分娩後24時間で急減し，プロゲステロンは産褥1週間で妊娠前のレベルにまで低下する．プロラクチンは非授乳婦では産褥20～30日頃に正常化するが，授乳を継続しても分娩後6ヵ月で分娩直後の20％程度にまで低下する．

6）代謝

糖代謝：血糖値は，インスリン需要量が低下し分娩後速やかに正常に回復するが，分娩後6～12週までに妊娠の影響がなくなる．

脂質代謝：妊娠中期から上昇し，総コレステロール値，中性脂肪値ともに

非妊時の 2〜3 倍程度上昇し，産褥 4〜6 週間程度で正常に回復する．

7）呼吸器系

肺機能は，妊娠子宮で圧迫されており，機能的残気量が減少しているが，1 回換気量が増加し，低 CO_2 に傾く．産褥期には機能的残気量は増加して正常に復する．

8）消化器系

分娩直後は，消化管の緊張低下や弛緩した腹筋により蠕動（ぜんどう）も遅く，便秘傾向である．食事摂取量や水分摂取・消費量のバランスから硬便となりやすい．産褥 1〜2 日目には会陰裂傷の痛みなどもあり，排泄が障害されることもあるため，産褥 3 日目頃までは食事内容の調整や必要時緩下薬などで対応する．

9）腎・泌尿器系

GFR：glomerular filtration rate

妊娠中に増加した腎血流量，糸球体濾過率（GFR）は，産褥 6〜8 週までに非妊時まで回復する．分娩時出血や発汗などで，産褥 1 週間程度は血管内水分バランスが不均衡となり浮腫が生じやすいが，一時的に尿量が増加するため自然回復する．

尿道，膀胱，骨盤内の神経の圧迫などによって起きる尿閉や尿意消失は約 24 時間程度で回復する．尿閉の場合は導尿を要するが，尿意がない場合には定期的な排尿を促し，残尿の有無に注意する．骨盤底筋は，産褥 6〜8 週間で回復するが，分娩時損傷は子宮脱や腹圧性尿失禁のリスクから骨盤底ケアが重要になる．

E 精神的変化

分娩時の喜びと安堵感がある一方で，産褥 2 週間くらいまでの期間では急激なホルモン変化などで精神的に不安定となる．即時に開始される育児による疲労や睡眠不足が加わり気分的に落ち込みやすく，マタニティブルーズと呼ばれる一過性に軽度の抑うつ気分を示すことがある．約 2 週間程度で改善しない場合には，産後うつ病などの産褥精神障害を疑う（p.394 参照）．

> **メモ**
> 産後のうつ病による死亡（自死）は周産期母体死亡率に含まれ，死亡届上記載必要である．

F 退院後の育児支援

家族の支援と社会福祉サービスの利用

1）育児環境の確認や社会福祉資本

特別な支援を要する褥婦（じょくふ）の産後のケアなどは，各地域の保健所と連携を図るため，褥婦本人の同意を得たうえで連絡票を作成し情報の共有を図る．乳児家庭全戸訪問事業などでは，育児不安に対する傾聴，相談，育児環境の把握と支援サービスの提供を検討，関係機関の連絡調整を行い専門職と役割を分担することが望ましい．

2）褥婦・患者家族の退院に向けての教育

　産褥期によくみられる育児疲労・不安，精神的不安定な状況は家族，とくに同居し家事・育児を協同して行う家族（夫，実母，義母など）にもわかりやすく説明し，経過観察のみならず異常と思われる場合の受診勧奨など時期を逃すことなく促すことも肝要である．養育環境については，家族間の状況を把握しておく．

> **コラム**　**授乳性無月経法（LAM）**
>
> 産後短期間は，乳汁分泌のためプロラクチン高値の時期であり，卵巣では排卵抑制され，月経がない状態が続き，この期間を「授乳性無月経」といい，授乳により排卵の抑制された時期を利用した避妊方法のことを「授乳性無月経法（LAM）」という．この方法が有効な条件として，産後完全母乳であり，乳児が6ヵ月未満，産後初回の月経（産褥8週で少なくとも1〜2日間の出血のないこと）がないことなどが挙げられる．手術による避妊法やピル，子宮内避妊器具を使わない家族計画を望む場合に有用である．現在のところ日本ではあまり行われていないが，WHOや米国疾病予防管理センター（CDC）のホームページなどで紹介されている．

LAM：lactational amenorrhea method

CDC：Centers for Disease Control and Prevention

家族計画と就労復帰

1）避妊と受胎調節

　月経の再開は分娩後，授乳のない場合で平均2ヵ月，授乳している場合で約1年程度であるが，無月経であっても排卵し妊娠することがあるため，性生活の再開には無月経でもコンドームなどの避妊法を考慮する．子宮内避妊器具（IUD）は産褥4〜8週頃，悪露が正常帯下に近くなり感染などのリスクがない時期に装着可能である．また，避妊用ピルは，産後4週以内の内服は禁忌である．乳汁中にホルモン剤の成分も含まれるため，新生児にも性器出血などの症状が現れることを避けるために，授乳終了後，または中断後に内服開始するようにする．産褥期の排卵回復時期などの知識も再確認する．

IUD：intrauterine device

2）就労復帰

　産前休業（分娩予定日6週間前から取得可能），**産後休業**（分娩後8週間は就業できない）が，**育児・介護休業法**で定められている．近年の改正によって，出生時育児休業（通称，産後パパ育休）の制度が加わり，両親の育児休業取得の促進が図られている[4, 5]．就業・社会復帰の目途は個人の産褥の回復状態や育児環境によっても異なるが，勤労者に対する法的保護として雇用保険法，健康保険法などがある．

> **臨床に役立つ知識**
>
> ## 産後入院，産後（マタニティ）ケア
>
> 身体的・精神的に不安定な産後の時期に，心身のケアと同時に退院後の家庭での育児が円滑に開始できるように支援するため，産科施設や助産所などを活用して，母児ともに入院したり，日帰りのデイケアを提供したりする，産後ケア事業が行われるようになってきた．自治体からの補助が出るところも増えてきている．
>
> 妊娠・出産包括支援事業の一部として「産後ケアセンター」は，退院直後の母子に対して身体およびメンタルヘルスケア，育児開始からサポートなどを行い，産後も安心して子育てができる支援体制の確保を図る目的で，全国各自治体および地域で約 1,400 ヵ所以上設置されている．宿泊型，日帰り（デイサービス）型，居宅訪問（アウトリーチ）型があり，利用に際して各自治体から補助を提供するほか，分娩後の利用率向上を図るため，産後 1 年まで利用できる期間を延長している．

> **臨床に役立つ知識**
>
> ## こども家庭センター
>
> 2024 年 4 月 1 日「改正児童福祉法」施行に伴い，従来の「子ども家庭総合支援拠点」と「子育て世代包括支援センター」を見直し「こども家庭センター」となり，より前進した相談窓口を設けた．
>
> できる限り妊産婦，子どもや保護者の意見や希望を確認または汲み取りつつ，各関係機関とのコーディネートを行い，地域のリソースや必要なサービスをつないでいくソーシャルワークの中心的な役割を担う．関係機関とは，医療機関のほか，医療ケア支援センター，児童相談所，NPO 法人なども含まれ，母子保健と児童福祉の両面から「連携・協働を深め，子育てに困難を抱える家庭に対して，切れ目なく，漏れなく対応することを目指している」とされている．
>
> 保健師等が中心となって行う各種相談等（母子保健機能）とともに，こども家庭支援員等が中心となって行うこども等に関する相談等（児童福祉機能）を一体的に行うとされている．

● **引用文献**

1) 日本産科婦人科学会編：産婦人科研修の必修知識 2022，日本産科婦人科学会，2022
2) 瓦林達比古，佐川典正：I 産褥の整理，新女性医学体系，第 32 巻，武谷雄二総編集，青野敏博，麻生武志，中野仁雄ほか編集，荻田幸雄担当編集，p.12-26，中山書店，1998
3) 日本産科婦人科学会/日本産婦人科医会編集・監修：産婦人科診療ガイドライン産科編 2023，日本産科婦人科学会，2023
4) 厚生労働省：育児・介護休業法のあらまし（令和 6 年 1 月作成），〔https://www.mhlw.go.jp/stf/seisakunitsuite/bunya/000103504.html〕（最終確認：2024 年 10 月 30 日）
5) 厚生労働省：産後パパ育休制度（出生時育児休業制度），〔https://www.mhlw.go.jp/content/11909000/000907662.pdf〕（最終確認：2024 年 10 月 30 日）

第2部

第Ⅴ章 産科の診断・治療

第Ⅴ章 産科の診断・治療

1 産科の検査

妊娠中の検査には，とくに異常やリスクのない妊婦全例に行うスクリーニングと，症状や合併症などから必要時に行う診断目的の検査とがあり，その違いを理解する.

> **メモ**
> たとえば，妊娠初期検査で血糖を全例に検査するのはスクリーニングであるが，血糖値が基準値以上の者に対して糖負荷試験を行うのは診断目的である.

1 妊婦健診

A 妊婦健診の目的

妊婦健診は，妊娠中の異常を早期発見するための重要なスクリーニングである（図Ⅴ-1-1）．切迫流早産，糖代謝異常，妊娠高血圧症候群，胎児発育不全，胎児機能不全，付属物の異常などについて評価する.

妊婦健診の間隔

- 妊娠 11 週末までに 3 回程度
- 妊娠 12～23 週末：4 週ごと
- 妊娠 24～35 週末：2 週ごと
- 妊娠 36～40 週末：1 週ごと
- 妊娠 41 週以降：2 回/週以上．胎児の状態評価を含む健診を行う．ただし，妊娠 41 週以降は積極的に分娩誘発を行うことが多い.

<table>
<tr><th colspan="13">妊　娠　中　の　経　過</th></tr>
<tr>
<th>診察
月　日</th>
<th>妊娠
週数－日</th>
<th>子宮
底長</th>
<th>腹囲</th>
<th>体重
妊娠前の体重
（　）</th>
<th>血　圧</th>
<th>浮腫</th>
<th>尿蛋白</th>
<th>尿糖</th>
<th>その他の検査
（血液検査，血糖，
超音波など）</th>
<th>特記事項
（安静・休業などの指示や切迫早産
等の産科疾患や合併症など）</th>
<th>施設名又は
担当者名</th>
</tr>
<tr><td>／</td><td>－</td><td>cm</td><td>cm</td><td>kg</td><td></td><td>－＋＃</td><td>－＋＃</td><td>－＋＃</td><td></td><td></td><td></td></tr>
<tr><td>／</td><td>－</td><td></td><td></td><td></td><td></td><td>－＋＃</td><td>－＋＃</td><td>－＋＃</td><td></td><td></td><td></td></tr>
<tr><td>／</td><td>－</td><td></td><td></td><td></td><td></td><td>－＋＃</td><td>－＋＃</td><td>－＋＃</td><td></td><td></td><td></td></tr>
</table>

図Ⅴ-1-1　母子健康手帳の妊婦健診記載欄
［厚生労働省：母子健康手帳，〔http://www.mhlw.go.jp/content/11908000/000440915.pdf〕（最終確認：2024 年 10 月 30 日）より引用］

1 産科の検査

上記は順調な場合の健診間隔である．ハイリスク妊婦や異常を認めた場合などは，必要に応じて間隔を狭めてフォローする．

B 妊婦健診の内容・見方・考え方

児心拍の確認

妊娠初期は経腟超音波検査で胎児心拍の有無を確認する．妊娠12週以降になれば，超音波ドプラ法（図V-1-2）により胎児心拍を音で聴取可能であり，また，経腹超音波検査での描出も容易となる．妊婦健診ごとに経腹超音波検査を行う場合はドプラ聴取法を省略することもあるが，心拍数は正常であるか，胎児心拍に不整がなく規則的であるか，などは，むしろドプラ聴取法のほうがわかりやすいことがある．

体重測定

妊娠の初診時，および妊婦健診ごとに体重を測定する．

非妊時の体格（BMI）による適正な体重増加が示されており（p.277，表V-2-1参照），極端な増えすぎや増えなさすぎに注意する．妊娠中の体重増加グラフを活用するとわかりやすい．500 g/週以上の増加は異常発見の一応の目安となるが，服装や飲食のタイミングなどによる誤差があるので，総合的に判断する．

血圧測定

妊娠の初診時，および妊婦健診ごとに血圧を測定する．

本来は水銀血圧計を用いて座位で測定する．最近では自動血圧計で妊婦自身が測定する場合もあり，スクリーニングとしては施設の状況に応ずる．

一般に妊娠初期に比べ妊娠中期には血圧がやや低下し，妊娠末期になると再び上昇する．

妊娠初期から高血圧の場合は，高血圧合併妊娠の可能性があり，必要に応

> **注意**
> 体重測定は，来院した妊婦が自ら体重計に乗って測定する場合がほとんどである．体重計から測定値がプリントされる機器であればよいが，測定値を妊婦自身が記入して渡す場合などでは，正しく申告されていないことがあるので注意する．

BMI：body mass index

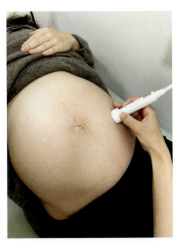

図V-1-2　超音波ドプラ法

じて内科受診を指示し，高血圧症と診断されれば病態に応じた治療を開始する．

妊婦健診で収縮期血圧 140 mmHg 以上，かつ/または拡張期血圧 90 mmHg 以上となった場合は，妊娠高血圧症候群あるいは白衣高血圧と判断する．

ただし，以下の点に注意する．

> **注意**
> 詳細はp.321,「妊娠高血圧症候群」を参照.

1）血圧は変動が大きい

一度の高血圧でただちに診断せず，安静後に再検する．

2）白衣高血圧のことがある

診察室血圧は高血圧を示すが携帯型24時間血圧計で測定した昼間平均血圧や24時間血圧は正常を示す状態のことで，こうした例では母児の予後は良好であることが多い．鑑別を行う場合は家庭血圧測定を勧める．

浮腫

下腿の脛骨前面を指で圧して，浮腫の有無を観察する．

以前は，妊娠高血圧症候群のことを「妊娠中毒症」と称しており，「高血圧，タンパク尿，浮腫」が3徴であり浮腫が診断基準に含まれていたが，現在は診断に含まれない．とくに妊娠末期の下腿浮腫は，胎児が大きいなどのケースで容易に出現しやすく，浮腫単独では，妊娠の予後を左右しない．

しかし，妊娠高血圧症候群や，深部静脈血栓症など，何らかの異常の自覚症状として妊婦自身が気づきうる徴候であり，大切な所見である．また，他の異常がなくても，塩分の多い食生活や過労などがないか，妊婦の生活を振り返るように心がける．

子宮底長（おおむね妊娠 16 週以降）・腹囲

子宮底長：恥骨上縁から子宮の上端までの長さをメジャーで計測する．
腹囲：妊婦の臍高で腹囲をメジャーで計測する．

適正に測定された子宮底長による管理は，毎回の超音波胎児計測に劣らないとされる．妊婦健診ごとに超音波検査を行う場合は子宮底長測定は省略してもよいが，計測手技は習得しておくべきである．

腹囲測定は有用性が不明とされており，省略可能である．ただし，母子健康手帳には記載する欄がある．

尿タンパク，尿糖

試験紙法で尿中タンパクと糖の半定量検査を行う．

尿タンパクは，妊婦の場合，±程度は正常範囲である．高血圧でタンパク尿1+以上，または正常血圧でタンパク尿1+が連続2回，または2+以上が検出された場合は，尿タンパク定量などさらなる評価をする（p.321,「妊娠高血圧症候群」参照）．

尿糖陽性を繰り返すか，2+以上の場合には，妊娠糖尿病の検査を考慮する．糖負荷試験が正常であれば，腎性尿糖と考えられ病的意義はない．尿糖の有無だけでは妊娠糖尿病や糖尿病合併妊娠を見逃すため，後述の糖代謝スクリーニングを行う．

2 | 検体検査

A | 検体検査の目的

- 母体疾患や母体の妊娠中異常を早期に発見し，母体自身の管理・治療をする．
- 母子感染など，胎児・新生児に影響を及ぼしうる異常を発見し対応する．
- 分娩時の大量出血に備える．

B | 検体検査の内容，検査時期

　妊娠中のスクリーニングとしての検体検査には，原則として全例に推奨されているもの，施設により行われているものがある．広く多くの検査項目を網羅すればより多くの異常を発見できるかもしれないが，効率が悪く，コストがかかり妊婦の負担となる．また，治療方法がなかったり，一定した管理方針がなかったりするものもある．

　検査時期は目的に応じて，妊娠初期に行うもの，中期や後期に行うものがある．

　スクリーニングとしての検体検査の内容と検査時期を**表V-1-1**に示す．

表V-1-1　妊娠中のスクリーニング検体検査

妊娠初期
子宮頸部細胞診
頸管クラミジア（妊娠30週頃までに）
血液型，不規則抗体スクリーニング，血算，随時血糖検査
HBs抗原，HCV抗体，梅毒スクリーニング
HTLV-1抗体（中期以降でも可，妊娠30週頃までに），HIVスクリーニング
風疹抗体（HI）スクリーニング
トキソプラズマ*，他感染症*，甲状腺機能スクリーニング*，肝機能・腎機能スクリーニング*

妊娠24〜28週頃
50 g GCT，または随時血糖検査
血算*

妊娠35〜37週
B群溶血性連鎖球菌（GBS）培養検査
血算*

*施設により実施するかどうか異なる．

C 検体検査の見方・考え方

子宮頸部細胞診検査

すなわち「**子宮頸がん検査**」のことである．一定期間（1年間程度）子宮頸部細胞診検査を受けていない場合は，妊娠初期に子宮頸部細胞診を行う．わが国における子宮頸がん検診の受診率が低いことは知られており，妊娠をきっかけに産婦人科を受診することは検査のよい機会となる．

細胞診異常が認められた場合は，所見に応じてさらなる検査を行う．もしも異形成や子宮頸がんと診断された場合には，経過観察か，治療か，妊娠継続の可否を含めた管理方針の検討が必要となる．

> メモ
> p.38,「婦人科の検査」参照．

頸管クラミジア

子宮頸管の分泌物や擦過検体から**クラミジア・トラコマティス**を検出する．検査法には分離同定法，核酸増幅法，核酸検出法，EIA 法などがある．血液抗体検査は，検査時のクラミジアの有無を調べるものではないので推奨されない．検査実施時期には一定の決まりはないが，検査や治療に要する日数を考慮し妊娠 30 週頃までには評価する．

EIA：enzyme immunoassay

クラミジアが陽性の場合は，分娩時の母子感染，絨毛膜羊膜炎による流早産の原因となりうるので，速やかに治療を行う．性行為により感染するので，同時にパートナーの検査および治療を勧める．

> メモ
> p.314,「妊娠期の異常」参照．

B 群溶血性連鎖球菌（GBS）培養検査

B 群溶血性連鎖球菌（GBS） は，妊婦の 10～30％程度が保菌しているありふれた菌で，検出されても妊婦自身に病的意義はないが，まれに産道感染で新生児早発型 GBS 感染症を発症し，死亡や後遺障害を引き起こすことがある．発症率は低いが発症した場合の重篤性を考慮し，妊娠 35～37 週に腟入口部と肛門内の GBS 培養検査を行い，保菌者には分娩中あるいは前期破水後のペニシリン系などの抗菌薬点滴静注が行われる．妊娠中からの抗菌薬投与は行わない．

GBS：group B *Streptococcus*

血液型

ABO 式血液型，Rh 式血液型を検査する．

分娩時には時に大量出血することがあり，速やかに輸血療法を開始するために血液型を把握しておくことは必須である．

Rh 陰性の場合，定期的な**間接クームス（Coombs）検査**で陰性を確認し，感作予防のために妊娠 28 週頃と分娩後に抗 D ヒト免疫グロブリンを投与する．

> メモ
> p.335,「血液型不適合妊娠」参照．

不規則抗体スクリーニング

不規則抗体が陽性の場合，血清中に赤血球に結合可能な抗体が存在するため，胎児に移行し，溶血を起こすことがある．また，母体が輸血療法を受ける際にも溶血を起こす可能性があるので，抗体に対する型が陰性の血液を用意する必要がある．

血球算定検査（血算）

白血球数，赤血球数，ヘモグロビン，ヘマトクリット，血小板数を検査する．妊娠初期に1回，その後は施設により中期や後期に1～2回施行する．

白血球数は妊娠中には非妊時より軽度高値を示す．10,000/mm^{2}以上となることもしばしばあり，症状がなければただちに異常とはいえない．異常高値や異常低値の場合は，基礎疾患の有無を検討する．感染症だけでなく，白血病などの血液疾患が診断されることがある．

赤血球数，ヘモグロビン値，ヘマトクリット値により貧血の有無をチェックする．妊娠初期から低値の場合は妊娠前からの貧血が示唆される．妊娠中期以降は血漿量の増加により生理的に希釈されるため非妊時より低値となる．平均赤血球容積（MCV），平均赤血球ヘモグロビン量（MCH），平均赤血球ヘモグロビン濃度（MCHC）値や，必要に応じて血清鉄や総鉄結合能検査を施行し，治療の必要な鉄欠乏性貧血であるか判断し，鉄剤の投与を考慮する．

血小板数は，非妊時と比較してほとんど変化がない．初期から異常高値や異常低値の場合には血小板減少性紫斑病や特発性血小板血症など基礎疾患の有無を評価する．妊娠後期に低下する場合には，軽度であればとくに問題なく経過することもあるが，妊娠高血圧症候群など重大な妊娠合併症に伴っていることがあるので注意する．

血糖検査

妊娠経過を通して，二段階の糖代謝異常スクリーニングが推奨されている．スクリーニング陽性の場合は，75 g糖負荷試験により診断検査を行う（明らかな糖尿病を除く）．

1）妊娠初期に随時血糖を測定する

カットオフ値*を，≧100 mg/dL とするか，≧95 mg/dL とするかは，各施設が独自に設定する．とくに空腹時の採血を指示しなくてよい．

2）妊娠中期（24～28週）に 50 g GCT，あるいは随時血糖を測定する

50 g GCT は，妊婦健診に来院した妊婦に，50 gのグルコース飲料（トレーラン®G50）を飲ませ，1時間後に血糖を測定する．かなり甘く飲みにくいので炭酸飲料になっている．≧140 mg/dL を陽性とする．50 g GCT が施行困難な施設は，感度がやや劣るが随時血糖を測定し，≧100 mg/dL を陽性とする．50 g GCT も随時血糖も，あらかじめ絶食での来院を指示する必要はない．

3）診断検査：75 g糖負荷試験（75 g OGTT）

スクリーニング陽性例，および妊娠糖尿病ハイリスク例（）に対しては，診断検査として，75 g OGTT を行う．空腹時の血糖を測定した後，75 gのグルコース飲料（トレーラン®G75）を飲ませ，1時間後，2時間後に血糖を測定する．空腹時血糖値≧92 mg/dL，1時間値≧180 mg/dL，2時間値≧153 mg/dL，の1点以上を満たした場合，妊娠糖尿病（GDM）と診断

表V-1-2　妊娠糖尿病のハイリスク例

- 糖尿病の家族歴（2親等以内）
- 肥満
- 高年妊娠
- 巨大児の分娩既往
- Heavy-for-date（HFD）児（週数に比し大きい児）の分娩既往
- 前回の妊娠が GDM
- 原因不明の死産・周産期死亡
- 尿糖陽性
- 多嚢胞性卵巣症候群
- 現在の妊娠で胎児が HFD
- 原因不明の羊水過多

75 g OGTT を行う基準は，施設ごとに設定される．

する．

　糖尿病の者に糖負荷試験を行うと，危険な高血糖を招くおそれがあるので，「妊娠中の明らかな糖尿病」（空腹時血糖値≧126 mg/dL もしくは HbA1c ≧6.5%）でないことを確認してから実施する．

感染症血液検査スクリーニング

　HBs 抗原，HCV 抗体，風疹抗体（HI），梅毒スクリーニング，HTLV-1 抗体，HIV スクリーニングを検査する．施設によってはトキソプラズマ抗体，さらに広くサイトメガロウイルス，麻疹，水痘（みずぼうそう）などまでスクリーニングとして検査する場合がある．

　感染症を検査する目的は，母子感染の診断・予防，母体の健康管理，抗体陰性者への感染防止，医療者への感染対策である．

　以下，検査の判断と診断検査について解説する．

- **抗体が陽性の場合**：現在感染が存在するのか，過去の感染だったのかを検討する．抗体は，ウイルスそのものを検出しているのではなく，また，抗体検査は偽陽性が少なくないので，スクリーニング陽性の段階でただちに「あなたは感染症である」と断言してはならない．真に陽性であった場合は，本人の健康管理や，母子感染について情報提供をする必要がある．リスクの程度はさまざまであり妊婦に過度の不安を与えないよう注意する．また，プライバシーに配慮し，本人の意向を確認しないままパートナーや家族へ結果を伝えることは控える．
- **抗体が陰性の場合**：今後の妊娠中の新規感染に注意する．

1）HBs 抗原

> **メモ**
> 感染例の母子感染対策や治療の詳細は，p.316，「妊娠期の異常　母子感染症」参照．

HBV：hepatitis B virus

　HBV は，**B型肝炎**の原因となるウイルスである．HBs 抗原が陽性の場合，HBe 抗原・肝機能検査を行う．HBe 抗原の有無にかかわらず，公費負担による母子感染防止対策の対象となり，新生児にグロブリンやワクチンを投与するプログラムがある．母子感染防止対策をとらないと，HBe 抗原が陽性の場合は児の 80～90% が HBV キャリアとなる．HBe 抗原が陰性の場合は児の

キャリア化はほとんどないが，10％程度に一過性感染が起こる．母子感染の多くは分娩時に起こるが，母体のウイルス量が多い場合と活動性肝炎の場合は胎内感染のリスクがあり，妊娠28週から分娩までの核酸アナログ製剤投与が推奨されている．

母体自身，分娩後に肝炎ウイルスが増殖し肝炎を発症することがあるので，内科医のフォローアップが必要である．母乳栄養を禁止する必要はない．

2) HCV抗体

HCV：hepatitis C virus

HCVは，**C型肝炎**の原因となるウイルスである．HCV抗体が陽性の場合，過去の感染か持続感染（キャリア）かを鑑別するために，HCV-RNA定量検査（ウイルスそのものの存在）と肝機能検査を行う．HCV-RNAが陰性であれば母子感染の心配はない．陽性の場合は母子感染の可能性と対策について説明し，内科の受診を勧める．

3) 風疹抗体（HI）

HI：hemagglutination inhibition

風疹は，風疹ウイルスによって起こる発疹性発熱性感染症の1つである．妊娠中の初感染により，胎児に影響し白内障や緑内障，先天性心疾患，難聴などを引き起こすことがあり，先天性風疹症候群という．妊娠の早い時期ほどリスクが高く，妊娠20週以降の感染では永続的な障害を残さない．

> **メモ**
> 流行期以外では，近年では全国で年間1～2例の報告しかない．2013年を中心とした風疹流行では，2012年4例，2013年32例，2014年9例の先天性風疹症候群が報告された．

妊娠初期のできるだけ早い時期に風疹HI抗体を検査するのが望ましいが，多くは妊娠初期検査としてほかの項目とともに検査をする．

HIが陰性（8倍未満），または低抗体価（8倍，16倍）の場合は，とくに風疹の流行期には人混みを避ける，同居の家族に風疹含有ワクチン接種を受けてもらうなど感染しないよう注意を促す．妊婦自身はワクチン接種を受けられない．また，妊娠が終了したら風疹含有ワクチンの接種を受けるよう勧める．

HIが256倍以上の高値の場合は，妊娠後に風疹ウイルスに感染した可能性を考慮し，HIの再検およびIgMを検査する，とされているが，非流行期に真の風疹感染例に出会うことはまずないので，無用な不安を与えないよう十分に配慮する．

4) 梅毒スクリーニング

梅毒は，梅毒トレポネーマによる感染症で，代表的な性感染症の1つである（p.178参照）．梅毒の患者報告数は近年増加している．未治療のまま妊娠を継続すると，経胎盤的に胎児に感染し，児が先天梅毒として出生し，障害や新生児死亡の原因となる．

脂質抗体検査法（RPRカードテスト法など）とトレポネーマ抗体検査法（TPHA法など）を組み合わせて検査する．梅毒トレポネーマが胎盤を通過する妊娠16～20週より早く治療を開始する必要があるので，妊娠8週前後に検査を行う．感染性のない陳旧性梅毒や梅毒治療後，生物学的偽陽性の場合があるので詳細に検討し，梅毒と診断された場合にはペニシリン治療を開始する．パートナーも検査や治療を受けるよう指示する．

HTLV-1：human T-cell leukemia virus type 1

5）HTLV-1 抗体

HTLV-1 は，ヒト T 細胞白血病ウイルスのことで，感染によりキャリアとなった成人において，**成人 T 細胞白血病**や脊髄症などの関連疾患を発症することがある．主に**経母乳感染**することが知られている．母子感染率は長期母乳栄養哺育児で 15〜40％，人工栄養では 3〜6％，との報告がある．

抗体スクリーニングでは偽陽性が少なくないので，抗体陽性の段階で過度の不安を与えず，必ずラインブロット法（LIA 法）による確認検査を行う．キャリアと診断された場合には，母子感染対策として児の完全人工栄養，短期母乳栄養について検討し，また本人の将来の疾患発症に関する情報提供が必要となる．

LIA：line immunoassay

メモ
p.320 参照．

HIV：human immunodeficiency virus
AIDS：acquired immunodeficiency syndrome

6）HIV スクリーニング

HIV は，**後天性免疫不全症候群（エイズ［AIDS］）** の原因ウイルスである．近年では抗 HIV 薬により，感染者のエイズ発症が長期間抑制可能となったり，母子感染が回避できたりするようになったので，早期発見，早期治療，母子感染予防のために，妊娠初期に HIV 検査を行う．

HIV 抗体スクリーニングで陽性であっても，偽陽性のほうが圧倒的に多く，感染妊婦のきわめて少ない日本においては，実際に感染者であるのは数％である．抗体陽性の段階で妊婦が HIV と思い込んでパニックになることのないよう配慮する．確認検査として，HIV-1/2 抗体確認検査および HIV-1 核酸増幅検査を同時に実施する．HIV 感染妊婦の疑いがある場合には，HIV 拠点病院に相談する．本人のエイズ発症抑制と母子感染対策として，妊娠中の抗 HIV 薬投与，分娩方法の検討，人工栄養（母乳禁止），新生児への抗 HIV 薬予防投与を行う．

7）トキソプラズマ抗体

トキソプラズマは，ネコ科動物などとヒトとの**人畜共通寄生虫**の 1 つである．妊娠中の初感染では，児に水頭症，脳内石灰化，網脈絡膜炎，小頭症，精神発達遅滞などを呈する先天性トキソプラズマ症を発症することがある．ネコを飼っている妊婦からの相談がよく聞かれるが，実際には，土いじりや生肉摂取による感染例のほうが多い．抗体陰性妊婦には，ガーデニングなど土や砂を触るときに手袋や手洗いをする，生肉摂取をしない，野菜や果物をよく洗って食べる，ネコとの接触に注意する，などの感染予防策を情報提供する．

スクリーニング検査は，トキソプラズマ特異的 IgG 抗体を測定し，陽性の場合に IgM 抗体を検査するという方法をとることが多い．同時に検査する場合や，検査自体を行わない施設もある．ただし，IgM が陽性であっても必ずしも妊娠してからの感染とは限らない．妊娠成立後の初感染と考えられる場合には，母子感染対策としてスピラマイシンを投与する．

3 超音波検査（超音波断層法）

A 超音波検査の概要・目的

産科超音波検査は「広義の出生前検査の1つ」であり，意図せずに胎児の異常が発見される場合があることを認識して行う．
- **母体**：妊娠初期には，子宮筋腫，卵巣囊腫，子宮奇形などの有無をチェックする．妊娠中期以降は，子宮頸管長測定や，前置胎盤・低置胎盤の有無をチェックする．
- **胎児**：子宮内妊娠の確認，胎児心拍の検出，胎児数，多胎の膜性診断，分娩予定日決定，胎児発育，胎児形態，羊水量などを観察する．
- 超音波検査は，妊婦健診時に行われる「通常超音波検査」と，胎児形態異常診断を目的とした「胎児超音波検査」がある．後者は，全妊婦を対象とした標準検査ではない．

> **メモ**
> 3D記念写真を撮ったり性別を教えたりするサービスは本来の目的ではない．

B 通常超音波検査の方法

超音波プローブを当て，ディスプレイに表示される画像を観察する．腟内に挿入して使用する経腟プローブと，腹部に当てる経腹プローブがある（**図V-1-3**）．超音波は空気が間に入ると観察できないので，超音波ゼリーを塗

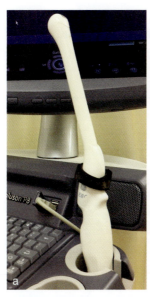
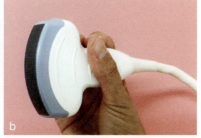
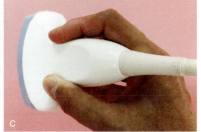

図V-1-3　超音波プローブ
a：経腟プローブ（カバーを付けて使用する），b, c：経腹プローブ．

C 通常超音波検査の見方・考え方

胎児・羊水

1) 妊娠初期（図Ⅴ-1-4）

①子宮内の妊娠の確認

GS：gestational sac

　受精卵が子宮内に着床し順調に発育すると，経腟超音波で胎囊（GS）が描出される．経腟超音波で早ければ妊娠5週前後から描出され始める．確実に胎嚢であると判断するためには，妊娠6週台半ば以降である程度大きくなり，内部に卵黄嚢（yolk sac）がはっきり描出されることが必要で，それまでは子宮内液体貯留など偽の胎嚢（pseudo GS）のことがあるので注意する．胎嚢が描出されれば，子宮内の妊娠であることが確認され，異所性妊娠（子宮外妊娠）が否定される（まれな内外同時妊娠の場合を除く）．逆に，妊娠反応（尿中hCG半定量）が陽性なのに子宮内に胎嚢が描出されない場合は，異所性妊娠，生化学的妊娠，流産，絨毛性疾患，正常妊娠の成長過程などを鑑別に慎重に経過を観察する．

②胎児数

　単胎か，双胎以上かを，子宮全体が観察しやすい妊娠初期に必ず診断する．超音波プローブを子宮の端から端まで振ってスキャンし，胎児数を確認する．多胎の場合，絨毛膜数（胎嚢の数），羊膜数（胎嚢内の羊水腔を囲う羊膜の数）を観察し，膜性診断をする．絨毛膜数は妊娠10週までに，羊膜数は妊娠14週までに診断する．

③胎児心拍

　経腟超音波で妊娠6週頃から胎児心臓の拍動が描出され始める．確実に妊娠7週以上であるのに胎児心拍が描出されない場合，胎児がはっきり描出さ

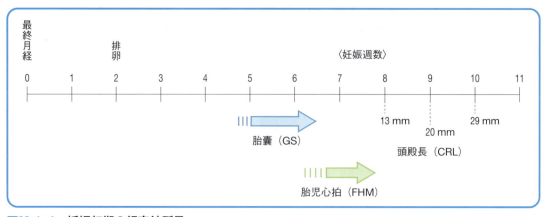

図Ⅴ-1-4　妊娠初期の超音波所見
週数は，最終月経から14日で排卵した順調な妊婦の場合．

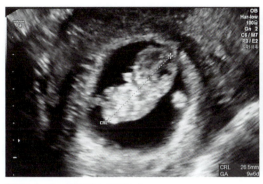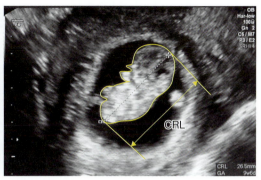

図Ⅴ-1-5　頭殿長（CRL）

れているのに心拍が描出されない場合は，流産と診断される．妊娠の初診時や，妊娠週数があいまいな場合は，流産の診断を急がない．

④妊娠週数，分娩予定日の決定

　月経が28日サイクルで順調な場合は，月経開始日から約2週後に排卵し，受精，着床する．この場合は最終月経初日から280日，40週0日を分娩予定日と決定する．基礎体温や不妊治療で排卵日が確定している場合は，推定排卵日を2週0日として決定する．

　最終月経開始日からの週数と，胎嚢や胎児の所見が合わない場合がある．それは排卵日がずれているためであり，その場合は，胎児の計測値から妊娠週数を修正し分娩予定日を決定する．**頭殿長（CRL）**（図Ⅴ-1-5）が14〜41 mmの間に計測し，最終月経から7日以上のずれがある場合には，頭殿長の週数を採用し，逆算して40週0日を分娩予定日と決定する．たとえば最終月経から12週0日の例において頭殿長が20 mmに計測された場合は，その日を妊娠9週0日とし，3週の修正となる．

　妊娠初期に予定日決定ができなかった場合は，妊娠中期以降の**児頭大横径（BPD）**，**大腿骨長（FL）**などの計測値を使用するが，初期に比べると誤差が大きい．

2）妊娠中〜後期

①胎児発育（図Ⅴ-1-6）

　児頭大横径（BPD），腹囲（AC），大腿骨長（FL）を計測し，次の式から**推定児体重（EFW）**を算出する．

$$EFW(g) = 1.07 \times BPD(cm)^3 + 0.3 \times AC(cm)^2 \times FL(cm)$$

　超音波の機器には計算式がセットされており，BPD，AC，FLを計測すれば自動的にEFWが算出される．±1.5 SDを正常範囲とする（図Ⅴ-1-7）．標準より大きい，または小さい場合や，成長が鈍い場合は，原因検索や管理方針を検討する．

　現在は妊婦健診ごとに超音波胎児計測を行う施設も多いと思われるが，適

CRL：crown-rump length

BPD：biparietal diameter
FL：femur length

AC：abdominal circumference
EFW：estimated fetal weight

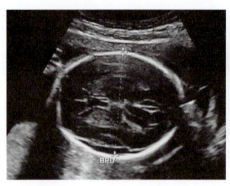
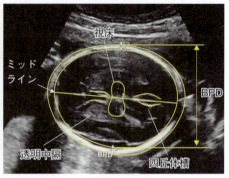

児頭大横径（BPD）

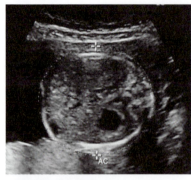
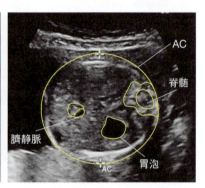

腹囲（AC）外周を計測する

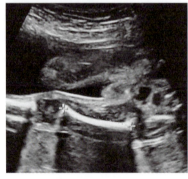
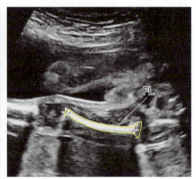

大腿骨長（FL）

図V-1-6　胎児計測

正に測定された子宮底長による管理は，毎回の超音波胎児計測に劣らないとされ，超音波による胎児計測には誤差があり万能ではないことを認識する．

②胎位・胎向

　胎児が頭位（頭が先進）か，それ以外の骨盤位や横位かの胎位，および胎児の向きである胎向は，超音波のない時代にはレオポルド（Leopold）触診法により診断したが，現在では，超音波で診断できる．

③羊水量（図V-1-8）

　羊水深度は，プローブを重力方向に垂直に当て，羊水腔の最大の深さを計

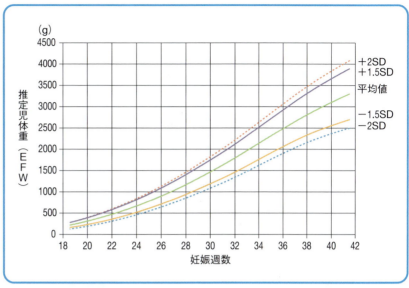

図V-1-7　胎児発育
[岡井　崇:「超音波胎児計測の標準化と日本人の基準値」の公示について. 超音波医学 **30**（3）: J415-J440, 2003 より引用]

測する．深さは2～8 cmで，多くは5 cm前後である．妊娠末期になるほど減少する．

　AFI（amniotic fluid index）は，子宮を4分割し，それぞれの最大羊水深度を計測し合計する．5～20 cmが正常範囲だが，その範囲を外れていてもとくに問題ないことも多い．

　明らかな羊水過多や羊水過少の場合は，原因検索や管理方針を検討する．

母体・胎盤

1）妊娠初期

　経腟超音波で妊娠の診断をする際に，胎嚢および胎児が描出されると，子宮および付属器（卵巣・卵管）の評価をし忘れてしまうことがあるので，意識して観察する．

①卵巣嚢腫

　子宮の周囲を観察し，卵巣嚢腫や充実性腫瘤の有無，サイズを測定する．所見によっては妊娠中でも手術療法の検討を要する．単純性嚢胞のうち，黄体嚢胞の場合は，妊娠経過に伴って縮小することがあるので，手術適応は慎重に決定する．

②子宮筋腫

　子宮筋腫を合併していることがあるので，サイズ，位置を観察し記載する．小さなものの影響は少ないが，おおむね5 cm以上の場合は，疼痛や分娩障害などの原因となることがある．また妊娠経過とともに大きくなり，産後に縮小することが多い．

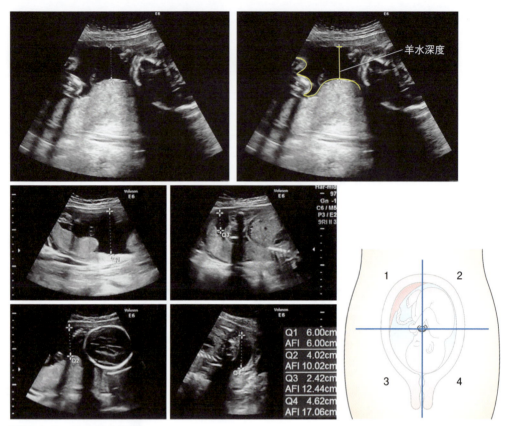

図V-1-8　羊水量の計測

③子宮奇形

双角子宮など，先天的な子宮の形態異常を有することがあり，流早産や胎位異常，常位胎盤早期剥離などの一因となりうる．子宮体部の形と数，子宮頸管の数，左右どちらの子宮の妊娠かを観察し記載する．また子宮奇形を認めた場合は，内診および腟鏡診で腟中隔の有無を確認する．

2）妊娠中期以降

①子宮筋腫，卵巣嚢腫のフォロー

妊娠初期に子宮筋腫や卵巣嚢腫を認めた場合，必要に応じて位置，サイズの観察をする．胎児の先進部との位置関係を観察し，分娩障害となりうるか検討する．ただし妊娠後期まで筋腫が児頭より先進していても，のちに位置関係が変化し経腟分娩可能となることがある．

②子宮頸管長，胎盤位置の観察

妊娠18～24週頃に，経腟超音波で子宮頸管長を測定する（**図V-1-9**）．通常は30～40 mm前後である．妊娠中期に25 mm未満の場合は早産のリスクが高いとされており，管理方針を検討する．

同時に，胎盤が内子宮口付近まである，またはおおっているなどの胎盤位

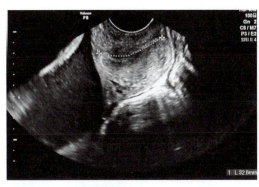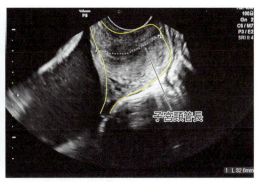

図V-1-9　子宮頸管長

置異常や前置血管の有無などを観察する．この時点で十分に胎盤が離れていれば，前置胎盤や低置胎盤は否定できる．早い週数で子宮下節の伸展が不十分な場合は，その後に胎盤が内子宮口から離れて観察されることがあるので，疑いにとどめ，繰り返し観察して診断する．

D　超音波検査の侵襲性・副作用・リスク・注意点

　超音波は，通常の健診で行う頻度・時間の範囲内では，明らかな悪影響を及ぼす証拠はないが，超音波ゲインはなるべく低く設定し，不必要に長時間の過剰な検査は行わない．

　妊婦の疲労や腹部の冷えに配慮する．**仰臥位低血圧症候群**をきたすことがあるので注意する．経腟超音波を行う際は，挿入の苦痛や羞恥心に十分配慮する．

　超音波検査は，母体・胎児の評価として，現代では欠かせない検査手段であり，適切に活用すればきわめて有用だが，所見はバリエーションが多彩であり，測定値には誤差があることを認識し，過信しないよう留意する．

　計測値が正常範囲を外れたり胎児異常が疑われたりしても，出生してみたら問題なかった，ということは少なくない．逆に超音波で発見されなくても出生後に形態異常が診断されることもある．

　胎児形態異常診断を目的とした「胎児超音波検査」は全妊婦を対象とした標準検査ではないが，「通常超音波検査」の施行中に意図せず発見されることがある．妊婦は，胎児に異常があるかもしれないと告げられると，赤ちゃんが直接目で見えないだけに非常に不安を感じることを常に意識する．少し小さい，あるいは大きい，と言われただけでも，たとえ正常範囲であっても過剰に心配してしまうことがあるので，所見の伝え方には十分な配慮が必要である．

> **超音波プローブの清潔保持**
> 産科診療で用いる経腹プローブはひとりの患者検査終了ごとにゼリーを拭き取りながら，メーカー推奨の消毒薬含有紙で消毒する．経腟プローブには検査時にプローブカバーを装着し，患者ごとに交換する．カバーを外した後も消毒含有紙で拭いて消毒する．

4 | 胎児心拍数モニタリング

　直接診察することができない胎児の健康状態を評価することは困難であり，複数の方法を組み合わせて評価していくことになる．胎児の健常性（well-being）の評価とは胎児の健康状態に差し迫った問題が起きていないかどうかを評価するといった意味合いである．「reassuring fetal status」とは胎児の状態が良好で安心できる状態であり，一方「non-reassuring fetal status」とは「正常ではない所見」が存在し，胎児の健康に問題がある，あるいは将来問題が生じるかもしれない状態ということができる．

　胎児健常性をみる検査には胎児心拍数モニタリング，超音波ドプラ法による胎児血流パターンの評価，胎児心拍数モニタリングと超音波所見を組み合わせた biophysical profile score がある．

A 胎児心拍数モニタリングとは

　胎児心拍数モニタリング（分娩監視装置）（p.222，図Ⅳ-2-2 参照）は，分娩中の胎児の低酸素症やアシドーシスが原因で起きる児の中枢神経系障害を予防するために，胎児心拍数（FHR）変化のパターンから，胎児の低酸素症やアシドーシスを診断しようとするものである．妊産婦の腹部に胎児心拍数検出トランスデューサーと陣痛計をベルトなどで装着して，胎児心拍数の変化のパターンと子宮収縮を連続的に検出・記録して，その関連から児の well-being を評価するものである．胎児心拍数モニタリングにより得られる結果は，胎児心拍数陣痛図（CTG）と呼ぶ．分娩中のみならず，妊娠中にも行うことがある．

　妊娠中の胎児心拍数モニタリングは，子宮収縮の有無により以下の2つに分けられる．

FHR：fetal heart rate

CTG：cardiotocogram

NST：non-stress test

- NST：子宮収縮がない状況での胎児心拍数の変化から胎児の状態を評価する方法．胎動と連動した一過性頻脈が認められれば reactive pattern として，胎児の well-being が保たれていると判断できる．

CST：contraction stress test

- CST：オキシトシンなどの子宮収縮薬投与によって子宮収縮を起こし，その負荷に対する胎児心拍数の変化から胎児の状態を評価する方法．胎盤機能低下が疑われる例で，NST だけで判断がむずかしい場合などに行われる．

B CTG による胎児の状態の判読

　CTG では胎児心拍数曲線における基線，基線細変動，一過性変動のそれぞれを読み取り，さらに子宮収縮曲線との関連をも総合して，胎児の状態を評価する．基本的な見方を図Ⅴ-1-10 に示す．

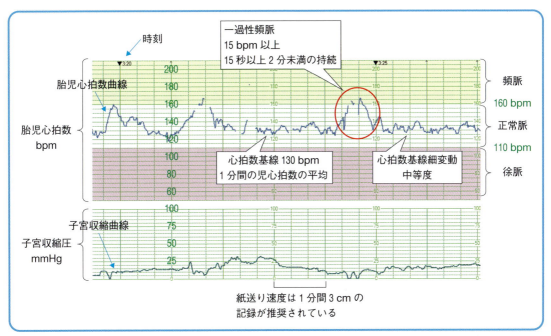

図 V-1-10　CTG の読み方
児心拍数は拍/分（beat per minute：bpm）で表される．子宮収縮は mmHg で表されるが，外側計の装着の仕方により変化するので絶対値ではない．

胎児心拍数基線（FHR baseline）

胎児心拍数基線は，10 分間のおおよその平均胎児心拍数を目視で計測し，5 の倍数として表す．

- 正常（整）脈（normocardia）：110〜160 bpm*
- 徐脈（bradycardia）：＜110 bpm
- 頻脈（tachycardia）：＞160 bpm

*bpm
beat per minute．1 分間の心拍数．

胎児心拍数基線細変動（FHR baseline variability）（図 V-1-11）

胎児心拍数基線細変動とは，1 分間に 2 サイクル以上の胎児心拍数の変動であり，振幅，周波数とも規則性がないものをいう．心拍数は，基本的に心臓調節中枢（延髄）からの自律神経支配により制御されており，交感神経および副交感神経系の協関作用の生理的なぶれが心拍数基線細変動の根本的な発生要因と考えられている．以下のように分類される．

- 細変動消失：肉眼的に認められない
- 細変動減少：5 bpm 以下
- 細変動中等度：6〜25 bpm
- 細変動増加：26 bpm 以上

基線細変動の減少・消失は胎児アシドーシスの最も重要な指標となる．心拍基線細変動増加は胎動，胎児呼吸様運動や軽度の臍帯圧迫により出現すると考えられている．また基線細変動は妊娠週数が進むにつれ増加する．

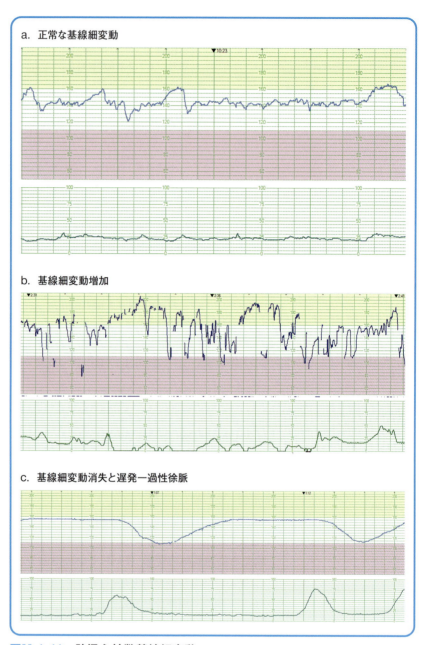

図 V-1-11　胎児心拍数基線細変動
次ページに続く．

　特殊なパターンとしてサイナソイダルパターン（sinusoidal pattern）と呼ばれるものがある．これは心拍数曲線が規則的でなめらかなサイン曲線を示すものをいい，持続時間は問わず，1分間に2～6サイクルで振幅は平均5～15 bpmであり，大きくても35 bpm以下の波形を示す．原因としては，中枢神経系の機能異常や自律神経系の機能不全が考えられているが，このパターンは分娩中にしばしば出現することがあり，予後は悪くないことも多く，病

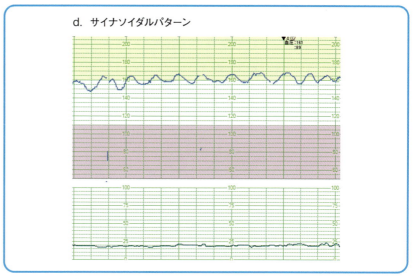

図V-1-11 胎児心拍数基線細変動（続き）

的意義について確立された見解は得られていない．

　胎児の自律神経機能が保たれ，酸素分圧や血圧の急激な変化がなければ，心拍数はおおよそ110 bpmから160 bpmを推移し，交感神経と副交感神経の協関作用の生理的なゆらぎにより，基線細変動の振幅は6 bpmから25 bpmの範囲を推移する．

胎児心拍数一過性変動（periodic or episodic change of FHR）

　子宮収縮，胎動などに関連して出現する一過性の胎児心拍数変動．

1）一過性頻脈（acceleration）

　一過性頻脈とは，15秒以上2分未満の15 bpm以上の心拍数増加をいう．その特徴は開始から30秒未満で，比較的急速に15 bpm以上増加することである．32週未満では心拍数増加が10 bpm以上，持続が10秒以上のものとする．

　胎動，子宮収縮，内診などの刺激，臍帯圧迫に伴って認められ，一過性頻脈が存在することは，胎児の生理的反応が維持されていることを意味する．ただし，分娩中はそれが認められないからといって必ずしも胎児の状態が悪化していることを示す訳ではない．

2）一過性徐脈（deceleration）（図V-1-12）

　一時的に心拍数が減少した後，基線に回復する現象をいう．分娩中に認められることが多く，子宮収縮との関係をみながらそのパターンを判読する．心拍数の減少が急速であるか，緩やかであるかにより肉眼的に区別することを基本とする．「急速」なのか「緩やか」なのかはその変化に要する時間がおおむね30秒以内か否かにより判断する．これを判読することは胎児の状態を評価するために重要である．

a. 早発一過性徐脈（early deceleration）
- 子宮収縮に伴って，心拍数減少の開始から最下点まで緩やかに下降し，その後，子宮収縮の消退に伴い元に戻る心拍数低下で，その一過性徐脈の最下点と対応する子宮収縮の最強点の時期がおおむね一致しているものをいう．
- 早発一過性徐脈は，児頭の圧迫による頭蓋内圧の上昇による迷走神経反射によるものと考えられており，低酸素状態やアシドーシスを示唆するパターンではない．
- 徐脈の最下点と子宮収縮の最強点の時期がおおむね一致している．

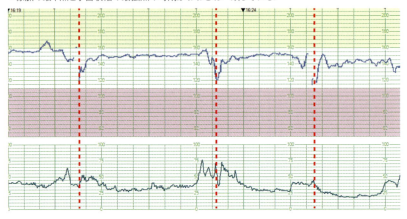

b. 遅発一過性徐脈（late deceleration）
- 子宮収縮に伴って，心拍数減少の開始から最下点まで緩やかに下降し，その後，子宮収縮の消退に伴い元に戻る心拍数低下で子宮収縮の最強点に遅れて一過性徐脈の最下点を示すものをいう．多くの場合，一過性徐脈の開始・最下点・回復がおのおの子宮収縮の開始・最強点・終了より遅れる．
- 子宮収縮により絨毛間腔への血流量が減少し，それによる胎盤での換気不全で胎児血 P_{O_2} があるレベル以下に低下するために起きる．心筋の機能抑制による心拍数低下のメカニズムも考えられ，この場合，胎児の低酸素状態は重症で，アシドーシスに陥っており，基線細変動が減少または消失していることが多い．
- 波形は緩やかに変化し，繰り返し出現する．また左右対称の形態で，繰り返す波形が類似しているという特徴がある．
- 子宮収縮の最強点に遅れて徐脈が現れ，基線細変動も減少している．

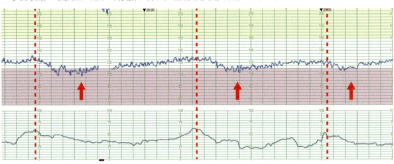

図V-1-12　一過性徐脈

c. 変動一過性徐脈（variable deceleration）

- 15 bpm 以上の心拍数減少が急速に起こり，その開始から元に戻るまで 15 秒以上 2 分未満を要するものをいう．その心拍数減少は直前の心拍数より算出される．子宮収縮に伴って出現する場合は，その発現は一定の形をとらず，下降度，持続時間は子宮収縮ごとに変動する．
- 臍帯圧迫による動脈の血流障害が胎児の血圧上昇を引き起こし，圧受容器を介した迷走神経反射による心拍数低下が原因と考えられている．子宮内の低酸素状態を示す所見ではないが，繰り返す場合や圧迫の程度が強い場合には低酸素状態に陥ることもある．
- 急速な心拍数減少が起きているが，それぞれの波形は異なる．

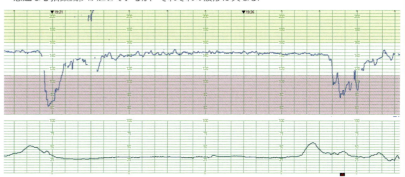

d. 遷延一過性徐脈（prolonged deceleration）

- 心拍数の減少が 15 bpm 以上で，開始から元に戻るまでの時間が 2 分以上 10 分未満の徐脈をいう．それ以上持続する場合は基線の変化と診断される．
- 内診などによる刺激，過強陣痛，臍帯圧迫，臍帯脱出，仰臥位低血圧症候群，硬膜外麻酔などによる母体低血圧，胎盤早期剝離，子癇発作やてんかん発作，娩出直前のいきみ，などにより起きるが，臍帯圧迫により出現する場合と低酸素血症により起きる場合とがある．単発か，繰り返すか，心拍数変化が急速か緩やかか，先行する一過性徐脈はどんなパターンかにより対応を考える必要がある．
- 4 分間の徐脈が生じている．

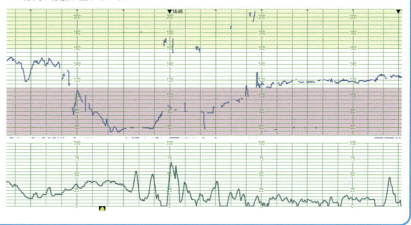

C　CTG を用いて行う胎児健康状態の評価と対応

妊娠期

1）NST

妊娠中に胎児の well-being を評価する方法の 1 つに NST がある．20～40 分の観察で，心拍数基線，基線細変動が正常であり，15 bpm 以上，かつ 15

秒以上の一過性頻脈が2回認められ，一過性徐脈を認めなければ胎児の
well-beingは保たれている，すなわちreassuring fetal statusと判断できる．
胎児には妊娠末期で20〜30分周期の睡眠サイクルがあり，睡眠中は基線細変
動も減少し，一過性頻脈を認めないことが多い．このような状態が40分以上
も続き，well-beingの判定に悩む場合には，妊婦の腹壁に振動音響装置を当
てたり，妊婦の体位を変えるなどにより胎児を覚醒させる方法が試みられる
こともある．前期破水，糖尿病合併妊娠・妊娠糖尿病，妊娠高血圧症候群，
分娩予定日超過，胎動減少，切迫早産など胎児のwell-beingが懸念されると
きには，必須の検査法である．

2）CST

NSTのみでは児のwell-beingの判断が困難な場合に，オキシトシンの投
与や乳頭刺激などにより，規則的な子宮収縮を誘発し，胎児心拍のパターン
により評価する．適切な子宮収縮（10分間に3回）または過剰な子宮収縮の
状態で遅発一過性徐脈または明らかな変動一過性徐脈がみられない場合は
「Negative」，適切かまたは不十分な子宮収縮の状態で遅発一過性徐脈が過半
数の子宮収縮に伴ってみられる場合を「Positive」とするが，あいまいな結果
しか得られないことも少なくない．早産期，胎位異常，胎盤位置異常，子宮
破裂のおそれがある例，常位胎盤早期剥離が疑われる例などでは実施禁忌で
ある．

3）BPS（biophysical profile score）

超音波による胎児の観察と組み合わせた方法である．結果と対応を**表
V-1-3-a, b**に示す．NSTで基線細変動は保たれるものの，一過性頻脈を認
めず，児のwell-beingに懸念があるときなどに追加の検査として行われるこ
とが多い．

表V-1-3-a　BPS (biophysical profile score)

項目	正常（スコア＝2点）	異常（スコア＝0点）
呼吸様運動 fetal breathing movements（FBM）	30分間の観察下で30秒以上続くFBMを1回以上認める．	30分間の観察下で30秒以上続くFBMを認めない．
大きい胎動 gross body movements	30分間に3回以上の体幹/四肢の運動を認める（ただし連続するものは1回とみなす）．	30分間の観察下で体幹/四肢の粗大運動が2回以下．
胎児筋緊張 fetal tone	少なくとも1回は体幹あるいは四肢が屈位から伸展し，すぐに再び屈位になる運動が認められるか，手掌の開閉運動が少なくとも1回ある．	四肢は中等度以上伸屈位で，屈位に回復しない．胎動消失．手掌が一部開いたまま．
ノン・ストレステスト reactive fetal rate	20分間に胎動に伴う一過性頻脈（15 bpm以上，15秒以上）が2回以上ある．	20分間で一過性頻脈が2回未満もしくは＜15 bpmのとき．
羊水量 qualitative amniotic fluid volume	垂直断面像で2 cm以上の羊水ポケットが認められる．	羊水ポケットがないか2 cm未満．

表V-1-3-b　BPSによる管理方針

スコア	判定	管理指針
10	正常	週1回の検査
≧8（羊水量正常）		ハイリスク（糖尿病や過期妊娠）では週2回の検査
≦8（羊水量減少）	異常の可能性を考える	分娩を考慮
6	異常の可能性あり	●羊水量減少：娩出 ●羊水量正常および36週以降で頸管熟化していれば分娩 ●再検しても6点以下であれば分娩 ●再検して8点以上ならその管理方針に従う
4	異常の可能性が高い	同日再検，6点以下なら分娩

▌分娩期

　分娩は胎児にとっても大きなストレスとなり，その well-being を評価することは重要である．「正常ではない所見」が存在し，胎児の健康に問題がある，あるいは将来問題が生じるかもしれない状態「non-reassuring fetal status」に対してどのような対応をとるかが重要である．分娩第1期に連続モニタリングとしない場合でも一定時間（20分以上）は CTG を装着する必要がある．**表V-1-4** に挙げる状態のときには連続モニタリングを行う✍.

> **メモ**
> トイレ歩行など医師が必要と認めたときは一時的にはずすことも可.

表V-1-4　連続モニタリングが必要な状態

1. 分娩第2期のすべての産婦

2. 分娩時期を問わず，以下のような場合

● 子宮収縮薬使用中
● プロスタグランジン E_2 製剤（腟用剤）（プロウペス®）使用中
● 用量41 mL 以上のメトロイリンテル挿入中
● 用量41 mL 以下のメトロイリンテル挿入中であっても陣痛が発来した場合
● 無痛分娩中
● 38℃以上の母体発熱中
● 上記以外に産婦が突然強い子宮収縮や腹痛を訴えた場合

3. 分娩時期を問わず以下のようなハイリスク妊娠の場合

[母体側要因]
● 糖尿病合併，"妊娠中の明らかな糖尿病"，コントロール不良な妊娠糖尿病（GDM）
● 妊娠高血圧症候群
● 妊娠，分娩中の低酸素状態が原因と考えられる脳性まひ児，IUFD 児出産既往（おおむね30週以上）
● 子癇既往
● 子宮体部への手術歴
● TOLAC（既往帝切後の経腟試験分娩）

[胎児側要因]
● 胎位異常
● 推定体重2,000 g 未満
● 胎児発育不全
● 多胎妊娠
● サイトメガロウイルス感染胎児

[胎盤，羊水，臍帯の異常]
● 低置胎盤
● 羊水過多，羊水過少
● 臍帯卵膜付着が診断されている場合

4. その他，ハイリスク妊娠と考えられる症例（コントロール不良の母体合併症など）

IUFD：intrauterine fetal demise（子宮内胎児死亡）
TOLAC：trial of labor after cesarean section

5 | 出生前検査・着床前遺伝学的検査

A 出生前検査

出生前検査は胎児の健康状態を生まれる前に検査することを意味する．胎児に病気が見つかったとしても「胎児治療」に結びつけられることは非常に限られているので，実際には新生児の治療に対応できる適切な分娩施設や分娩方法の選択をしていくことになる．しかし，治療が困難あるいは不可能な病気が見つかったときには，「どのように赤ちゃんを迎えるか」の準備を考えたり，妊娠の早い時期では「人工妊娠中絶をして赤ちゃんを諦める」という選択肢も生じてきたりする．

胎児情報を得る手段としては，超音波検査のような画像検査，妊娠時特有の変化をする母体血中の物質の解析，あるいは胎児由来の細胞や DNA を活用した解析を用いる．一般に「出生前検査」といわれるとき，胎児の遺伝学的情報，なかでも染色体異常の有無を検査することを指すことが多い．**表V-1-5**，**図V-1-13** にその方法を示す．遺伝学的情報を得る方法としては，流産リスクを伴わない非確定的検査がいくつかある一方，確定のための検査には流産リスクがある．

> **メモ**
> 中絶可能時期は妊娠21週6日まで．

表V-1-5 胎児の染色体などの遺伝学的情報を調べる出生前検査

	方 法	主な実施時期*	解析内容	最終結果までの時間*	流産リスク
確定的	**羊水検査（図V-1-13）** 母体の腹部から子宮内に穿刺して胎児が浮かんでいる羊水を 20 mL 程度採取	妊娠 15～17 週（それ以降も可能）	染色体や DNA 解析	2～3 週間	あり
	絨毛検査 将来胎盤になる組織の一部を経腹的または経腟的に採取	妊娠 11～14 週頃	染色体や DNA 解析	2～3 週間	あり
非確定的	**母体血清マーカー検査** 妊娠により変化する母体血中のホルモンやタンパク質を測定	妊娠 15～17 週頃	胎児に 21 トリソミー（18 トリソミー）があるかどうかを確率で表す	1 週間程度	なし
	非侵襲的出生前遺伝学的検査（NIPT） 母体血中の母体および胎児由来の cell-free DNA を解析	妊娠 10～16 週頃	胎児に 13・18・21 のトリソミーがあるかどうかを推測し，「陽性／陰性」で表す	2 週間程度	なし
	妊娠初期超音波精密検査 染色体異常の児がもつ特徴的な形態の有無を観察	妊娠 12～14 週頃	胎児にトリソミーなどがあるかどうかを確率で表す	即時	なし

*実施時期や最終結果までの時間は参考値．

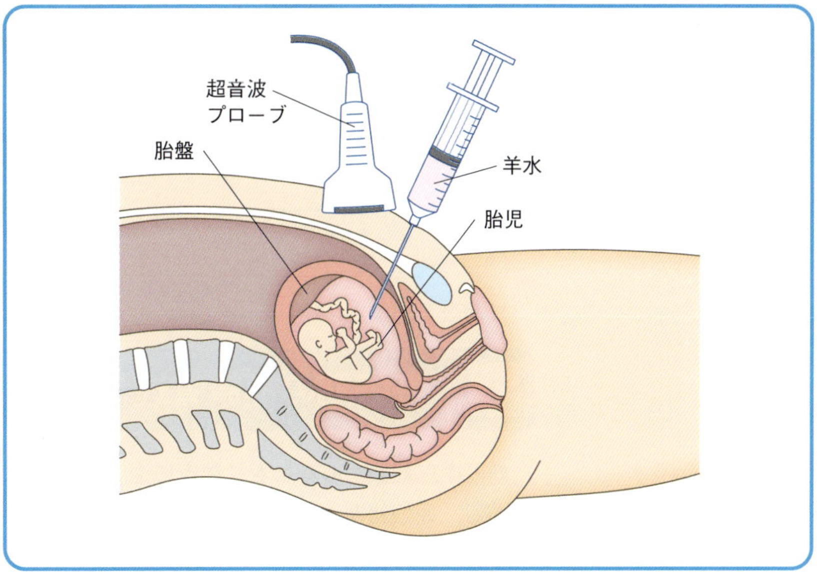

図V-1-13 羊水検査

B 着床前遺伝学的検査 （p.45 参照）

PGT：preimplantation genetic testing

　着床前遺伝学的検査（PGT）は，その目的により，PGT-A，PGT-SR，PGT-M に分類される．いずれも遺伝学的に異常がある胚を排除するという点で倫理的な問題をはらんでいることに留意する必要がある．

C 意思決定の援助

NIPT：non-invasive prenatal testing

　出生前検査や PGT は「障害をもった人の出生を回避する」という側面があり，倫理的な問題をはらんでおり（p.301 参照），一般診療として行われるものではない．事前のカウンセリングで妊婦やパートナーに十分な情報を提供し，検査を受けるかどうかの意思決定をサポートする必要がある．出生前検査の中でも母体血を用いる**非侵襲的出生前遺伝学的検査（NIPT）**は検査の精度管理や検査前のカウンセリング，結果を受けての対応などが適切に行われる「出生前検査認証制度等運営委員会による NIPT 施設認証」を受けた施設での検査が推奨される．PGT-M は十分な遺伝カウンセリングの後に日本産科婦人科学会に検査施行の可否を申請して審査を受ける体制下で，治療が困難で重篤な症状をきたす遺伝性疾患を対象として，ごく限られたカップルにのみ行われている．

2 妊娠期の健康管理と薬物療法

1 妊娠期の健康管理

　妊娠中，妊婦が心身ともに健康に過ごすことは，長期的な母児の健康につながる．妊娠初期から全般的な身体の変化の概要や注意点をイメージしやすく伝え，妊婦自身の正しいセルフケアを支援することが肝要となる．また，妊娠前からのやせ，肥満は妊娠経過，児のリスクになりうるため，バランスのよい食事と適正な体重を保つこと，十分な睡眠，休養，規則正しい生活習慣などの重要性を理解してもらう．

A 体重

　妊娠中の**体重増加量**は，妊娠中の栄養指導の評価項目の1つとなる．妊娠中の体重増加は，過少でも過剰でもリスクとなる．妊婦の肥満，著しい体重増加は，妊娠高血圧症候群，妊娠糖尿病，帝王切開分娩の増加，死産，巨大児などのリスクとなる．逆に，妊娠中の低栄養，とくにやせ女性の体重増加不良は，切迫流早産，早産，胎児発育不全（FGR），低出生体重児のリスクとなる．

FGR：fetal growth restriction

　「妊娠前・妊娠中・乳幼児期の低栄養状態はエピゲノム変化を起こし，一生を通じ肥満，糖尿病，高血圧など成人病（生活習慣病）を発症するリスクが高くなる」という成人病胎児期発症起源（**DOHaD**）説が提唱され，妊娠中の栄養や環境が次世代の成長や疾患に与える影響が注目されている（p.421参照）．近年，日本では低出生体重児の割合が増加しており，その原因として女性のやせ志向，喫煙，飲酒などのほか，周産期医療の発達が指摘されている．

DOHaD：developmental origins of health and disease

　適切とされる体重増加量については複数の推奨値がある．体重増加の目安の一例を**表Ⅴ-2-1**に示す．妊娠前のやせを防ぎ，妊娠中の理想的な体重増加，栄養摂取の重要性を，個人差を考慮しながら緩やかに継続して指導していくことが大切である．

表V-2-1 妊娠中の体重増加指導の目安

妊娠前の体格[*1]	BMI[*2]	体重増加量指導の目安
低体重（やせ）	18.5 未満	12〜15 kg
普通体重	18.5 以上 25.0 未満	10〜13 kg
肥満（1 度）	25.0 以上 30.0 未満	7〜10 kg
肥満（2 度以上）	30.0 以上	個別対応（上限 5 kg までが目安）

[*1] 日本肥満学会の肥満度分類に準じた，[*2] BMI (body mass index)：体重 (kg)/身長 (m)^2
［厚生労働省：妊娠前からはじめる妊産婦のための食生活指針　妊娠前から，健康なからだづくりを，令和 3 年 3 月 31 日，〔https://www.cfa.go.jp/assets/contents/node/basic_page/field_ref_resources/a29a9bee-4d29-482d-a63b-5f9cb8ea0aa2/aaaf2a82/20230401_policies_boshihoken_shokuji_02.pdf〕（最終確認：2024 年 10 月 30 日）より作成］

表V-2-2 栄養摂取基準量（日本人の食事摂取基準 2025 年版）

| | 身体活動レベル[*1] | エネルギー（kcal/日） | | | タンパク（g/日） | 葉酸[*3]（μg/日） | 鉄（mg/日） | カルシウム（mg/日） |
		低い	ふつう	高い				
18〜29 歳		1,700	1,950	2,250	50	240	6.5	650
30〜49 歳		1,750	2,050	2,350				
付加量[*2]	妊娠初期		+50		+0	+0	+2.5	+0
	妊娠中期		+250		+5	+240	+8.5	+0
	妊娠後期		+450		+20	+240	+8.5	+0
授乳期付加量			+350		+20	+100	+2.0	+0

[*1]「ふつう」は自立している者，「低い」は自宅にいてほとんど外出しない者に相当する，[*2] 妊婦個々の体格や妊娠中の体重増加量および胎児の発育状況の評価を行うことが必要である，[*3] 妊娠を計画している女性，妊娠の可能性がある女性及び妊娠初期の妊婦は，胎児の神経管閉鎖障害のリスク低減のために，通常の食品以外の食品に含まれる葉酸を 400 μg/日摂取することが望まれる
［厚生労働省：日本人の食事摂取基準 (2025 年版) の策定検討会報告書，〔https://www.mhlw.go.jp/content/10904750/001316585.pdf〕（最終確認：2024 年 10 月 30 日）より作成］

B 栄養

　妊娠中は母体の健康と胎児の正常な発育を保つために質・量ともに適切な栄養の摂取が重要である．つわりの時期が落ち着き始めたら，バランスが保たれた食事とはどんなものか，を妊婦自身が気づけるようにかかわることが必要である（**表V-2-2**）．味付けは薄味にし，塩分は 6〜7 g/日と控えめがよい．妊娠中の必要エネルギー量は，妊娠初期はとくに妊娠前と変わらないが，中期，後期と胎児発育が進むにつれ必要エネルギーが増加する．タンパク質も妊娠中期 55 g，後期 75 g と妊娠前より必要量が増える．

　とくに重要な栄養素として，**葉酸**，**鉄**，**カルシウム**，**ビタミン D** が挙げられる．

葉酸

　ビタミン B 群の 1 つで，細胞分裂や DNA のタンパク合成に深く関係する．妊娠初期に葉酸が不足すると胎児の脳神経の正常な発達が阻害され，二分脊椎など神経管閉鎖障害の発症リスクが高くなることが知られている．水様性

> **✏ ビタミン A に注意**
> ビタミン A の過量摂取は，動物実験，症例報告で胎児奇形（頭蓋，顔面，中枢神経系，胸腺，心臓など）の増加が示唆されている．ビタミン A は脂肪組織内に蓄積する性質があり，妊娠初期の大量摂取は奇形の可能性があるため避ける．

ビタミンで熱に弱く調理によって多くが失われてしまうため，妊娠を考える女性には栄養補助食品（サプリメント）の摂取を積極的に勧める．胎児の中枢神経系の発生は妊娠3週から始まるため，妊娠がわかってから葉酸摂取を開始するのでは遅く，「食品からの葉酸摂取に加えて，妊娠の1ヵ月以上前から妊娠3ヵ月までの間，1日0.4 mg（400 μg）の葉酸を栄養補助食品から摂取する」ことが厚生労働省から推奨されている[1]．妊娠37週以降も，必要とされる付加量を考慮し，全期間を通じて摂取してよい．

鉄

妊娠中は胎児発育に必要なため，鉄の必要量も増加する．妊娠中の鉄欠乏性貧血は早産，低出生体重児のリスクとなることが知られており，また出産時の出血に備えるためにも食事だけでなく必要時は積極的にサプリメントからも鉄を補う．出産後の貧血は産後の母体回復の遅れ，母乳育児への悪影響を及ぼす可能性がある．妊娠前から鉄欠乏性貧血がある場合は速やかに鉄剤による治療を開始する．

カルシウム

日本人のカルシウム推奨摂取量は600〜700 mgであるが，20〜30歳代女性の摂取量はその70%程度であり，妊娠中，授乳中はとくに十分な量を摂取するよう心がける必要がある．妊娠中のカルシウム摂取不足は妊娠高血圧症候群との関連や，母体骨内の貯蔵カルシウムが胎児の不足分に補充されるため，母体骨密度低下の原因となることが知られている．妊娠中は小腸からのカルシウム吸収が亢進しているため，バランスのとれた食事とカルシウムを多く含んだ食材を積極的に取り入れることで需要量は足りると考えられているため，とくに妊娠による付加量は定められていない．

ビタミンD

ビタミンDは魚介類，きのこ類に豊富に含まれ，皮膚に紫外線を浴びることでも合成される．最近は美容・健康のために紫外線を避ける人が増え，ビタミンD不足は世界的に問題になってきている．妊婦には食事からビタミンDを摂取するよう，また日光を浴びる機会を極端に減らさないよう指導する．

ビタミンDは骨形成，抗炎症作用，免疫機能の向上，心血管病の予防などさまざまな生理作用を有する．ビタミンD不足は母体の骨組織が脆弱となるだけでなく，胎児の骨格の発達も不良となり，不妊，着床障害，流産，妊娠高血圧症候群，妊娠糖尿病などの発症リスクを上げる．また，妊娠時のビタミンD不足は胎児の脳精神発達，アレルギー疾患，代謝疾患との関連が示唆されている．ビタミンDは脂溶性ビタミンであり，過剰摂取すると体外に排出されず蓄積し高カルシウム血症，腎障害，軟組織石灰化などが生じる．

> **ビタミンDのサプリメント**
>
> サプリメントで摂取可能であるが，現時点でどの程度積極的に推奨すべきかの結論は出ていない．サプリメントでビタミンDを摂取している妊婦には用法・用量を守り，耐容上限（1日50μg）を超えないよう指導することが大切である．

> **メモ**
>
> 運動中に腹部緊満（子宮の張り）や性器出血，頭痛，呼吸困難が生じた場合には速やかに運動を中止し，必要があれば病院を受診するよう指導する．

C 運動

健康な妊婦には，妊娠中の適度な運動が健康維持に役立つと考えられる．

ただし，妊娠中に運動を許可できるかどうかは，禁忌合併症の有無や運動の種類などに留意して決定される．

- **禁忌**：重篤な心疾患・呼吸器疾患，切迫流早産，子宮頸管無力症，不正出血，前置胎盤，低位胎盤，妊娠高血圧症候群などを合併する妊婦．
- **妊娠中勧められない運動**：仰臥位や立位を長時間保つこと，接触や外傷，転倒の危険のあるスポーツ，競技．

D 喫煙

妊娠中の喫煙および受動喫煙は，妊娠経過，児の健康に悪影響を及ぼす可能性があるため，カップルへの禁煙を指導する．近年，とくに女性で増加している加熱式タバコ，電子タバコも，本人や周囲への健康に悪影響を及ぼす可能性が高いことを伝える．喫煙・受動喫煙により，不妊率，自然流産率，早産率，死産率，妊娠高血圧症候群，常位胎盤早期剥離，前置胎盤の頻度が増加する．児への悪影響として，胎児胎盤循環不全が生じ，胎児が栄養不足の状態となることから胎児発育不全・低出生体重児，口唇口蓋裂，先天性心疾患，手足の欠損などが増加する．

妊婦・授乳婦の喫煙，児の受動喫煙は，乳幼児突然死症候群，呼吸器疾患，発達異常，肥満，高血圧，糖尿病を増加させる．

E 飲酒

FAS：fetal alcohol syndrome

妊娠中のアルコールは母体のうつ状態の悪化，流産や死産，児の発育不全などをもたらす．妊娠中の飲酒による胎児への悪影響を，胎児性アルコール症候群（FAS）と総称する．これには，先天異常（特異的顔貌，多動や学習障害）と妊娠経過の異常（胎児発育不全）の双方が含まれる．FASは出生時，出産後の発育不全，知的障害，特異的顔貌や小頭などのほか，注意欠如・多動・衝動性や学習障害といった精神症状を含む，幅広い病態を生じることが知られている．妊娠中飲酒しないことでFASは防げるため，妊娠中はあらゆる期間，少量であってもアルコールを飲まないよう指導する．妊娠後も禁酒の指導に応じず飲酒を継続している場合は，アルコール依存症である可能性が高い．ハイリスク妊婦としての周囲との連携，依存症治療を専門とする医師への紹介を考慮する．

> **授乳中の飲酒**
>
> 授乳中の飲酒も注意が必要である．アルコールは催奇形因子であり，児の脳神経にさまざまな影響を及ぼし，脳体積の減少や低形成をもたらす．母体血中のアルコールはほぼ同一の濃度で母乳中に移行するが，蓄積性がないため，飲酒後2時間をピークにその後低下する．授乳中の飲酒はなるべく避け，飲酒後は最低でも2時間以上あけてからその次の授乳を開始するよう指導する．

F 身体の変化・易感染性

妊娠中は本来異物である胎児・胎盤を拒絶しないよう母体の免疫状態は大きく変化し，ウイルスや細菌感染時に働くナチュラルキラー活性が低下し，感染防御力が低下した状態になる．そのため，細菌やウイルスに感染しやす

く，重症化しやすく，ストレスや疲労はさらに免疫を低下させる．十分な睡眠，休養，栄養や水分の補給，食事内容にも留意することや，手洗い，うがいを頻繁に行うなど，規則正しい生活習慣を継続することは**感染予防**の基本であることを，妊婦自身にしっかりと教育することが大切である．

臨床で役立つ知識　就労妊産婦のための制度

働きながら妊娠・出産・育児を行う女性の権利を保護する法律がある．多くは妊産婦自身が申告する必要があるが，知らない女性も少なくない．必要な情報を伝え，有効利用できるよう支援する．

● 「労働基準法」における母性保護規定[i]

産前休業：妊婦の請求によって産前6週間（多胎妊娠の場合は14週間）取得できる．

産後休業：産後8週間は就労させることはできない（ただし，産後6週を経過後，女性本人が請求し，医師が支障ないと認めた業務については差支えない）．

妊婦が請求した場合，時間外労働・休日勤務・深夜業をさせてはならない．また，妊婦・授乳婦を妊娠，出産，哺育等に有害な業務につかせることはできない．

● 「雇用の分野における男女の均等な機会及び待遇の確保等に関する法律（男女雇用機会均等法）」における母体健康管理の措置

勤務先に申し入れることで，勤務時間内に妊婦健診を受けられる．主治医によって妊娠が確定された後から申請可能．妊婦健診の回数は厚生労働省より推奨回数が提示されている（妊娠23週までは4週間に1回，24～35週までは2週間に1回，36～出産までは1週間に1回，産後［出産後1年以内］．医師・助産師から異なる指示がある場合はそれに準ずる）．正常経過をたどる妊婦でも，経過の確認や異常早期発見のため，受診回数を減らすことは好ましくない．

母性健康管理指導事項連絡カード（母健連絡カード）は，仕事をもつ妊産婦が医師等から通勤緩和や休憩などの指導を受けた場合，その指導内容が事業主に的確に伝えられるようにするために利用するもの．女性労働者からこのカードが提出された場合，事業主は記載内容に応じた適切な措置を講じる必要がある．「母健連絡カード」は，自治体によっては母子手帳に添付されている．インターネットから記載用紙をダウンロードすることが可能である（厚生労働省，https://www.mhlw.go.jp/www2/topics/seido/josei/hourei/20000401-25-1.htm）．

● 「育児・介護休業法」[ii]

労働者（男女いずれも）が申し出ることにより子が1歳に達するまでの間，育児休業をすることができる（一定の範囲の期間雇用者も含まれる）．一定の条件を満たす場合，2歳に達するまで育児休業できる．

●引用文献

i ）厚生労働省：働く女性の母性健康管理処置，母性保護規制について，〔https://www.mhlw.go.jp/bunya/koyoukintou/seisaku05/01.html〕（最終確認：2024年11月5日）

ii ）厚生労働省：育児・介護休業法のあらまし（令和6年1月作成），〔https://www.mhlw.go.jp/stf/seisakunitsuite/bunya/000103504.html〕（最終確認：2024年11月5日）

> **メモ**
>
> 母子感染症については
> p.316参照.

重症化しやすい感染症

1）インフルエンザ

　妊娠中は非妊娠中に比べ**インフルエンザ**が重篤化しやすい．とくに妊娠中後期は妊娠部分の圧迫で肺容積が減少し，循環血漿量も1.5倍に増えて大きな循環負担がかかっているため，インフルエンザの合併症であるインフルエンザ肺炎に罹患した場合，心肺機能が低下し，時に死にいたることがある．インフルエンザ合併症は妊婦のほかに2歳以下の乳幼児，65歳以上の高齢者がハイリスクとなる．生後6ヵ月未満の乳児へのインフルエンザワクチン接種は認められていないが，妊婦がインフルエンザワクチン接種を受けることで，母体でつくられた免疫が胎盤を介して児に移行するため，生後6ヵ月未満の児のインフルエンザ予防につながる．家族についても妊婦にうつさないようにするために予防が重要である．

2）新型コロナウイルス感染症（COVID-19）

　新型コロナウイルス感染症（COVID-19）は，未知の感染性・病原性の強い感染症として2020年に世界規模で大流行（パンデミック）し，周産期を含む医療提供体制に多大な支障が生じた．COVID-19は妊娠後期に重症化リスクがやや高まり，母体の重症化は新生児感染のリスク因子となる．COVID-19も予防が重要であり，ワクチンは妊娠中・授乳中ともに接種可能である．ワクチンには重症化予防効果があり，感染の多い地域，気管支喘息・糖尿病・高血圧など基礎疾患合併例のワクチン接種は強く推奨される．ワクチン接種後，母乳中に母体でつくられた抗体が移行するため，児の感染予防に寄与することが期待されている[2,3]．

3）食中毒

　妊娠中は食中毒にも罹患しやすく，重症化しやすい．妊娠中は生乳，生肉，生の魚介類，スモークサーモン，貝類など，加熱処理が不十分な食品は避ける．食物を触る前によく手を洗う，野菜や果物など生食するものは食べる前によくよく洗うこと，生肉，冷凍食品は完全に加熱することなどが妊娠中の健康維持・感染予防に重要である．なかでも**リステリア**に汚染した食品（生ハム，ソーセージ，パテなど），加熱処理されていない乳製品などの摂取から起きるリステリア感染症は，妊婦が感染すると流産や死産，胎児敗血症の原因となるため，摂取しないよう指導する．

う歯（虫歯）・歯周病ケア

　妊娠中は**虫歯**，**歯周病**が増悪しやすく，歯周病は胎児発育不全，早産，妊娠高血圧症候群と関連する可能性がある．妊娠中から口腔ケアの指導を行い，意識を高めることは，生まれてくる子どもの口腔ケア，虫歯予防へとつながる．妊娠・授乳は，口腔ケアや虫歯・歯周病治療の適応を制限しないため，定期的な歯科受診を促す．

2 妊娠期・授乳期の薬物療法

A 薬物療法の考え方

　妊娠前から健康管理に努め，安易に服薬しないようにする指導は大切であるが，妊娠・授乳中に薬剤の投与が必要になることは決してまれではない．不必要な薬を使うことは望ましくないが，母体の心身の健康が保たれることは，児の健全な発育に最も重要である．もともと合併症があって妊娠することも，妊娠後に投薬が必要な病気にかかることもある．薬剤の有用性や必要性が十分理解されていないと，妊婦やその家族の不安や心配から，自己判断で薬剤が中止されたり減量されたりして，かえって母体の状態が悪化し，胎児に悪影響を及ぼす場合がある．とくに慢性疾患をもつ女性には，ライフプランや妊娠の可能性を考慮した話し合いをもち，事前に妊娠中にも安全な薬剤に変更しておくなどの工夫や，医療者と患者・家族間で常に良好なコミュニケーションがとれる関係性を構築することが大切である．実際に胎児の形態異常の原因となる薬剤は比較的少数である．先天異常は出生児の3～5％に認められるが，このうち，薬剤の影響によるものはごく一部（先天異常全体の0.5％くらい）と考えられる．万が一，妊娠中に添付文章上禁忌とされる薬剤を使用しても，影響のないことのほうが多い．実際の薬剤の影響については，国立成育医療研究センターの妊娠と薬情報センターのような専門外来受診を案内するなど，正しい選択ができるような情報提供を行う．

B 妊娠週数と薬剤

　妊娠中に投与された薬剤の胎児への影響は，妊娠の時期によって異なる（図V-2-1）．

受精前・受精後～2週間（妊娠3週末まで）

> メモ
> all or none（全か無か）の法則．

　この期間に胎児が何らかの影響を受けると，流産となって淘汰されるか，影響が完全に修復されて正常発育するかのいずれかになると考えられている．薬剤の投与で児の染色体の構造異常出現率は増加しない．例外として，母体内に長期残留する可能性のある金チオリンゴ酸ナトリウム（リウマチ治療薬：シオゾール®）や生ワクチン（後述）などの投与には注意が必要である．

妊娠4週～7週末

> メモ
> そのため，臨界期とも呼ばれる．

　胎児の中枢神経・心臓・消化管・四肢など重要な臓器が発生・分化する時期である．最も敏感な時期であり，さまざまな因子が胎児の構造異常を生じる．臨界期は妊娠2ヵ月に相当するが，妊娠4ヵ月末までを含んで称することもある．

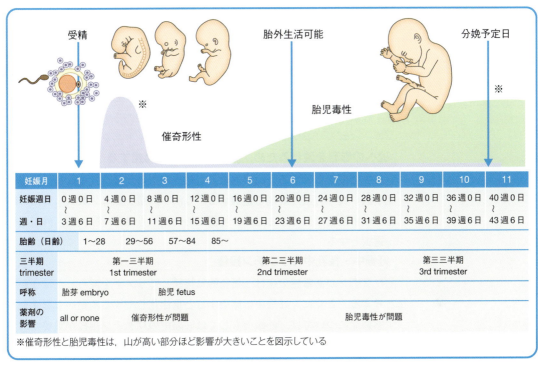

図 V-2-1　妊娠時期の数え方と母体に投与された薬剤の胎児への影響
[佐藤孝道：母体への薬剤投与と胎児の骨への影響．骨粗鬆症治療 9（2）：162-166, 2010 より許諾を得て転載]

NSAIDs：non-steroidal anti-inflammatory drugs

腰痛に対する湿布などについて

湿布や塗り薬などの外用薬は，内服薬・坐剤に比較して血中濃度が低く保たれるため安全だが，同時に大量に使用すると血中濃度が高くなる可能性がある．妊娠中，とくに後期の腰痛に，NSAIDs を含む外用薬の使用は内服薬・坐剤と同様に避ける．ただし，サリチル酸メチル含有の湿布（MS 冷湿布®）は妊婦でも使用可能である．市販の湿布や塗り薬にも同様の注意が必要である．

妊娠 8 週～15 週末

胎児の身体の重要な部分は完成しているが，性器の分化や口蓋の閉鎖などはまだ継続しており，臓器の機能的発達や成熟は持続している．とくに外性器の薬剤への感受性のある期間は長く，妊娠3～4ヵ月まで続くため注意が必要である．

妊娠 16 週～分娩まで

この時期は，胎児の身体の構造への影響は減少するため，構造異常は起こさないが，胎児の機能的発育を妨げる場合がある．薬剤が経胎盤で胎児に移行し，胎児の体内で作用することによって生じる悪影響を胎児毒性と呼ぶ．妊娠後半の投与でとくに問題になる薬剤として，ロキソプロフェン（ロキソニン®），ジクロフェナク（ボルタレン®）などの非ステロイド性抗炎症薬（NSAIDs）がある．妊娠後期の NSAIDs 投与は胎盤を経由し胎児血中に取り込まれ，プロスタグランジンの生成阻害を介し，胎児尿量の減少・羊水減少や胎児動脈管の早期収縮を引き起こす．胎児動脈管の収縮は肺高血圧と右心不全を生じ，出生後も持続すると新生児の強いチアノーゼの原因となり，新生児死亡にいたることもある．妊娠中に解熱鎮痛薬が必要な場合はできるだけ NSAIDs を避け，アセトアミノフェンを用いる．

C 薬剤選択の基本

妊婦の使用に関する情報のある（使用歴の長い），安全性がわかっている薬剤から選択する

例）便秘薬：水酸化マグネシウム（ミルマグ®）を第一選択とする．抗菌薬：妊娠中も使用経験が多く安全性が報告されているセフェム系，ペニシリン系，ペニシリンアレルギーの場合はマクロライド系を第一選択とする．

児への影響を減じるため，胎盤の通過性を考慮する

血中濃度が上昇すると胎盤通過量も増えるため，薬剤投与には母体血中濃度が低い投与方法・薬剤を選択する．点滴＞内服＞点鼻・吸入・外用の順に母体血中濃度は低くなるため，可能であれば，点鼻薬，吸入薬，外用薬を第一選択とする．

妊娠中・授乳中のワクチン接種

ワクチンがある感染症は，積極的に接種してリスクを減らしたほうがよいと考える．とくに，妊娠中に感染すると重症化しやすく胎児へも影響を及ぼす感染症については，妊娠前もしくは妊娠中のワクチン接種が重要である．妊娠中の生ワクチン接種は禁忌であるが，不活化ワクチン・トキソイドは一部の例外を除き基本的に問題ない．また，妊婦周囲からの感染を防ぐため同居家族へのワクチン接種も勧める．授乳中はいずれのワクチンも接種可能である．

1) 生ワクチン：結核ワクチン（BCG），麻疹，風疹，水痘，流行性耳下腺炎（おたふくかぜ）など

妊娠中，生ワクチン接種は原則として禁忌である．生ワクチンは，ウイルスや細菌の毒性を弱め，病原性をなくした生きた病原体を体内に投与し，免疫を高める．理論上，生ワクチンによってウイルスが胎児に移行する可能性がある．

2) 不活化ワクチン

不活化ワクチンは，ウイルスや細菌の感染する能力を失わせた（不活化）ものであり，体内でウイルスや細菌は増殖しない．インフルエンザワクチン（前述）はインフルエンザ重症化予防に最も有効であり，妊娠の全期間を通じて投与可能である．子宮頸がん予防のためのヒトパピローマウイルス（HPV）ワクチンは，妊娠中の有効性・安全性が確立していないため摂種しない．

3) トキソイド：百日咳トキソイド，破傷風トキソイド，ジフテリアトキソイドなど

病原体となる細菌のつくる毒素のみを抽出し，感染性をなくしたもの．妊娠中も接種可能である．百日咳を含めたトキソイドワクチンの接種を推奨している国もある．

4) mRNA ワクチン（ウイルスベクターワクチン）

ウイルスを構成するタンパク質の遺伝情報を投与するワクチンで，新型コ

妊娠中の生ワクチン接種

妊娠を知らずに妊娠中に生ワクチンを接種した場合や，避妊が指導される生ワクチン接種後4週間以内（風疹および水痘ワクチンの場合接種後2ヵ月以内）に妊娠した場合，臨床的に有意な胎児リスク上昇はないため，妊娠中断の適応にはならない．

不活化ワクチン

インフルエンザ，急性灰白髄炎（ポリオ），百日咳，日本脳炎，HPVワクチンなど．

HPV：human papilloma virus

ロナワクチンがこれに該当する．投与された遺伝情報をもとに，体内で作製されたウイルスのタンパク質に対する免疫を獲得することで感染を予防する．新型コロナワクチンは，妊娠全期間を通じて投与可能である[2,3]．

5）組換えウイルスワクチン

「組換えウイルス」とは，ウイルスのもつ抗原性，増殖性，細胞や組織との親和性などを遺伝子組換え技術により改変したウイルスである．この組換えウイルスの抗原性を利用したワクチンを「組換えウイルスワクチン」という[4]．

組換え RS ウイルスワクチン（アブリスボ®）が 2024 年 5 月より妊婦に接種可能となった．新生児に接種できる有効なワクチンの作製が困難なため，母体から胎児に移行した抗体により，生後 6 ヵ月以内の乳児の RS ウイルス感染の予防，重症化の予防を目指すものである．

RS ウイルス感染症

生後 1 歳までに 50％以上が，2 歳までにほぼ 100％が初感染する．感冒症状から上気道症状（鼻閉，鼻水，くしゃみ），下気道症状（咳，呼吸困難，喘鳴）までさまざまであり，とくに 6 ヵ月未満では重症化しやすく，肺炎，無呼吸，急性脳症なども引き起こす[5]．

● 引用文献

1) 厚生省児童家庭局母子健康課，厚生省保健医療局地域保健・健康増進栄養生活習慣対策室：神経管閉鎖障害の発症リスク低減のための妊娠可能な年齢の女性等に対する葉酸の摂取に係る適切な情報提供の推進について．児母第 72 号，健医地生発第 78 号，平成 12 年 12 月 18 日，〔https://www.mhlw.go.jp/www1/houdou/1212/h1228-1_18.html〕（最終確認：2024 年 11 月 5 日）

2) 厚生労働省：妊産婦や乳幼児に向けた新型コロナウイルス対応関連情報．〔https://www.mhlw.go.jp/stf/newpage_10890.html〕（最終確認：2024 年 11 月 5 日）

3) 厚生労働省：新型コロナウイルス感染症について．〔https://www.mhlw.go.jp/stf/seisakunitsuite/bunya/0000164708_00001.html〕（最終確認：2024 年 11 月 5 日）

4) 厚生労働省：「感染症の予防を目的とした組換えウイルスワクチンの 開発に関するガイドライン」について（2024 年 3 月 27 日），〔https://www.mhlw.go.jp/hourei/doc/tsuchi/T240328I0070.pdf〕（最終確認：2024 年 9 月 13 日）

5) 日本産科婦人科学会，日本産婦人科医会：妊婦に接種する RS ウイルスワクチンについて（2024 年 5 月 21 日），〔https://www.jsog.or.jp/news/pdf/infection03.pdf 〕（最終確認：2024 年 11 月 5 日）

3 産科処置と産科手術

1 子宮内容除去術

A 子宮内容除去術とは

子宮内容除去術は子宮内容物を人工的に排出させる処置である．目的や適応はさまざまであり，最も頻度の多い手術の1つである．

B 目的（適応）

- **妊娠初期の流産**：稽留流産*や不全流産*において子宮内の内容を完全に除去するため．
- **胞状奇胎**（p.310参照）：妊娠に伴って起こる腫瘍性病態．全胞状奇胎と部分胞状奇胎とがあるが，いずれも診断するためにはこの処置が必要となる．
- **人工妊娠中絶**：胎芽・胎児は生存しているが，母体が妊娠継続不可能な状態の場合，妊娠を中断する目的で行う（妊娠12週未満）．
- **分娩後の胎盤や卵膜の遺残**：分娩の後に胎盤の一部や卵膜の遺残があり出血が持続する場合などにそれを除去する目的で行われる．

＊稽留流産
胎芽・胎児は死亡しているが子宮内にとどまっている状態．

＊不全流産
出血や腹痛はあるが，胎嚢や胎芽・胎児の一部が子宮内にとどまっている状態．

緊急避妊法
性交後72時間以内に緊急避妊薬を内服する緊急避妊法についてはp.67参照．

> **もう少しくわしく　人工妊娠中絶とは**
>
> 妊娠を人工的に中断する人工妊娠中絶術は母体保護法に従って行われる．母体保護法指定医のみ許されており，指定医が指定された施設でのみ施行できる手術である．また，適応についても厳密に定められており，①この妊娠継続が身体的・経済的理由により母体の健康を害する場合，②抵抗もしくは拒絶することができない間に姦淫され妊娠した場合，に許容される．赤ちゃんの異常（胎児疾患）が理由で妊娠の中断を希望しても適応とならない．

C 方法（実際）

子宮頸管の拡張

　子宮の入り口（頸管）は正常妊娠では妊娠末期まで閉じた状態を保っている．処置に使用する器械を子宮内に挿入可能となるように子宮口の拡張を行う．通常は頸管周囲の水分を吸収して緩徐に膨張する吸湿性の頸管拡張器を挿入し，緩徐に頸管拡張する（**図V-3-1**）．挿入は頸管の方向を見極めて子宮穿孔や感染に注意する．産後の処置の場合や，流産徴候を認め，すでに子宮口の開大を認める場合にはこの処置は行わない．わずかに拡張する場合には処置直前に頸管拡張器（ヘガール）を用いて処置直前に拡張する場合もある．頸管裂傷を起こさないようにするためには可能な限りゆっくりと拡張を行うことが大切である．

子宮内容の除去

　全身麻酔（静脈麻酔）をして子宮頸管を把持・牽引して子宮内容を鉗子（胎盤鉗子/流産鉗子）とキュレット（鈍匙）を用いて子宮内容を取り出す（**図V-3-2**）．この処置では術者は子宮内を直接観察できないため器械の先端が直視できない．可能なら助手や介助者が経腹超音波を行い子宮内に挿入された器械の先端を確認しながら処置を進めるとより安全に行うことができ，同時に子宮内容の遺残も確認できる．吸引を用いて陰圧で内容除去を行うこともある（吸引法）．WHOは人工妊娠中絶・流産手術について真空吸引法を推奨しており（中絶ケアガイドライン），手動真空吸引法（MVA）が保険適用になったこともあり，日本でも普及してきている．

MVA：manual vacuum aspiration

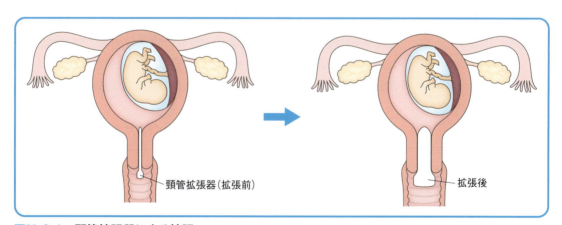

図V-3-1 頸管拡張器による拡張

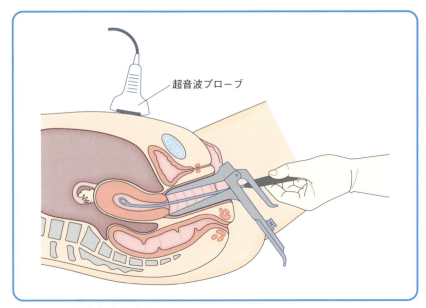

図V-3-2 子宮内容除去術

D 副作用・リスク・注意点

- 子宮内感染（子宮内膜炎）
- 子宮穿孔（せんこう）：鉗子やキュレットで子宮の筋層を穿孔してしまうことがある。そのまま気づかずに処置を続けると腸管損傷など腹腔内臓器にも損傷が及ぶ場合がある。
- 頸管裂傷：子宮頸管の拡張の際，過度な力が加わると頸管裂傷を起こす場合がある。
- アッシャーマン（Asherman）症候群（子宮内癒着症）：子宮内腔の過剰な搔爬処置により子宮内膜基底層の損傷が起こると子宮内腔同士の癒着が起こる。これにより過少月経や無月経，不妊症などの原因となることもある。
- 次回妊娠時の合併症：前置胎盤や癒着胎盤のリスクが増加するといわれている。
- 血液型不適合妊娠での感作：血液型がRh陰性の妊婦では流産時や人工妊娠中絶での本手術が感作*の機会となるため，感作予防のため抗D抗体ヒトグロブリンを術後に投与する。

***感作**
体内に初めて抗原が入ると免疫応答の結果，特異的に反応する抗体を獲得し，再び抗原と遭遇したときにアレルギー反応を起こす。このように，アレルギー反応を起こしうる状態となることを感作という。

> **臨床で役立つ知識　自然待機法**
>
> 稽留流産や不全流産の場合，上記処置を早期に行わずに自然排出を待つことも可能である。内容が完全に排出されれば月経周期が自然回復してくるが，排出される途中で出血量が多くなった場合や，待機していても内容の自然排出が不十分であると判断した場合はやはり手術をする必要がある。

| もう少し くわしく | 薬剤による人工妊娠中絶 |

以前より海外では使用されてきた経口人工妊娠中絶薬であるメフィーゴ®パック（ミフェプリストン錠200mg，ミソプロストールバッカル錠200μg）が2023年4月に国内薬事承認された．使用は妊娠初期（妊娠63日，妊娠9週0日まで）に限られる．今まで国内では中絶の方法として外科的手術しか選択できなかったが，これにより女性自身の意思で手術以外の治療法を選択できるようになった．この経口中絶薬は，入院可能な有床の指定施設において母体保護法指定医師の面前で抗プロゲステロン剤であるミフェプリストン1錠を服用し，服用36〜48時間後に2剤目のプロスタグランジン製剤であるミソプロストール4錠を口腔内へ静置投与することで，2剤目投与後8時間以内に約9割以上で中絶が完了する．現在はミフェプリストン，ミソプロストール投与に際しては処方医療機関を受診する必要があり，さらにミソプロストール投与後は胎嚢が排出されるまで入院または院内待機が必須とされるなど制約がある．また排出されない約1割は追加で外科的手術が必要となる場合がある．

2 頸管縫縮術

A 頸管縫縮術とは

正常の子宮頸管は妊娠中胎児が発育し，子宮が増大しても開大することなく妊娠末期を迎える．頸管縫縮術は妊娠中期に子宮頸管長の短縮や内子宮口の開大（図Ⅴ-3-3），それに伴う羊水腔の突出（卵膜の膨隆）を認めた場合に妊娠維持・継続を目的に行われる手術である．

B 目的

妊娠期間の延長が目的である．以下のことがあった場合，考慮する．
- 前回の妊娠で頸管無力症が疑われた場合（早産の既往，妊娠末期以前の頸管長短縮や子宮口開大などの既往）．
- 今回の妊娠で頸管無力症を疑う場合（頸管長短縮や子宮口開大などが起こってきている場合）．

C 方法

2種類の方法がある（図Ⅴ-3-4）．
- マクドナルド（McDonald）手術：外子宮口付近を縫縮する．比較的手技が簡単．予防的頸管縫縮術で行われることが多い．
- シロッカー（Shirodkar）手術：内子宮口付近を縫縮する．侵襲性が高い．治療的頸管縫縮術で行われることが多い．

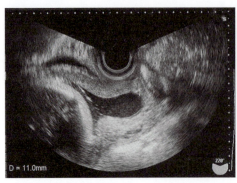
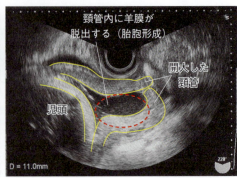

上段：内子宮口の開大を認める

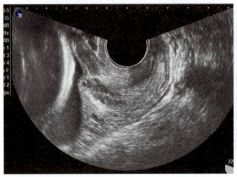
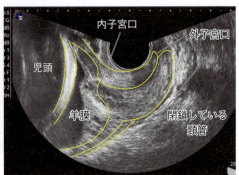

下段：正常頸管

図V-3-3　子宮頸管の超音波画像（左）とその見方（右）

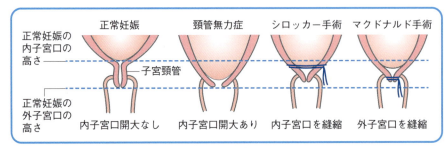

図V-3-4　シロッカー手術とマクドナルド手術

> **もう少し くわしく　予防的縫縮術の延長効果について**
>
> 頸管無力症の原因は明らかではないが，子宮奇形などの先天的要因や子宮頸部異形成の治療として円錐切除をした，子宮内容除去術の際に無理な頸管拡張をした，前回分娩時に頸管裂傷の既往があるなど後天的要因でも起こることが考えられている．頸管開大症例に対する治療的頸管縫縮術では妊娠期間の延長効果が期待できるが，予防的頸管縫縮術の今回の妊娠での妊娠期間の延長効果についてはいまだにはっきりと結論が出ていない．

3 急速遂娩術（吸引分娩，鉗子分娩）

> **帝王切開の準備も必要**
> 吸引分娩も鉗子分娩もいずれの場合でも児を娩出できない場合は可及的速やかに緊急帝王切開を行う．そのため吸引分娩，鉗子分娩を施行する前に帝王切開になった場合の準備もしておく．

急速遂娩術とは分娩経過中に母体や胎児に危険が生じて自然な進行より急いで胎児を娩出をさせることの総称である．分娩進行中，子宮口全開大もしくはその直前であれば経腟分娩を急ぐ（吸引分娩または鉗子分娩）ことが急速遂娩となるが，まだ分娩が進行しておらず経腟分娩が望めない場合は帝王切開を選択する．

3-1 吸引分娩

A 吸引分娩とは

児頭を吸引カップを用いて牽引し，児を娩出させる手技である（**図Ⅴ-3-5**）．

B 適応

- 胎児側：胎児機能不全（non-reassuring fetal status）．
- 母体側：分娩第2期遷延や分娩停止，母体合併症（心疾患合併など）や母体疲労のため分娩第2期短縮が必要と判断された場合．

要約*
- 児が十分に成熟している（妊娠34週以降）．
- 破水している．
- 子宮口全開大．
- 先進部がステーション+2以上下降している．
- 胎児が生存している．

> *要約
> 行ってよい条件．

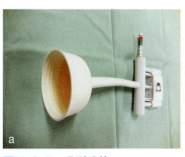 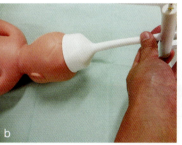 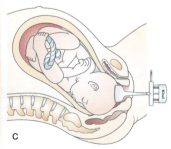

図Ⅴ-3-5 吸引分娩
a：吸引カップ（ソフトカップ），b, c：矢状縫合の中央，小泉門より3 cm前方の位置（flexion median）にカップを装着すると児頭の屈曲，正軸定位となり娩出しやすい．

C 吸引分娩の実際

- 内診：開大度，下降度，回旋の状態や産瘤の有無などを確認して吸引可能か判断する．
- 吸引カップの装着：内診をしながらカップと児頭の間に子宮頸管や腟壁を挟んでいないか確認する．矢状縫合の中央，小泉門より3cm前方の位置（flexion median）にカップを装着すると児頭の屈曲，正軸定位となり娩出しやすい．
- 牽引：陣痛発作と同時に母体に怒責を指示する．同時に吸引圧を上昇させ骨盤誘導線に沿って牽引する．
- 児頭の後頭結節が娩出されたら吸引圧を下げ牽引終了．

> **吸引カップの滑脱**
> 吸引カップが滑脱し，再装着した際には子宮頸管や腟壁の挟み込みによる頸管裂傷，腟壁裂傷などに注意をする．滑脱の許容回数については5回までの牽引（滑脱を含む），総牽引時間（牽引を開始してから児の娩出までの時間）20分を限界とすることが推奨されている．

D 母児への影響

- 母体側：腟会陰裂傷，頸管裂傷，軟産道血腫
- 胎児側：頭部損傷（産瘤，頭血腫，帽状腱膜下血腫，頭蓋内出血，頭蓋骨骨折）

3-2 鉗子分娩

A 鉗子分娩とは

児頭を鉗子を用いて牽引し，児を娩出させる手技である（図Ⅴ-3-6）．適応，要約ともに吸引分娩と同じである．

B 実際の手技

- 内診：児頭位置，下降度，回旋の状態を確認．
- 鉗子の挿入：片側（左側）から挿入，続いて右側を挿入し両葉を接合する．

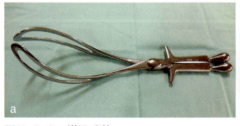 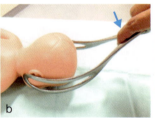 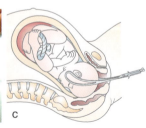

図Ⅴ-3-6　鉗子分娩
a：ネーゲレ鉗子（Naegele forceps），b, c：鉗子装着時．耳介と眼を避け，頬に当てる．強く挟みすぎないよう指を入れている（b矢印）．

きちんと接合されるか確認する.

- **試験牽引**：陣痛間欠期に軽くゆっくり牽引し滑脱がないか確認しておく.
- **牽引**：陣痛発作と同時に母体に怒責を指示する. 同時に牽引をゆっくり持続的に行う. 骨盤誘導線に沿って牽引していく.
- 児頭の後頭結節が娩出されたら牽引終了. 挿入と逆（右→左）で鉗子を抜去.

C 母児への影響

吸引分娩と比べると母体への影響が強いが，吸引カップの滑脱による児への損傷が起こりにくい.

母体側：腟会陰裂傷，頸管裂傷，軟産道血腫

胎児側：頭部損傷（産瘤，頭血腫，帽状腱膜下血腫，頭蓋内出血，顔面・眼球・耳損傷，頭蓋骨骨折）

4 帝王切開術

A 帝王切開術とは

経腟分娩が困難な場合や緊急で児を娩出しなければならないときに選択される手術である. 子宮壁の外科的切開により，胎児および胎児付属物を娩出させる. あらかじめ日時を決めて行う**予定帝王切開**と，母体状況や胎児状況の悪化で急速遂娩が必要で行う**緊急帝王切開**がある.

> **帝王切開術**
> 近年は増加傾向にあり，現在，日本ではおおよそ全体の27.4%が帝王切開で出生している（2020年，医療施設調査［一般病院］）.

B 適応

絶対的適応

帝王切開以外では胎児を出生させることが不可能で，物理的な理由で経腟分娩が不可能な場合（予定帝王切開が多い）.

- 骨盤がとても小さくて胎児が通過できない（狭骨盤）
- 胎児の頭が産道よりも大きいとき（児頭骨盤不均衡）
- 子宮破裂になる可能性が高いとき（切迫子宮破裂）
- 胎盤が子宮の出口を塞いでいるとき（全前置胎盤，部分前置胎盤）
- 胎児が横向きで分娩が進行しないとき（横位）

相対的適応

母体もしくは胎児に何らかの理由があり急いで娩出させたいが，短時間で経腟分娩ができないと判断したとき（緊急帝王切開が多い）.

- 重症妊娠高血圧腎症のコントロール不能例

- 子癇発作（重篤なけいれん発作）
- 胎盤が分娩前に剝がれる（常位胎盤早期剝離）
- 重篤な母体合併症
- 胎児機能不全
- 臍帯脱出
- 巨大児
- 出生後の速やかな治療に結びつける必要のある胎児の先天異常

社会的適応

経腟分娩も可能であるが社会的な理由から帝王切開とするもの（予定帝王切開が多い）．
- 骨盤位（逆子）
- 帝王切開既往　など

C 方法

ここでは最も一般的に行われる腹式腹膜内帝王切開術について解説する．

①腹壁を切開し，腹腔内に到達する．**図V-3-7**のように腹壁の切開は臍の下方を縦に切開する方法（正中縦切開）と恥骨の少し上方を横に切開する方法（下腹部横切開）がある．横切開は下着に傷が隠れるため妊婦からの希望も多く美容的に選択される．縦切開は腹腔内まで到達する時間が短時間で可能なため緊急手術の際に選択されたり，前置胎盤や巨大子宮筋腫合併などで子宮摘出の可能性がある場合に臍の上方まで切開延長が可能であり選択される．

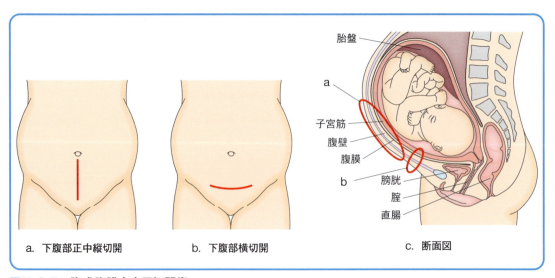

図V-3-7　腹式腹膜内帝王切開術

②腹腔内に到達すると目の前に子宮の前面が確認される．膀胱を下方に鈍的に剝離して，子宮下部を十分に露出させる．

③子宮下部筋層に横方向の小切開を加え，胎児娩出可能な程度に左右に広げる．

④胎児を娩出する．

⑤胎盤を娩出して，子宮内容物を十分に除去する．

⑥子宮筋層を1層または2層で縫合・止血，子宮漿膜を縫合．

⑦腹壁を縫合し手術終了．

起こりうるリスク

1）胎児側

- 肺液の吸収不全
- 呼吸器系の未熟さによる呼吸障害
- 麻酔薬の影響：赤ちゃんが寝てしまう
- 仰臥位低血圧症候群：胎児の低酸素状態
- 娩出時損傷（メスによる切開）

2）母体側

- 大量出血（子宮切開部位からの出血）
- 次回癒着胎盤・前置胎盤のリスクの上昇
- 感染症
- 深部静脈血栓症（DVT），肺動脈塞栓症
- イレウス（腸閉塞）
- 周辺の臓器の損傷
- 腹腔内の癒着

> **メモ**
>
> 麻酔法は胎児が眠らないように脊椎麻酔や硬膜外麻酔で疼痛のみとるようにする．母体が眠くなってしまうような全身麻酔（静脈麻酔・吸引麻酔）などは使用すると薬が胎盤を通過して胎児も眠ってしまい，出生時の呼吸の確立などに影響があるため，なるべく避ける．

DVT：deep vein thrombosis

臨床で役立つ知識　　**帝王切開には病名が必要**

本来，ヒトが妊娠をして出産をすることは生理的な自然のことである．正常経腟分娩では病名がないため国民健康保険などの保険制度は使用できない．逆に帝王切開を行う場合は正常分娩不可能なための病名がつき，その時点から保険制度の対象となる．現在の日本では保険制度上は病名がない帝王切開は原則として行うことができない．他の開腹手術より比較的安全に行うことができる手術であるが，経腟分娩より母体としてはリスクが高くなるため，安易に選択することは避けたい．

ポロー（Porro）手術

通常の帝王切開術後に子宮腔上部切断術を行う手術である．常位胎盤早期剝離後の子宮溢血，前置胎盤や癒着胎盤での止血困難例，弛緩出血などで行われる．母体の状態が許される場合には単純子宮全摘術を行うほうが望ましいが，止血困難な場合には出血コントロールと早期の手術終了のために本手術を行うことがある．

TOLAC　一度帝王切開をしても経腟分娩は可能？

前回の妊娠で帝王切開術を経験し次回の妊娠で経腟分娩を望む場合，経腟分娩を行うことがある．帝王切開後の経腟試験分娩（TOLAC）の主な適応は前回1回のみの帝王切開既往で子宮切開方法は下部横切開であること，骨盤位や多胎など他の帝王切開の理由がないこと，トラブル発生時には速やかに帝王切開へ移行することができる施設であることなどが条件となる．起こりうる合併症である分娩時の子宮破裂は0.5％程度といわれている．

TOLAC：trial of labor after cesarean

インターベンショナルラジオロジー（IVR）

産婦人科領域では，弛緩出血や前置胎盤，胎盤遺残，子宮の異常血管の破綻，子宮破裂や頸管裂傷，羊水塞栓症など，子宮からの大量出血をきたすさまざまな疾患があり，とくに分娩後に起きる産科危機的出血の治療においては輸血治療とともに子宮からの出血を緊急的に止血する必要がある．

造影CTを用いると子宮からのactiveな出血が続いているかどうか，造影剤の血管からの漏出像としてとらえることができる．縫合や圧迫など通常の外科的処置で止血できない場合，古くは開腹して子宮を摘出，あるいは内腸骨動脈を結紮する手術が行われていたが，近年では血管カテーテルを用いた塞栓術による，選択的な止血が行われている（IVR）．IVRによって子宮からの出血を止めるには，大腿部の動脈を穿刺して，X線透視下に血管カテーテルを進め，内腸骨動脈を経由して主に子宮動脈に塞栓物質を注入する（子宮動脈塞栓術[UAE]）．塞栓物質は吸収されるものと永久的なものがある．子宮には卵巣からの血流や腟を上行してくる血流もあり，通常は両側の子宮動脈を完全に塞栓しても，子宮は壊死にはいたらない．UAEの利点は開腹せずに行えることと，子宮を温存できることである．

IVR：interventional radiology

UAE：uterine artery embolization

蘇生的大動脈内バルーン遮断

止血法としては子宮動脈塞栓術があるが，これと似た手法として蘇生的大動脈内バルーン遮断（resuscitative endovascular balloon occlusion of the aorta：REBOA）がある．大動脈内に挿入した血管内バルーンを膨らませ，中枢側からの血流を制御し，その間に処置（手術）を進める方法である．

子宮・卵巣・腟の血管の分布

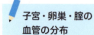

p.19，図I-1-5 参照．

4 妊産褥婦への看護

A 妊産褥婦への看護とは

現代における妊娠にいたるまでの過程と課題

　今や妊娠にいたるまでの過程はたやすいものではなく，日本は若年女性人口の減少，婚姻率の低下，夫婦の出産数の減少によって少子社会となっている．欧米と違い，シングルマザーを選ぶ女性は少なく，結婚しないと子をもたない傾向にある．しかし，男性の婚姻率は所得と相関関係があり，経済の低迷は生殖年齢にあるカップルの結婚を阻んでいる．晩婚化・晩産化は夫婦の出産数を低下させる．不妊を心配して，不妊の検査・治療を受ける夫婦は増加しており，親が生殖補助医療を受けて生まれた子どもは年々増えている．生殖補助医療による妊孕性温存療法は，若くしてがんなどにかかった男女が，配偶子（精子や卵子）・受精卵を凍結保存し，将来子どもをもつ可能性を広げており，病気以外にキャリアの都合で妊娠・出産を延期するなどの場合でも，未受精卵を凍結保存しておく道がひらけている．しかし，生殖補助医療による妊娠・出産率の低さ，高年妊娠への懸念から慎重な意思決定が必要である．

　国や自治体は母子保健の新たな施策として，性と健康の相談センター*やプレコンセプションケア*を打ち出した．少子化対策や性と生殖の健康の支援には，社会文化・政治経済・サイエンス・保健医療福祉などさまざまな分野の複合的・統合的な取り組みが必要である．

最近の妊産婦の特徴および周産期医療の動向

　第一子の出産年齢は年々上昇し続けており，35歳以上の高年妊娠では，妊娠合併症，新生児合併症のリスクが高い．出生前遺伝学的検査について広く知られるようになり，リスクを心配する妊婦の中には検査を受けようか相談する人もおり，検査を受ける・受けないも含め適切に支援する必要性が高まっている．一方，若年妊娠，予期せぬ妊娠，貧困，DVなど，社会的ハイリスクをもつ特定妊婦*の把握が推奨されるようになり，対応が急増している．また，近年，日本の各地で頻発する自然災害や，新型コロナウイルス感染症（COVID-19）のパンデミックなど，人々のこころに不安や緊張を与えたり，交流が絶たれて孤立しやすい状況を生んだり，雇用や稼業を失わせ経済的基盤を揺るがすなど，妊婦の健康への影響が懸念される出来事が続いて

メモ

不妊を心配したことのある夫婦は39%，不妊の検査・治療経験のある夫婦は23%（4.4組に1組）であり（第16回出生動向基本調査），2021年の総出生児の12人に1人が生殖補助医療を受けて出産した子どもとなっている（2021年ARTデータブック）．

＊性と健康の相談センター

プレコンセプションケアを含め，男女問わず性や生殖に関する健康支援を総合的に推進し，ライフステージに応じた切れ目のない健康支援を実施することを目的とする．

＊プレコンセプションケア

すべての男女に必要なケアとして，望んだときに子どもをもつことができるように，母子ともに健康に妊娠・出産できるように，妊娠前に，リプロダクティブ・ヘルスの知識をもち，生活習慣を整え，できるだけリスクを低減しようとする考え方．

＊特定妊婦

出産後の子どもの養育について出産前において支援を行うことがとくに必要と認められる妊婦．

いる.

こうした背景を踏まえて，妊娠中の不安やストレスは産後うつ病，子どもの虐待とも関連すること，メンタルヘルスに医療介入を必要とする妊産褥婦は4%[1]という報告もあり，妊産褥婦の死亡原因に自殺が多いことから，妊婦のメンタルヘルスに関するアセスメントと予防的介入は重要となっている.

出産場所の99%は診療所，病院や助産所などであり，自宅出産する女性はきわめて少ない．分娩設備をもつ病院の80%が混合病棟であり，産科単独病棟で出産する女性は減少した．また，**無痛分娩**が全分娩数の約12%と増えている[2]．産後に備えて体力を残したい，痛みは苦手だ，緊張せずに出産したいなどの理由から，選択する女性は年々増加している.

妊娠期から産後1ヵ月までの妊産褥婦への看護

1）妊娠期

妊婦は，自身の希望やリスク因子に応じて出産場所や出産方法を検討する必要があり，看護師は，多職種連携のもと，リスク因子を把握し，必要に応じて医療介入に結びつけ，妊産婦のさまざまな選択を**尊重し，意思決定を支援し**，安心・安全・安楽に生活・療養できるよう支援する.

妊娠初期は，つわりや頭痛，易疲労性などが生じ，待ち望んでいた妊娠だとしても，喜び半分，憂い半分の**アンビバレント**な気持ちになる．苦労して妊娠した女性では，流早産への不安のほか，正常な変化に対してもとくに不安感が強い．中期になれば，腹部は膨らみ，胎動も現れるため，胎児の存在を実感し喜びが増す人がいる一方で，体重の過増加やボディイメージの変化に戸惑う人がいる．後期では，むくみや腰痛，不眠などの不快症状が大なり小なり悩みとなる．出産への期待と不安も増す．なかには，妊娠貧血や妊娠糖尿病，妊娠高血圧症候群などの合併症の心配もある妊婦がいる.

また，働きながら妊娠期を過ごす**就労妊婦**が増え，妊娠中の健康は妊娠時期や雇用形態，職場の体制，職務内容，就労時間などの影響を受けるため，妊婦自身が各期に応じた健康管理をできるように教育するとともに，職場における妊娠・出産・子育てへの理解と妊婦の心身の負荷への配慮が望まれる．通院や業務軽減，産休・育休は権利として認められ保障されているとはいえ，職場の同僚・上司への気遣いが生じる可能性があり，マタニティハラスメント（マタハラ）などがあればストレスは増す．妊婦の戸惑いや不安，心配な気持ちを受け止め，できるだけ快適に過ごせるように，看護師は，訴えを聴き，相談にのったり，母健連絡カードを活用したり，必要な情報やリソース，対処法を提供したりしてセルフケアできるよう支援する．さらに，妊娠・出産は夫婦関係に変化や緊張をもたらしうるため，発達危機として二人で健康に乗り越えていくことができるよう，妊婦健診や出産準備教室などの場面で，親となることの意識づけや育児技術の習得などを支援し，産後は，いわゆるワンオペ育児にならないよう，男性や家族，職場にも教育と啓発が必要である.

2）産後1ヵ月まで

産後は，生殖器系が妊娠前の状態に戻る退行性変化と同時に，乳房には哺育のための乳汁分泌の進行性変化が起こり，さらに日常生活や家族関係に大きな変化が起こる．新生児の要求に合わせた昼も夜もない生活時間が続き，夫婦二人関係から子どもが加わった三人関係となり，子どもと祖父母の関係も生じるなど，家族関係は複雑化する．心身の健康状態が良好な女性であっても変化への適応に労力を要するが，ハイリスク，合併症があれば，一層の負荷がかかる．

初期の母子関係は，母子相互作用を通じて互いに知り合っていく過程であり，一人の女性が「母親」になっていくには出産後9ヵ月ほど[3, 4]かかるといわれる．そこには，女性のそれまでの経験や対人関係能力と，新生児の性質や行動特性が影響する．過酷な経験をしてきた女性，うまく人間関係を築くことが苦手な女性には困難が予測される．看護師は，日常の診療補助や生活支援において，一人ひとりの女性の背景や生活，経験，対人関係能力などを把握し，身体的・社会的リスク因子の有無の評価に努め，同時に，常に女性の力を信頼し高める視点を忘れずにかかわっていくことが求められる．

昨今の母親をとりまく社会情勢から，国や自治体は，妊娠から出産・産後・育児期へと，産前産後サポート事業，産後ケア事業などを通じて，切れ目のない支援を目指している．

B　合併症を有する妊産褥婦への看護

厚生労働省の人口動態調査によると，2021年の全出生数に対する35歳以上の母親の割合は30.0％で，2000年の11.9％の約3倍になっている[5]．これは女性のライフスタイルの変化により，女性の高学歴化，晩婚化，晩産化により分娩時年齢の高年齢化が進んでいるためと考えられる．高年齢の妊婦はさまざまな身体的・社会的問題を抱えやすく，もともと疾患をもつ合併症妊娠（p.344参照）も少なくない．ここでは何らかの合併症をもつ妊産褥婦への看護について述べる．

合併症を踏まえた妊娠生活への支援

合併症妊娠の場合，疾患が妊娠・分娩に与える影響と，妊娠・分娩が疾患に与える影響について考える必要がある．

たとえば心疾患の場合，妊娠によるダイナミックな循環動態の変化が心臓に負担をかけ，母体の心機能低下をもたらし増悪することが多い．そのことにより胎児への酸素供給量が低下し，胎児発育不全や早産が起こりやすくなる．ここでの看護のポイントは重症化予防と児への影響である．ただでさえ妊娠という負荷がかかっている状況でどのように生活をしたら負担が少なくなるのか，また早産予防などの児への影響も考えなくてはいけないポイントである．児が早産になるということは，妊婦や家族にとっては想定外のこと

＊ターミネーション

妊娠の中断・終結のこと．方法としては経腟分娩と帝王切開があるが，いずれを選択するかは母体と胎児の状況によって決定される．

NICU：neonatal intensive care unit

＊プレネイタルビジット

産前訪問．出生前訪問や出産前小児保健指導のことを指す．出生前診断で胎児に病気が見つかったまたは疑われる，早産や低出生体重児の出産が予想される場合にNICUの紹介や想定される治療などについて前もって情報提供すること．

薬剤が母乳に与えるリスク

関節リウマチの治療薬であるメトトレキサートとレフルノミドは授乳中は服用不可となっている．そのほかの関節リウマチの治療薬，および全身性エリテマトーデス（SLE），若年性特発性関節炎（JIA）や炎症性腸疾患（IBD）の治療薬について，くわしくは引用文献8を参照されたい．

メモ

くわしくは，国立成育医療研究センターの妊娠と薬情報センターのwebサイトを参照されたい（https://www.ncchd.go.jp/kusuri/）（最終確認：2024年11月5日）．

SDM：shared decision making

も多く，母体の状況悪化や治療のために母体適応でのターミネーション＊となることも多い．その際，妊婦（母親）は自分の疾患や治療のために早産となったと自身を責めることが多いため，支援が必要である．少しでも児との愛着形成が早期に形成されるよう新生児集中治療室（NICU）との連携も重要なポイントであり，施設によっては**プレネイタルビジット＊**（産前訪問）を実施し，早期に母親役割がとれるよう支援する．

また精神疾患合併妊娠では，気分感情障害（うつ病，双極性感情障害など），不安障害（パニック障害など），統合失調症および妄想性障害，てんかんなどが多く，全妊婦の3.8％が何らかの精神疾患を合併しているという報告[6]もあるが，メンタルな問題を抱える妊婦を見逃さないようにする．

妊娠・授乳への薬剤の影響と薬剤調整

合併症妊娠の場合，妊娠前から薬物療法を導入しているケースが多く，妊娠発覚と同時に薬物の児への影響を考え，自己判断で中止してしまい，自分自身のコンディションを崩すことがよくある．そのため妊娠前から主治医と相談し，妊娠に向けた薬剤調整が必要である．また妊娠だけではなく，授乳期も同様で，母乳を与えたいがゆえに内服を中断してしまう可能性がある．ここで大切なのは母親の病状が安定することにより，産後の育児も可能になるということである．また薬剤師と連携し，薬物の血中濃度を踏まえた内服時間とするなど飲み方の工夫も必要である．薬剤に関しては国立成育医療研究センターの「妊娠と薬情報センター」の情報提供も有用なケアである．また日本精神神経学会は，妊娠に向けた薬の調整の6つの原則に基づき，プレコンセプションケアを行うことを推奨している[7]．

妊娠に向けた薬の調整の6つの原則[7]

1. 必要に応じた薬の変更を行う．
2. 少なくとも妊娠する3ヵ月前までには，精神疾患が安定していることが望ましい．
3. より多くのエビデンスがある薬を選択する．使用実績の少ない薬を使用する場合には，催奇形性などの胎児への影響に関するエビデンスが不十分であることを考慮する．
4. 胎児が曝露される薬の種類・用量は最小限に抑える．
5. チーム医療と共有意思決定（SDM）：妊娠成立後は，精神科，産科，小児科，保健行政などが合同して多職種でのカンファレンスを行うなど連携し，集学的に周産期管理を行うことが望ましい．また，家族も含めて，治療した場合と治療しない場合のそれぞれのメリット，デメリット，注意すべき再発徴候や症状について情報を提供しておく．基本的な姿勢として，SDMを大事にする．

6. 薬の使用など医療者が提案した方針について患者や家族の同意が得られない場合にも，支持的に対応する．同意しない理由を慎重に探りながら，他の方法を選択した場合のリスクを説明する．多診療科，多職種が連携して説明すると理解が進むことが多い．

▌産後の病状に合わせた育児支援

　産後は自分自身の体調回復に加え，新たな育児技術の習得や生活習慣の変調などによる影響を考えなくてはいけない．ただでさえ慣れない育児や夜間を含めた睡眠不足により自身の体調変化も起きやすい．そのため育児環境の確認だけではなく，育児支援の強化も必要な視点であり，休息が必要なときや病状悪化時に誰にどのように支援をしてもらうのか，誰が育児を担えるのかを産前から考えておく必要がある．家族内での調整はもちろんのこと，居住地の母子保健サービスにどのようなものがあり，どのように活用可能なのかを産前に確認しておく必要がある．全身性エリテマトーデス（SLE）や関節リウマチ（RA）など産後悪化することが多い[8]疾患の場合には注意を要する．児の抱っこや授乳は同一姿勢をとることが多く，腕や手首などへの負担も大きい．負担の少ない抱っこの仕方や授乳の仕方などの保健指導も有用であり，治療状況により母乳があげられない場合には断乳ケアが必要になることもある．

SLE：systemic lupus erythematosus
RA：rheumatoid arthritis

C 出生前検査・着床前遺伝学的検査（PGT-M）を受ける女性・家族への看護

▌着床前遺伝学的検査（PGT-M）を受ける女性・家族の状況

PGT-M：preimplantation genetic testing for monogenic/single gene defects

　着床前遺伝学的検査（PGT-M，p.47 参照）の対象となる主な疾患は**単一遺伝子疾患**である．検査を受ける女性や家族の状況は疾患特性や遺伝形式により異なるものの，特定の疾患に関する経験を有する人々であるという点は共通している．疾患による身体機能などの低下や喪失，血縁者との離別・死別などを通して，疾患を有して生きることや生活することに関する苦悩を実感している人もいれば，疾患への対応や生活上の工夫などを具体的に認識している人もいるだろう．

　PGT-M にいたるまで，さらに PGT-M を経て出産にいたるまでには，さまざまな苦悩や不安に直面する可能性がある．PGT-M を希望しても，審査には一定の時間を要する．カップルが「重篤」と考える疾患であっても，審査の結果「重篤」と判断されず承認されないこともある．さらに胚移植を行っても着床しなかったり，流産することもある．PGT-M では同定されない先天異常をもって生まれる可能性もある．

　疾患によっては，妊娠後に出生前検査を受検し，胎児が家系内の特定の遺伝性疾患を有するか否かを診断するという選択肢もある．しかし，期待とは

異なる結果であった場合の身体的・精神的負担は多大である．PGT-Mにより，疾患を発症する可能性がある胚（受精卵）の移植を避けることで，女性やカップルの精神的負担の一部を軽減することが期待されているが，PGT-Mに伴う身体的苦痛や，心理的・社会的側面への配慮が必要である．

出生前検査を受ける女性・家族の状況

出生前検査（p.274参照）の受検にいたるまでのプロセス，検査に対する思い，検査後の選択は一人ひとり異なる．高年妊娠や漠然とした不安，家族歴などから自発的に受検を検討する場合もあれば，パートナーや家族の強い希望など他者の意思が受検のきっかけとなる場合もある．なかには，妊婦健診の超音波検査で先天異常の可能性が指摘され，女性にとっては偶発的な状況の中で，出生前検査という選択肢が生じることもある．

出生前検査でわかる疾患は，先天異常の一部であり，技術的に診断可能なために検査対象となっているにすぎない．検査対象の疾患（体質）をもって生きる人々の存在を十分に認識せずに，出生前検査を受ける人々もいる．出生前検査により確定的な結果が得られたとしても，それは胎児の全体像ではない．出生前検査で胎児についてよりくわしく知ることにどのような意義を見出すのか，どのような家族を形成するのか，女性やパートナーは自身および互いの価値観に対峙しながら意思決定することとなる．

出生前検査の結果により，妊娠の中断や継続を限られた週数内に考える中で，新たな不安や葛藤が生じることもある．妊娠週数が進むにつれ，胎児への愛着が形成され，検査前には想定していなかった思いに直面することもある．出生前検査で胎児異常が指摘されなかったことに安堵する一方で，受検したことへの罪悪感に苛まれる人もいる．また，出生前検査を受けずに出産し，産後に何らかの先天異常が判明したときに，他者から出生前検査を受けなかったことを問われて苦しむ人もいる．「出生前検査」という存在は，家族形成のあり方の検討や妊娠・出産に向けた準備と位置づけられることもあるが，どのような選択をしてもさまざまな不安が生じうる可能性があることに留意する必要がある．

出生前検査・着床前遺伝学的検査（PGT-M）を受ける女性・家族への看護

PGT-Mでは妊孕性，出生前検査では妊娠週数という時間的制約を意識しながら，挙児にあたりPGT-Mを希望するか否か，胎児の状態をより詳細に把握するために出生前検査を受けるか否かを意思決定することとなる．

まず，検査について正確かつバランスのよい情報を入手できる環境を整えることが非常に重要である．しかし，情報提供だけでは不十分であり，情報を得ることによって生じた新たな葛藤や不安に対する支援も提供する必要がある．受検を決めた女性に対しては，選択した検査が安全・安楽に実施できるように環境を調整し，身体的・精神的な侵襲の軽減を目指す．

検査を受ける女性や家族の中には，流産，死産，死別を経験した人もいれ

ば，検査を経て妊娠中断を選択する人もいる．一方で，胎児異常の診断を経て妊娠継続を決める人もいる．大きな喪失経験から悲嘆の中にある人々に対してはグリーフケアが提供されるように，妊娠を継続する場合は出産・育児に向けて女性や家族が安全・安楽な心身の状態で新たな命を迎えることができるように，各人の経過により長期的な視点でケアが必要となることから，多職種の協働・連携が重要となる．

　PGT-M や出生前検査に見出す意義は個々に異なり，価値観に基づき判断される．時には，ともに家族を形成していくパートナーと価値観を擦り合わせることも必要となる．看護師は，検査や家族形成に関連した，現状や今後に対する女性やパートナーの考えや希望，期待などを把握しながら適切な支援を提供することが求められる．

● **引用文献**
1) 中井章人，光田信明，木下勝之：メンタルヘルスに問題がある妊産婦の頻度と社会的背景に関する研究．日本周産期・新生児医学会雑誌 **53**（1）：43-49，2017
2) 松田秀雄：無痛分娩産科施設の立場から—日本産婦人科医会施設情報からの解析，〔https://www.jaog.or.jp/wp/wp-content/uploads/2023/09/1f4e98c62e728d9b4aa50ceec41de162.pdf〕（最終確認：2024 年 11 月 5 日）
3) Rubin R：Maternal Identity and the Maternal Experience, p.127, Springer Publishing Company, 1984
4) 新藤幸恵：第 22 章 ラモナ T. マーサー：母親役割移行過程理論（Becoming a Mother）．看護理論家の業績と理論評価，第 2 版，筒井真優美編，p.343-345，医学書院，2020
5) 厚生労働省：人口動態調査，〔https://www.mhlw.go.jp/toukei/list/81-1.html〕（最終確認：2024 年 11 月 5 日）
6) Hironaka M, Kotani T, Sumigama S, et al：Maternal mental disorders and pregnancy outicomes：a clinical study in a Japanese population. The Journal of Obstetrics and Gynaecology Research：**37**（10）：1283-1289, 2011
7) 日本精神神経学会：精神疾患を合併した，或いは合併の可能性のある妊産婦の診療ガイド　総論 1 精神疾患合併または既往歴がある女性に対するプレコンセプションケア，p.3，〔https://fa.kyorin.co.jp/jspn/guideline/sG7-12_s.pdf〕（最終確認：2024 年 11 月 5 日）
8) 関節リウマチ（RA）や炎症性腸疾患（IBD）罹患女性患者の妊娠，出産を考えた治療指針の作成研究班：CQ11　薬剤使用中の授乳について，CQ4　妊娠中・産褥期に寛解，増悪するか？　全身性エリテマトーデス（SLE），関節リウマチ（RA），若年性特発性関節炎（JIA）や炎症性腸疾患（IBD）罹患女性患者の妊娠，出産を考えた治療指針，〔https://ra-ibd-sle-pregnancy.org/doctor_toward/index.html〕（最終確認：2024 年 11 月 5 日）

第2部

第Ⅵ章 妊娠期の異常
各論

1 | 妊娠悪阻

A | 病態

妊娠悪阻とは

妊娠初期に悪心，嘔吐，食欲不振といった消化器症状は多くの妊婦が経験するが，これが増悪し食物さらには水分の摂取も不良となり全身状態が障害される状態を妊娠悪阻（hyperemesis gravidarum）という．

疫学

消化器症状自体は85％もの妊婦が経験し，そのうち重症例は3％という報告がある[1]．

発症機序

明確な原因は不明であるが，妊娠に伴う内分泌および代謝の変化への適応不全，および妊娠に対しての母体の精神的不適応などが挙げられている．妊娠悪阻の既往がある場合，反復率は高い．

症状

嘔吐，水分および食物摂取不良が主たる症状である．これらが著しい場合，脱水，体重減少，電解質異常，酸塩基平衡異常，ビタミン B_1 欠乏による運動・意識障害や昏睡（ウェルニッケ［Wernicke］脳症），食道裂傷による吐血（マロリー−ワイス［Mallory-Weiss］症候群）などが起こる．脱水は静脈血栓塞栓症のリスク因子となる．

> **メモ**
>
> ヒト絨毛性ゴナドトロピンの関与が指摘されており，胞状奇胎や多胎において頻度が増加していること，妊娠初期における同ホルモンの減少時期が妊娠悪阻の軽快時期にほぼ一致していることから説明づけられている．

B | 診断

どのような症状から妊娠悪阻が疑われるか

妊娠初期に，著しい嘔吐，食欲不振がみられたら本疾患を疑う．

診察の進め方・確定診断の方法

嘔吐回数，摂食および摂水状況，排尿回数，体重減少などを確認する．糖質の摂取不良があると脂肪酸が代替エネルギー源となり血中尿中ケトン体が増加する．尿中ケトン体出現の有無は外来で容易に検査可能であり，診断の一助となる．

重症度判定やステージ・臨床分類など

電解質異常，肝腎障害，意識障害，運動失調などが重症度の指標となり，それぞれに対して適切な治療が必要となる．意識障害，運動失調の出現に注意を払う．

C 治療

主な治療法

1）安静休養

入院安静とし，食事および水分の少量頻回摂取を促すが，重症例では両者とも摂取困難であるので，無理に勧めることはしない．病院食は止め，本人が食べられそうなものを持参してもらうことが多い．心理的要因も強いので，日常生活環境からの隔離は症状緩和につながる．

2）輸液療法

脱水に対して十分な輸液を行う．ウェルニッケ脳症の予防のため，ビタミン B_1 を添加する．とくに糖負荷があると，ビタミン B_1 欠乏の危険性が高くなる．末梢静脈栄養では不十分な場合，中心静脈栄養も考慮する．

3）薬物療法

悪心・嘔吐の緩和にビタミン B_6 が有効とされている．嘔吐が著しい場合，有効性と安全性を検討したうえで，メトクロプラミド，ジメンヒドリナート，オンダンセトロンなどの制吐薬を投与する．

これらの治療に抵抗を示し，母体が危険と判断される場合，人工妊娠中絶も選択肢として考慮される．

合併症とその治療法

ウェルニッケ症候群は，ビタミン B_1 欠乏によって生じる眼球運動障害，失調性歩行，意識障害などを呈する疾患で，ビタミン B_1 投与によって治療する．深部静脈血栓症のリスク因子であり，飲水や輸液を十分に行う．

治療経過・予後

妊娠悪阻は，妊娠5〜6週で出現する一方，妊娠12〜16週で自然に軽快する．それ以降，妊娠後半までも症状が持続する場合および16週以降での症状出現の場合は，他疾患の可能性を考え，上部内視鏡検査などの精査を行う．

退院支援・患者教育

ほとんどの妊婦は週数が経過するに従い自然に症状は軽快することを伝える．退院後も脱水にならないよう水分の少量頻回摂取を心がけてもらう．退院後，症状が再増悪することはよくみられるので，外来で点滴継続または再入院もいつでも可能と伝える．

●引用文献

1) McParlin C, O'Donnell A, Robson SC, et al：Treatments for Hyperemesis Gravidarum and Nausea and Vomiting in Pregnancy: A Systematic Review. The Journal of the American Medical Association **316**（13）：1392-1401, 2016

308　第Ⅵ章　妊娠期の異常　各論

2 異所性妊娠（子宮外妊娠）

A 病態

異所性妊娠とは

　正常妊娠での着床部位は子宮体部内膜であるが，それ以外の場所に着床したものを**異所性妊娠**（ectopic pregnancy）という．卵管，卵巣，子宮頸管，腹膜などが着床部位となりうる．着床部位が不明なものもある．ここでは，最も頻度の高い卵管膨大部妊娠について解説をする．妊卵が発育停止後，卵管から剝離したものを卵管流産という．剝離部からの出血により卵管留血腫や腹腔内への血液流出が起こる．妊卵は卵管采を通して腹腔内に排出されるか，卵管内にとどまる．剝離せずに卵管壁が破れた場合は卵管破裂となり，腹腔内出血は多量となる．

疫学

　全妊娠の1〜2％の頻度である[1]．90％以上が卵管膨大部妊娠である．

発症機序

　骨盤内炎症性疾患などに起因する卵管の狭窄，繊毛運動あるいは蠕動運動の低下や排卵卵巣とは反対側卵管への卵子の取り込み，子宮内避妊器具の存在などにより，受精卵が卵管内にとどまったまま着床することによって生じる．

症状

　流産あるいは破裂を生じていない場合は**無症状**であるが，流産あるいは破裂後は，**不正出血**，**下腹痛**を呈する．出血量が多いと，貧血症状さらには出血性ショックにもなる．

B 診断

どのような症状から異所性妊娠が疑われるか

　子宮腔内に胎囊を認めていない時点での，不正出血，下腹痛により本疾患を疑う．実臨床においては，妊娠反応陽性で受診した際，子宮内に胎囊を認めていない時点で，正常妊娠との鑑別診断を行う．

診察の進め方・確定診断の方法

　経腟超音波検査で，正常着床部位以外に胎囊を認めることにより診断される．胎囊内部に卵黄囊，胎芽，胎児心拍などを認めると診断はさらに確たるものとなる．血中ヒト絨毛性ゴナドトロピン（hCG）が1,500〜2,500 IU/Lあれば，通常は胎囊が子宮内に観察できる．hCG値がこの数字以上であるにもかかわらず子宮内に胎囊を認めなければ，異所性妊娠を強く疑い，腹腔鏡あるいは開腹下に着床部位の検索を行うか，臨床的に異所性妊娠として扱い対

■ 異所性妊娠

従来，子宮外妊娠と呼称されてきたが，子宮内妊娠（卵管間質部，子宮頸管，帝王切開瘢痕部）もこれに含まれており，より正確な表現として異所性妊娠に用語が改定された．一般人には，まだなじみが薄い病名であり，説明時は子宮外妊娠の言葉を先に出すことが多い．英語名は従来よりectopic pregnancyである．

hCG：human chorionic gonadotropin

処する．付属器血腫の存在，腹腔内への血液様の液体貯留も診断の参考となる．単回の診察で診断がつかず，hCG 値の推移，超音波所見の変化および症状の変化をみて，診断をつけていくことも多々ある．

C 治療

主な治療法

1）手術療法

卵管切除あるいは卵管を切開し妊娠組織のみを摘出する卵管切開術を行う．卵管切開の適応は，挙児希望あり，腫瘤径 5 cm 未満，hCG＜10,000 IU/L，初回卵管妊娠，胎児心拍陰性，未破裂卵管の 6 項目である．腹腔鏡下で施行されることが多い．

2）薬物療法

葉酸拮抗薬であるメトトレキサートの投与により，絨毛細胞の増殖を抑制する．選択基準としては，全身状態良好，未破裂，hCG＜3,000～5,000 IU/L，腫瘤径＜3～4 cm であり，胎芽の有無は問わない．

> **メモ**
>
> 適応症例に対して海外では第一選択となっているが，日本では異所性妊娠に対してのメトトレキサート投与は保険適用外であり，各施設により実施の可否が異なる．

3）待期療法

上記メトトレキサート選択基準に加え，hCG 1,000 IU/L 未満，胎芽を認めない場合は，待機も選択肢となりうる．

なお，薬物療法および待期療法いずれかが選択された場合は，腹腔内出血に対する緊急手術を施行できる体制を整えておく必要がある．

合併症とその治療法

腹腔内出血が著しい場合は，高度の貧血および出血性ショックとなり，輸液，輸血，酸素投与などを行いバイタルサインを安定させるのと同時に病巣摘出を行う．

治療経過・予後

薬物療法または待機療法を選択しても，改善がみられなければ手術療法が必要となる．卵管温存（卵管切開術），薬物療法，待機療法を選択後は，異所性妊娠存続症の危険性を考慮して，hCG 値が非妊時レベルになるまで経過を追う必要がある．左右いずれかの卵管が残存している場合は，今後自然妊娠は可能であるが，異所性妊娠の反復率は 10～15％と高い．

退院支援・患者教育

異所性妊娠反復率は高いので，次回妊娠時も異所性妊娠に注意を払う．今日では，たとえ両側卵管摘出となろうとも生殖補助医療により妊娠は可能である．薬物療法，待機療法において，急激な腹痛が生じた場合，腹腔内出血の可能性が高いのでただちに診察を行う．入院していなければ，下腹痛が生じた場合すぐに連絡を入れるよう伝える．

●引用文献
1) 日本産科婦人科学会/日本産婦人科医会編集・監修：CQ203 異所性妊娠の取り扱いは？ 産婦人科診療ガイドライン 産科編 2023, p.119-122, 日本産科婦人科学会, 2023

3 胞状奇胎

A 病態

胞状奇胎とは

胞状奇胎（hydatidiform mole）は，絨毛栄養膜細胞の異常増殖および絨毛間質の浮腫を特徴とし，古典的なものは肉眼的に 2 mm 大以上の絨毛の水腫状腫大（嚢胞）がみられる．大部分の絨毛が腫大し胎児成分の存在しないものを全胞状奇胎，一部の絨毛が腫大し胎児成分を認めるものを部分胞状奇胎という．

疫学

出生 1,000 あたり 1〜2 例程度である[1]．

発症機序

全胞状奇胎は，受精した卵子核の不活化によりすべての染色体が父親由来となった雄核発生の 2 倍体（染色体 46 本）によって生じる．部分胞状奇胎は，2 精子受精による 3 倍体（染色体 69 本）である．

症状

古典的症状として，無月経後の子宮出血，妊娠週数に比しての子宮腫大軟化，妊娠悪阻，妊娠高血圧症候群様症状，卵巣ルテイン嚢胞，甲状腺機能亢進症状がある．これらは妊娠 10 週くらいから出現することが多い．経腟超音波の普及により，ほとんどの場合妊娠 10 週前に胞状奇胎が疑われ子宮内容除去術が施行されるため，無月経後の子宮出血と子宮の腫大軟化以外の症状をみることは今日ではまれである．

B 診断

どのような症状から胞状奇胎が疑われるか

社会的理由や妊娠の自覚がないなどで医療機関を妊娠初期に受診していない場合は，上記症状の出現をみるが，今日では無症状のまま妊娠初期に経腟超音波検査で胞状奇胎疑いとなることがほとんどである．

診察の進め方・確定診断の方法

経腟超音波検査所見およびヒト絨毛性ゴナドトロピン（hCG）異常高値により，胞状奇胎が疑われたら子宮内容除去術を行う．典型的な超音波所見は子宮内腔に存在する多数の嚢胞像であるが，妊娠 10 週前や部分胞状奇胎では典型像を示さないことが多い．診断は，摘出物の組織学的所見に基づいて行

う．必要に応じて，免疫組織化学的検査あるいは遺伝学的検査を追加する．

C 治療

主な治療法

胞状奇胎除去術を行う．子宮頸管拡張後，吸引装置を用いて子宮内容物を除去する．

合併症とその治療法

子宮が軟化しているため，除去術の際に遺残，子宮穿孔，出血などが生じやすい．再手術，子宮修復あるいは摘出，他臓器損傷があればその修復などを行う．

治療経過・予後

胞状奇胎娩出後も引き続き管理が必要であり，血中hCGを定期的に測定する．胞状奇胎娩出後，血中hCGが測定感度以下になるまでが一次管理，それ以後は二次管理となるが3〜4年間が必要とされている．一次管理は，胞状奇胎娩出後のhCG値の減衰パターンの分類に沿って行う．血中hCGの減衰が経過非順調型あるいは測定感度以下まで下降後再上昇がみられた場合は，超音波検査，胸部X線，CTなどで病巣の検索を行う．病巣は子宮あるいは肺に認めることがほとんどである．病巣があり妊孕性の温存が必要でなければ，子宮を摘出し，その病理検査により侵入奇胎，絨毛がんなどの確定診断がなされる．実際には妊孕性温存が必要な患者がほとんどであり，存続絨毛症として扱う．胞状奇胎除去後hCG下降が経過非順調型で病像が検出されないものを奇胎後hCG存続症に，病巣が検出されたものは絨毛がん診断スコアに従い臨床的侵入奇胎または臨床的絨毛がんに分類する．それぞれに応じた化学療法を行う．

退院支援・患者教育

全奇胎の10〜20%，部分奇胎の2〜4%で一次管理中に侵入奇胎の続発が，全奇胎の1〜2%で二次管理中に絨毛がんの続発がみられるので，自己判断で通院中断をしないよう伝える．

奇胎除去後hCG値が測定感度以下となって3〜6ヵ月経過したら妊娠が許可される．それ以前での妊娠はhCG値上昇により続発性絨毛疾患の判定が困難となるので避妊を確実に行う．胞状奇胎の既往が今後の妊娠に悪影響を及ぼすことはない．

● 引用文献
1) 永瀬　智：日本産科婦人科学会 婦人科腫瘍委員会報告（絨毛性疾患地域登録成績）．日本産科婦人科学会雑誌 74（11）：2403-2406，2022（毎年報告されている）

4 | 流産，切迫流産

4-1 | 流産

A 病態

流産とは

　流産（abortion, miscarriage）とは，妊娠 22 週未満で妊娠が終了したものとして定義される．胎児が生存していない場合，その多くは自然に排出される．胎児およびその付属物のすべてが子宮外に排出されたものが完全流産であるが，一部が子宮内にとどまっているものを不全流産，子宮外への排出が開始され，その経過途中のものを進行流産という．胎児が死亡している状態（胎嚢のみ存在し胎芽の発生がそもそも認められないこともある）で，無症状のまま子宮内にとどまっているものは稽留流産と呼ばれる．

疫学

　臨床的に妊娠が確認されたものの 15％が流産するが，胎児心拍が確認された後は 5％に減少する．

B 診断

　腟鏡診で腟内あるいは子宮頸管での妊娠産物の有無や出血の程度を，超音波検査で子宮内の妊娠産物の有無および位置，状態を確認し，上記定義に従い診断する．

C 治療

主な治療法

　胎児の発育停止および死亡の原因のほとんどは染色体異常であり，この場合治療法はない．完全流産でない場合，子宮内容除去術を行うか自然排出を待つ．

　次回の妊娠に際しては抗リン脂質抗体症候群などの凝固異常により，胎児死亡が起こるものでは，抗凝固薬投与などの治療を行う．頸管無力症，子宮筋腫，子宮腺筋症などが原因と考えられる場合，おのおのの治療を行う．

治療経過・予後

　明らかな器質的疾患がないにもかかわらず，流産を繰り返す場合は，自己抗体やホルモン検査，両親の染色体検査など，不育症の原因検索を提示する．

患者支援

　流産は決してまれなものではないこと，流産の原因のほとんどは染色体異

常であり，母親の行動や習慣によって防ぐことができるものではないことなどを伝え，支援を行う．

4-2 切迫流産

A 病態

切迫流産とは

切迫流産（threatened abortion）とは胎児およびその付属物が子宮内に存在している状態で，子宮口開大がなく不正出血があるものを指す．腹痛の有無は問わない．定義には含まれていないが，ここでは胎児が生存しているものとして扱う．

疫学

妊娠第1半期では16〜25％の妊婦が不正出血を経験する[1]．

発症機序

明確な原因は不明である．

症状

不正出血を生じるが，出血量はさまざまである．子宮収縮による下腹痛をみることがある．

B 診断

どのような症状から切迫流産が疑われるか

妊娠22週未満において不正出血があったら，本疾患を疑う．

診察の進め方・確定診断の方法

内診を行い，腟鏡を用いて子宮口からの出血を，内診指で子宮口開大の有無を確認する．経腟超音波検査を行い，子宮内での胎児および付属器の存在またその位置，胎児心拍，子宮内での出血（血腫）の有無などを確認する．前記定義に合致すれば切迫流産と診断する．

C 管理方法・治療

主な治療法

安静が指示されることが多いが，トラネキサム酸などの止血薬，ヒト絨毛性ゴナドトロピン（hCG），黄体ホルモンなどの薬物療法も含め，有効性が認められた治療法はない．ただし，子宮血腫がある場合は安静が有効であったという報告はある．子宮内容の排出が進むも不全流産となった場合，子宮内容除去を行う．

合併症とその治療法

　著しい出血により貧血となれば，鉄剤を投与する．とくに血腫がある場合などは感染の頻度が増す．抗菌薬を投与するが中絶を要することもある．

治療経過・予後

　ほとんどが妊娠継続可能であるが，出血が大量あるいは，血腫が大きい場合，予後は厳しい傾向にある．切迫流産後では，前置胎盤，原因不明の分娩前出血，前期破水，早産，胎児発育不全，周産期死亡率，低出生体重児の頻度が，1.5～2.5倍程度増加するという報告もあるが，それぞれの疾患の絶対数は多くはない．

退院支援・患者教育

　終日の臥床や入浴制限といった過度の安静は避ける．

　妊娠継続可能であることが多いので不安が軽減されるよう支援を行う．

　退院後も出血増量，強い下腹痛が出現したら，進行流産となっている可能性があるので来院を促す．

● 引用文献
1）Farrell T, Owen P: The significance of extrachorionic membrane separation in threatened miscarriage. The British Journal of Obstetrics and Gynaecology **103**：926-928, 1996

5 切迫早産

A 病態

切迫早産とは

　妊娠22週以上37週未満の妊娠終了は早産に分類される．妊娠22週0日から妊娠36週6日までの妊娠中に，規則的な子宮収縮が認められ，かつ子宮頸管の開大度・展退度に進行を認める場合や，あるいは初診時の診察で子宮頸管の開大が2cm以上となっているなど，早産となる危険性が高いと考えられる状態を**切迫早産**（threatened premature［preterm］delivery［labor］），という．

疫学

　厳格な診断基準がないこともあり，切迫早産自体の頻度は不明であるが，早産の頻度は約5%である[1]．早産既往，円錐切除既往，多胎妊娠，頸管短縮，細菌性腟症は早産のハイリスク因子である．

発症機序

　絨毛膜羊膜炎などの子宮内感染または子宮頸管無力症が，原因として関与していることが多いが，原因を特定できない場合が多い．子宮内感染の感染経路は経頸管での上行感染の頻度が高く，細菌性腟症や円錐切除後では早産のリスクが高くなる．

症状

周期的な強い**子宮収縮**，子宮口開大に伴う**不正出血**のほか，破水による羊水流出，帯下の増量や悪臭などがある．

B 診断

どのような症状から切迫早産が疑われるか

陣痛様の強い子宮収縮の自覚，不正出血があれば切迫早産を疑う．

診察の進め方・確定診断の方法

腹緊計を装着して子宮収縮の頻度，規則性を確認する．また内診および経腟超音波により，子宮口開大および展退の程度，子宮頸管長の測定を行う．実際には，規則的な子宮収縮のみで治療が開始されることが多い．頸管長測定とがん胎児性フィブロネクチン測定の組み合わせは早産の予知マーカーとして有用とされている．

重症度判定やステージ・臨床分類など

より早期の妊娠週数での分娩は，当然出生児の予後は悪くなる🗡．母体感染や常位胎盤早期剝離があると，母体にも危険が及ぶ．

C 治療

主な治療法

1）子宮収縮抑制薬投与

子宮収縮抑制による妊娠期間延長を目的として，リトドリンまたは硫酸マグネシウムを投与する．2剤を併用することもある．常位胎盤早期剝離の初発症状は，切迫早産に類似することがあり，常位胎盤早期剝離が疑わしい場合はむやみに投与することはしない．

2）経母体ステロイド投与

1週間以内に妊娠 34 週未満の早産となることが予想される場合は，児の肺成熟や頭蓋内出血予防を目的として，母体にステロイド（ベタメタゾン）の投与を行う．

3）抗菌薬投与

絨毛羊膜炎など感染が疑われる場合は抗菌薬投与が考慮されるが，有効性は疑問視されている．前期破水の場合の抗菌薬投与は明らかに有用とされている．早産となる場合には，B 群溶血性連鎖球菌（GBS）感染予防のため抗菌薬を投与する．

4）頸管縫縮術

明らかな頸管無力症と判断され，感染徴候がなく子宮収縮も抑制されている場合，頸管縫縮術を行うことがある．

早産児の合併症

呼吸窮迫症候群，気管支肺異形成症などの呼吸障害，脳出血，脳室周囲白質軟化症，未熟児動脈管開存症，壊死性腸炎，未熟児網膜症，低血糖，低カルシウム血症などがあり，死亡にいたらずとも慢性呼吸障害，脳性麻痺，精神運動発達障害，視力障害などの後遺症を残すことがある．

5）黄体ホルモン投与

頸管長短縮あるいは早産既往の場合，黄体ホルモンの投与を考慮する．

合併症とその治療法

子宮内感染によって羊膜が脆弱化し前期破水を生じることがある．母体に38℃以上の発熱があり，母体頻脈≧100/分，子宮の圧痛，腟分泌物/羊水の悪臭，母体白血球数≧15,000/μL のうち1項目，あるいは母体熱38℃未満でも残り4項目すべてを満たす場合は臨床的絨毛膜羊膜炎と判断し，早期娩出を考慮する．また母体合併症により妊娠継続が母体に危険を及ぼすと判断した場合も，切迫早産に対する治療は中止し，状況に応じて分娩誘発や帝王切開を行い妊娠を中断させる．

治療経過・予後

子宮内感染などが原因の場合は分娩不可避となることが多く，自施設に分娩が予想される週数の早産児に対応できる新生児集中治療室（NICU）がない場合は，早めに対応可能施設への母体搬送を行う．出生児の予後は，分娩週数によって異なり，妊娠26週以降では生存率が高まり，28週以降では神経学的後遺症が減少する．

NICU：neonatal intensive care unit

退院支援・患者教育

妊娠中は比較的安静を指示されるが，過度の安静は血栓形成の危険があるので避ける．点滴ルートが付いた状態で長期入院になることが多い．ストレスがたまらないように快適な入院生活となるよう支援する．

分娩後，頸管無力症が明らかな原因と診断された場合は，次回妊娠時に予防的頸管縫縮術を検討する．

●引用文献
1) 総務省統計局（e-Stat）：表4-24 妊娠期間（4週区分・早期–正期–過期再掲）別にみた年次別出生数及び百分率．人口動態調査–人口動態統計–確定数–出生，2022〔https://www.e-stat.go.jp/dbview?sid=0003411613〕（最終確認：2024年11月5日）

6　母子感染症

一部の感染症は，妊婦および胎児，出生児にとって重篤な転帰をもたらす．妊婦は免疫能が低下しているため，**インフルエンザ**，**麻疹**，**水痘**（みずぼうそう）などの感染は重症化しやすい．胎児への影響としては，胎内感染による胎内死亡，胎児発育不全，先天奇形の発生，神経および運動障害などの後遺症がある．出生後も新生児期の重症感染症による死亡，後遺症の残存，成長後晩期での症状発症，キャリア化による成人後の疾患発症などが挙げられる．感染時期は，**胎内感染**，**分娩時感染**，**出生後**に分けられ，感染経路は**経胎盤**，**産道**，**母乳**が主たるものとして挙げられる．感染予防は，これら感染時期および感染経路に応じてなされ，ワクチン接種や感染源からの曝露を避

けるなどの母体感染予防，抗菌薬や抗ウイルス薬投与などによる母体感染治療，産道感染回避のための選択的帝王切開，出生児に対するグロブリン投与などによる感染および発症予防などが行われる．胎内治療も一部で試みられている．出生児が感染している場合は，それに対しての治療がなされるが，後遺症が残存することも多い．この後遺症に加え，先天奇形，発達障害，晩期発症に対しては，長期的な支援が必要となる．以下，代表的な**母子感染症**についての概要を述べる．

クラミジア感染症

クラミジア・トラコマティス（*Chlamydia trachomatis*）による性器クラミジア感染は，経産道母子感染により新生児クラミジア結膜炎，咽頭炎，肺炎などを引き起こしうる．感染防止のためクラミジア子宮頸管炎のスクリーニングが全妊婦を対象として推奨されている．妊娠中の治療は，アジスロマイシンまたはクラリスロマイシンを用いる．

B 群溶血性連鎖球菌（GBS）感染症

GBS：group B *Streptococcus*

日本での**新生児早発型 GBS 感染症**の発症率は 0.1～0.12/1,000 出生程度と推測され，米国での 1.7/1,000 出生程度の発症率と比し，低い．しかし，日本で報告されている新生児早発型 GBS 感染症の経過は，死亡約 13.6％，後遺症残存約 13.6％と発症後の予後は重篤であるため，全妊婦に対して妊娠 35～37 週での GBS 培養検査が推奨されており，GBS 陽性，前児が GBS 感染症などのハイリスク群に対しては，新生児早発型 GBS 感染症の発症予防を目的として経腟分娩中あるいは前期破水後にペニシリンなどの抗菌薬の経静脈投与を行う．

トキソプラズマ症

トキソプラズマ症は，人畜共通寄生虫の 1 つであり，ネコ科動物を終宿主とし，ヒトはその中間宿主となりうる．妊娠中の初感染は**先天性トキソプラズマ症**を引き起こすことがある．先天性トキソプラズマ症の新生児の症状は，水頭症，脳内石灰化，網脈絡膜炎の 3 主徴に加え，小頭症，失明，てんかん，精神運動発達遅滞，血小板減少，貧血などがある．トキソプラズマ特異的 IgG 抗体陰性妊婦は初感染の危険性があるため，野菜や果物はよく洗ってから食す，食肉は十分加熱する，土砂に触れる際は手袋を着用する，ネコとの接触に注意し糞尿の処理は可能な限り避ける，などの注意喚起を行う．妊娠中の初感染が強く疑われたら，胎児感染予防としてスピラマイシンを母体に投与する．胎児感染が確認された場合，ピリメタミンとスルファジアジンの投与が考慮される．

IgG：immunoglobulin G

風疹

妊娠初期の**風疹**罹患は，胎児感染により**先天性風疹症候群**の発症の原因となる．先天性風疹症候群の症状は，白内障や緑内障などの眼症状，先天性心疾患，感音性難聴などである．妊娠 4～6 週の感染での胎児発症リスクは 100％であり，これは妊娠週数が進むにつれ徐々に減少し，20 週以降では 0％

318 第Ⅵ章 妊娠期の異常 各論

HI：hemagglutination inhibition

となる．妊娠初期に風疹 HI 抗体価を測定し 16 倍以下であれば，感染をする危険性があるため人混みや子どもの多い場所を避ける，風疹患者との接触を避ける，同居家族への風疹ワクチン接種の推奨などにより妊娠中の風疹罹患を予防する．出産後の風疹ワクチン接種を勧めるが，これは次回妊娠での風疹罹患の危険性の減少のほか，日本での風疹根絶に貢献するためでもある．

IgM：immunoglobulin M

風疹 HI 抗体価が 256 倍以上，風疹患者との明らかな接触，発熱，発疹，頸部リンパ節腫脹などの風疹様症状があった場合は，HI 抗体および IgM 抗体の同時測定を行い風疹罹患の有無および時期の推定を行う．胎内感染のリスクが高い場合は羊水や臍帯血中のウイルス検出が考慮される．

▌B 型肝炎

HBs：hepatitis B virus surface

HBV：hepatitis B virus

HBe：hepatitis B virus envelope

HB：hepatitis B

全妊婦に対して HBs 抗原のスクリーニングが行われ，陽性であった場合 **B 型肝炎**ウイルス（HBV）キャリアととらえられる．HBe 抗原が陽性であれば，母子感染の危険性が高く 80〜90％の児が HBV キャリアとなる．母子感染の 95％は分娩時，5％は胎内感染である．HBe 抗原陰性では，キャリアとはならないものの約 10％は一過性感染をきたし肝炎を発症する．母子感染予防のため，HBs 抗原陽性妊婦からの出生児には，高力価抗 HBs ヒト免疫グロブリンと HB ワクチンを出生後 12 時間以内に投与する．HB ワクチンは生後 1 ヵ月および 6 ヵ月後にも投与する．母体 HBV-DNA 量が高ければ妊娠 28 週から分娩までテノホビルを投与する．

▌C 型肝炎

HCV：hepatitis C virus

C 型肝炎の感染は血液を介したものである．妊娠初期検査で HCV 抗体陽性が判明したら HCV-RNA 定量検査を行い，既往感染者か持続感染者（キャリア）のいずれかであるかを確認する．HCV-RNA 定量検査が陰性であれば母子感染の心配はないが，陽性の場合母子感染率は約 6％である．予定帝王切開分娩により，母子感染を減少させる可能性はあるが，感染児の 3 割は 3 年後にはウイルスが自然に消失すること，持続感染となっても直接作用型抗ウイルス薬により持続陰性化が見込めること，帝王切開自体の危険性などから，「母体血中 HCV-RNA 定量高値であれば予定帝王切開分娩とする」というコンセンサスにはなっていない．分娩様式に関しては，分娩様式別の感染率，感染児の経過などを説明したうえで本人および家族の意思を尊重して決定する．授乳制限は必要ない．

▌性器ヘルペスウイルス感染症

単純ヘルペスウイルスによる**性器ヘルペスウイルス感染症**は，分娩時産道感染により**新生児ヘルペス**を起こしうる．新生児ヘルペスは全身型，中枢神経型，皮膚型の病型がある．全身型では 30％，中枢神経型では 4％と死亡率が高く，中枢神経型の約 2 割に重篤な神経学的後遺症*が残る．初感染初発では病変ウイルス量が多くまた抗体産生も不十分なため母子感染率が高くなる．経腟分娩での母子感染率は，初感染で 40〜80％，再発型で 0〜3％である．母子感染を減少させるため，分娩時に外陰部にヘルペス病変がある場合，

＊神経学的後遺症
器質的変化として小頭症，水頭症，水無脳症，脳内石灰化などがあり，発達障害，片麻痺，四肢麻痺，視覚障害，てんかん，認知障害などが症状となる．

初感染初発から1ヵ月以内に分娩となる場合，再発または非初感染初発から1週間で分娩となる場合は帝王切開分娩を選択する．まれではあるが胎内感染により先天奇形を起こす報告もある．妊娠中後期での初発に対しては抗ウイルス薬（アシクロビル）の全身投与を行う．出生後の水平感染（母体から新生児への感染）によっても新生児ヘルペスは発症するので，出生後も感染を避けるよう注意を払う．

サイトメガロウイルス感染症

胎内感染による**先天性サイトメガロウイルス感染**は，無症候から，低出生体重，小頭症，水頭症，脳室周囲石灰化，聴力障害，視力障害（脈絡膜炎），知能障害，肝脾腫など多彩な症状を呈する．出生時に無症状でも後に聴力障害，発達障害がみられることもある．先天性サイトメガロウイルス感染症の児はバルガンシクロビル投与で治療する．早期の診断が重要である．抗体保有者では経胎盤感染の頻度は0.2～2.2%であるが，妊娠中初感染では20～40%であり，そのうち5～10%が症候性感染児となる．妊婦の抗体保有率は1980年代の90%台から近年では70%台に低下している．実際には症候児の出生および症状の程度は母体抗体保有の有無で差はなく，既感染者でも注意を払う必要がある．保育園などで感染した第1子を介して，第2子妊娠中の抗体陰性妊婦が感染する頻度が高いことが判明しており，第1子の唾液や尿などの体液を扱ったときは手洗いを励行する．現時点で胎児感染予防や胎児治療の手段に確立されたものはない．

後天性免疫不全症候群（エイズ［AIDS］）

ヒト免疫不全ウイルス（HIV）は後天性免疫不全症候群（エイズ［AIDS］）の原因ウイルスである．HIV母子感染は，胎内感染，産道感染および母乳感染の3つの経路があり，それぞれの経路に対して感染予防策をとる．妊娠中の抗HIV薬の母体投与，分娩方法の検討（帝王切開は必須ではない），分娩時ジドブジン（アジドチミジン：AZT）投与，人工乳，出生児へのAZT投与が行われる．これらが完全に施行されれば母子感染は，ほぼすべて防止できる．妊娠初期に施行されるHIVスクリーニング検査は日本では97%が偽陽性と推測されているので，確認検査に進む際にはこのことに留意して説明を行う．

水痘

妊婦の**水痘**（みずぼうそう）初感染は重症の頻度が高く，水痘肺炎の合併では死亡することもある．水痘を発症した妊婦にはアシクロビルを投与する．胎児への水痘帯状疱疹ウイルス経胎盤移行により約2%の頻度で先天性水痘症候群が起こるが，そのほとんどが妊娠前半での水痘罹患妊婦から出生する．先天性水痘症候群の症状は，四肢皮膚の萎縮性瘢痕，発達遅滞を伴う種々の神経障害などである．分娩前5日から産後2日まででの水痘発症は，母体の抗体産生および児への抗体移行が不十分な状態となる．この場合30～40%の新生児が水痘を発症し死亡率は30%にも及ぶので，新生児には静注用

母から児への感染防止

病変部位と新生児との接触を避ける，リネン類を共有しないなど．

幼児のサイトメガロウイルス感染症の症状

免疫低下状態にない通常の小児は一般に不顕性感染として経過するが，全身性感染症として単核症がある．持続性の発熱，倦怠感，頸部リンパ節腫脹，肝脾腫，肝機能異常などの症状を生じる．

HIV：human immunodeficiency virus

AIDS：acquired immunodeficiency syndrome

免疫グロブリン製剤を投与し，発症した際はアシクロビル投与による治療を行う．この期間を避けるべく，子宮収縮抑制薬投与により妊娠期間の延長を試みることもある．

成人T細胞白血病/リンパ腫（ATL）

HTLV-1：human T-cell leukemia virus type-1

ATL：adult T-cell leukemia/lymphoma

ヒトT細胞白血病ウイルス1型（HTLV-1）は，**成人T細胞白血病/リンパ腫（ATL）**，HTLV-1関連脊髄症およびHTLV-1ぶどう膜炎などの疾患を引き起こし，これらはHTLV-1感染者（キャリア）から発症する．ATLは40歳以前に発症することはまれで，発症の中央値は67歳である．全キャリアの5％程度が発症すると考えられている．ATLの予後は不良であり，ATLのほとんどが母子感染による成人キャリアからの発症であることから，母子感染予防は重要である．母子感染は母乳を介したものが多く母乳栄養での感染率は17.7％であるが，人工栄養により3.3％にまで減少させることができるので，人工栄養を勧める．強く授乳を希望した場合は，生後90日までの短期母乳栄養の選択肢を提示することはできる．

梅毒

梅毒は，経胎盤性の母子感染により，胎児死亡・周産期死亡および**先天梅毒**を引き起こす．早期先天梅毒は出生時から生後3ヵ月までに，水疱性，斑状や丘疹状の種々の皮膚病変に加え，全身性リンパ節腫脹，肝脾腫，骨軟骨炎などの症状が認められる．晩期先天梅毒は，学童期以後にハッチンソン（Hutchinson）3徴（実質性角膜炎，内耳性難聴，ハッチンソン歯）などの症状を認める．症状から梅毒の診断がついていれば当然治療は行われているはずだが，梅毒には無治療の自然経過において無症候期があるため，罹患している自覚がない場合がある．妊娠初期採血検査で梅毒スクリーニングを行い，潜伏梅毒と判断されたら，ペニシリンを投与する．

伝染性紅斑

伝染性紅斑は小児期に好発する発熱後の特異な発疹を特徴とした予後良好な感染症であり，パルボウイルスB19によって引き起こされる．成人では不顕性感染が多い．パルボウイルスB19は赤血球系前駆細胞に親和性が強く造血を障害するため，胎盤を介した胎児感染により胎児貧血が生じ，胎児水腫，子宮内胎児死亡を起こす．妊婦の初感染では，約20％で胎児感染を起こし，さらにその約20％で胎児貧血や胎児水腫の症状を示す．胎児水腫は1/3が自然寛解する．妊娠28週以降の感染では，胎児水腫および子宮内胎児死亡の頻度は低いとされている．胎内治療として，胎児輸血，免疫グロブリン投与が試みられているが，まだ確立された治療ではない．

7 妊娠高血圧症候群（HDP）

A 病態

妊娠高血圧症候群とは

妊娠時に高血圧を認めた場合，妊娠高血圧症候群（HDP）とする．

疫学

発生頻度は全妊娠の約 3〜4%[1] であり，また，初回妊娠では 6〜8%，多胎妊娠では 14〜20%，子宮奇形を有するものでは 30%，高血圧素因の家族歴や慢性高血圧を有する妊婦では 26% との報告もある[1]．

発症機序

妊娠高血圧症候群の基本病態は全身性の血管内皮障害である．血管内皮障害により血管攣縮が起こり高血圧となり，血管透過性が亢進し浮腫を認める．腎機能が障害されてタンパク尿をきたす．また，凝固機能が亢進し慢性播種性血管内凝固症候群（DIC）となることもある．子宮胎盤循環不全が起こることにより胎児発育不全や胎児機能不全を起こす．

1）リスク因子

①母体年齢：35 歳以上，15 歳以下
②妊娠高血圧症候群の既往
③妊娠初期母体血圧の比較的高値
④多胎妊娠
⑤高血圧，肥満，腎疾患，糖尿病，自己免疫疾患，易血栓形成素因，甲状腺機能異常
⑥妊娠高血圧腎症の家族歴，高血圧の家族歴，糖尿病家族歴
⑦初産，前回の妊娠から長期間を経ての妊娠
⑧その他：人種差，パートナーの変更，尿路感染，歯周病，卵子提供による体外受精など

症状

高血圧，タンパク尿，浮腫，体重増加，血液濃縮，血小板減少，凝固異常，DIC，溶血（乳酸脱水素酵素［LDH］上昇，ビリルビン上昇），視野障害，胎児発育不全（FGR），胎児機能不全，子癇．

B 診断

病型分類

日本妊娠高血圧学会による病型分類では，妊娠高血圧症候群は，妊娠高血圧腎症，妊娠高血圧，加重型妊娠高血圧腎症，高血圧合併妊娠に分類される（表VI-7-1）[2]．

名称の変遷

妊娠高血圧症候群は，かつては妊娠中毒症という名称であった．さらに 2017 年からは英文表記が Pregnancy Induced Hypertension（PIH）から Hypertensive disorders of pregnancy（HDP）に変更された．

HDP：hypertensive disorders of pregnancy

DIC：disseminated intravascular coagulation

メモ

妊娠前のパートナーとの性交期間が長いほど妊娠高血圧症候群の発症リスクは低くなるという報告がある．一方，次回妊娠時にパートナーが変われば発症頻度が増加するという報告もある．

LDH：lactate dehydrogenase

FGR：fetal growth restriction

高血圧症

高血圧症は病型分類に含めないが，妊娠高血圧腎症を併発しやすく，厳重な管理が必要．

高血圧

収縮期血圧 140 mmHg
以上または拡張期血圧
90 mmHg 以上を高血圧
と診断する.

タンパク尿

以下のいずれかの場合に
タンパク尿と診断する.
①24 時間尿でエスバッハ
法などによって
300 mg/日以上の尿タ
ンパクが検出.
②随時尿でタンパク/クレ
アチニン比が 0.3 以上
である.
③①②のいずれも実施で
きない場合は，2 回以
上の随時尿のペーパー
テストで 2 回以上連続
して 1+以上.

表VI-7-1　妊娠高血圧症候群の病型分類

①**妊娠高血圧腎症：preeclampsia（PE）**
1) 妊娠 20 週以降に初めて高血圧を発症し，かつ，タンパク尿を伴うもので，分娩 12 週までに正常に復する場合.
2) 妊娠 20 週以降に初めて発症した高血圧に，タンパク尿を認めなくても以下のいずれかを認める場合で，分娩 12 週までに正常に復する場合.
　ⅰ）基礎疾患のない肝機能障害（肝酵素上昇［ALT もしくは AST>40 IU/L］，治療に反応せず他の診断がつかない重度の持続する右季肋部もしくは心窩部痛）
　ⅱ）進行性の腎障害（Cr>1.0 mg/dL，他の腎疾患は否定）
　ⅲ）脳卒中，神経障害（間代性けいれん・子癇・視野障害・一次性頭痛を除く頭痛など）
　ⅳ）血液凝固障害（HDP に伴う血小板減少［<15 万/μL］・DIC・溶血）
3) 妊娠 20 週以降に初めて発症した高血圧に，タンパク尿を認めなくても子宮胎盤機能不全（*1 胎児発育不全［FGR］，*2 臍帯動脈血流波形異常，*3 死産）を伴う場合.

②**妊娠高血圧：gestational hypertension（GH）**
妊娠 20 週以降に初めて高血圧を発症し，分娩 12 週までに正常に復する場合で，かつ妊娠高血圧腎症の定義に当てはまらないもの.

③**加重型妊娠高血圧腎症：superimposed preeclampsia（SPE）**
1) 高血圧が妊娠前あるいは妊娠 20 週までに存在し，妊娠 20 週以降にタンパク尿，もしくは基礎疾患のない肝腎機能障害，脳卒中，神経障害，血液凝固障害のいずれかを伴う場合.
2) 高血圧とタンパク尿が妊娠前あるいは妊娠 20 週までに存在し，妊娠 20 週以降にいずれかまたは両症状が増悪する場合.
3) タンパク尿のみを呈する腎疾患が妊娠前あるいは妊娠 20 週までに存在し，妊娠 20 週以降に高血圧が発症する場合.
4) 高血圧が妊娠前あるいは妊娠 20 週までに存在し，妊娠 20 週以降に子宮胎盤機能不全を伴う場合.

④**高血圧合併妊娠：chronic hypertension（CH）**
高血圧が妊娠前あるいは妊娠 20 週までに存在し，加重型妊娠高血圧腎症を発症していない場合.

*1　FGR の定義は，日本超音波医学会の分類「超音波胎児計測の標準化と日本人の基準値」に従い胎児推定体重が−1.5 SD 以下となる場合とする. 染色体異常のない，もしくは，奇形症候群のないものとする.
*2　臍帯動脈血流波形異常は，臍帯動脈血管抵抗の異常高値や血流途絶あるいは逆流を認める場合とする.
*3　死産は，染色体異常のない，もしくは，奇形症候群のない死産の場合とする.
［日本妊娠高血圧学会：妊娠高血圧症候群の診療指針 2021, p.8-9, メジカルビュー社, 2021 より許諾を得て転載］

重症度分類

　日本妊娠高血圧学会は次のいずれかに該当するものを重症と規定している[2]. なお，軽症という用語はハイリスクでない妊娠高血圧症候群と誤解されるため，原則用いないとしている.

①妊娠高血圧・妊娠高血圧腎症・加重型妊娠高血圧腎症・高血圧合併妊娠において，血圧が次のいずれかに該当する場合.

　　収縮期血圧：160 mmHg 以上の場合
　　拡張期血圧：110 mmHg 以上の場合

②妊娠高血圧腎症・加重型妊娠高血圧腎症において，母体の臓器障害または子宮胎盤機能不全を認める場合.

● タンパク尿の多寡による重症分類は行わない.

発症時期による分類

日本妊娠高血圧学会は，妊娠34週未満に発症するものを早発型，妊娠34週以降に発症するものを遅発型としている[2].

臨床で役立つ知識　妊娠タンパク尿

妊娠20週以降に初めてタンパク尿が指摘され，分娩後12週までに消失した場合を妊娠タンパク尿というが，病型分類には含めない. 妊娠タンパク尿を認める場合は，のちに高血圧が出現し妊娠高血圧腎症となる可能性があるため血圧の推移に注意が必要であり，自宅血圧測定が推奨される.

C　治療

管理方法・治療

1）入院管理・安静

妊娠高血圧腎症は，胎盤機能不全，胎児機能不全，子癇などの重篤な合併症をきたしやすい状態であり，母体および胎児の慎重な経過観察のため入院管理が推奨される（表VI-7-2）. 一方で，入院中の厳格な床上安静は静脈血栓症のリスクともなり，治療的意義も乏しいため必要ない. 血圧が重症域でない場合は，自宅血圧測定したうえで外来での慎重管理となる場合もあり，食事療法，胎動の自己評価などに関する指導を行う.

もう少しくわしく　子癇（しかん）とは

妊娠20週以降に初めてけいれん発作を起こし，てんかんや二次性けいれんが否定されるものをいう. 発症時期によって，妊娠子癇，分娩子癇，産褥子癇と称する. 主な病態は可逆性の血管性脳浮腫であり，妊娠高血圧症の軽症でも起こりうる. 前駆症状として，頭痛，視覚異常，嘔吐，悪心（おしん）などがあり，高血圧にこれらの症状を認めた場合は子癇発症の可能性を念頭に置き対応することが必要である. 前駆症状に引き続き，強直性，間代性けいれんとなり，その後睡眠期となる. 子癇発作時の初期対応は，母体救急処置を最優先とする. 人手の確保，バイタルチェック，気道確保，静脈ルートの確保，酸素投与，分娩前であれば胎児心拍を確認し，けいれんを抑制するための薬剤（マグネシウム製剤，ジアゼパム，フェニトイン）の投与を行う. また，脳卒中，てんかん，低血糖発作，過呼吸発作，脳腫瘍，髄膜炎，解離性障害などとの鑑別が必要であり，頭部CTでの評価を考慮する. 母体の状態が安定化した後は，児の早期娩出を図る.

脳卒中の症状

意識障害持続，強度頭痛，頻回嘔吐，眼球位置異常，瞳孔異常，顔面麻痺，上下肢麻痺，言語障害など.

表Ⅵ-7-2　検査スケジュールと早産期（妊娠＜37 週）分娩考慮基準（目安）

検査項目	頻度（目安）	早産期（妊娠＜37 週）分娩考慮基準
1）血圧測定	3 回/日	高血圧緊急症または降圧薬が無効な重症高血圧　出現
2）体重測定	連日	急激な体重増加（＞3.0 kg/週）
3）NST，BPS(biophysical profile score)，臍帯動脈血流速度波形	適宜	胎児 well-being の悪化傾向
4）超音波による児体重測定	1 回/週	胎児発育停止 2 週間以上
5）血液検査（血小板，アンチトロンビン活性値，AST，LDH 値，尿酸値を含む）	1〜2 回/週	● 血小板減少傾向が明らかであり，血小板数＜10 万/L あるいは AST/LDH の異常出現 ● アンチトロンビン活性値減少傾向が明らかであり，アンチトロンビン活性＜60％あるいは AST/LDH の異常出現
6）①尿検査 　　②尿量測定（蓄尿）	① 1 回/週 ②適宜	尿中タンパク喪失量増大（＞5.0 g/日）あるいはタンパク/クレアチニン比増大（＞5.0）

［日本産科婦人科学会/日本産婦人科医会編集・監修：産婦人科診療ガイドライン 産科編 2017, p.195，日本産科婦人科学会，2017 より引用］

2）食事療法

極端な塩分制限は行わないが，過剰な塩分摂取を避け，7〜8 g/日の軽度の塩分制限を行う．

3）薬物療法

収縮期血圧≧160 かつ/または拡張期血圧≧110 mmHg を複数回認める場合は高血圧緊急症を念頭に置き，速やかに降圧を行う[3,4]．

140〜159/90〜109 mmHg の非重症域高血圧でも状況によっては降圧治療を考慮する必要がある．目標血圧は 140/90 mmHg 未満や 135/85 mmHg 未満などの一定の見解はないため，発症の時期や降圧開始時の血圧に応じて個別に対応する必要がある[3,4]．

急性期の降圧治療は，胎児心拍数モニタリングを行い胎児の状態を監視しながら行うことが重要である．

4）胎児の評価

胎児心拍数モニタリング，羊水量，胎児発育，BPS（biophysical profile score）などを評価し胎児の状態を把握する．

5）妊娠の終了

重症でない妊娠高血圧症候群の場合は，妊娠 37 週以降に分娩誘発を検討する．頸管熟化が進んでいない場合は慎重に待機することも可能だが遅くとも妊娠 40 週までには分娩を終了させることが望ましい．

重症の場合は，児の肺成熟がある程度期待できる妊娠 34 週までは，降圧薬を投与し厳重な管理下で妊娠を継続する努力をするが，**表Ⅵ-7-2** に示すような場合には早期分娩を考慮する．妊娠 34 週以降の待機的管理は勧められない．分娩方法（経腟分娩か帝王切開か）については，ケースバイケースで慎重に検討する必要がある．

メモ

経腟分娩とした場合も分娩進行中の血圧上昇，子癇発作，胎児機能不全などのリスクが高く緊急帝王切開の準備が必ず必要である．

合併症

1）HELLP 症候群

HELLP（Hemolysis：溶血，Elevated Liver enzymes：肝酵素上昇，Low Platelet count：血小板減少）症候群は，右上腹部痛，心窩部痛，悪心，頭痛，視覚障害などを初発症状とすることが多く，発症後，DIC，子癇，胎盤早期剝離，急性腎不全，肺水腫，母体死亡などを起こす危険のある症候群である．発生頻度は全妊婦の 0.2～0.9％ とされ，妊娠高血圧症候群の 10～20％ に合併する．HELLP 症候群では，約 90％ 程度が妊娠高血圧症候群を合併している[2]．

HELLP 症候群が発症した場合は，早期娩出（緊急帝王切開）が最善の治療法であるが，妊娠 34 週未満の場合は，母体の状態が安定していれば胎児の肺成熟目的にステロイドを投与し，24～48 時間待機してから娩出（緊急帝王切開）とすることもある．しかし，HELLP 症候群は前述のとおり母体の全身状態が急速に悪化し，母体死亡の報告もあるので慎重を要す．

2）常位胎盤早期剝離

妊娠高血圧症候群の妊婦は常位胎盤早期剝離の発症リスクが 5～6 倍高くなるといわれている[1]．

3）周産期心筋症

周産期心筋症は，心疾患の既往がない妊産婦が，妊娠期・産褥期に突然心不全をきたす疾患である．約 30％ が妊娠中に診断され，70％ は分娩時から産後に診断され，なかでも分娩時から産後 1 週間の診断が 1/3 を占め最多である．

症状は，息切れ，咳，浮腫，倦怠感，動悸，体重増加などであり，診断が遅れることで死亡にいたる疾患である．約 40％ で妊娠高血圧症候群を先行しており，最大のリスク因子といえる[5]．

治療経過

通常，妊娠高血圧症候群は分娩終了後に軽快するが，分娩後 24～48 時間後に子癇を発症することもあり，産褥も妊娠中と同様の降圧治療が必要である．さらに，産褥 1 週頃にかけて血圧が再上昇し，脳卒中を発症することもあると報告されている．高血圧の程度が改善されれば降圧薬を投与したまま退院とし外来でのフォローアップも可能である．重症例では，症状が改善されるまでは入院管理とする．

妊娠高血圧症候群の看護，退院支援

外来における妊娠高血圧妊婦へは，自宅血圧測定の指導，血圧上昇時や症状出現時の対応などの指導が必要である．

また，入院管理の場合は，自覚症状に乏しい状態で長期入院や食事療法が必要となることもあり，一方で，早産や胎児発育不全，胎児機能不全などへの不安を抱えることになる．さらに，胎児発育不全や重症妊娠高血圧症で早産となった母は，自責の念に駆られる場合もある．児娩出まで子宮内で育てたことをねぎらい，妊娠中・産褥期ともに精神的サポートが必要である．

産後，自宅に戻ると育児の負担や睡眠不足などにより，高血圧が悪化することもあるため，自宅での血圧測定を指導し，血圧上昇時の受診の必要性を十分に説明する必要がある．

●引用文献
1) 小林祐介，山本樹生：妊娠高血圧症候群．周産期医学 **46**（増刊号）：232-235，2016
2) 日本妊娠高血圧学会編：妊娠高血圧症候群の診療指針，メジカルビュー社，2021
3) 田中幹二：妊娠高血圧症候群．周産期医学 **51**（増刊号）：250-252，2021
4) 日本産科婦人科学会/日本産婦人科医会編集・監修：産婦人科診療ガイドライン 産科編 2023，日本産科婦人科学会，p.176-184，2023
5) 神谷千津子：周産期心筋症．周産期医学 **51**（増刊号）：259-262，2021

8 妊娠糖尿病（GDM）

妊娠中は，胎盤から産生されるホルモンが，インスリン作用に拮抗する方向に働くためインスリン抵抗性が上がる．このことは，胎児のエネルギー供給からは合理的であるが，耐糖能異常をきたしやすく母体の血糖上昇を引き起こす．妊娠初期の血糖値と胎児形態異常の関連が指摘されており，初期からのスクリーニングが重要である．妊娠中に発見される糖代謝異常には①妊娠糖尿病と②妊娠中の明らかな糖尿病（overt diabetes in pregnancy）がある．

A 病態

妊娠糖尿病とは

GDM：gestational diabetes mellitus

妊娠糖尿病（GDM）とは，妊娠中に初めて発見または発症した，糖尿病にいたっていない糖代謝異常である．妊娠中の明らかな糖尿病や糖尿病合併妊娠は含めない．

2010 年に診断基準が改訂され，妊娠糖尿病の有病率はそれまでの 3% から12% と 4 倍に増えた[1]．肥満，糖尿病家族歴，高齢，巨大児の分娩既往などがリスク因子である．日本での GDM の頻度は約 7〜8% である[2]．

B 診断

スクリーニング方法[3]

①妊婦健診として全妊婦に妊娠初期に随時血糖を測定する（カットオフ値は95〜100 mg/dL としている施設が多い）．

OGTT：oral glucose tolerance test

②初期検査でカットオフ値以下であった妊婦や 75 g 糖負荷試験（OGTT）にて GDM が否定された妊婦に対して妊娠中期（24〜28 週）に 50 g 糖負荷試

GCT：glucose challenge test

験（GCT）を行う（140 mg/dL 以上を陽性とする）．50 g GCT の代わりに随時血糖測定（100 mg/dL 以上を陽性）を行うこともある．

①または②でカットオフ値以上であった場合に 75 g OGTT を行う．随時血糖≧200 mg/dL のときは，妊娠中の明らかな糖尿病の可能性があり，75 g OGTT 検査で高血糖を招く可能性があるため，空腹時血糖，HbA1c，眼科診察などを行い「妊娠中の明らかな糖尿病」や「糖尿病合併妊娠」でないかを評価する必要がある．

診断基準

1）妊娠糖尿病（GDM）

75 g OGTT において次の基準を 1 点以上満たした場合に診断する．

①空腹時血糖値：≧92 mg/dL

②1 時間値：≧180 mg/dL

③2 時間値：≧153 mg/dL

2）妊娠中の明らかな糖尿病

①空腹時血糖：≧126 mg/dL

②HbA1c：≧6.5％

随時血糖≧200 mg/dL あるいは 75 g OGTT で 2 時間値≧200 mg/dL の場合は，妊娠中の明らかな糖尿病の存在を念頭に置き，①または②の基準を満たすか確認が必要である．

3）糖尿病合併妊娠

①妊娠前にすでに診断されている糖尿病

②確実な糖尿病網膜症

C 治療

主な管理方法・治療

1）血糖管理

妊娠中は，空腹時血糖値 95 mg/dL 未満かつ食後 1 時間値 140 mg/dL 未満，あるいは空腹時血糖値 95 mg/dL 未満かつ食後 2 時間値 120 mg/dL 未満，HbA1c 6.0～6.5％未満，グリコアルブミン 15.8％未満を目標とする[3]．

2）食事療法と運動療法

血糖コントロールの方法は，運動療法と食事療法である．妊娠中の運動療法は正常分娩率を上げるとの報告があるが，どの程度の運動が適切であるかは一定の見解はない．また，妊娠中は運動療法によりお腹の張りが頻回となる可能性や切迫早産となる可能性もあり，個々に対応が必要である．

食事療法について，耐糖能異常の妊婦のエネルギー必要量は統一された基準はないが，以下のような報告がある[1,2]．

非肥満妊婦（非妊時 BMI＜25）：標準体重×30 kcal＋200 kcal

肥満妊婦（非妊時 BMI≧25）：標準体重×30 kcal

標準体重

標準体重＝身長(m)×身長(m)×22

また，妊娠中の食事は高血糖を予防し，血糖の変動を少なくするために4〜6分割食とすることが推奨される．

3）インスリン療法

経口糖尿病治療薬は胎児への安全性が確立していないため，食事療法でもコントロールが不良の場合は，インスリン投与が必要である．超速効型（または速効型）インスリン毎食前3回投与が基本で，目標血糖が達成できない場合は，中間型インスリンを朝，就寝前に1〜2回追加投与する．投与量は，血糖自己測定（SMBG）を行いながら調整する．

SMBG：self monitoring of blood glucose

妊娠初期の悪阻，分娩時進行中で摂食できないとき，帝王切開時などは，血糖の大きな変動やケトーシス*を引き起こしやすく注意が必要である．

＊ケトーシス
インスリンが不足し糖の代謝ができなくなり高血糖となることで，脂肪が分解され体内にケトンが蓄積されることで起こる．口渇，多尿，全身倦怠感，悪心，嘔吐，意識障害などを起こす．

4）胎児の評価

器官形成期に母体が高血糖となることで胎児の先天奇形を引き起こすことがある．また，羊水過多，胎児発育不全，巨大児などのリスクもあり，血糖コントロールとともに胎児の超音波評価なども必要である．さらに，32週以降，胎児機能不全，子宮内胎児死亡の危険が高まる．とくに血糖コントロールが良好でない妊婦では，妊娠32週以降は胎児の well-being について胎児心拍数モニタリングや超音波を用いて適宜評価し，異常を認めた場合は早期入院管理が必要となる．

5）周産期管理

妊娠37週以降は胎児 well-being を評価し頸管熟化を考慮した分娩誘発または自然陣痛待機を行う[3]．血糖コントロール不良，糖尿病合併症悪化，巨大児疑いでは，分娩時期，分娩法を個別に検討する．妊娠糖尿病や糖尿病合併妊娠では，肩甲難産のリスクが高い．同じ児体重でも耐糖能異常（妊娠糖尿病または糖尿病合併妊娠）のない妊婦の3〜4倍ほど肩甲難産の危険性が高いため，遷延分娩，分娩停止，陣痛促進，器械分娩（吸引分娩，鉗子分娩）時には注意が必要である．

もう少しくわしく　巨大児

巨大児についての国際的な定義はない．日本では奇形などの肉眼的異常がなく，出生体重が4,000g以上のことを巨大児と呼び[4]，在胎週数は問わない．わが国では全分娩の0.8%を占め[5]，近年増加傾向にある．男児に多く初産婦より経産婦に多い．
巨大児では，緊急帝王切開の頻度が高くなり，経腟分娩では，肩甲難産，産道損傷のリスクが高くなる．児の新生児仮死，分娩時外傷（鎖骨骨折，末梢神経障害性麻痺：エルブ［Erb］麻痺やクルンプケ［Klumpke］麻痺，脳性麻痺）の危険もある．
しかし，妊娠中に胎児が巨大児かという正確な診断は困難である．
巨大児が疑われた場合の分娩方針については，コンセンサスがなく，患者・家族と相談し個別に決める必要がある．

RDS：respiratory
distress syndrome

耐糖能異常妊婦から出生する児は，呼吸窮迫症候群（RDS）や低血糖，多血症，高ビリルビン血症，低カルシウム血症などに注意する．

6）産後の管理

妊娠終了後は，インスリン抵抗性が改善するため耐糖能が正常化することが多いが，20～30％は耐糖能異常が産後も継続するといわれている．そのため，産後，6～12週で75 g OGTT検査を行う．また，次回妊娠時の妊娠糖尿病の再発率は57.6％といわれており，次回妊娠前の体重コントロールや妊娠時の早期からの対応の必要性を指導する必要がある[2]．

産後に75 g OGTTが正常化した症例でも20％で将来糖尿病に進行するといわれているため，予防のための運動や食生活の改善などの啓発が必要である[1]．

患者支援・患者教育

耐糖能異常を診断された妊婦は，胎児の奇形のリスクや胎児死亡，巨大児などについて不安や自責の念をもつこともある．血糖コントロールの重要性の理解を深め，SMBGやインスリン自己投与の技術の獲得，食事療法や運動療法に対するねぎらいとアドバイスなどが必要となる．

また，1型糖尿病合併の妊婦は，長年にわたりインスリン投与を行っており，自身で食事やインスリン量の調節を行ってきた者もいる．その場合，妊娠によるインスリン必要量の変化や目標血糖値の変化などに戸惑う妊婦もみられる．妊娠による母体の耐糖能の変化やコントロールの必要性を説明し，妊婦自身の血糖管理に関する意向を踏まえた支援をしていく必要がある．

母体の糖代謝異常は巨大児のリスク因子である．その他，肥満，過期産，巨大児分娩既往，親が大きい，多産婦，肩甲難産既往なども巨大児のリスク因子である．日本の糖代謝異常妊婦からの巨大児の頻度は3.7％といわれており，糖代謝異常のない妊婦の約4.1倍といわれている[3]．

● **引用文献**
1）増山　寿：妊娠糖尿病．周産期医学 **46**（増刊号）：229-231，2016
2）宮越　敬：妊娠糖尿病・妊娠時の明らかな糖尿病．周産期医学 **51**（増刊号）：246-249，2021
3）日本産科婦人科学会/日本産婦人科医会編集・監修：産婦人科診療ガイドライン 産科編 2023，p.20-27 p.189-192，日本産科婦人科学会，2023
4）日本産科婦人科学会編集・監修：産科婦人科用語集・用語解説集，改訂第3版，日本産科婦人科学会，2013
5）安日一郎：巨大児．周産期医学 **51**（増刊号）：328-331，2021

9 前置胎盤・常位胎盤早期剥離

妊娠中期以降の性器出血の場合，必ず鑑別に挙がる疾患が前置胎盤と常位胎盤早期剥離である．

9-1 前置胎盤

A 病態

前置胎盤とは

前置胎盤（placenta previa）とは，胎盤の一部または大部分が子宮下部に付着し，内子宮口に及ぶものをいう（図Ⅵ-9-1）．

前置胎盤の発生頻度は 1/300〜400 分娩とされている．

> メモ
> 近年増加傾向にある[1]．

帝王切開既往，子宮手術の既往，流産の既往，多産，高齢妊娠，喫煙，多胎妊娠，前置胎盤の既往，生殖補助医療による妊娠などがリスク因子である[1]．

症状

無痛性で突然の出血が反復または，持続する．最初は少量であることもあり，これを警告出血と呼ぶ．短時間にきわめて大量の出血となることもあり速やかな対応が必要である．帝王切開中，あるいは術後も，子宮峡部の収縮が不良で胎盤剥離面からの出血が大量となることもある．

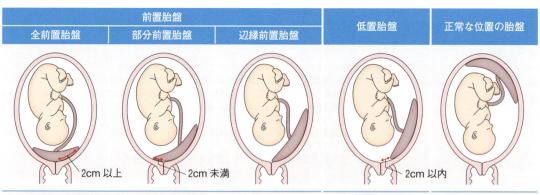

図Ⅵ-9-1 前置胎盤，低置胎盤，正常な位置の胎盤

B 診断

診断の進め方

　経腟超音波にて胎盤が子宮口をおおう所見を確認する．妊娠28週以降に出血のリスクが高くなるため早期に診断し対応することが必要である．妊娠早期に前置胎盤のように見えても，その後の子宮の増大や子宮下節の伸長に伴い胎盤と子宮口との位置関係が変化するので，妊娠20週以降に確認し，前置胎盤が疑われた場合には経時的な変化を観察する必要がある．

分類

　前置胎盤の分類を**図Ⅵ-9-1**に示す．

鑑別診断

1）常位胎盤早期剝離

　子宮体部に付着している胎盤が胎児娩出前に子宮壁より，部分的または完全に剝離する疾患である．

2）低置胎盤

　図Ⅵ-9-1のとおり．

3）前置血管

　臍帯が胎盤から離れた卵膜に付着しており，卵膜を走行する臍帯血管が内子宮口を横断して走行するもの．血管の破綻により外出血と胎児心拍異常を起こし急激に児の状態が悪化し，胎児死亡となることもある．前置胎盤からの出血と症状が似ているが，前置血管の出血の場合は，胎児心拍異常が著しいことが多い．

C 管理方法・治療

　前置胎盤は妊娠中の大出血により早期娩出が必要となる可能性が高い．前置胎盤と診断した場合は，早産児，母体出血，緊急帝王切開への対応ができる施設での管理が必要である．

　出血がない前置胎盤症例の予防的入院管理については積極的に勧める根拠はないが，施設の救急体制，輸血の準備，自宅から病院までの距離や移動手段などをもとに検討する必要がある．

　警告出血があった場合は，入院管理とする．子宮収縮抑制薬の投与の有効性は明らかでないので症例ごとに検討が必要である．早産となる可能性が高いと判断した場合は母体ステロイド投与などを行う．また，緊急手術に対応できる準備を行い，可能な場合は自己血貯血などを行う．前置胎盤の3.5％で出血により子宮摘出が必要であったとの報告もあり[2]，大量輸血，子宮摘出，子宮動脈塞栓術などの可能性を妊婦，家族に説明し，施設内での各部署との連携や準備が必要となる．

　出血がコントロールできない場合は，緊急帝王切開術を行う．

> **もう少しくわしく**
>
> ## 癒着胎盤，前置癒着胎盤
>
> 癒着胎盤とは，胎盤の絨毛が子宮筋層内に侵入し胎盤の一部または全部が子宮壁に強く癒着して剝離が困難なものをいう．前置胎盤の5～10％に癒着胎盤が合併する（前置癒着胎盤）[2]．帝王切開術や子宮手術の既往がある症例に前置胎盤が合併した場合は，癒着胎盤の可能性を検討する必要がある．その他の癒着胎盤のリスク因子として，体外受精，流産手術の既往，子宮内膜アブレーション，多産，高年妊娠，喫煙，多胎妊娠などがある．
>
> 前置癒着胎盤の診断法には，超音波検査，MRI，膀胱鏡などがあるが，確実に診断，または否定する方法は現在のところ確立していない．帝王切開既往患者が前置胎盤を合併し，とくに胎盤が既往帝王切開創をおおっている場合には，癒着胎盤の可能性を想定しながら事前の検査，妊娠・分娩管理を行う必要がある．
>
> 前置癒着胎盤の手術には，輸血や塞栓術などの準備が必要である．そのため，緊急手術を避けるために手術時期を通常よりも早期に設定することもある．

手術中，胎盤剝離面からの出血に対しては，縫合止血法や子宮腔内バルーンタンポナーデが行われる．剝離面からの止血が困難な場合は，動脈塞栓術や子宮摘出も考慮される．

手術後も，弛緩出血や胎盤剝離面からの出血に注意して術後経過を慎重に管理する必要がある．

9-2 常位胎盤早期剝離

A 病態

常位胎盤早期剝離とは

常位胎盤早期剝離（placental abruption）とは子宮体部に付着している胎盤が胎児娩出前に子宮壁より部分的または完全に剝離する疾患であり，児だけでなく母体の生命にもかかわる重篤な周産期合併症である．

疫学

おおよそ100妊娠に1例の頻度で発生するという報告もある[3]．

> **メモ**
> 前置胎盤と同様に近年発生頻度が上昇している[4]．

リスク因子

常位胎盤早期剝離のリスク因子を**表Ⅵ-9-1**に示すが原因不明である．それら以外に，交通事故やDVなどによる腹部外傷などもある．

症状

典型的な症状は，**外出血**，**下腹部痛**（板状硬，子宮の圧痛），**子宮収縮**であるが，この3徴をすべて満たさない場合も多く，多様な症状を示す．

表VI-9-1　常位胎盤早期剝離のリスク因子

リスク因子	相対リスク
高年齢・多産	1.3〜1.5
妊娠高血圧症候群	2.1〜4.0
慢性高血圧	1.8〜3.0
37週未満の前期破水	2.4〜4.9
多胎妊娠	2.1
低出生体重児	14.0
羊水過多症	2.0
喫煙	1.4〜1.9
血栓性素因	3〜7
常位胎盤早期剝離の既往	10〜25
子宮筋腫	?

［山下隆博：常位胎盤早期剝離．周産期医学 **46**（増刊号）：332，2016 より引用］

B　診断

診断の進め方

　経腹超音波：胎盤肥厚像（5 cm 以上）や胎盤後血腫の描出により診断できることもあるが，発症直後には血腫が超音波で検出できないこともある．

　腹部所見：腹部は全体的に緊満し硬い（板状硬）．全体的に圧痛を認めるが，胎盤剝離部位に一致して強い圧痛がある．

　内診所見：外出血は少ないともいわれるが，外出血を伴うこともある．破水している場合は，血性羊水の流出を認める．

　胎児心拍数陣痛図：児の心拍異常（遅発一過性徐脈や重症変動一過性脈など）を認めることが多い．陣痛計ではさざ波状の子宮収縮を認めることもある．

　上記所見のすべてを認めないことも多いため，以上の所見のいずれかを認めた場合は，常位胎盤早期剝離の可能性を念頭に置く必要がある．

鑑別

1）前置胎盤

　前置胎盤と常位胎盤早期剝離との鑑別を**表VI-9-2**に示す．

2）切迫早産

　外出血があり子宮収縮が頻回に認められる場合は，胎盤早期剝離の可能性も考え超音波検査や胎児心拍数モニタリングなどで胎盤早期剝離の所見がないか確認し，さらに慎重に経過観察が必要である．

表Ⅵ-9-2　前置胎盤と常位胎盤早期剝離との鑑別

	前置胎盤	常位胎盤早期剝離
出血	外出血が多い	外出血が少なく子宮内出血が多いことがある
出血の状態	陣痛発作時に多く破水により減少	陣痛間欠期に多い，または陣痛とは無関係
痛み	なし	胎盤付着部位に著明
子宮底	上昇しない	上昇する
母体貧血	外出血量と相関	外出血量と相関しない
胎児心拍数モニタリングにおける胎児低酸素所見	比較的少ない	多い
超音波所見	胎盤が子宮口をおおう（経腟超音波）	胎盤後血腫，胎盤肥厚（経腹超音波）
DIC	少ない	多い

3）子宮破裂

突発する下腹部痛，外出血，ショックという症状が共通する．子宮破裂の場合，胎児の腹腔内への脱出が起こり，その結果，胎児部分の触知が容易となることが鑑別点となる．

C　治療

常位胎盤早期剝離と診断した場合は，可及的速やかな児の娩出が必要で，緊急帝王切開が必要となることが多い．また，播種性血管内凝固症候群（DIC）を併発することが多く，DIC の評価を行い必要な場合は速やかに治療が必要となる．常位胎盤早期剝離で胎児が子宮内で死亡している場合は，必ずしも帝王切開としない場合もあるが，速やかな児の娩出と母体の全身状態の改善，DIC 治療などが必要となる．

● 引用文献
1）西島浩二，吉田好雄：前置胎盤・癒着胎盤．周産期医学 **46**（増刊号）：258-262，2016
2）日本産科婦人科学会/日本産婦人科医会編集・監修：産婦人科診療ガイドライン 産科編 2020，p.147-150，日本産科婦人科学会，2017
3）日本産科婦人科学会/日本産婦人科医会編集・監修：産婦人科診療ガイドライン 産科編 2023，p.173-175，日本産科婦人科学会，2023
4）山下隆博：常位胎盤早期剝離．周産期医学 **46**（増刊号）：332-334，2016

10 血液型不適合妊娠

血液型不適合妊娠（blood group［type］incompatibility）とは，母体と胎児の血液型が異なり，しかも母体がもつ赤血球に対する抗体（自然抗体または感作抗体）により，胎児・新生児に溶血を起こす可能性のある妊娠をいう．主に Rh 型と ABO 型の胎児と母体の不一致が問題となるが，頻度や重症度からみると Rh 型血液型によるものが多い．

A 病態

発症機序

胎児の血液と母体の血液は混じり合わないようになっているが，胎児の血液が母体側に紛れ込んでしまう場合がある．その際に，母体と胎児の血液型が異なることによって，胎児の赤血球に対して母体の免疫反応が起こり，赤血球を異物として攻撃対象とする抗体（非定型抗体）が産生される（母体感作）．この抗体が胎盤を通じて胎児へ移行すると，胎児の赤血球が破壊され貧血に陥る状態が，胎児（新生児）溶血性疾患である．

> **Rh 陰性**
> 日本人では Rh 陰性の頻度が低い（約 0.5％）．

> **メモ**
> 母親が O 型で胎児が A 型か B 型の場合に起こりうる．

Rh 血液型では D，C，c，E，e の 5 種類の抗原があるが，最も免疫原性の強い D 抗原をもって，陽性なら Rh 陽性，陰性なら Rh 陰性としている．問題になるのは Rh 陰性の母体に対して胎児が Rh 陽性の場合であり，重症化する場合がある．一方，ABO 血液型不適合による妊娠で問題となるのは新生児期になってからで，溶血性疾患が生じても軽症が大半である．

症状

母体では感作の有無にかかわらず無症状である．一方，胎児や新生児では，感作の程度（抗体価）によって，重症化すると貧血，重症黄疸，全身水腫をきたす．

B 診断

どのような症状から血液型不適合妊娠が疑われるか

胎動や胎児発育などに注意する．胎動の減少は児の状態悪化を示唆している場合があり，子宮底長にも注目する．

診察の進め方・確定診断の方法

- 既往妊娠や分娩歴（流産歴も含め）を確認し，母体が Rh 陰性で，児の父親の血液型が Rh 陽性の場合，妊娠初期および妊娠 28 週前後に間接クームス（Coombs）試験（母体血中の抗 D 抗体価を測定）を行う．
- 間接クームス試験で 16 倍以上であれば，妊娠中の抗体価推移を定期的検査で確認する．妊娠 28 週前後で陰性であれば，母体へ抗 D 免疫グロブリン

メモ

Rh 抗体への感染リスクは妊娠 28 週以後に上昇する.

を投与する.

- 妊婦健診での超音波検査で,発育状態だけでなく,皮下浮腫や心拡大の有無などに注目する.抗体価上昇に伴う胎児貧血の指標として胎児中大脳動脈の最高血流速度の測定を行う.羊水検査における羊水中ビリルビン様物質の測定（ΔOD450）による推定もできるが,確定診断にはいたらない.胎児溶血性貧血が強く疑われる場合には,超音波ガイド下に臍帯静脈穿刺を行い,胎児貧血の程度を直接調べることもある.
- 出生後は,新生児直接クームス検査を行う.陽性であれば溶血性疾患が起こる可能性がある.
- ABO 型不適合の場合の間接クームス試験は診断に有用でない.A 抗体や B 抗体の抗体価を測定する.またまれではあるが,不規則抗体と呼ばれる他の赤血球抗体の中で重症化の可能性が高い抗体価が 16 倍以上示す場合は推移に注意する.

C 管理方法・治療

メモ

日本人妊婦の不規則抗体陽性率は 2～3％であるが,妊娠早期には陰性でも妊娠経過中に出現してくる可能性があることに留意する.

妊娠早期に血液型（ABO,Rh 血液型）と不規則抗体を調べて発症リスクを評価することが重要である.胎児溶血性重症貧血に対しては,早期娩出で新生児治療を行うか,妊娠期間の延長が必要な場合には母体血漿交換や胎児輸血が主な治療である.新生児黄疸に対し,光線療法や交換輸血が行われる場合がある.また,Rh 陰性の母体から Rh 陽性の新生児が産まれ,未感作であれば,次回妊娠時の母体感作予防として分娩後 72 時間以内に母体へ抗 D 免疫グロブリンを投与する.

メモ

抗 D 免疫グロブリンは血液製剤であるので,輸血に準じた同意を得ることが必要である.

11 双胎

2 人の胎児を同時に子宮内に有する状態を**双胎**（twins）という.自然妊娠での双胎は母体 150 例に 1 例程度の発症頻度とされてきたが,近年,不妊治療（排卵誘発薬,体外受精・胚移植などの生殖補助医療）の進歩によって,全分娩件数の 1％強を占めるまでになっている.

膜性診断

ここでいう膜性診断とは,絨毛膜と羊膜の数を把握することであり,卵性（一卵性,二卵性）にかかわらず,胎児の有する絨毛膜と羊膜の数が最も重要であることに留意する.

膜性診断

双胎妊娠における**膜性診断**は,その後に予想される合併症や分娩までの管理,さらには予後も異なってくるので,妊娠初期に超音波検査で確実に行うことが重要である（**表Ⅵ-11-1**）.

1）卵性と膜性の関係について

一般的に双胎を語る場合に,一卵性か,二卵性かという卵性の分類が膜性分類と必ずしも一致しないことに注意する.すなわち,二卵性はほぼ 100％が**二絨毛膜二羊膜（DD）**であるが,一卵性は 70～75％が一絨毛膜性である

DD：dichorionic diamniotic

メモ

胎盤が明らかに2つ（分離）存在すれば二絨毛膜二羊膜双胎を疑う．

表VI-11-1 双胎妊娠の初期超音波所見

膜性	二絨毛膜二羊膜（DD）	一絨毛膜二羊膜（MD）	一絨毛膜一羊膜（MM）
胎嚢	2	1	1
卵黄嚢	2	2	2
羊膜腔	2	2	1
二卵性	100％	0	0
一卵性	25％	75％	<1％

MD：monochorionic diamniotic

MM：monochorionic monoamniotic

一方，25〜30％は二絨毛膜二羊膜である．性別は，一絨毛膜性双胎は同性であるが，二絨毛膜性は同性，異性いずれもありうる．一卵性の場合は1つの受精卵から2つの卵に分離したタイミングが早ければ二卵性と同じくおのおのの胎児が羊膜と絨毛膜を有するが，分離が少し遅れると**一絨毛膜二羊膜（MD）**双胎，さらに遅れると**一絨毛膜一羊膜（MM）**双胎となる．分離が遅れれば遅れるほど独立性が低くなり，予後も不良になることが知られている．

2）膜性診断の方法

妊娠週数が進むと診断が困難となるため，妊娠初期（遅くとも妊娠14週まで）に超音波検査によって，確認できた胎嚢の数を絨毛膜数として，また胎嚢の中の胎児を含む羊水腔を囲う羊膜（羊膜腔）の数をもって，膜性診断を行う．二絨毛膜性双胎は隔膜の厚みが目立つことに注目する．膜性診断ができない場合は一絨毛膜性双胎として管理する．

11-1 多胎妊娠の母体合併症・胎児合併症

多胎妊娠は，母体と胎児双方にとってハイリスク妊娠であり，単胎妊娠に比較して産科合併症の発生率は高い．母体合併症と胎児合併症に分けてその病態と診断における留意点について概説する．

A 病態と診断

母体合併症の病態

膜性にかかわらず，母体合併症として最も留意すべき病態は，早産と血栓塞栓症，妊娠高血圧症候群である．

多胎妊娠では単胎妊娠の場合と比べて，児の発育に応じて生じる子宮の増大，伸展のスピードが早く，切迫流産や切迫早産・早産のリスクが高い．ま

た子宮の圧迫により下肢の浮腫や静脈瘤が生じやすく，長期安静入院が加わると血栓塞栓症のリスクも上昇する．循環血液量の増加が単胎より大きく，妊娠高血圧症候群になりやすい．

また，分娩に際しては微弱陣痛から分娩促進が必要となったり，分娩後には子宮筋の過度伸展後の回復が遅れ弛緩出血をきたし，分娩時出血の増加による二次的合併症を生じる場合も考慮した対応を心がける必要がある．一般に第Ⅰ児娩出後の第Ⅱ児の予後が悪く，予定での帝王切開分娩が選択されることが少なくない．

胎児合併症の病態

二絨毛膜性双胎に比べて一絨毛膜性双胎の合併症発生率は高く，MD双胎の周産期死亡率は4.4〜7.5％，神経学的後遺症は5.5〜16.4％と，DD双胎のそれら，1.7〜1.8％，1.7〜2.4％と比較しても有意に上昇する．

TTTS：twin-twin transfusion syndrome

1）双胎間輸血症候群（TTTS）

双胎間輸血症候群（TTTS）とは，MD双胎の5〜15％に生じる合併症で，胎盤を共有しているため，両児間の血管吻合による循環血液量のアンバランス（循環血液量の不均衡）が生じる状態をいう．双胎では最も重篤な合併症で，早期発見と診断が重要である．

供血児は，循環血液量が減少（貧血）になることから，胎児発育不全をきたし，腎への循環血流低下により尿量産生は減少し，羊水過少となる．

一方，受血児は，循環血液量が増加（多血）になることから，心肥大や心不全による浮腫，尿量産生は増加するため羊水過多となる．

TTTSの診断基準には両胎児の発育差は含まれず，超音波検査で羊水ポケットを測定し，羊水過多（≧8 cm）と羊水過少（<2 cm）を同時に認めた場合に，発症を考える．重症度分類はQuinteroのstage分類*が用いられるが，無治療のままTTTSが進行すると，受血児の羊水腔が増大し，羊水腔が少ない供血児は胎動が制限され動けなくなり，両胎児とも胎児死亡にいたることが多い．

*Quinteroのstage分類
①羊水過多・過少，②スタック状態（身動きができない），③血流異常，④胎児水腫，⑤胎児死亡，の5項目の有無を段階的にⅠ〜Ⅴで重症度を評価する．

2）一児発育不全（selective FGR）

一児の推定体重が−1.5 SD以下，または両児の体重差を25％以上認める場合のことを指す．胎盤内の血管吻合を介した血流移行が成因と考えられているため，MD双胎で多くみられるが，必ずしも大きな胎児が多血で小さい胎児が貧血とは限らない．血管吻合のないDD双胎でも起こりうるが，MD双胎でTTTSに一児発育不全がある場合は予後不良であることが多い．

3）一児死亡

妊娠初期に双胎妊娠が判明した後で，一児が流産となったものを**バニシング・ツイン**（vanishing twin）と呼び，双胎の10％程度にみられる．初期に消失した場合は中期以降の一児死亡に比べ，生存児に与える影響はきわめて少ないため，児の予後は良好である．

一方，妊娠中期以降の双胎一児死亡においては，胎児合併症や予後の面で

一絨毛膜と二絨毛膜では大きく異なる．一絨毛膜性双胎の胎盤には両児間に血管吻合があるため，一児死亡後の他児の50％は死亡または脳障害をきたす．二絨毛膜性双胎の場合は一児が死亡しても，胎児間での血流移行が発生しないので，胎児死亡や神経学的後遺症への影響はない．

4）臍帯相互巻絡

双胎の約1％を占めるMM双胎に生じる合併症である．両児を隔てる隔膜が存在しないため，臍帯が互いに絡み合う状態を指す．MM双胎の胎児死亡は4～20％と高く，臍帯相互巻絡による子宮内胎児死亡はその半数以上にみられる．

B 合併症を意識した診察の進め方

母体合併症の診察の進め方

双胎妊娠の場合は，単胎と比べて比較的早い週数から早産や妊娠高血圧症候群が生じるリスクが高いため，外来での妊婦健診では，切迫症状の有無や血圧測定，尿タンパクの有無，子宮頸管長測定などを定期的に行う．

胎児合併症の診察の進め方

● 妊婦健診において，二絨毛膜性双胎では妊娠20週以降4週ごと，一絨毛膜性双胎ではTTTSが発症し始める妊娠16週以降2週ごとの，超音波検査による胎児発育の評価を行う．

● 一絨毛膜性双胎においては，胎児合併症のリスクを考え，胎児の厳重なモニタリングを行う．超音波検査では推定児体重や羊水量の不均衡の有無，膀胱像の確認などを中心にTTTSや一児発育不全の早期発見に努める．経過良好であれば外来管理は可能であるが，切迫早産など母体合併症により入院管理となる場合も多い．

● 妊娠中期以降に一児死亡が認められた場合，一絨毛膜性双胎であっても早期娩出が生存児の予後を改善するエビデンスがないため，超音波検査で発育状態を評価しながら待機的管理を行う．ただし，最善を尽くしても生存児の予後が不良であることを妊婦および家族に説明する．

C 治療

FLP：fetoscopic laser photocoagulation of communicating vessels

母体合併症，胎児合併症，おのおのに応じた治療を行う．妊娠16週以上，妊娠26週未満で，胎児死亡のないTTTSに対して，胎児鏡下胎盤吻合血管レーザー凝固術（FLP）を行う場合がある．両児間の胎盤血管吻合を遮断することで血流不均衡を是正する根治療法であるが，母体が手術に耐えられることや切迫徴候がみられないこと，そして実施可能な施設が限られていることを説明する必要がある．

第Ⅵ章　妊娠期の異常　各論

12 | 胎児発育不全（FGR）

FGR：fetal growth
restriction

SGA：small for gesta-
tional age

　胎児発育不全（FGR）とは，妊娠中の超音波検査で測定した胎児推定体重が週数の胎児体重と比較して明らかに小さい場合のことを指す．在胎期間別出生児体格標準値で出生時の身長も体重も 10 パーセンタイル未満の新生児を SGA 児としているが，SGA 児となる可能性の高い FGR はハイリスク妊娠の 1 つである．出生時体重基準曲線ではなく，胎児体重基準値を用い，－1.5 SD 以下を診断の目安とする．

A 病態

　原因は多岐にわたり，大きく分けて，母体側，胎児側，さらに胎盤や臍帯に起因する因子の 3 つに大別できる（**表Ⅵ-12-1**）．

B 診断

どのような症状から胎児発育不全が疑われるか

　妊婦健診ごとに子宮底長を測定し，週数に比して低値であれば本疾患を疑う．胎動減少の有無に留意し，妊娠高血圧症候群に伴う胎児発育不全では，胎児の状態悪化に先行した血圧上昇がみられやすいため，頭痛や頭重感など症状出現した場合は適切な胎児評価を行う．

診察の進め方・確定診断の方法

● まず，正確な妊娠週数であるかを確認する．妊娠初期に超音波検査で頭殿長測定がされているかなど，週数修正の妥当性を確認する．
● 原因となりうる母体合併症がある場合には，他の診療科と連携するなどしてその改善や除去に努める．
● 超音波検査による発育評価を行う．胎児超音波検査で，推定児体重のほか，

表Ⅵ-12-1　**胎児発育不全をきたす主な原因・リスク因子**

母体因子	●妊娠高血圧症候群
	●生活習慣によるもの（喫煙，アルコール）
	●母体特徴によるもの（低身長，妊娠前のやせ，体重増加不良）
	●合併症によるもの（高血圧，糖尿病，腎疾患・甲状腺疾患・自己免疫疾患など）
	●薬物によるもの（バルプロ酸，ワルファリンなど）
胎児因子	●多胎妊娠
	●染色体異常（18 トリソミー，13 トリソミー，ターナー［Turner］症候群など）
	●胎児感染（サイトメガロウイルス，風疹ウイルス，トキソプラズマ，梅毒など）
胎児付属物因子	●胎盤の異常
	●臍帯付着部異常（卵膜付着，辺縁付着）

胎児頭囲や腹囲，羊水量に注目した経時的測定を行いながら，総合的に診断する．
- 胎児機能評価としては，胎児心拍数モニタリングによるノンストレステスト（NST）や血流再分配の有無を評価する．

NST：non-stress test

> **メモ**
> 超音波ドプラ法により臍帯動脈や胎児中大脳動脈の波形を評価する．

C 管理方法・治療

主な管理方法・治療

胎児発育を評価し，未熟性との兼ね合いでできるだけ適切なタイミングで娩出を図るが，生活習慣の改善，原因疾患の改善を除き，妊娠期の有効な治療は確立していない．

退院・患者支援

母体因子を伴わず，早い週数からみられる胎児発育不全の場合は染色体異常を含めた胎児因子の可能性があり，妊娠中から心理・社会的配慮が必要となることがある．

13 羊水過多症，羊水過少症

妊娠中期以降，羊水の大部分は胎児尿由来であり，胎児が羊水中に排尿し，その羊水を嚥下(えんげ)することで羊水量は調節されている．羊水ポケット≧8 cm，あるいは羊水インデックス法（AFI）≧24 cm 以上を羊水過多，羊水ポケット＜2 cm，あるいは AFI＜5 cm を羊水過少としている．

AFI：amniotic fluid index

> **羊水量の測定**
> p.262 参照．

13-1 羊水過多症

A 病態

羊水過多症とは

羊水過多症（〔poly〕hydramnion）とは，超音波検査における羊水ポケット，あるいは羊水インデックス法で上記基準を満たし，その過多状態により悪心(おしん)・嘔吐などの消化器症状，浮腫や切迫早産徴候を併発した病態を指す．

原因・発症機序

重症ほど原因が発見されやすいものの約60％は原因が不明とされている．その中でも母体側の原因として，最も多いのが糖尿病を合併している場合（妊娠糖尿病を含む）である．母体が高血糖の状態に置かれることで羊水産生の増加をきたし，羊水過多になりやすい．

一方，胎児側の原因は，羊水産生が増加する場合と，羊水吸収が低下する場合に大別できる．羊水産生の異常増加は，胎児尿産生過剰状態を示してお

り，双胎間輸血症候群（受血児側），胎児貧血をきたす疾患（血液型不適合妊娠，パルボウイルス感染，遺伝性貧血など）や胎児バーター（Bartter）症候群，さらに胎盤血管腫などの胎盤異常が挙げられる．一方，羊水吸収の低下は，胎児の羊水嚥下や吸収の障害を示唆しており，主に，胎児の消化管閉鎖（とくに食道や十二指腸などの上部消化管）や神経筋疾患，中枢神経奇形，染色体異常（18トリソミー，13トリソミーなど）などが挙げられる．

B 診断

どのような症状から羊水過多症が疑われるか

妊婦健診で子宮底長や腹囲の増大に伴い，悪心や嘔吐，下半身の静脈瘤，胎動を感じにくいという訴えがある場合は，羊水過多症を疑う．重症になると呼吸困難を呈することがある．

診察の進め方・確定診断の方法

- 羊水過多を疑ったら，まず超音波検査で羊水ポケット，羊水インデックス法で羊水量を測定する．推定児体重が週数に比して大きい場合には，（妊娠）糖尿病の合併を念頭に，随時血糖検査やブドウ糖負荷による負荷前後の血糖検査を行う．糖尿病の存在が確認できれば，インスリン投与を含めた厳重な血糖コントロールを行う．
- 胎児側要因としての神経筋疾患や中枢神経系奇形では，胎動の減少を伴うことが多いが，その客観的評価は困難である．家族歴の聴取や母体の身体的特徴（筋強直性ジストロフィーなど）が診断の手がかりになることがある．
- また，胎児超音波検査において，消化管通過障害による口側消化管の拡張や脳室拡大の有無，脊椎異常の有無などを中心に精査を進める．

C 治療

原因検索を行うとともに，早産予防のための安静や子宮収縮抑制薬の投与が行われることが多い．母体症状軽減または妊娠期間延長を目的とした羊水除去を考慮する．羊水除去が頻回に及ぶ場合などは，胎児の成熟を考慮したうえで，分娩誘発を行う場合がある．

13-2 羊水過少症

A 病態

羊水過少症とは

羊水過少症（oligo〔hydr〕amnion）とは，超音波検査において羊水ポケット

＜2 cm，あるいは羊水インデックス法（AFI）＜5 cm を満たし，その過少（減少）状態により胎児や母体に合併症を併発した病態を指す．妊娠中期における羊水過少は胎児の肺成熟に障害をきたし胎外生活を困難にしたり，臍帯圧迫による胎児機能不全の原因となるので十分注意が必要である．また，羊水過少が長期に及ぶ場合は胎児四肢の運動が制限されるため骨の弯曲や発育異常をきたす．

原因・発症機序

軽度〜中等度の羊水過少では，明らかな原因が同定されないものが大部分だが，前期破水による羊水流出や過期妊娠による生理的減少を除けば，胎児の尿産生量が減少することが主な羊水過少の原因といえる．

胎児の尿産生量が減少する機序としては，次の2つに大別される．

1）胎児の腎臓や尿路の器質的異常があるために尿量産生ができない場合

腎が形成されていない，不完全で尿が産生できない，尿路が閉鎖していて尿が排出できないなどのために起こる．妊娠中期からみられる羊水過少の半数は先天的な胎児異常を伴う．代表的なものはポッター（Potter）症候群✏で，予後不良である．

2）腎臓や尿路は正常にあるが胎児の尿量産生の機能が低下している場合

胎盤の機能不全が背景にあるために起こる．妊娠高血圧症候群や膠原病，抗リン脂質抗体症候群，血栓症などによって胎児が発育不全をきたすと，血流が脳をはじめとした重要臓器に再分配されるため，腎への血流は相対的に低下し，尿産生が低下していることが多い．また，母体が非ステロイド性抗炎症薬や降圧薬としてアンジオテンシン変換酵素（ACE）阻害薬やアンジオテンシン受容体拮抗薬の内服をすると胎児腎機能障害を起こし羊水過少となることが知られており，妊婦に投与禁忌となっている．

> **✏ ポッター症候群**
> 左右の腎臓の無形成，肺は低形成，四肢の骨形成異常がみられる．

ACE：angiotensin-converting enzyme

B 診断

どのような症状から羊水過少症が疑われるか

母体に症状はみられないが，妊婦健診で子宮底長が週数に比して過小の場合は羊水過少を念頭に評価する．胎児心拍数モニタリングで原因不明な胎児機能不全や，胎盤機能不全の原因となる妊娠高血圧症候群でみられる高血圧症状（頭痛や目がチカチカするなど）がみられた場合にも羊水過少を念頭に超音波検査を行う．

診察の進め方・確定診断の方法

● 妊婦健診で週数に比して子宮底長が小さいときは，超音波検査で児体重のみならず羊水ポケット，羊水インデックス法で羊水量を測定する．腟鏡診やリトマス試験紙などで羊水流出の有無を評価し，前期破水であれば妊娠週数と胎児成熟度を鑑みて妊娠継続か積極的な分娩に誘導していくかを決定する．

- 前期破水が除外された場合，羊水過少が発現した時期が妊娠中期であれば，胎児腎尿路系の形態異常の有無を中心に精査を行う．同時に母体合併症の有無や内服薬の確認を行う．明らかな胎児異常がみられず，軽度〜中等度の羊水過少であれば，定期的な超音波検査による胎児観察や発育評価や胎児心拍数モニタリングを行いながら至適分娩時期に向けて継続管理を行う．
- 妊娠後期になると胎盤機能不全によるものが多く，妊娠高血圧症候群の存在を念頭に，血圧や尿タンパク，高血圧症状の有無に留意する．妊娠末期では生理的羊水減少が起こるため，羊水過少症の範疇に入る妊婦が増えるが，胎児心拍数パターン異常がみられる頻度も高くなるため，妊娠37週以降の分娩誘発も考慮する．

C 治療

　羊水過少症の一般的治療法はない．胎外生活が可能な週数においては，適切な時期での分娩を検討する．臍帯圧迫や胎児肺成熟障害を防ぐための37℃に保った生理食塩水を用いる人工羊水注入法は，一時的な羊水量増加に効果があるとされるが，妊娠期間の延長など周産期予後の改善に関するエビデンスは得られていない．

14 合併症妊娠

　何らかの合併症をもつ妊娠（**合併症妊娠**）では，疾患そのものの管理を関連診療科と連携して行うことが必要である．

　妊娠中・授乳中の服薬への不安から必要な服薬を自己中断してしまうことも見受けられる．服薬の要否とともに胎児への影響の有無や，母乳の授乳の可否に関する情報提供と適切な支援を忘れないようにする．

　さらには合併症を抱えての育児に臨むことになる妊産婦へは，それぞれの状況に応じた育児支援を妊娠中から考えておくことが重要である．

14-1 婦人科疾患

　婦人科疾患で比較的頻度の高いものとして，子宮筋腫，子宮内膜症，子宮奇形，子宮頸がん初期病変，卵巣腫瘍がある．

子宮筋腫

　妊娠に筋腫が合併する頻度は1.6〜10.7％といわれるが[1]，妊婦の高年齢化に伴い，合併率は増加傾向にある．一般的に筋腫のサイズが大きいほど，数が多いほど，着床・胎盤付着部位に近いほど筋腫による障害の頻度が高くな

る．妊娠時は流・早産，胎児の発育障害，子宮内胎児死亡，常位胎盤早期剝離，分娩時は胎位異常，産道通過障害，弛緩出血，産褥時は子宮復古不全，悪露停滞，晩期出血の原因となりうる．妊娠中・分娩後に筋腫が変性を起こし，疼痛，発熱，感染源となり，加療を要する場合がある[2]．

子宮内膜症

生殖年齢における罹患率は10%程度と見積もられ，不妊の原因となるため生殖補助医療での妊娠で診断されていることもある．流産，早産，SGA児*出産，妊娠高血圧腎症，前置胎盤，分娩時異常出血のリスクが上昇する．帝王切開分娩率は有意に上昇する．

子宮奇形

臨床的に問題となるものとして中隔子宮，双角子宮，重複子宮，単角・副角子宮がある．子宮奇形は流・早産，胎児発育障害，胎位異常（骨盤位，横位），遷延分娩，弛緩出血などの原因となる．妊娠中の管理では流・早産に注意し，分娩に際しては胎位異常，微弱陣痛，遷延分娩のため吸引分娩，帝王切開となる頻度が高い．

子宮頸がん初期病変

最近の子宮頸がん発生の若年化傾向と妊婦の高齢化の影響で，妊娠に子宮頸がんの初期病変を合併する頻度は高くなっている．診断は非妊婦と同様に細胞診，コルポスコピー診，必要であれば組織診で行う．組織診で微小浸潤がん，細胞診またはコルポスコピーで浸潤がんを疑う場合，組織診が上皮内腺がんの場合は脈管浸潤有無の評価と治療目的に円錐切除術を行う．円錐切除術後は早産ハイリスクとして注意して管理する．

卵巣腫瘍

妊娠合併卵巣腫瘍で問題になるのは，腫瘍の茎捻転と囊腫の破裂でともに緊急手術を必要とする．直径6〜10 cmで単囊胞性の場合は経過観察を，隔壁や小結節を認める場合や成熟囊胞性奇形腫の場合は手術を検討する．直径10 cm以上の充実性腫瘍は捻転，破裂，産道通過障害，悪性の可能性を考え，腫瘍摘出術を勧める報告が多い[3]．

14-2 心血管疾患

心疾患合併妊娠

心疾患女性の妊娠は総妊娠数の約1%に相当し，不整脈などを含めれば，その割合は2〜3%程度までに高まる[4]．リウマチ性心疾患の減少の一方で，先天性心疾患合併妊婦が増加しつつある．妊娠中は急激な循環動態変化が起こるため，心予備能が小さい心疾患合併妊婦では心不全の発症リスクが上昇する．

妊娠許可

妊娠の禁忌については，ニューヨーク心臓協会（NYHA）の心機能分類が

---

*SGA児
small for gestational age. 出生時の体重または身長，あるいはその両者が−2 SDを下回る児を指す．

NYHA：New York Heart Association

表Ⅵ-14-1　妊娠を避けることが強く望まれる心疾患・病態

- 肺高血圧症（アイゼンメンゲル［Eisenmenger］症候群）
- 流出路狭窄（大動脈弁高度狭窄平均圧：＞40〜50 mmHg）
- 心不全（NYHA 分類Ⅲ〜Ⅳ度，左室駆出率＜35〜40％）
- 大動脈解離のリスクがあるマルファン（Marfan）症候群（上行大動脈拡張期径＞40 mm）
- 機械弁
- チアノーゼ性心疾患（動脈血酸素飽和度＜85％）

用いられることが多く，NYHA 分類Ⅱ度以下では，妊娠が許容されることが多いが，妊娠経過中に状態が変化しうるため，循環器科医師と連携した管理を要する[4,5]．妊娠中の厳重な管理を要する，あるいは母体・胎児ともに死亡率や罹病率が高く，妊娠を避けることが強く望まれる心疾患・病態としては，表Ⅵ-14-1 に示すものが挙げられる．

妊娠経過

チアノーゼ型心疾患合併妊婦では，胎児発育不全や早産のリスクが高い．先天性心疾患合併妊婦では，胎児の先天性心疾患発症リスクが 2 倍以上高くなる．人工弁置換術の妊婦では，抗凝固薬を胎児催奇形性のあるワルファリンからヘパリンに変更する．心不全徴候が現れたら入院加療とし，母体救命のために早産とすることもあるため，高次医療機関での妊娠分娩管理が必要である．

分娩

分娩方法は産科適応で決定する．感染性心内膜炎を発症する危険が高いので，発症予防に分娩前後に抗菌薬投与を行う．

上記内容について，心疾患患者の妊娠・出産時の問題点，安全性などについて，妊娠前に情報提供とカウンセリングを行うことが望ましい．

14-3　脳血管疾患

脳血管障害，とくに脳出血は妊産婦死亡の原因となる重篤な合併症である[6]．全国調査では，2006 年に発生した妊娠合併脳血管障害は 184 例で，内訳は脳出血 39 例，くも膜下出血 18 例，脳梗塞 25 例，脳静脈洞血栓症 5 例，子癇および高血圧性脳症 82 例，その他 15 例であった．発症時期はいずれの疾患でも妊娠中が最も多く，脳出血の死亡率は 25％（39 例中 10 例）であった[7]．妊娠高血圧症候群の合併率は脳出血例の 26％，脳出血死亡例の 57％で認め，妊娠高血圧症候群，HELLP 症候群の合併は出血のリスクを高める．血圧以外に妊娠中に脳出血，脳梗塞をきたしやすい疾患としては，脳動脈瘤，脳動静脈奇形（AVM），もやもや病などがある．

AVM：arteriovenous malformation

脳出血の初発症状は意識障害が最多で 66.7％で認められ，次いで頭痛（56.4％），けいれん（23％），麻痺（23.1％）があり，一方梗塞性脳血管障害では麻痺が最もよくみられる[7]．これらの症状を認めたら，速やかに CT，

MRIで画像診断を行い，治療を開始するが，妊娠継続しつつ脳血管の治療を行うか，先に妊娠を終結させて治療を開始するかは，妊娠週数，重症度により決定される．治療には産科，新生児科，脳神経外科の連携が必要である．

14-4 血液疾患

貧血

妊娠中は生理的血液希釈と，胎児発育に伴う鉄（Fe）の需要が増えることから，鉄欠乏性貧血の頻度が高い．鉄欠乏性貧血ではヘモグロビンおよび赤血球の低値と，平均赤血球容積（MCV）も低下する．食事療法に加えて鉄剤の投与で治療する．鉄欠乏性貧血と鑑別を要するものに悪性貧血と再生不良性貧血，溶血性貧血がある[8]．悪性貧血（巨赤芽球性貧血）はビタミンB_{12}または葉酸の欠乏があり，それぞれの補充を要する．再生不良性貧血では汎血球減少をきたし，感染や出血傾向を呈する．溶血性貧血は赤血球が壊れて起こる貧血の総称で，間接ビリルビンと網状赤血球の増加が特徴的である．

MCV：mean corpuscular volume

血小板減少症

血小板数の減少（通常10万/μL以下）をきたす原因に，急性白血病，抗リン脂質抗体症候群，妊娠高血圧症候群，などによる症候性血小板減少症と，血小板抗原に対する自己抗体が産生されて起こる特発性血小板減少性紫斑病（ITP）がある．皮下出血の出現など出血傾向のリスクを注意深く観察する．妊娠中は血小板を3万/μL以上に維持し，分娩に際しては血小板数を5万/μL以上を保つ必要がある[9]．ITPではステロイド大量療法を行い，これが無効な場合は大量免疫グロブリン療法を行う．グロブリン療法では治療開始後5〜7日目に血小板数が最高となることが多く，この時期に分娩を計画する．児娩出後は子宮収縮薬を投与し出血量の軽減を図る．ITPでは，母体の出血傾向だけでなく，抗血小板抗体が胎児に移行し，胎児に血小板減少をきたす可能性がある．

ITP：idiopathic thrombocytopenic purpura

凝固因子欠乏

フォン・ビレブランド（von Willebrand）病のほか，多くの凝固因子欠乏疾患がある．妊娠中は凝固因子が増加するので支障なく分娩となることが多いが，出血時には凝固因子補充の準備をする．

白血病

白血球の極端な増加，貧血，血小板減少を呈する．母体救命を最優先に治療選択をする．

14-5 呼吸器疾患

気管支喘息，肺結核が主な呼吸器疾患として挙げられる．

第Ⅵ章　妊娠期の異常　各論

気管支喘息

妊婦の4〜8%は気管支喘息を合併しているとされ，近年増加傾向である．喘息患者が妊娠すると，症状が増悪する場合と，変化しない場合と，軽快する場合とそれぞれ1/3ずつといわれる．妊娠前にコントロール不良であると悪化することが多いが，適切に治療すると母児の転帰は良好である[3]．中等症から重症の喘息合併妊婦では，妊娠高血圧症候群・早産・胎児発育不全の発症のリスクが高くなる[10]．

治療は，妊娠前と同様に薬物療法で発作を抑えることで，吸入ステロイドと吸入β_2刺激薬を主体として内服のテオフィリン，β_2刺激薬，さらに経口，点滴でのステロイド，抗アレルギー薬であるクロモグリク酸ナトリウムなどを使用する．

分娩誘発・促進をする際の子宮収縮薬には気管支収縮作用のあるプロスタグランジン系，エルゴタミン系薬剤は発作を誘発する危険性があるため使用を避け，オキシトシンを使用する．鎮痛薬を処方する際は非ステロイド性抗炎症薬はアスピリン喘息には禁忌であるので，アセトアミノフェン製剤を使用する．

肺結核

HIV：human immunodeficiency virus

近年の結核患者の増加に伴い妊婦の結核の報告も増加しつつある．全身倦怠感，寝汗，食思不振，咳，発熱などの症状が3週間以上持続する場合や，結核患者との接触，結核好発地域への海外渡航歴，副腎皮質ホルモン使用，HIV感染などの妊婦に対しては，積極的に胸部X線撮影を行い，異常所見が認められれば胸部CT写真，ツベルクリン反応を実施する．さらに喀痰・胃液の塗抹・培養・核酸増幅法により抗酸菌が検出された場合には，DNA検査により結核菌の同定を行う．結核を診断した場合にはただちに保健所に届け出て治療を開始する．ストレプトマイシン以外の抗結核薬では明らかな胎児毒性や催奇形性は認められず，妊娠中の治療薬としてイソニアジド＋リファンピシン＋エタンブトールの3剤併用療法が推奨されている．

14-6　甲状腺疾患

甲状腺機能亢進症および甲状腺機能低下症の主要臨床所見を**表Ⅵ-14-2**に示す．妊娠中は，ヒト絨毛性ゴナドトロピン（hCG）の甲状腺刺激作用により一過性の甲状腺機能亢進症状を呈する場合があり，鑑別を要する．妊娠中に**表Ⅵ-14-2**の症状があれば，甲状腺機能検査を行う．

甲状腺機能亢進症（主にバセドウ病）

TSH：thyroid stimulating hormone

甲状腺機能亢進症が顕著な妊婦は，妊娠高血圧症候群や甲状腺クリーゼを発症するリスクが高いため，積極的に機能正常化を図る．バセドウ（Basedow）病合併妊娠の1〜2%に新生児一過性甲状腺機能亢進症を発症する[11]．抗甲状腺刺激ホルモン（TSH）受容体抗体陽性妊婦の分娩時には，臍帯血中

14　合併症妊娠　349

表Ⅵ-14-2　甲状腺機能異常の臨床症状

	甲状腺機能亢進症（バセドウ病）	甲状腺機能低下症（橋本病）
症状	● 易刺激性，不穏，動悸，頻脈，手指振戦 ● 甲状腺腫 ● 眼球突出 ● 体重減少 ● 発汗，暑がり，皮膚湿潤	● 無力感，嗜眠傾向，動作緩慢 ● 浮腫，便秘 ● 嗄声 ● 体重増加 ● 寒がり，皮膚乾燥
検査	● TSH 低下 ● 遊離 T_3 と T_4 著増 ● 抗 TSH 受容体抗体（TRAb）陽性	● TSH 増加（橋本）または低下（中枢性） ● 遊離 T_3 と T_4 著減 ● 抗サイロイドペルオキシダーゼ抗体陽性 ● サイログロブリン抗体陽性 （● 抗マイクロゾーム抗体陽性）
妊娠への影響	● 妊娠高血圧症候群，甲状腺クリーゼ ● 胎児発育不全	● 流産・早産・死産，妊娠高血圧症候群
胎児への影響	● 胎児バセドウ病，新生児バセドウ病 ● 胎児発育不全	● 胎児発育不全
治療	● プロパジール→プロピルチオウラシル	● 甲状腺ホルモン補充

の TSH，遊離トリヨードサイロニン（T_3），遊離サイロキシン（T_4），抗 TSH 受容体抗体の測定を検討し，新生児の易刺激性，チアノーゼ，頻脈，多呼吸，振戦，発汗といった症状に注意する．

■ 甲状腺機能低下症

　甲状腺機能低下症の女性では無排卵で不妊症となる場合が多い．流産，早産，死産，妊娠高血圧症候群，耐糖能異常，常位胎盤早期剥離，分娩後出血の増加，低出生体重児が増加する[12]．

　妊娠初期の胎児神経系の発達には甲状腺ホルモンが重要であるとされる．妊娠前半における甲状腺ホルモンの必要量の一部は胎盤を通して母体から得ているため，母体が無治療の甲状腺機能低下症では胎児の甲状腺ホルモンの不足から重大な中枢神経系発育障害を生じる可能性があると報告されている．

　母体においても，児においても，母体の甲状腺ホルモン補充が十分であれば，合併症は劇的に減少する．

14-7　自己免疫疾患

SLE：systemic lupus erythematosus

APS：antiphospholipid syndrome

RA：rheumatoid arthritis

　全身性エリテマトーデス（SLE），抗リン脂質抗体症候群（APS），関節リウマチ（RA）は比較的若年女性に好発する．自己抗体が胎児に移行し，児に母体と同様の臨床症状をきたすこともあるため，母児ともに厳重管理を必要とする[3]．

■ 全身性エリテマトーデス合併妊娠

　発熱，全身倦怠感などの炎症を思わせる症状と，関節，皮膚，そして腎臓，肺，中枢神経などの内臓障害が全身に及ぶ疾患である．自己抗体として抗 2

本鎖 DNA 抗体，抗 Sm 抗体が SLE に特異的である．妊娠許可条件として SLE が活動性でなく，6ヵ月以上病状が安定していることが望ましい[3]．妊娠高血圧症候群の発生頻度が高く，そのとき SLE 症状が増悪（とくに腎機能の低下）することがある．妊娠終了後に症状が増悪することも特徴である．抗 SS-A/Ro 抗体や抗 SS-B/La 抗体陽性の際は，胎児完全房室ブロックを発症することがある．

抗リン脂質抗体症候群（APS）合併妊娠

抗リン脂質抗体症候群（APS）は抗リン脂質抗体を認め，動静脈血栓症，血小板減少症，習慣流・死産（不育症）を起こす症候群である[13]．SLE の 40% に認められる．APS 合併妊娠では，流・死産，子宮内胎児発育不全（FGR），常位胎盤早期剥離，妊娠高血圧症候群を高率に発症する．

FGR：fetal growth restriction

APS 合併妊娠では母体の静脈血栓症の発症頻度が高い．妊娠が確認された時点で血栓予防をワルファリンからヘパリンと低用量アスピリンの併用療法に切り替える．産褥期の確立された管理法はないが，産褥時の血栓症には十分留意する．

関節リウマチ（RA）合併妊娠

関節以外の症状，倦怠感，食欲不振，体重減少，発熱に始まり手足のこわばり，手指関節の炎症が現れ，最終的に関節の変形が起こる．RA は妊娠中には 90% が軽快し，ステロイドや非ステロイド性抗炎症薬（NSAIDs）を減量することができる．出産後はこれらの薬剤を妊娠前の投与量まで増量する必要がある．リウマチ因子は IgM であるため胎盤を通過できず，胎児・新生児には影響を及ぼさない[10]．

NSAIDs：non-steroidal anti-inflammatory drugs

14-8 消化器疾患

妊娠期間中，消化器器官は解剖学的，生理的，機能的に顕著に変化するため，妊娠経過に伴って，消化器疾患の評価は困難になりやすい．

消化性潰瘍

心窩部痛，腹部膨満感，疼痛（とうつう），胸焼け，悪心（おしん）・嘔吐，食欲不振，吐血，下血が主症状である．内視鏡検査，消化管穿孔（せんこう）が疑われる場合は胸腹部 X 線検査を行う．制酸薬，H₂ 受容体遮断薬，プロトンポンプ阻害薬（PPI）投与で大部分は改善する．穿孔の場合は外科的処置を要する．

PPI：proton pump inhibitor

急性虫垂炎

頻度は 1,500 妊娠に 1 例とされる．妊娠中に外科的治療を要する急性腹症では最も多い．上腹部から右下腹部に移動する腹痛，発熱，悪心・嘔吐，下痢，便秘などが症状である．診断としては虫垂の位置に最強点をもつ腹膜刺激症状，筋性防御であるが，妊婦では妊娠子宮の増大に伴い，虫垂の位置が右外側上方に移動したり，虫垂が妊娠子宮の背側に位置すると評価しにくくなる．血液検査では白血球増多，核の左方移動を認め，超音波検査や MRI，

CTで腫大した虫垂や虫垂内糞石を認める．早急に外科的手術を考慮する．虫垂穿孔や汎発性腹膜炎を併発すると流早産や母体敗血症が増加する．

クローン（Crohn）病

10〜20歳代の若年で発症し，口腔から肛門までの全消化管を侵す慢性炎症性腸疾患である．腹痛，発熱，慢性下痢，貧血，関節炎，体重減少の自覚症状がある．内科的治療は栄養療法と薬物療法を行うが，内科的治療に反応しない場合は手術療法となる．妊娠中のクローン病の活動性は妊娠した時点での病勢に関係する．妊娠時に無活動性であった妊婦でも1/4は増悪したという報告や，活動性のクローン病の妊婦では2/3が活動性のままか，さらなる増悪を認めたとされる[10]．挙児希望であれば1年以上の寛解期を確認して妊娠することを勧める．クローン病合併妊娠では早産，低出生体重児，子宮内胎児発育遅延の頻度が上昇するという報告が多い．

潰瘍性大腸炎

大腸の粘膜および粘膜下層がびまん性，連続性に侵される非特異性炎症性疾患である．妊娠分娩転機はおおむねよいが，寛解期の妊娠を勧める．

14-9 悪性腫瘍

疫学

妊娠中に悪性腫瘍を合併する頻度は約1,000妊娠に1例とされる[10]．

このうち最も多くみられるのは**乳がん**（5,000妊娠に1例）で，次いで**甲状腺がん**（7,000妊娠に1例），**子宮頸がん**（8,500妊娠に1例）の順となっている．これらと悪性リンパ腫，悪性黒色腫を合わせると妊娠中の悪性腫瘍の約65％を占める．

もう少しくわしく　**悪性腫瘍治療後の妊娠**

近年，がん治療の進歩，妊婦の高齢化により，がんサバイバー（cancer survivors）の妊婦が増加している．国内での悪性腫瘍（異形成を含む）に対する治療を受けた既往のある女性の妊娠・分娩経過についての調査でがんの部位は，子宮頸部59％，甲状腺14％，卵巣9.8％であり，悪性腫瘍に対する治療（重複あり）は，手術療法96％，化学療法9.8％，放射線療法1.9％，ホルモン療法2.0％であった．悪性腫瘍後妊娠全体としては，妊娠分娩転機は良好であるが，化学療法施行例では生殖補助医療を要することが多い傾向だった．また円錐切除後妊娠では13％に早産がみられ，早産のハイリスク妊娠と考える[i]．

● 引用文献
ⅰ）日本産科婦人科学会周産期委員会：周産期委員会報告：妊娠合併悪性腫瘍の調査・治療確立に関する委員会．日本産科婦人科学会雑誌**68**(6)：1381-1403，2016

治療

　がんを合併した妊婦の治療は，胎児への影響を考慮する必要がある．がんの種類や進行期，治療の変更や遅延により生じるリスクを説明したうえで妊娠継続の意思を確認し，治療方針を決定する．

　生殖器系に影響しない部位の手術療法は妊娠時期に関係なく行われるべきと考えられている．麻酔薬などの影響を考えて器官形成期以降に行われることが多い．ほとんどの化学療法は，器官形成期を過ぎてからは直接的に明らかな有害事象を起こすことはない．

14-10 精神疾患合併妊娠

　精神疾患合併妊娠の割合は全妊婦の 2.6 ％前後とされる[14]．疾患としては**気分感情障害**（うつ病，躁うつ病），不安障害（神経症性障害およびストレス関連障害および身体表現性障害，パニック障害・適応障害を含む），**統合失調症**および**妄想性障害，てんかん**が多い．精神疾患合併妊娠では，薬物療法による管理のもと，ほとんどは安全に分娩となる．しかし，その他の妊娠と比べて早産のリスクが高い傾向があるともされる[15]．また精神疾患合併妊娠，とくに統合失調のコントロールが不良な場合には，日常生活でセルフケアができない，破水・陣痛が認識できない，養育のための準備ができないなどの問題が起きて，妊娠中のみならず，産後の授乳，退院後の養育環境調整も含めた支援が必要となることがある．

　抗てんかん薬は催奇形性があるものがあり，神経管閉鎖障害のほか形態異常も増加する．妊娠前からの葉酸の服用により，神経管閉鎖障害のリスクを低減する可能性がある[2]．胎児において，ビタミン K 依存性凝固因子の低下による出血傾向をみることがあるため，新生児のビタミン K_2 シロップ投与を確実に行う．また生後 1 〜 3 日目に 20 〜 66 ％に（薬物）離脱症候群（withdrawal syndrome）をみることがある．

　妊娠前には診断されていないが，妊娠中・分娩後に精神症状が顕在化する場合もある．医療者は妊婦健診などに際して，妊婦の精神面・心理面の表出に注意して観察し，とくにうつ病と不安障害に対してはリスクを評価し，支援のために行政も含めた多職種で連携して対応する[2]（p.392 参照）．

> **てんかんを有する女性へのプレコンセプションケア**
> 妊娠前に正しい情報を提供し，服薬のメリット/デメリットを理解してもらい妊娠に最適な薬に調整することが大切である．その役割を主にてんかん診療支援コーディネーターが担っている（てんかん全国支援センター）．

14-11 腎疾患合併妊娠

　腎機能の重症度は血清クレアチニン（Cr）値で区分けされており，日本では軽度（Cr<1.4 mg/dL），中等度（1.4 〜 2.8 mg/dL），高度（Cr≧2.8 mg/dL）となっている．中等度，高度の腎機能低下症例では，妊娠中に母体の腎機能が悪化したり，加重型妊娠高血圧腎症を併発したり，早産，胎児機能不全などの発症頻度が増加する．高血圧症の合併はさらにリスクを高める．腎機能

の悪化, 高血圧のコントロール不良などにより, 流産・早産週数で妊娠を終了せざるをえなくなることも多い. 血清クレアチニン値が 2.0 mg/dL 以上の症例は, 分娩後 1 年以内に終末期の腎疾患に移行するリスクがある.

腎疾患を有する女性には, 妊娠許可できる状態まで病状を安定させるよう妊娠前からの患者へのカウンセリングが必要である. 妊娠後は適切な薬剤調整で血圧を管理し, 慎重に腎機能を評価していく[16].

腎炎・ネフローゼ症候群, 腎移植後, 透析療法中の妊娠

1) 腎炎

急性腎炎の急性期, または 1 年未満は妊娠は望ましくない. 慢性腎炎でも, 中等度以上の腎機能障害や高血圧, 中等度以上のタンパク尿（2.0 g/日以上）では, 流産, 早産, 胎児発育不全のリスクが高くなる.

2) ネフローゼ症候群

治療中で安定していない状態での妊娠は勧められない. ステロイドの投与量は少なくとも維持量（プレドニゾロン換算 10〜15 mg/日以下）まで減量していることが望ましい. また, 腎機能が中等度〜高度低下では, 妊娠中に母体の腎機能の悪化や産科的予後が不良となる.

3) 腎移植後[17-19]

移植後 1 年以上経過し, 腎機能が安定していれば妊娠は許可される. しかし腎移植後は 60〜80％に高血圧を認め, 妊娠前から降圧治療を受けている妊婦が多いこと, 免疫抑制薬, ステロイドの使用によって, 妊娠 28 週以後に高血圧の増悪や妊娠高血圧腎症を引き起こすことが多い. 妊娠成立後約 40％は第 1 三半期に自然流産, 人工妊娠中絶が必要となるが, この時期を乗り越えた 90％は生児を得ている. 免疫抑制薬とステロイドにより, ウイルス感染, 尿路感染にも注意が必要となる. 拒絶反応の予防のため, 免疫抑制薬は妊娠中でも継続する.

4) 透析療法中の妊娠[17-19]

透析患者の妊娠は 0.3〜1.4％と低い. 人工流産, 自然流産リスクが高く, 生児獲得率は妊娠中に透析を開始した症例（73.6％）に対して透析開始後に妊娠した症例（40.2％）では低い. 非妊時の透析条件では胎児死亡, 新生児死亡率が高く, 透析患者では 82％が早産となり, 18％は 28 週未満であった. 透析回数が妊娠前よりも増加すると, 透析時間 20 時間/週以上では 34 週で早産の頻度が高くなることがわかっている.

尿路結石, 尿路感染症

1) 尿路結石

妊娠前からの結石が腎盂内に落ち, 激しい腹痛・背部痛をきたす. 症状と血尿初見から診断する. 鎮痛, 補液で経過をみるが, 妊娠末期であれば分娩とし, その後治療を開始する.

2）膀胱炎

　頻尿・排尿時痛・残尿感の症状と，血尿，膿尿，細菌尿から診断する．起炎菌は大腸菌が多い．水分摂取，抗菌薬投与を行う．

3）急性腎盂腎炎

CRP：C-reactive protein

　38℃以上の発熱，腰背部痛，時に悪心・嘔吐を伴う．血液検査では白血球増加，C反応性タンパク（CRP）陽性を認める．起炎菌は大腸菌をはじめとしたグラム陰性桿菌であることが多い．妊娠中の腎盂腎炎は敗血症合併率が高いので，尿培養と血液培養も採取し，入院，補液，抗菌薬点滴を行う[8]．

●引用文献

1) Ouyang DW, Norwitz ER：Uterine fibroids（leiomyomas）：Issues in pregnancy. UpToDate®,〔https://www.uptodate.com/contents/uterine-fibroids-leiomyomas-issues-in-pregnancy〕（最終確認：2024年11月5日）
2) 日本産科婦人科学会/日本産科婦人科医会編集・監修：産婦人科診療ガイドライン 産科編2023, p.50-52, 81-83, 284-285, 日本産科婦人科学会, 2023
3) 日本産科婦人科学会編：産婦人科専門医のための必修知識2020年度版, B99, B103-105, B118-119, 日本産科婦人科学会, 2020
4) 日本循環器学会/日本産科婦人科学会：心疾患患者の妊娠・出産の適応・管理に関するガイドライン（2018年改訂版）,〔https://www.j-circ.or.jp/cms/wp-content/uploads/2018/06/JCS2018_akagi_ikeda.pdf〕（最終確認：2024年11月5日）
5) 赤木禎治：成人先天性心疾患患者の妊娠・出産管理の諸問題．心臓 **47**（9）：1078-1082, 2015
6) 日本産婦人科医会：母体安全への提言2022,〔https://www.jaog.or.jp/wp/wp-content/uploads/2023/01/botai_2022.pdf〕（最終確認：2024年11月5日）
7) 吉松　淳, 池田智明：我が国における妊娠関連脳血管障害．日本周産期・新生児医学会雑誌 **44**（4）：1107-1111, 2008
8) 日本産科婦人科学会編：産婦人科研修の必修知識, p.208, p.217-219, 日本産科婦人科学会, 2016
9) 宮川義隆, 柏木浩和, 高蓋寿朗ほか：妊娠合併特発性血小板減少性紫斑病診療の参照ガイド．臨床血液 **55**（8）：934-947, 2014
10) 岡本愛光監修：ウィリアムス産科学, 原著25版, p.1235-1237, p.1317, p.1440-1443, p.1497-1517, 南山堂, 2019
11) 日本甲状腺学会編：バセドウ病治療ガイドライン2019, 南江堂, 2019
12) 村田雄二編：合併症妊娠, 第3版, p.217-219, メディカ出版, 2011
13) 平成27年度日本医療研究開発機構成育疾患克服等総合研究事業「抗リン脂質抗体症候群合併妊娠の治療及び予後に関する研究」研究班編：抗リン脂質抗体症候群合併妊娠の診療ガイドライン, p.1428, 南山堂, 2015
14) 厚生労働省：周産期医療体制のあり方に関する検討会,〔http://www.mhlw.go.jp/stf/shingi/other-isei.html?tid=292852〕（最終確認日：2024年11月5日）
15) Kitai T, Komoto Y, Kakubari R, et al：A comparison of maternal and neonatal outcomes of pregnancy with mental disorders：results of an analysis using propensity score-based weighting. The Archives of Gynecology and Obstetrics **290**（5）：883-889, 2014
16) 日本妊娠高血圧学会編：妊娠高血圧症候群の診療指針 Best Practice Guide 2015, p.120-133, メジカルビュー社, 2015
17) 日本移植学会：移植後の妊娠, 出産,〔https://www.asas.or.jp/jst/general/qa/all/qa6.php〕（最終確認：2024年11月5日）
18) 日本腎臓学会編：腎疾患患者の妊娠, 東京医学社, 2007
19) 腎疾患患者の妊娠：診療の手引き改訂委員会編集：腎疾患患者の妊娠：診療ガイドライン2017, 診断と治療社, 2017

第2部

第Ⅶ章　分娩期の異常
各論

1 分娩の3要素の異常

分娩の3要素：胎児，娩出力，産道の3要素の調和が必要である．これらの1つでも異常があると分娩の進行は障害され，異常分娩となる．本項では娩出力（陣痛）と産道の異常について述べる．

陣痛の異常

1-1 微弱陣痛

病態

微弱陣痛（hypotonic uterine dysfunction, weak pain）とは，分娩開始後より陣痛が自覚的，あるいは他覚的に微弱で，発作の持続が短く，かつ周期が長く分娩が進行しない状態をいう．

原因

1）原発微弱陣痛

- 子宮発育不全，子宮奇形，子宮筋腫，羊水過多症などによる子宮筋の変化
- 骨盤位，横位，前置胎盤，狭骨盤などで児の先進部による子宮下部の圧迫がなく，子宮下部の神経に刺激伝達が十分でない場合
- 子宮内感染
- 恐怖，精神的不安
- 体質，貧血，栄養不良，不眠，全身衰弱などにより，内因性オキシトシン，プロスタグランジンの低下あるいは子宮筋の感受性低下で分娩開始時より陣痛が弱い

2）続発微弱陣痛

- 狭骨盤，骨盤内腫瘍，軟産道 強 靱 など，産道の異常
- 胎児の過大および奇形
- 胎位，胎勢の異常
- 膀胱，直腸の充満
- 麻酔薬（鎮静薬）
- 疲労　など

> **メモ**
> 無痛・和痛分娩のときなど．

診断

日本産科婦人科学会では陣痛の強さは子宮内圧によって表現している．付記として臨床的には子宮内圧の代わりに外測法による陣痛周期と陣痛発作持続時間をもって表現することも認められている．微弱陣痛の子宮内圧は，外子宮口7～8 cm開大時までは10 mmHg未満，9 cm以上では40 mmHg未満と定義されている（**表Ⅶ-1-1**，**表Ⅶ-1-2**）．

表Ⅶ-1-1　微弱陣痛，過強陣痛の子宮内圧

子宮口	4〜6 cm	7〜8 cm	9 cm〜分娩第2期
微弱	10 mmHg 未満	10 mmHg 未満	40 mmHg 未満
過強	70 mmHg 以上	80 mmHg 以上	55 mmHg 以上
平均	40 mmHg	45 mmHg	50 mmHg

表Ⅶ-1-2　微弱陣痛，過強陣痛の陣痛周期

子宮口	4〜6 cm	7〜8 cm	9〜10 cm	分娩第2期
微弱	6分30秒以上	6分以上	4分以上	初産　4分以上 経産　3分30秒以上
過強	1分30秒以内	1分以内	1分以内	1分以内
平均	3分	2分30秒	2分	2分

管理と処置

1）未破水時の分娩第1期

- 微弱陣痛の原因を検索し，また，その経過より自然分娩が可能か否かを判定する．
- 膀胱・直腸をいつも空虚にしておく．
- 十分な睡眠，栄養により疲労回復に努める．

2）破水後の分娩第1期

上記に加えて，

- 水分と栄養の補給を行い，オキシトシンあるいはプロスタグランジンを用いて陣痛を促進する．
- 分娩までに長時間を要すると推測される場合は，感染予防のため母体に抗菌薬を投与する．

3）分娩第2期

- オキシトシンあるいはプロスタグランジン F2α を用いて陣痛を促進し，分娩誘導を試みる．
- 未破水の場合は人工破膜を行う．
- 無効である場合や母児に危険が認められる場合は，急速遂娩術*を用いる．

> **＊急速遂娩術**
> 胎児または母体状態が急激に悪化，あるいは分娩の進行に支障が生じた場合，可及的速やかに分娩を終了させること．子宮口の状態や胎児の下降度により吸引分娩，鉗子分娩，帝王切開などが選択される．

1-2　過強陣痛

病態・診断

過強陣痛（severe labor pains, hypertonic contraction, excessively strong pain）は，子宮筋の過度の収縮状態で，子宮収縮薬の過剰投与あるいは産道の抵抗による．子宮内圧は，外子宮口 4〜6 cm 開大では 70 mmHg 以上，7〜8 cm では 80 mmHg 以上，9 cm 以上では 55 mmHg 以上と定義されている（**表Ⅶ-1-1**，**表Ⅶ-1-2**）．

原因と症状

- 子宮収縮薬であるオキシトシンあるいはプロスタグランジンの不適切な投与
- 軟産道強靱
- 胎位，胎勢異常
- 回旋異常
- 狭骨盤，児頭骨盤不均衡（CPD）（p.360 参照）
- 巨大児

陣痛が強いため，産婦は不安，苦悶状となり，腹圧も不随意に加わる．産道の抵抗が強い場合は，収縮輪の上昇，子宮円索に強い緊張がみられる．過強陣痛になると，子宮胎盤循環障害，臍帯圧迫のため胎児は低酸素状態に陥る．また，経産婦などの産道の抵抗の少ないものでは急産となる．

管理と処置

- 子宮収縮薬を投与している際，胎児心拍数異常が疑われる場合には子宮収縮薬の投与を中止し，原因を確認した後に状態が回復すれば減量して再開する．
- 帝王切開術の既往，子宮筋腫核出術の既往のある場合，治療効果のない場合および収縮輪の上昇がみられる場合は子宮破裂の危険性があるので帝王切開術を行う．

1-3 遷延分娩

分娩時間の異常については，日本では，分娩開始後，すなわち，陣痛周期が 10 分となった時点から，初産婦では 30 時間，経産婦では 15 時間を経過しても胎児娩出にいたらないものを**遷延分娩**（prolonged［protracted］labor）と定義し，これらを吸引分娩，鉗子分娩，帝王切開，新生児仮死などの頻度が上昇する難産の 1 つとしている．このような症例では母体が疲労し，脱水や電解質異常が起きやすいので注意が必要である．しかしながら，頸管 3〜4 cm 開大以前の分娩第 1 期遷延については，胎児機能不全などの緊急合併症が存在する場合を除いて，病的意義は少なく，管理法として母体休養などを検討する（**表VII-1-3**）．

表VII-1-3　遷延分娩を判断する場合の参考所見

	初産婦	経産婦
分娩開始後	30 時間以上	15 時間以上
頸管開大遷延	活動期で 2 時間以上	
児頭下降停止	分娩第 2 期で 1 時間以上	

産道：軟産道の異常

1-4 子宮頸管熟化不全・軟産道強靱

病態

　軟産道は子宮下部および子宮頸部，腟および会陰の一部組織よりなる．**軟産道強靱**（rigidity of the soft birth canal）とは妊娠および分娩の進行に伴う軟産道の熟化が起こらず（**子宮頸管熟化不全**，incomplete cervical maturation，incomplete cervical ripening），その伸展性が不良の状態をいう．子宮口の強靱，狭窄があると頸管の伸展，拡張が妨げられ，外子宮口が十分開大されず分娩が遷延し，続発微弱陣痛になる．逆に陣痛が強い場合は子宮破裂や頸管裂傷の危険性がある．

原因

　年齢因子（加齢）によるものが最も多く，その他には精神的不安などにより頸管のけいれん的な狭窄がある．その他には以下のように器質的な変化に基づく強靱も挙げられる．

　①頸管の手術，処置による瘢痕性拘縮，②子宮頸部腫瘍，③子宮頸部浮腫，④分娩時損傷の瘢痕．

診断

　診断には一般的に内診によるビショップスコアが用いられ，陣痛未発来例では，ビショップスコアが4点以下の場合に子宮頸管熟化不全と診断される．

管理と処置

　母児に危険のない限り，自然に分娩経過を観察し，著明な微弱陣痛をきたしたとき以外は分娩の進行が遅くても陣痛促進薬の使用はむしろ控える．対策として卵膜用手剝離・用手的拡大のほか，2020年4月に子宮頸管熟化作用をもつジノプロストン腟用剤（プロウペス®）が発売された．なお，使用にあたってはいくつかの留意点が挙げられているが，前期破水後に使用する際には過強陣痛や胎児機能不全を生じる可能性があるとされており，慎重な注意が必要である．そのほか，ラミナリアなどの頸管拡張材，ミニメトロやメトロインテルなどの器械的方法が用いられる．外子宮口が5～6 cm以上開大すると，その後の進行は比較的順調に進むことが多い．

1-5 腟，外陰の強靱，狭窄

病態

　腟，外陰（会陰）の伸展性の不良や狭窄のため分娩が進行せず難産となる．児頭が十分に下降していれば会陰切開を行うが，腟の奇形や何らかの既往による瘢痕性狭窄で児頭が十分に下降できず経腟分娩が不能となることもまれにある．

> **メモ**
>
> 精神的不安などに伴う頸管輪走筋のけいれんがみられることがあり，これはけいれん狭窄（一部けいれん陣痛）あるいは子宮口けいれんという．分娩第1期では外子宮口に，分娩第2期，3期では解剖学的内子宮口すなわち収縮輪に一致してみられる．

> **ビショップスコア**
>
> p.226，表IV-2-1 参照．

原因

- 高年初産にみられる処女膜，腟，会陰の強靱
- 既往分娩などの手術，処置，産褥熱などによる瘢痕性狭窄
- 腟血腫
- 感染症や潰瘍などによる瘢痕性治癒
- 腟奇形
- 近接臓器の腫瘍による圧迫

産道：骨産道の異常

1-6 児頭骨盤不均衡（CPD）

CPD：cephalopelvic disproportion

病態

児頭骨盤不均衡（**CPD**）とは児頭が母体骨盤より大きいため，規則的な陣痛にもかかわらず，児頭が骨盤入口部に固定しない，または骨盤が狭くて障害となっている部位より下に児頭が下降せず分娩が進行しない状態をいう．狭骨盤，骨盤内腫瘍，軟産道強靱，巨大児，水頭症，重複奇形，胎位胎勢の異常，応形機能不全，過短臍帯，臍帯巻絡，前置胎盤などが明らかな場合はそれぞれの診断名となる．

診断

有用性に議論のある方法もあり，以下を参考に総合的に判断する．

1）狭骨盤の有無

- 経産婦では既往の分娩経過と児体重を調べる．体型，とくに身長に注意する．
- 骨盤外計測を行い，骨盤のおおよその大きさを推定する．

2）児頭と骨盤の大きさの関係

a）機能的診断法

- レオポルド（Leopold）診察法：第3手法，第4手法を用いて，浮動児頭の程度をみる．
- ザイツ（Seitz）法：恥骨結合より児頭前面が低ければザイツ法（−），同じ高さなら（±），児頭前面が隆起していれば（+）と判定する（図Ⅶ-1-1）．

b）骨盤X線計測法

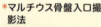
*マルチウス骨盤入口撮影法

- マルチウス（Martius）骨盤入口撮影法*：恥骨結合上縁と第5腰椎棘突起が同じ高さになるような座位をとらせ，X線が骨盤入口の中心を通ってフィルムに垂直になる位置で撮影する．本法により骨盤入口部の形態，また撮影時における入口面と児頭の位置的関係をみることができる．

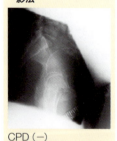
*グースマン骨盤側面撮影法

CPD（−）

CPD（+）

- グースマン（Guthmann）骨盤側面撮影法*：マルチウス法の座位で側面から撮影するか，股関節が屈曲した側臥位で上方から撮影する．本法より

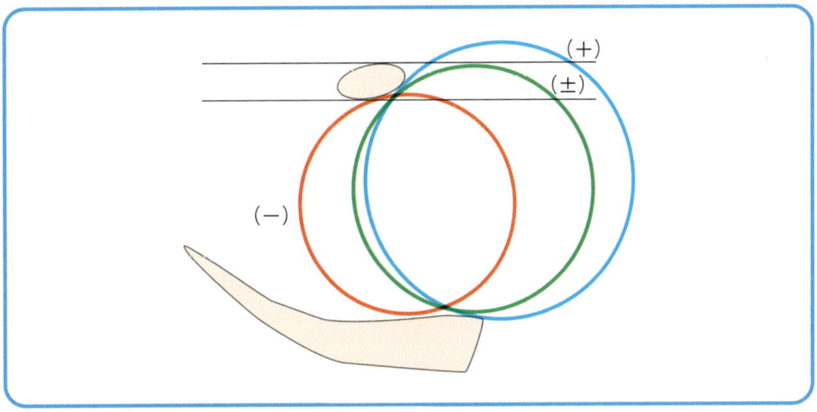

2 前期破水（PROM） 361

図Ⅶ-1-1　ザイツ法
（−）児頭の前面が恥骨結合後面より低い：CPD 陰性
（±）児頭の前面が恥骨結合前面と同高：CPD 疑陽性
（＋）児頭の前面が恥骨結合前面より高い：CPD 陽性

児頭の大きさと浮動性，胎勢，軸進入，定位，産科真結合線，その他最短前後径と児頭の位置的関係，仙骨の形態をみることができる．

管理と処置

- CPD が明らかな場合：帝王切開術を施行する．
- CPD が疑われる場合：いつでも帝王切開術ができるように検査と準備を整えた後，分娩経過を観察して，母児に危険なく経腟分娩が可能か否かを判定しながら試験分娩を試みる．また，陣痛が規則的となり，子宮口全開大に近く，ことに破水後の経過で児頭が骨盤内に嵌入（かんにゅう）しないか，あるいは固定してもその後の進行がみられず児頭の下降がなければ，試験分娩の限界と考え帝王切開術を考える．

2 | 前期破水（PROM）

PROM：premature rupture of the membranes

前期破水（PROM）とは陣痛発来前の破水をいう（**図Ⅶ-2-1**）．

- preterm PROM：37 週未満に発生
- term PROM：37 週以降に発生
- 前期破水：分娩開始前の破水
- 早期破水：分娩開始後～子宮口全開大以前の破水
- 適時破水：子宮口が全開大したときに起こる破水

病態

1）破水まで

✎ **メモ**

preterm PROM の発生原因としては上行感染による絨毛膜羊膜炎が多い．

- 上行感染による絨毛膜（じゅうもう）羊膜炎
- 子宮内圧の亢進または胎児先進部による物理的卵膜破綻（羊水過多，多胎

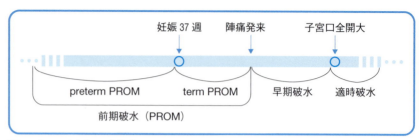

図VII-2-1 破水の時期と用語

妊娠など）
- 子宮口の開大または頸管の展退による卵膜保護の低下

2）破水後

- 羊水感染：子宮内炎症症候群（IUIRS）
- 胎児感染：胎児炎症症候群（FIRS）
- 羊水過少に伴う合併症（主として preterm PROM の場合）：肺低形成，ウィルソン-ミキティー（Wilson-Mikity）症候群，慢性肺疾患，脳室周囲白質軟化症（PVL），敗血症，壊死性腸炎，胎児機能不全，胎盤早期剥離

IUIRS：intra uterine inflammatory response syndrome
FIRS：fetal inflammatory syndrome
PVL：periventricular leukomalacia

3）PROM のハイリスク因子

- 感染：①腟・頸管炎，②細菌性腟症，③性感染症の既往
- 生活歴：喫煙，複数のセックスパートナー
- 妊娠初期・中期の性器出血
- 頸管無力症の既往
- 内診（細菌の混入，プロスタグランジン合成刺激）
- 前期破水（preterm PROM）の既往
- 産科的疾患：①切迫早産，②絨毛膜下血腫，③多胎妊娠，④羊水過多（症），⑤頸管ポリープ，子宮腟部びらん（帯下増量）など
- 産科的処置：羊水穿刺，絨毛採取
- 外科的処置：人工妊娠中絶術，円錐切除術後
- その他

4）PROM の発生頻度

全分娩に対して全妊娠期間を通して PROM の発生頻度は約5〜15%であり，そのうち約20%が preterm PROM である．37週未満の早産のうち約30〜40%は preterm PROM で周産期死亡の原因の約10%を占めている．

診断

- 腟鏡診による羊水の流出や貯留
- 腟内 pH の変化（アルカリ化）
- 羊歯状結晶証明法
- 生化学マーカー：①がん胎児性フィブロネクチン判定法，②α-フェトプロテイン判定法，③IGFBP-1

IGFBP-1：insulin like growth factor binding protein-1

● 超音波断層法による羊水量の減少

管理と処置

37 週未満の破水では，感染防止，羊水腔の維持，子宮収縮抑制，胎児成熟の促進などを行いながら適切な分娩時期・方法を決定する．

37 週以降の破水であれば母児の感染に留意しつつ，分娩を図る．予防的に抗菌薬を使用することもある．

3 | 産道裂傷，腟壁血腫，子宮破裂など

妊娠および分娩の進行に伴う軟産道の熟化が起こらず，その伸展性が不良の状態，産道に比して児が大きい場合，分娩の進行が急速な場合では頸管裂傷，腟壁裂傷，会陰裂傷などの産道裂傷を生じることがある．また，子宮手術の既往や流産手術の既往がある場合，あるいは妊娠中や分娩進行中に子宮に対して過度のストレスが与えられた場合に子宮破裂を生じることがある．

> **過度のストレス**
> 過強陣痛やクリステレル (Kristeller) 胎児圧出法など．

3-1 | 会陰裂傷

病態

腟，外陰の強靱，狭窄のほか，児頭が大きかったり，会陰の保護が不十分だったりすると**会陰裂傷**（perineal laceration）が起きやすい．腟狭窄は分娩中に多くは拡開され，また，腟中隔は自然に断裂されることもある．

予防

分娩は時に，腟，外陰に大きな裂傷を生じることがあるので経過に注意し，十分な会陰保護を行うことで会陰裂傷の予防に努める．

管理と処置

会陰裂傷が生じた場合，出血，感染，血腫の形成に注意しながら縫合処置を行う．

3-2 | 頸管裂傷

病態

頸管裂傷とは分娩時に外子宮口から子宮下部に向けて発生する裂傷のことである．過強陣痛，急速遂娩（鉗子分娩や吸引分娩），急産などによる急激な頸管の開大，巨大児などによる頸管の過度の伸展，頸管縫縮術や過去の頸管裂傷などによる瘢痕などが原因となる．

全分娩の 1% 前後で，初産婦に多い．

診断

分娩第 3 期に子宮収縮は良好であるにもかかわらず，鮮紅色の出血が持続

する.

管理と処置

出血性ショックに注意し，急速補液を行うとともに，速やかに縫合する必要がある.

3-3 腟壁血腫

病態

分娩時に腟壁上部・中部に分布する子宮動・静脈，中直腸動・静脈の領域において，腟壁粘膜下組織の血管が破綻・断裂し血腫を形成することがある.

原因

急速な分娩進行による腟壁の急激な伸展，過大な頭部や肩甲の通過による腟壁の過度な伸展，腟壁の伸展不良，静脈瘤に伴う脆弱な血管，出血傾向，腟壁縫合不全などがある.

診断

腟壁血腫（paravaginal hematoma）は，内出血が主体であることが特徴である. そのため初期は臨床症状に乏しく，貧血の進行により，突然出血性ショックを呈することがある.

管理と処置

出血部位の同定がむずかしく，縫合止血処置は困難なことが多い. とくに，上部の腟壁血腫は，後腹膜腔血腫を形成することがあり，切開・縫合・ドレナージ術や圧迫止血処置以外にも動脈塞栓術（p.296 参照）など血流減量処置の工夫が必要となりうる.

初産婦，会陰切開，鉗子・吸引分娩などがリスク因子となる.

3-4 子宮破裂

病態

子宮破裂（uterine rupture, rupture of the uterus）は妊娠または分娩中に起こる子宮裂傷をいい，裂傷の程度により子宮内腔と腹腔が交通する完全子宮破裂と子宮筋層のみにとどまる不全子宮破裂に分類される. 頻度は地域や時代によって異なるが，0.03〜0.1％程度といわれている. 要因として，帝王切開など子宮手術の既往（瘢痕子宮破裂）や無理な分娩誘発，巨大児，感染，多産，多胎，硬膜外麻酔，子宮奇形，外傷が挙げられる. まれな疾患であるが，迅速な診断と適切な治療を行わない場合，母子ともに致命的となる.

診断

切迫子宮破裂の場合，患者（妊婦）は不安状態となる. 陣痛は過強またはけいれん性となり，収縮輪の上昇を呈する. 同時に胎児心拍数異常となる. 子宮破裂の場合は突然の激しい腹痛とともにショック症状を呈する. 破裂部

位より完全に胎児が腹腔内に出てしまった場合，外診で子宮と別に児を触知する．内診では胎児先進部が触れなくなるまたは上昇してしまうことが多い．

管理と処置

切迫子宮破裂の場合は子宮収縮抑制薬を用いて子宮収縮の抑制を図ったうえで急速遂娩とする．子宮破裂の場合には血管確保のうえで急速輸液と輸血準備など母体循環血液量の確保に努め，ただちに開腹して止血を図る．止血困難な場合には子宮全摘術を行うこともある．いずれの場合でも，出血性ショック，播種性血管内凝固症候群（DIC），多臓器不全へ進行する可能性があり十分な注意が必要である．

なお，子宮破裂の場合には児の予後は一般的に不良である．

DIC：disseminated intravascular coagulation

4 | 産科出血，分娩時異常出血，産科ショック，羊水塞栓症，DIC

4-1 | 産科ショック

特徴

他科のショックと異なるものではないが，特徴として以下の点が挙げられる．
- 突発すること（大部分は出血性ショック）
- しばしば播種性血管内凝固症候群（DIC）を起こすこと
- 母児双方の生命に関与すること

出血性ショック
500 mL 以上を分娩時異常出血とする．2,000 mL 以上に及ぶと生命の危険を伴うことがある．

概念

ショックとは急激な末梢循環不全により発生した各種臓器の組織機能障害である．

産科ショック（obsteric〔al〕shock）とは，広義には偶発合併症によるものを含め妊産（褥）婦がショック状態に陥った場合すべてをいうが，一般的には妊娠もしくは分娩に伴って発生した病的状態に起因するショックをいう．

病態

産科ショックは，原因的に出血性ショックと非出血性ショックに大別され，とくに前者に遭遇することが多い（**表VII-4-1**，**表VII-4-2**）．産科ショックの特徴は，妊娠に伴う特殊な疾患や分娩周辺期に急性かつ突発的に起こる出血が多いことである．また母体の循環動態の変化や胎児付属物の存在も病態に影響する．

診断

早期の診断が早期の治療につながる．以下の所見を認めた場合，ショックの可能性が高い．

1）Preshock
- 収縮期血圧：100 未満～90 mmHg，脈拍数 100/分以上
- 手足口唇が冷たく，顔面やや蒼白

表Ⅶ-4-1　産科でみられるショック

- 出血性ショック
- 非出血性ショック
  - ①敗血症性ショック（感染性流産にみられるエンドトキシンショック）
  - ②羊水塞栓症
  - ③神経原性ショック（子宮内反症，子宮牽引による迷走神経反射など）
  - ④DICを伴うショック（常位胎盤早期剥離など）
  - ⑤薬物性ショック（薬剤アレルギー，麻酔薬による副作用など）
  - ⑥内分泌性ショック（甲状腺クリーゼ，糖尿病昏睡，糖尿病低血糖発作など）
  - ⑦子癇
  - ⑧仰臥位低血圧症候群

表Ⅶ-4-2　出血性ショックの原因となる産科疾患

〈妊娠初期〉
- 流産
- 異所性妊娠
- 胞状奇胎　など

〈妊娠後期・分娩周辺期〉
- 前置胎盤
- 常位胎盤早期剥離
- 子宮破裂
- 弛緩出血
- 頸管裂傷
- 腟血腫
- 子宮内反症
- 癒着胎盤，胎盤遺残　など

2) Shock

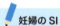

妊婦のSI
SI（心拍数/収縮期血圧）が1であれば1.5 L，SIが1.5であれば2.5 Lの出血量が予想される．

ショックインデックス（SI）を常に念頭に置き，その場にいる医師，助産師，看護師すべてがその情報を共有して対応を行う．

管理と処置（図Ⅶ-4-1）

1) 出血性ショック

まず止血操作を行うことを最優先としつつ，以下の治療を並行して開始する．

- 輸液・輸血：①代用血漿，高張性輸液，②赤血球液，新鮮凍結血漿，新鮮血，血小板濃厚液など
- 副腎皮質ホルモン
- 利尿薬
- 酸素吸入
- ドパミンなど

〈備考〉緊急時における適合血の選択

「産科危機的出血」ではクロスマッチに固執せず，患者の状態と各施設での輸血準備状況により，未クロスマッチのABO同型赤血球またはO型赤血球などの異型適合血を輸血し（いずれの場合も後追いでクロスマッチは必要），血小板あるいは新鮮凍結血漿は**表Ⅶ-4-3**で挙げた緊急時の適合血の選択を参照し使用する．

2) 細菌性ショック

感染巣の除去を最優先としつつ，以下の治療を並行して開始する．

- 広範囲スペクトル抗菌薬

4 産科出血，分娩時異常出血，産科ショック，羊水塞栓症，DIC

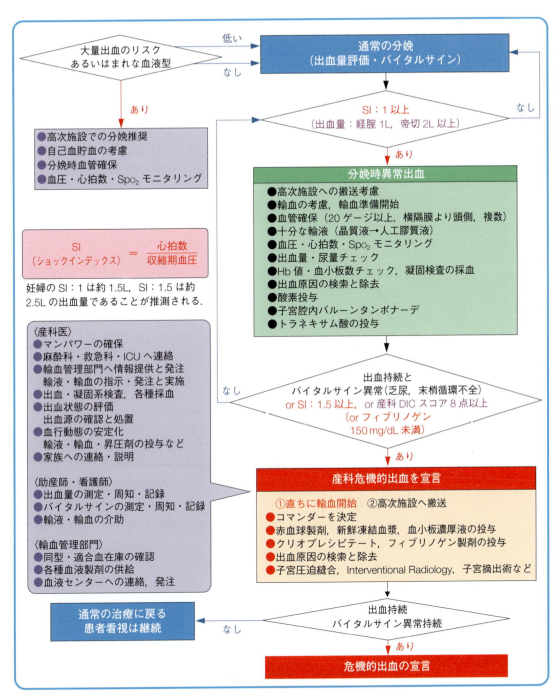

図VII-4-1 産科危機的出血への対応フローチャート
[日本産科婦人科学会，日本産婦人科医会，日本周産期・新生児医学会，日本麻酔科学会，日本輸血・細胞治療学会，日本IVR学会：産科危機的出血への対応フローチャート，産科危機的出血への対応指針2022，2022年1月（改訂），〔http://www.jsog.or.jp/activity/pdf/shusanki_taioushishin2022.pdf〕（最終確認：2024年11月5日）より許諾を得て転載]

- 感受性の高い抗菌薬
- ガンマグロブリン
- 副腎皮質ホルモンなど

表Ⅶ-4-3　緊急時における適合血の選択

患者血液型＼輸血製剤	赤血球液（RBC）	新鮮凍結血漿（FFP）	血小板濃厚液（PC）
A	A＞O	A＞AB＞B	A＞AB＞B
B	B＞O	B＞AB＞A	B＞AB＞A
AB	AB＞A＝B＞O	AB＞A＝B	AB＞A＝B
O	Oのみ	全型適合	全型適合

［日本産科婦人科学会，日本産婦人科医会，日本周産期・新生児医学会，日本麻酔科学会，日本輸血・細胞治療学会，日本 IVR 学会：産科危機的出血への対応フローチャート，産科危機的出血への対応指針 2022，2022 年 1 月（改訂），〔http://www.jsog.or.jp/activity/pdf/shusanki_taioush-ishin2022.pdf〕（最終確認：2024 年 11 月 5 日）より許諾を得て転載］

4-2　羊水塞栓症

病態

　羊水塞栓症（amniotic［amnionic］fluid embolism, amniotic embolus）とは羊水成分が母体血液中に流入し，子宮筋層内血管や肺血管を塞栓し，急性心不全，呼吸不全，ショック，DIC，弛緩出血などを生じる重篤な疾患である．母体死亡原因の主たるものの 1 つである．分娩中や分娩直後に発生し，帝王切開直後や破水直後にも発生しうる．

診断

STN：sialyl-Tn

　母体血液を用いて胎便由来成分であるコプロポルフィリン，胎児小腸由来の STN 抗原によって後日診断可能となる．ショック症状を呈した場合，出血性ショック，アレルギー性ショックなどとの鑑別が必要となる．

管理と処置

　速やかに全身管理が必要となる．呼吸循環管理は必須で，DIC の管理も必要である．

4-3　産科 DIC

病態

DIC：disseminated intravascular coagulation

　産科 DIC は突発し，予測が困難であり，経過が急で，重篤なものが多い．治療方針の基本は基礎疾患を早期に排除し，血管内凝固の進行を阻止し，出血量が多い場合には補正し，ショックや臓器障害に対する治療を行う．

1）産科 DIC の基礎疾患

● 常位胎盤早期剝離

● DIC 型後産期出血

● 重症感染症

HDP：hypertensive disorders of pregnancy

● 子癇，妊娠高血圧症候群（HDP）

● HELLP 症候群（p.325 参照）

表Ⅶ-4-4　産科 DIC 診断基準（2024 年改訂版）

Ⅰ. 基礎疾患・徴候	点数	Ⅱ. 凝固系検査	点数	Ⅲ. 線溶系検査	点数
a. 常位胎盤早期剝離	4	フィブリノゲン（mg/dL）		a. FDP（μg/mL）	
b. 羊水塞栓症	4	300≦	0	＜30	0
c. 非凝固性分娩後異常出血	4	200≦　＜300	1	30≦　＜60	1
		150≦　＜200	2	60≦	2
		＜150	3	b. D-ダイマー（μg/mL）	
				＜15	0
				15≦　＜25	1
				25≦	2

どれか 1 つを選択　　　　　　　　　　　　　　　　　　　　　　a と b のどちらかを選択

・止血困難な分娩後異常出血を示す産褥婦に対して，基礎疾患・徴候，凝固系検査，線溶系検査各項目の該当するものを 1 つだけ選び合計する．
・8 点以上となった産褥婦を DIC と診断する．
・非凝固性分娩後異常出血：分娩後異常出血のうち，出血に凝血塊を伴わないものを指す．
・膿盆などの容器に集めて凝血塊（血餅）が形成しないことを確認することが望ましい．
・この診断基準は分娩後異常出血の管理に「産科危機的出血への対応指針（最新版）」と併せて利用することを目的に作成されている．
[日本産婦人科・新生児血液学会/日本産科婦人科学会合同委員会：2024 年改訂版産科 DIC 診断基準，〔http://www.jsognh.jp/dic/〕（最終確認：2024 年 11 月 5 日）より許諾を得て転載]

- 羊水塞栓症
- その他

診断

　これまで 30 年以上「産科 DIC スコア」が用いられてきた．しかしながら，産科 DIC による消費性凝固障害が不可逆的になる前，つまり常位胎盤早期剝離や羊水塞栓症などでは，凝血学的検査結果にかかわらず基礎疾患と臨床症状のみでも DIC として治療を開始できる必要がある．そこで，日本産婦人科・新生児血液学会では，2022 年 6 月に従来の「産科 DIC スコア」を改訂した「暫定版産科 DIC 診断基準」を策定し，さらに 2024 年 6 月に「産科 DIC 診断基準（2024 年改訂版）」（表Ⅶ-4-4）を発表した．「産科 DIC 診断基準（2024 年改訂版）」では「Ⅰ. 基礎疾患・徴候」，「Ⅱ. 凝固系検査」，「Ⅲ. 線溶系検査」の 3 項目の合計点で評価する．なお「産科 DIC 診断基準（2024 年改訂版）」は「産科危機的出血への対応指針（最新版）」と併せて利用することが望まれ，常に最新の情報を得ることに留意されたい．

治療

　治療の基本は原因疾患の除去，凝固因子の補充，そして抗凝固療法と抗線溶療法である．

5 胎児機能不全 (NRFS)

＊胎児機能不全 (NRFS)
non-reassuring fetal
status. 胎児機能不全は
かつて胎児ジストレス，胎
児仮死といわれていた．

病態

胎児機能不全 (NRFS)＊とは胎児が子宮内において，酸素供給ならびに循環機能が障害された状態である．

具体的には，胎盤の機能低下などにより，低酸素性または低酸素・虚血性のストレスに対して，胎児の代償機能が破綻した結果，嫌気性代謝が進み，代謝性アシドーシス（または混合性アシドーシス）となり，進行すれば脳障害をはじめとする臓器障害へとつながる可能性のある病態をいう．

背景として子宮内胎児発育不全，羊水過少，臍帯巻絡，妊娠高血圧症候群，過強陣痛，常位胎盤早期剝離，臍帯脱出などの状態であることが多い．

診断

胎児健常性 (well-being) の検査
p.266 参照．

1）検査

胎児健常性（well-being）の検査（妊娠中）✏.
- 胎動チェック
- stress test：
　①non-stress test（NST）：陣痛開始前
　②contraction stress test（CST）：陣痛開始後（子宮収縮あり）
- biophysical profile（NST＋羊水量）

2）所見

a)「胎児機能不全なし」の状態

「心拍数基線正常，基線細変動正常，一過性頻脈の存在および一過性徐脈がない」

　→胎児 well-being は良好と判断（＝問題なし）

b)「胎児機能不全あり」の状態

「基線細変動が減少・消失し，かつ高度変動一過性徐脈や高度遅発一過性徐脈，または高度徐脈を伴う」

　→胎児機能不全（NRFS）

治療（管理と処置）

- 緊急避難的に胎児状態の改善を図る→体位変換，酸素投与，陣痛抑制
- 急速遂娩を行う．

ただし，妊娠中期であったり，子宮内胎児発育不全や妊娠高血圧症候群を合併しているなどの場合は，母体および新生児管理を行える施設での対応が望ましいため病態ごとに検討する．

6 胎位異常，回旋異常

胎位異常

6-1 骨盤位

病態

縦位のうち，児の骨盤部が下向しており，殿部，足または膝が先進する場合を **骨盤位** という．

1）分類（図Ⅶ-6-1）
- 単殿位：殿部が先進し，股関節は屈曲，膝関節は伸展している．
- 複殿位：殿部が先進し，股関節，膝関節ともに屈曲している．
- 足位：一側（不全足位）もしくは両側の足（全足位）が先進する．

2）頻度

全分娩の 3～4％，児死亡率は頭位と比較して 2～5 倍（殿位［75％］＞足位［24％］＞膝位［1％］）．

3）原因（不明なことが多い）
- 胎児の形態異常：水頭症，無脳症，死児など
- 胎児移動容易：羊水過多，多胎，未熟児
- 胎児移動制約：前置胎盤，子宮筋腫，卵巣嚢腫

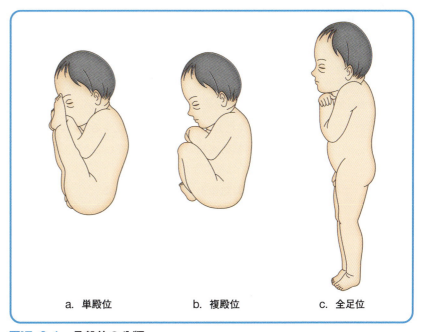

a. 単殿位　　　b. 複殿位　　　c. 全足位

図Ⅶ-6-1　骨盤位の分類

- 子宮形態異常：双角子宮，重複子宮

4）骨盤位の予後不良因子

　経腟分娩を試みる場合，身体の中で周囲径が最も大きい児頭が最後に娩出されるため，胎児自身の頭による臍帯圧迫や児自身の分娩外傷，新生児仮死，死亡などの危険がある.

- 初産（とくに高年初産）の骨盤位は軟産道開大不全が多く，危険性が高い.
- 足位，とくに全足位は最も危険な骨盤位である.
- 早産期（低体重児）の骨盤位の経腟分娩は危険性が高い.
- 児頭が反屈（過伸展）する骨盤位は危険性が高い.
- 早急な牽引操作から上肢の挙上を起こす.

診断

- 超音波断層法：児頭，体幹，足の位置から明らか.
- 外診所見：子宮底部に浮球感をもつ児頭を触知する，児心音は臍部〜臍上部で明瞭.
- 内診所見：破水前は先進部が高く，かつ胎胞が大きく，緊張するので胎児先進部が不明瞭であるが，破水後は先進部を触知することができる.実際は超音波で先進部を確認するものの，内診だけでは背面，肩甲，無脳児の頭蓋底などは殿部と間違えやすい.

管理と処置

　選択的帝王切開が選択されることが多い.経腟分娩を試みる場合は胎位，週数，推定児体重，分娩歴などを勘案して緊急帝王切開への移行もできる状態で慎重に行う.

　なお，妊娠期の骨盤位の管理として外回転術が挙げられる.外回転術は胎児の成熟している36〜37週以降に実施されるべきであり，外回転術の成功率は50％ほどといわれている.外回転術には，①常位胎盤早期剥離，②一過性の胎児心拍の低下，③臍帯下垂，④母子間輸血症候群，⑤前期破水，⑥陣痛発来などのリスクがある.『産婦人科診療ガイドライン 産科編2023』では，外回転術実施を否定していないものの，実施する際には少なくとも以下の条件を満たしていることを確認するよう推奨している.施設内での管理方針（外回転術実施の可否）を前提とし，各医療者が患者との同意の下で勝手に実施してはならない.

1. 緊急帝王切開が可能である.
2. 前置胎盤や胎児機能不全などの経腟分娩の禁忌がない.
3. 児が成熟している（妊娠36〜37週の相当）.

> **骨盤位における選択的帝王切開の適応（基準は施設により異なる）**
> ・妊娠34週以前の早産，または推定児体重2,000g以下
> ・CPDの疑い（児頭大横径と産科真結合線1.5cm未満）
> ・推定児体重3,800g以上
> ・臍帯下垂，脱出
> ・足位

> **もう少しくわしく** **骨盤位の経腟分娩の介助法**
>
> 分娩第1期は腹圧かけずに待機, 臍帯脱出に注意する. 第2期に臍〜肩甲下部まで娩出されたら娩出介助を開始する.
> ・ミラー (Miller) 法:体幹, 上肢の脱出
> ・横8字法:肩甲, 上肢娩出法
> ・ブラハト (Bracht) 法:肩甲, 上肢, 後続児頭娩出法
> ・ファイト-スメリー (Veit-Smellie) 法:後続児頭娩出法
> ・ウィガンド-マルチン (Wigand-Martin) 法:後続児頭娩出法
> ・後続児頭鉗子:ファイト-スメリー法で後続児頭娩出が困難な場合

6-2 横位

病態・診断

　胎児の長軸が母体の長軸と直角に近く交差するもの, 分娩時に肩甲が先進するので肩甲位とも呼ばれる. 児頭が母体の左にあれば第1胎向という.

- 頻度:0.2%未満, 経産＞初産
- 原因:骨盤位と同様, 児頭の骨盤内固定を妨げる要因のある場合
- 分娩経過:正常成熟児の経腟分娩は不可能, 自然に放置すれば, 母児ともに死亡する. 多くは前・早期破水を起こし, 上肢や臍帯か脱出, 肘甲が骨盤腔に進入, ついには遷延横位となり, 分娩は停止する. 過強陣痛から子宮破裂にいたることがある.

管理と処置

　分娩開始前後に帝王切開を行う.

回旋異常

6-3 後方後頭位

病態・診断

　後頭が先進し, 第2回旋にて後頭が後方に回旋し, 児の顔面が前方に向かう.

- 頻度:全分娩の0.5%
- 診断:内診にて小泉門が後方手前に先進, 超音波で母体前方に児の眼窩が認められる.
- 分娩予後:
  - ①大部分は分娩の進行とともに, 後頭が前方に回旋し正常回旋となるが, 0.5%には最後まで後頭が後方にある (持続性後方後頭位).
  - ②第3回旋が行いがたく, 前方後頭位に比べ児頭の娩出はやや困難である.

6-4 高在縦定位

病態・診断

　児頭が骨盤内に進入する際，矢状縫合が骨盤入口の前後経に一致したまま児頭が下降せず，分娩遷延となる．後頭が前方に向かう前方高在縦定位と，後方に向かう後方高在縦定位がある．

　骨盤形態異常（円形骨盤入口，扁平骨盤入口など）に多い．

管理と処置

- 児頭が小さければ，そのまま分娩が進行する．
- 分娩停止，胎児機能不全（NRFS）が起これば帝王切開を行う．

6-5 低在横定位

病態・診断

　児頭の第2回旋が起こらず，児頭が骨盤底に達しても矢状縫合が骨盤の横経に一致したままの状態である．

- 頻度：0.2%
- 原因：微弱陣痛，広骨盤，男性型骨盤，扁平骨盤，児頭の過小など

管理と処置

- 児頭が小さければ，そのまま分娩が進行する．
- 分娩停止，胎児機能不全（NRFS）が起これば帝王切開を行う．

6-6 不正軸進入 （図Ⅶ-6-2）

病態・診断

　児頭は骨盤入口への進入時，矢状縫合が岬角と恥骨結合とのほぼ中央に位置するが（正軸進入），矢状縫合が前方または後方に偏ったもの．

- 不正軸進入には，①前不正軸進入，②後不正軸進入がある．
- 不正軸進入でも軽度の場合，正常に分娩経過をたどることが多い．
- 骨盤が正常な形態をしている場合でも不正軸進入をした場合，児頭骨盤不均衡（CPD）となることもある．
- 頻度は前正軸進入のほうが後不正軸進入よりも高い．後不正軸進入のほうが予後不良である．

管理と処置

- 児頭が小さければ，そのまま分娩が進行する．
- 分娩停止，胎児機能不全（NRFS）が起これば帝王切開を行う．

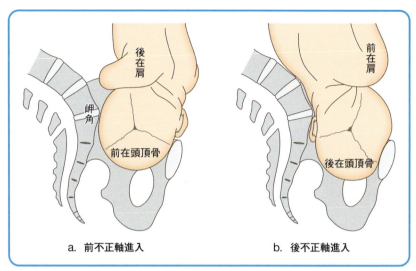

図Ⅶ-6-2　不正軸進入

a：前不正軸進入（前頭頂骨進入）．矢状縫合が骨盤後壁に近づき，前方の頭頂骨が先進し低位にあり，内診上，前方の頭頂骨を多く触知するものをいう．
・下降が進めば矢状縫合は正常位置に戻り分娩は進行する．
・重度の扁平仙骨などで後在の頭頂骨が移動できない場合，分娩停止にいたる．
b：後不正軸進入（後頭頂骨進入）．矢状縫合が恥骨結合に近づき後方の頭頂骨が先進し低位にあり，内診上，後方の頭頂骨を多く触知するものをいう．
・後在頭鎖骨は恥骨結合後面により回転を妨げられ，児頭の下降が困難となることが多い．
・母体の切迫子宮破裂や続発微弱陣痛，胎児機能不全（NRFS）を起こしやすい．

第2部

第Ⅷ章 産褥期の異常 各論

第VIII章 産褥期の異常 各論

1 産後出血（産褥出血）

産褥*期の異常出血には，分娩後 24 時間以内に起こる早期異常出血と 24 時間以降に起こる晩期異常出血がある．**異常出血**とは，経腟分娩後の場合 500 mL 以上，帝王切開分娩後の場合 1,000 mL 以上の出血[2]，または分娩前のヘマトクリット値が分娩後に 10％以上低下をきたす出血と定義されている．早期異常出血は分娩時異常出血と区別することが困難であり，ここでは晩期異常出血について述べる．

> ***産褥**
> 分娩が終了し，妊娠・分娩に伴う母体の生理的変化が非妊時の状態に復するまでの状態であり，産褥の期間は通常 6〜8 週間であるが，WHO の ICD-10 による定義では 42 日間をいう[1]．

1-1 晩期異常出血

A 病態

疫学

産後異常出血は全妊娠の約 3％に発症する[1] が，晩期異常出血は約 1％[3] と報告されている．また，発症時期は産後 1〜2 週間以内が多いとされている．

発症機序

原因として胎盤遺残（胎盤ポリープ），胎盤剝離面の復古不全，血栓脱落，子宮内膜炎，子宮内仮性動脈瘤，子宮動静脈奇形，絨毛性疾患，母体血液疾患などがある（**表VIII-1-1**）．

> **🖊 胎盤遺残，胎盤ポリープ**
> 胎盤の断片の遺残が原因で子宮復古不全となり，子宮からの不規則もしくは過剰な出血と同時に悪露のさまざまな期間の遷延を引き起こす．遺残物に血管が浸潤し腫瘤を形成，増大しポリープ状構造物を形成したものが，胎盤ポリープである．
> なお，日本においては胎盤遺残と胎盤ポリープを区別するが，欧米では一括して retained placenta として扱われている．

症状

突然の大量性器出血や持続する血性の悪露を認める．胎盤遺残や子宮内膜炎では子宮は正常の退縮を認めず，硬度不良のことが多い．

B 診断

どのような症状から晩期異常出血が疑われるか

上記症状から疑うが，診断には画像所見などが必要となる．

診察の進め方・確定診断の方法

カラードプラを併用した超音波断層法や CT，MRI などの画像所見および

表VIII-1-1 晩期異常出血の原因

胎盤付着部の復古不全	胎盤遺残，胎盤ポリープ，子宮内膜炎など
血管の異常	子宮内仮性動脈瘤，子宮動静脈奇形
腫瘍	絨毛性疾患，子宮筋腫，子宮体がんなど
血液疾患，全身性疾患	フォン・ビルブランド（von Willebrand）病，遺伝性の凝固障害，肝不全など

血中ヒト絨毛性ゴナドトロピン（hCG）の測定が有用である.

C 治療

主な治療法

胎盤遺残が疑われる早期異常出血での出血多量例に関しては，用手剥離や子宮内容除去を考慮するが，晩期異常出血で胎盤遺残が疑われた場合には，安易な子宮内操作は大出血を招く危険性があり第一選択とはならない. 出血量，バイタルサイン，出血は間欠か持続か，病変のサイズなどにより子宮収縮薬の投与（感染が疑われる場合には抗菌薬を加える）やメトトレキサート（MTX）の投与で待機的に経過観察を行うか，外科的治療（子宮圧迫縫合，子宮全摘術）を行うか判断する必要がある. 最近は外科的治療の前にインターベンショナルラジオロジー（IVR）を行う場合もある.

その他の疾患に関しても保存的治療を優先するが，出血がコントロールできない場合には，IVR や外科的治療も考慮される.

合併症とその治療法

全身状態の把握は必ず行い，産科危機的出血への対応は常にしておく必要がある. 播種性血管内凝固症候群（DIC）や敗血症を合併する場合もあり，細菌培養（悪露や血液）や凝固検査を適宜行う必要があり，高次医療機関への搬送なども考慮する.

治療経過・予後

治療が奏効した場合には，日常生活に支障をきたすことはない. IVR の場合，カテーテル穿刺部の血腫，発熱，感染などを合併することがある. 動脈塞栓術後の妊娠について，子宮破裂，分娩後の出血などの症例報告はあるが，長期予後についての報告はまだない.

IVR : interventional radiology

▍IVR と TCR

産科的出血に対する IVR には動脈塞栓術とバルーン動脈閉塞術があるが，産褥出血に対しては動脈塞栓術が行われる. 近年では動脈塞栓術と経頸管的子宮鏡下切除術（transcervical resection : TCR），その両者を組み合わせることにより，高い治療効果を有する治療法として注目されている[4, 5].

DIC : disseminated intravascular coagulation

● 引用文献
1) 日本産科婦人科学会編集・監修：産科婦人科用語集・用語解説集，改訂第4版，日本産科婦人科学会，2018
2) 日本産科婦人科学会/日本産婦人科医会編集・監修：CQ311-1 産後の過多出血の予防ならびに対応は？ 産婦人科診療ガイドライン 産科編 2017，p.214-219，日本産科婦人科学会，2017
3) 佐村 修ほか訳：産褥. ウイリアムス産科学，原著25版，岡本愛光監修，p.804-822，南山堂，2019
4) 玉田さおりほか：産褥出血. MFICU マニュアル，改訂第3版，全国周産期医療連絡協議会編著，p.518，メディカ出版，2015
5) 鈴木一有ほか：胎盤ポリープの取り扱い. 周産期医学 **46**（増刊号）：361-363，2016

2 ┃ 深部静脈血栓症，肺塞栓症，血栓性静脈炎

日本における 2010 年 1 月から 2020 年 6 月までの 428 例の妊産婦死亡の原因疾患では，肺血栓塞栓症などの肺疾患は 8% で[1]，深部静脈血栓症などから

の血栓塞栓子が肺動脈に流入閉塞し肺血栓塞栓症を発症するため，**静脈血栓塞栓症（VTE）**として，一連の疾患としてとらえる必要がある．

VTE：venous thrombo-embolism

2-1 深部静脈血栓症（DVT）

A 病態

深部静脈血栓症（DVT）とは

深筋膜より深部を走行する静脈を深部静脈と呼び，この静脈に血栓が生じ静脈還流に障害を与える病態が**深部静脈血栓症（DVT）**である．とくに血圧の低い下肢の深部静脈で起こる．

DVT：deep vein thrombosis

疫学

妊婦・褥婦の DVT の発症率は，経腟分娩後 0.008％，帝王切開後 0.04％という報告があるが[2]，無症候性のものが含まれているわけではないため，この発生率より 2～3 倍高い可能性がある．

発症機序

病的血栓の形成には，血流の停滞，血管内皮の異常，血液成分（血小板，凝固因子，凝固制御因子，線溶因子など）の異常が三要因（ウィルヒョウ［Virchow］の三要因）であり，妊娠中は血液凝固系亢進，線溶系低下，血小板活性化，女性ホルモンの静脈平滑筋弛緩作用，増大した妊娠子宮による腸骨，下大静脈の圧迫などにより DVT が生じやすくなっている．

症状

無症状のものが多いが，症候性のものとして片側性の下肢腫脹で疼痛を伴うことが多く，立位や歩行により増悪する．また突然の発熱を認める場合もある．ホーマンズ徴候*，ルークス徴候*などの所見を認める場合がある．

＊ホーマンズ徴候
Homan's sign．膝を屈曲位として足関節を急に背屈させたときに膝窩部・腓腹部の疼痛を生じる．

＊ルークス徴候
Luke's sing．下肢や腓腹部の疼痛が立位により増強する．

B 診断

どのような症状から深部静脈血栓症（DVT）が疑われるか

下肢筋肉（とくに腓腹筋）の疼痛や腫脹・浮腫，発赤，突然の発熱を認めた場合には本疾患を疑う．また家族歴，既往歴から疑うことも重要である．

診察の進め方・確定診断

臨床症状から疑いをもち，血液検査（血液凝固系検査，とくに D-ダイマー，CRP 増加，白血球数増加）は補助診断となる．下肢静脈エコー，静脈造影CT で確定診断を行う．DVT と診断された場合には，常に肺血栓塞栓症（PTE）の有無について検索を行う．

CRP：C-reactive protein

PTE：pulmonary thromboembolism

C 治療

主な治療法

DVT のみで PTE を合併していない場合には，保存療法と薬物療法を行う．保存療法は長時間の立位や座位を避け，下肢の安静と圧迫療法を行う．薬物療法はヘパリンの投与が基本である．ワルファリンは妊婦への投与は避け，分娩後に投与する．

合併症とその治療法

PTE を常に合併する危険性を念頭に置き，胸部違和感，呼吸困難感を訴えた場合には PTE を疑い治療を開始する．

治療経過・予後

ヘパリンによる急性期の治療に成功した場合でも，血栓性素因が存在する場合には妊娠中に再発する場合があるため，低用量未分化ヘパリンの皮下注を継続する．DVT が軽快後，弾性ストッキング着用，十分な水分補給，下肢の運動を励行し，下肢超音波検査，D-ダイマー測定などは定期的に行う．

2-2 肺塞栓症（PE）

A 病態

肺塞栓症（PE）とは

PE : pulmonary embolism

肺塞栓症（PE）は，静脈系で形成された血栓，脂肪，空気あるいは羊水中の胎児成分などが血流にのって肺動脈を閉塞する急性および慢性の肺循環障害をいう．この多くは DVT からの血栓遊離による肺血栓塞栓症（PTE）である．そのため PTE を中心に解説する．

疫学

妊婦・褥婦の PTE 発症率は，経腟分娩後 0.003%，帝王切開後 0.06% で，PTE による死亡率は 14.5% という報告がある[2]．

症状

突然発症する胸痛・呼吸困難・頻呼吸である．軽い胸痛や咳，ショックを伴い失神*するものまで症状は多彩である．発症時期は産褥歩行を開始した1〜2日目の頻度が最も高く，ベッド上での体位変換，排便・排尿などが誘因となる．

*失神
一過性の意識消失・障害．

B 診断

どのような症状から肺塞栓症が疑われるか

PTE は致死性疾患であり，突然の胸痛・呼吸困難・頻呼吸を認めた場合には PTE を第一に疑う．非特異的症状（軽い呼吸困難感や咳など）の場合に

表Ⅷ-2-1　妊娠中の静脈血栓塞栓症リスク分類

第1群. VTE の高リスク妊娠

● 以下の条件に当てはまる女性は妊娠中の抗凝固療法を行う.

1) 2 回以上の VTE 既往
2) 1 回の VTE 既往，かつ以下のいずれかが当てはまる.
    a) 血栓性素因*がある.
    b) 既往 VTE は i) 妊娠中，ii) エストロゲン服用中のいずれかで発症した.
    c) 既往 VTE は安静・脱水・手術などの一時的なリスク因子がなく発症した.
    d) 第 1 度近親者に VTE 既往がある.
3) 妊娠成立前より VTE 治療（予防）のための抗凝固療法が行われている.

第2群. VTE の中間リスク妊娠

● 以下の条件に当てはまる女性は妊娠中の抗凝固療法を検討する.

● 以下の条件に当てはまる女性は妊娠中手術後には抗凝固療法を行う.

1) 1 回の VTE 既往があり，それが安静・脱水・手術など一時的リスク因子による.
2) VTE 既往がないが以下の条件に当てはまる.
    a) 血栓性素因*がある.
    b) 妊娠期間中に以下の疾患（状態）が存在.
       心疾患，肺疾患，全身性エリテマトーデス（免疫抑制剤の使用中），悪性腫瘍，
       炎症性腸疾患，炎症性多発性関節症，四肢麻痺・片麻痺等，ネフローゼ症候
       群，鎌状赤血球症（日本人にはまれ）

第3群. VTE の低リスク妊娠（リスク因子がない妊娠よりも危険性が高い）

● 以下の因子を 3 つ以上有する女性は妊娠中の抗凝固療法を検討する.

● 以下の因子を 1 から 2 つ有する女性は妊娠中の VTE 発生に留意する.

VTE 既往がないが以下の因子を有する.

35 歳以上，妊娠前 BMI 25 kg/m² 以上，喫煙者，第 1 度近親者に VTE 既往歴，安静
臥床，長時間の旅行，脱水，表在性静脈瘤が顕著，全身感染症，妊娠中の手術，卵巣
過剰刺激症候群，妊娠悪阻，多胎妊娠，妊娠高血圧腎症

血栓性素因*：先天性素因としてアンチトロンビン，プロテイン C，プロテイン S の欠損症（もしくは欠乏症），後天性素因としては抗リン脂質抗体症候群が含まれる. ただし, VTE 既往のない女性を対象としての血栓性素因スクリーニングを行うことに関してはその臨床的有用性に疑義が示されており，妊娠中/産褥期 VTE 予防のための血栓性素因スクリーニング実施の必要性は低い.
[日本産科婦人科学会/日本産婦人科医会編集・監修：CQ004-1 妊娠中の静脈血栓塞栓症 (VTE) の予防は？　産婦人科診療ガイドライン 産科編 2023, p.9, 日本産科婦人科学会, 2023 より許諾を得て転載]

は，VTE のリスク分類を参考にして PTE を疑う（**表Ⅷ-2-1**，**表Ⅷ-2-2**）. また，DVT と診断された場合には，無症状であっても PTE の検索は必ず行う.

診察の進め方・確定診断の方法

臨床症状で PTE を疑い，パルスオキシメーターにより SpO_2 が 90％以下や動脈血液ガスで低二酸化炭素血症を伴った低酸素血症を認めた場合には，強く PTE を疑う. 心電図，心エコーは簡便に実施可能で，右心不全を認めた場合に PTE と診断可能である. 同時に呼吸困難，失神を伴う他の疾患との鑑別にも有用である. 造影 CT で血栓が肺動脈の中枢側に存在するとき，陰性欠損として描出され確定診断となる.

D-ダイマーの測定は，正常であれば 95％以上急性期の PTE を否定できるが，慢性期は除外できない.

表Ⅷ-2-2　分娩後の静脈血栓塞栓症リスク分類

第1群. 分娩後VTEの高リスク
● 以下の条件に当てはまる女性は分娩後の抗凝固療法あるいは分娩後抗凝固療法と間欠的空気圧迫法との併用を行う
　1）VTEの既往
　2）妊娠中にVTE予防のために抗凝固療法が行われている

第2群. 分娩後VTEの中間リスク
● 以下の条件に当てはまる女性は分娩後の抗凝固療法あるいは間欠的空気圧迫法を行う.
　1）VTE既往はないが血栓性素因*があり，第3群に示すリスク因子が存在
　2）帝王切開分娩で第3群に示すリスク因子が2つ以上存在
　3）帝王切開分娩でVTE既往はないが血栓性素因*がある
　4）母体に下記の疾患（状態）が存在
　　　分娩前 BMI 35 kg/m^2 以上，心疾患，肺疾患，全身性エリテマトーデス（免疫抑制剤の使用中），悪性腫瘍，炎症性腸疾患，炎症性多発性関節症，四肢麻痺・片麻痺等，ネフローゼ症候群，鎌状赤血球症（日本人にはまれ）

第3群. 分娩後VTEの低リスク
（リスク因子がない妊娠よりも危険性が高い）
● 以下の条件に当てはまる女性は分娩後の抗凝固療法あるいは間欠的空気圧迫法を検討する.
　1）帝王切開分娩で下記のリスク因子が1つ存在
　2）VTE既往はないが血栓性素因*がある
　3）下記のリスク因子が2つ以上存在
　　　35歳以上，3回以上経産婦，分娩前 BMI 25 kg/m^2 以上 BMI 35 kg/m^2 未満，喫煙者，分娩前安静臥床，表在性静脈瘤が顕著，全身性感染症，第1度近親者にVTE既往歴，産褥期の外科手術，妊娠高血圧腎症，遷延分娩，分娩時出血多量（輸血を必要とする程度）

本表に示すリスク因子を有する女性には下肢の挙上，足関節運動，弾性ストッキング着用などを勧める．ただし，帝王切開を受けるすべての女性では男性ストッキング着用（あるいは間欠的空気圧迫法）を行い，術後の早期離床を勧める.
血栓性素因*：先天性素因としてアンチトロンビン，プロテインC，プロテインSの欠損症（もしくは欠乏症）．後天性素因としては抗リン脂質抗体症候群が含まれる.
［日本産科婦人科学会/日本産婦人科医会編集・監修：CQ004-2 分娩後の静脈血栓塞栓症（VTE）の予防は？　産婦人科診療ガイドライン 産科編 2023, p.15，日本産科婦人科学会，2023より許諾を得て転載］

C　治療

主な治療法

　PTEを強く疑った時点で，確定診断のための検査よりも治療を優先する．とくに急性PTEは初期対応（呼吸，循環管理）を行い，急性PTEの死亡率や再発を低下させるために抗凝固療法（未分画ヘパリン）を第一選択として投与する[3,4].

退院支援・患者教育

　静脈血栓塞栓症（VTE）は，治療に成功しても次回妊娠でハイリスクとなるため患者への予防，再発に関する情報提供が必要となる.

VTEのリスク分類と予防

PTEによる死亡率は14.5%という報告があり[2]，妊娠中および分娩後のVTE発症のリスク評価を行い，VTEの予防対策を確認する必要がある.

2-3 血栓性静脈炎

A 病態

血栓性静脈炎とは

深部静脈血栓症とは異なり，表在静脈に発生する急性の静脈血栓症を**血栓性静脈炎**（thrombophlebitis）という．バージャー（Buerger）病，ベーチェット（Behçet）病，凝固線溶系異常，血小板増多症，悪性腫瘍などに合併して生じるが，下肢では静脈うっ滞に伴い生じるものが多い．上肢では静脈注射など医原性が多い[5]．

症状

静脈の怒張がみられ，圧痛に一致した静脈内血栓を索状に触知する場合が多い[6]．

B 診断

どのような症状から血栓性静脈炎が疑われるか

局所的な痛みと腫脹，および同部位の皮下に硬いコードがあるように静脈を触れた場合には本疾患を疑う．

診察の進め方，確定診断の方法

臨床症状と局所の診察で診断することは可能である．下腿の血栓性静脈炎では，ホーマンズ徴候がみられることもある．

C 治療

主な治療法

NSAIDs：non-steroidal anti-inflammatory drugs

血栓性静脈炎のほとんどは自然治癒する．局所の疼痛の軽減目的にて，アスピリンや非ステロイド性抗炎症薬（NSAIDs）などの鎮痛薬の内服を行う．下肢静脈瘤を合併することもあり，弾性包帯や弾性ストッキングを使用し圧迫療法を行う．疼痛が強い場合などに，外科的治療により血栓を取り除くことも行われる．

合併症とその治療

表在静脈は筋肉に取り囲まれていないため，血栓が押し出されることはなく，表在性血栓静脈炎はほとんど肺血栓塞栓症を起こすことはない．そのため抗凝固療法は必要ない．まれに細菌感染を合併するため，細菌感染を疑った場合には抗菌薬の使用も考慮される．

●引用文献
1）妊産婦死亡症例検討評価委員会 日本産婦人科医会：母体安全への提言 2019，2020 年 9 月，

〔https://www.jaog.or.jp/wp/wp-content/uploads/2020/11/botai_2019.pdf〕（最終確認：2024 年 11 月 5 日）
2) 小林隆夫，中林正雄，石川睦男ほか：産婦人科領域における深部静脈血栓症肺血栓塞栓症―1991 年から 2000 年までの調査成績．日本産婦人科・新生児血液学会誌 **14**（2）：1-24, 2005
3) 日本循環器学会ほか：肺血栓塞栓症および深部静脈血栓症の診断，治療，予防に関するガイドライン（2017 年改訂版），〔https://www.j-circ.or.jp/cms/wp-content/uploads/2017/09/JCS2017_ito_h.pdf〕（最終確認日：2024 年 11 月 5 日）
4) 日本産科婦人科学会/日本産婦人科医会編集・監修：CQ004-3 妊娠・産褥期に深部静脈血栓症（DVT）や肺血栓塞栓症（PTE）の発症を疑ったら？ 産婦人科診療ガイドライン 産科編 2023, p18-19, 日本産科婦人科学会，2023
5) 伊藤孝明，久木野竜一，皿山泰子ほか：日本皮膚科学会ガイドライン 創傷・熱傷ガイドライン委員会報告（5）下腿潰瘍・下肢静脈瘤診療ガイドライン．日本皮膚科学会雑誌 **127**（10）：2239-2259, 2017
6) 武内亨介，丸尾　猛：産婦人科感染症の管理と治療．日本産科婦人科学会雑誌 **60**（6）：N117-123, 2008

3 ｜ 子宮復古不全

A 病態

子宮復古不全とは

　正常の産 褥 (さんじょく) 経過より子宮の復古が遅れ，子宮収縮不良と悪露 (おろ) が長く続く場合や悪露滞留症を指す．通常の子宮収縮と悪露の変化（p.241 参照）が認められない場合を**子宮復古不全**（subinvolution of the uterus）という．

発症機序

　子宮復古不全の原因は，子宮収縮を妨げる明らかな原因を認める器質性と，これらを認めない機能性に分類される（**表Ⅷ-3-1**）[1]．

症状

　産後の日数に比較して大きくかつ軟らかい子宮を触れる．また悪露の量が多く，かつ血性である期間が長くなる．

表Ⅷ-3-1　子宮復古不全の原因

器質性子宮復古不全	機能性子宮復古不全
●胎盤や卵膜などの子宮腔内遺残 ●悪露の子宮腔内滞留 ●子宮筋腫 ●子宮内膜炎，子宮筋層炎などの子宮内感染　など	●多胎妊娠，巨大児，羊水過多症などによる子宮筋の過度の伸展・疲労 ●微弱陣痛や子宮収縮抑制薬の長期使用 ●授乳しないこと ●母体疲労や過度の安静 ●膀胱や直腸の慢性的充満　など

〔牧野田　知，富澤英樹：産褥異常の管理と治療．日本産科婦人科学会雑誌 **61**(12)：N632-N-636, 2009 より引用〕

B 診断

どのような症状から子宮復古不全が疑われるか

　産褥における子宮の大きさ・硬度と悪露の状態が，正常から逸脱している場合に本疾患を疑う．

診察の進め方・確定診断の方法

　子宮の大きさ・硬度と悪露の状態から子宮復古不全と診断したら，次に原因を検索する．経腟または経腹超音波断層法により子宮内腔の状態（悪露滞留なのか，卵膜・胎盤の遺残なのか）や子宮筋腫の有無なども確認でき，器質性か機能性かが診断可能である．また，MRI も胎盤遺残や癒着胎盤の診断には有用である．

C 治療

主な治療法

　一般療法として，早期離床，授乳促進，冷罨法，子宮底マッサージ，排便・排尿の促進が実施されている．しかし分娩後早期の弛緩出血などに対してはエビデンスレベルが低い，もしくはエビデンスが確認できなった[2]．子宮復古に問題があり患者に不快感を与えない場合には実施することは許容される．薬物療法としては，子宮収縮薬としてメチルエルゴメトリンを使用する．感染徴候が疑われる場合には抗菌薬を併用する．

　胎盤の子宮内遺残が疑われる場合には，子宮内容除去術を考慮するが，産褥子宮は筋層が軟らかく穿孔を起こしやすく，残留胎盤の血流が豊富な場合や癒着胎盤の場合には大量出血をきたす場合があり，その適応については慎重になるべきである．

合併症とその治療法

　子宮内膜炎や筋層炎などの感染が存在する場合には，子宮内遺残や悪露の滞留を認めても子宮内容除去は禁忌であり，原則として薬物療法を第一選択として，感染が改善した後に子宮内容除去を考慮する．癒着胎盤や血流が豊富な胎盤遺残の場合には，メトトレキサート（MTX）の全身投与を行い，血流の低下もしくは消失を確認後外科的処置について再考する．

　子宮筋腫がまれに変性を起こすことがあり，発熱や局所の圧痛，血液検査で白血球，CRP の増加を伴う．解熱鎮痛薬や場合によっては抗菌薬により経過観察を行うが，改善が認められない場合には開腹手術による筋腫核出術や子宮全摘出術が考慮される．

治療経過・予後

　治療により速やかに子宮収縮が改善し悪露が減少する場合がほとんどであるが，大量性器出血を招き産科危機的出血となる場合がある．

● 引用文献

1) 牧野田　知，富澤英樹：産褥異常の管理と治療．日本産科婦人科学会雑誌 **61**（12）：N632-N-636，2009
2) 前田菜穂子，片岡弥恵子，江藤宏美ほか：分娩後出血のリスク因子および予防的介入に関する文献レビュー．日本助産学会誌 **27**（1）：4-15，2013

4 ｜ 乳腺炎

　乳腺炎（mastitis）は，圧痛，熱感，腫脹のあるくさび形をした乳房の病変（限局性の病変）で，38.5℃以上の発熱，悪寒，インフルエンザ様の身体の痛みおよび全身症状を伴うものと，臨床的には定義されている[1]．乳腺に発症する炎症であるが必ずしも細菌感染ではない．乳管閉塞に伴ううっ滞性乳腺炎→非感染性乳腺炎→感染性乳腺炎→膿瘍と進展する場合がある．

4-1 ｜ うっ滞性乳腺炎

A 病態

うっ滞性乳腺炎とは

　うっ滞性乳腺炎（stagnation mastitis）とは，乳管の閉塞や乳汁のうっ滞が長引いた場合，細菌感染にはいたっていないが蓄積された乳汁により乳房に炎症症状が生じた状態を指す[1]．

疫学

　全授乳期間では 3～4 人に 1 人は発症するといわれている[2]．

症状

　乳管の閉塞部位に一致した，局所の発赤，腫脹，疼痛，硬結を認める．またうっ滞の程度が強い場合には，発熱，悪寒，リンパ節腫脹をきたすこともある．

B 診断

どのような症状からうっ滞性乳腺炎が疑われるか

　乳汁分泌 3～4 日以降から産褥 2 週間以内が好発時期であることと，上記の臨床症状を認めた場合に本疾患を疑う．

診察の進め方・確定診断の方法

　臨床症状でほぼ確定診断は可能であるが，血中白血球数，CRP，乳汁中の白血球や細胞数のカウントを行うことで，化膿性乳腺炎との鑑別を行う（**表Ⅷ-4-1**）[3]．

表Ⅷ-4-1 乳汁中の白血球数と細菌数

	白血球数	細菌数
正常	10^6/mL 以下	10^3/mL 以下
うっ滞性乳腺炎	10^6/mL 以上	10^3/mL 以下
化膿性乳腺炎	10^6/mL 以上	10^3/mL 以上

[佐世正勝：乳腺炎. MFICU マニュアル，改訂第 3 版，全国周産期医療連絡協議会編著，p.544，メディカ出版，2015 より引用]

C 治療

主な治療法

うっ滞性乳腺炎は予防が重要で，妊娠中からの乳房ケア，栄養摂取などの指導を行い，出産前から産褥早期に乳房の状態の確認を実施することが望ましい．うっ滞性乳腺炎と診断した場合には，授乳および搾乳の見直しおよび指導，さらに乳房マッサージや乳頭マッサージを実施する．乳房が緊満しすぎているときや乳房の緊満が軽快しない場合には，搾乳も追加する．

疼痛が強い場合や発熱を伴う場合には無理な乳房マッサージは行わず，冷罨法や消炎鎮痛薬の内服のほか，漢方薬の内服も有効である．

合併症とその治療法

症状が長引く場合には，母体の精神的ストレスからうつ状態へ進展する場合もあり，乳房のケアを行いつつ，日常生活での支援状況の確認や検討をする必要がある．まれではあるが化膿性乳腺炎への移行もあり，経時的観察やケアを行い，乳房マッサージや授乳搾乳の指導，投薬などで 48 時間以上症状が改善しない場合には，化膿性乳腺炎への進展を疑う．

治療経過・予後

一般的には，数日で改善する場合がほとんどであるが，まれに化膿性乳腺炎や乳腺膿瘍に移行する場合もある．

退院支援・患者教育

乳汁のうっ滞の予防が重要であり，褥婦自身で継続できるような予防法の指導や，授乳や乳房トラブルについての相談窓口の紹介なども積極的に行う．

4-2 化膿性（感染性）乳腺炎

A 病態

化膿性（感染性）乳腺炎とは

化膿性（感染性）乳腺炎はうっ滞した乳汁に細菌感染を起こし，乳管および乳腺実質，乳腺間質に急性炎症をきたした状態である．

疫学

約1%程度と報告されている[2].

症状

片側性の局所の発赤，腫脹，硬結，圧痛，熱感などの症状がうっ滞性乳腺炎よりも強く，発熱がみられ，悪寒や体の痛みなどの感冒様症状を認める．また患側の腋窩リンパ節の腫大や圧痛を伴うことがある．

B　診断

どのような症状から化膿性（感染性）乳腺炎が疑われるか

うっ滞性乳腺炎の症状発症から適切な指導，ケアを実施しても12〜24時間以内に状態が改善されない場合で，上記症状を認める場合には化膿性乳腺炎を疑う．

診察の進め方・確定診断の方法

一般には，症状による診断となるが，血液検査での白血球，CRP の上昇，乳汁中の細菌数の増加，細菌培養により起炎菌が証明されれば確定診断となる．超音波断層法検査による，炎症部位の低エコー域と乳腺基本構築の乱れが観察されることも診断の助けになる．

C　治療

主な治療法

化膿性乳腺炎と診断した場合には，起炎菌としては黄色ブドウ球菌が多いため，合成ペニシリンや第1世代セフェム系の抗菌薬の投与を行う．アレルギーなどで処方できない場合には，マクロライド系抗菌薬を投与する[2, 3].臨床症状が改善しても，10〜14日間は継続する．授乳・搾乳は乳汁うっ滞を解除する目的で積極的に行う．

合併症とその治療法

投与した抗菌薬に感受性がある場合には，48時間以内で軽快するとされるが，反応がないときや再発したとき，重症例などの場合には，乳汁培養と感受性検査を行い適切な抗菌薬を使用する．

また，化膿性乳腺炎の約10%が乳線膿瘍を形成する[2].膿瘍を形成した場合には，乳房表面の皮膚は発赤し，腫脹は限局性となり，典型的な皮下膿瘍では皮膚が菲薄化し波動を触れる．しかし深部にいたるほど局所症状に乏しく診断が困難な場合がある．そのため超音波断層法が診断に有用であり，膿瘍は抗菌薬を投与しながら切開，排膿ドレナージを行う．最近は超音波ガイド下穿刺吸引ドレナージが切開に比べ容易で効果的であるとの報告もある．

膿瘍形成で切開・排膿・ドレナージを実施した場合でも治療中，治療後も母乳育児を継続することが可能であり，乳腺炎中に授乳を中断することでの

悪化や治癒が遅れるなどの危険性について説明し，母乳育児継続を勧める[4]．

● 引用文献
1) 皆本敏子ほか：乳腺炎．周産期医学 **51**（増刊号）：365-367，2021
2) 中島あかり訳：産褥合併症．ウイリアムス産科学，原著 25 版，岡本愛光監修，p.823，南山堂，2019
3) 佐世正勝：乳腺炎．MFICU マニュアル，改訂第 3 版，全国周産期医療連絡協議会編著，p.544，メディカ出版，2015
4) 日本助産学会・日本助産師学会編：乳腺炎ケアガイドライン 2020，第 2 版，p.73，日本助産師会出版，2020

5 | 産褥熱

A 病態

産褥熱とは

産褥熱（puerperal fever）とは，分娩後の子宮を中心に生じる感染症のうち，分娩終了後 24 時間以降，産褥 10 日以内に 2 日間以上持続する，38℃以上の発熱が持続するものである．乳腺炎や腎盂腎炎など，子宮およびその周辺以外に生じた感染症は除外するが，鑑別が困難な場合もある．産褥熱には子宮やその周囲，損傷部位に限局した限局性産褥熱と，敗血症のような全身性産褥熱とがある[1]．

頻度

産褥熱の明らかな頻度は不明であるが，2019 年のメタアナリシスによると産褥子宮内膜炎は 1.6％，創部感染は 1.2％であり，敗血症まで波及した症例は 0.05％と報告されている[2]．死亡にまでいたる症例もあり，妊産婦死亡報告事業が始まって 2010〜2020 年 6 月までの報告では，457 例の妊産婦死亡事例があり，解析された 428 例中感染症が原因である事例は 9％であった[3]．

発症機序

一般的には，産褥期に腟内の細菌が子宮内に上行感染することで，子宮内へ感染することより発症する．子宮内膜炎から始まり，子宮筋層，子宮付属器と進展し骨盤内腹膜炎，敗血症を生じる場合もある．

産褥熱は妊娠および分娩中からの感染が産褥期に顕性化する場合や母体合併症（妊娠糖尿病，高度の低栄養，HIV 感染，治療中の自己免疫疾患で免疫抑制薬，ステロイド投与など）により発症しやすくなる．

症状

発熱，下腹部痛，悪露の悪臭や色調の変化（膿性になると血性からオレンジ色に変化することもある）を呈する．

産褥熱による妊産婦死亡

歴史的には，母体死亡の三大原因（その他は妊娠高血圧症候群，分娩時大量出血）の 1 つであったが，分娩時清潔操作の徹底や抗菌薬の開発により，産褥熱による妊産婦死亡は激減している．

メモ

以前はグラム陽性菌（ブドウ球菌，連鎖球菌，腸球菌）が主体であったが，近年ではグラム陰性菌（大腸菌，クレブシエラ，緑膿菌など）や嫌気性菌（バクテロイデス，セラチアなど）が増加している．

産褥熱の発熱

とくに夕方に発熱し朝には解熱する弛張熱や，突然の悪寒，振戦を伴う高熱のこともある．

B 診断

どのような症状から産褥熱が疑われるか

産褥2〜5日ごろの発熱，下腹部痛，悪露の異常（悪臭や色調の変化，悪露の増加）を認めた場合には，本疾患を疑う．

診察の進め方・確定診断の方法

臨床症状から産褥熱を疑った場合には，内診による子宮およびダグラス（Douglas）窩の圧痛の有無を確認する．画像診断も重要で経腟もしくは経腹超音波検査にて，子宮内の悪露の滞留や胎盤遺残などの確認，卵管の腫大や腹水を確認する．帝王切開分娩後の場合に超音波断層法で，子宮切開創周囲に広範囲に低エコー域を認めた場合には，子宮創部膿瘍の可能性がある．腹膜炎が疑われる場合，上腹部から骨盤部までのCTを施行し，腹腔内・骨盤内膿瘍の有無を確認するとともに，虫垂炎など腹腔内炎症性病変との鑑別を行う．

悪露もしくは子宮内の細菌培養検査（重症例では血液培養や咽頭培養も実施する）を行い，起炎菌を同定して適切な抗菌薬を使用する．

重症例

敗血症に進行した場合には，toxic shock syndrome（TSS）や全身性炎症反応症候群（SIRS）を生じ，死亡にいたる場合がある．とくに，メチシリン耐性黄色ブドウ球菌（MRSA）感染はTSSを発症し重症化することがある．劇症型A群β溶血性連鎖球菌（GAS）感染は，急激な四肢や腰部の疼痛，幹部組織の壊死を伴う劇症型の経過をたどり（STSS），治療が遅れると死にいたる可能性が高い．

SIRS：systemic inflammatory response syndrome

MRSA：methicillin resistant *Staphylococcus aureus*

GAS：group A *Streptococcus*

STSS：streptococcal toxic shock syndrome

C 治療

主な治療法

抗菌療法，感染源の除去が原則である．起因菌を予測し抗菌薬を選択し，起因菌が判明した場合には，感受性のある抗菌薬を選択する．経腟分娩後の感染はアンピシリン＋ゲンタマイシンの投与が90％以上で有効である．帝王切開後の感染に関しては嫌気性菌を考慮する必要があるため，第一選択はクリンダマイシン＋ゲンタマイシンが推奨され，効果がない場合にはアンピシリンを追加投与する[4,5]．

外科的治療は胎盤や卵膜の遺残が疑われる場合や，悪露の滞留がある場合に頸管拡張や子宮内容除去術が考慮される．骨盤内や腹腔内に膿瘍形成し抗菌薬が奏効しない場合には，開腹術を考慮する．

治療経過・合併症

子宮内膜炎の場合90％以上は48〜72時間以内に軽快する．しかし創部感染，蜂窩織炎や血栓性静脈炎などの重篤な合併症が起こることもある．この

ような合併症の発症や重篤化は適切な抗菌薬の投与により減少する.

● 引用文献
1) 日本産科婦人科学会編集・監修：産科婦人科用語集・用語解説集, 第 4 版, 日本産科婦人科学会, 2018
2) Woodd SL, et al：Incidence of maternal peripartum infection: a systematic review and meta-analysis. PLOS Medicine **16**（12）：e1002984, 2019
3) 長谷川潤一：妊産婦死亡の現状とその削減に向けた取り組み, 日本産婦人科医会 医療安全部,〔https://www.jaog.or.jp/wp/wp-content/uploads/2021/12/20211208_2.pdf〕（最終確認：2024 年 11 月 5 日）
4) 中島あかり訳：産褥合併症. ウイリアムス産科学, 原著 25 版, 岡本愛光監修, p.823, 南山堂, 2019
5) 中村　学：産褥熱, MFICU マニュアル, 第 4 版, 全国周産期医療連絡協議会編著, p.321, メディア出版, 2022

6 産褥精神障害

　妊娠中, 産 褥 期は母体の生理機能が激変する時期であるとともに, 出産, 育児による環境の変化で, 情動が不安定になりやすい時期でもある. そのため既往の精神障害の再発・悪化や, 新たな疾患発症の原因となりうる.

6-1 マタニティブルーズ

A 病態

マタニティブルーズとは

　マタニティブルーズ（maternity blues）とは分娩後 2〜3 日後に出現し, 数時間から数日で自然治癒する一過性の情動不安定な状態である. 発症機序は不明であるが, 産褥期のホルモン変化や心理社会的要因が関与していると考えられている.

疫学

　日本での出現頻度は約 30％程度とされている[1].

症状

　突然の流涙, 抑うつ感, 不安焦燥, 集中力の低下, 気分易変化, 頭痛, 食欲不振, 不眠などである. 症状は通常 2 週間ほどで消失する.

B 診断

どのような症状からマタニティブルーズが疑われるか

　上記のような症状を産褥 2〜10 日以内に認めた場合に, マタニティブルーズを疑う. また, 胎児異常や新生児異常, 長期入院, 早産, 母子分離の場合発症しやすいため, とくに注意を要する.

6 産褥精神障害 393

表Ⅷ-6-1 マタニティブルーズ自己質問票

産後： 日目 日時： 名前：

今日のあなたの状態についてあてはまるものに○をつけてください．2つ以上あてはまる場合には，番号の大きなほうに○をつけてください．また質問表のはじめには名前と日時をお忘れなくご記入ください．

【質問】

A. 0. 気分はふさいでいない.
　 1. 少し気分がふさぐ.
　 2. 気分がふさぐ.
　 3. 非常に気分がふさぐ.

B. 0. 泣きたいとは思わない.
　 1. 泣きたい気分になるが，実際には泣かない.
　 2. 少し泣けてきた.
　 3. 数分間泣けてしまった.

C. 0. 不安や心配事はない.
　 1. 時々不安になる.
　 2. かなり不安で心配になる.
　 3. 不安でじっとしていられない.

D. 0. リラックスしている.
　 1. 少し緊張している.
　 2. 非常に緊張している.

E. 0. 落ち着いている.
　 1. 少し落ち着きがない.
　 2. 非常に落ち着かず，どうしていいのかわからない.

F. 0. 疲れていない.
　 1. 少し元気がない.
　 2. 1日中疲れている.

G. 0. 昨晩は夢を見なかった.
　 1. 昨晩は夢を見た.
　 2. 昨晩は夢で目覚めた.

H. 0. 普段と同じように食欲がある.
　 1. 普段に比べてやや食欲がない.
　 2. 食欲がない.
　 3. 1日中まったく食欲がない.

次の質問については，"はい"または"いいえ"で答えてください.

I. 頭痛がする.　　はい　いいえ
J. イライラする.　　はい　いいえ
K. 集中しにくい.　　はい　いいえ

L. 物忘れしやすい.　　はい　いいえ
M. どうしていいのかわからない.　　はい　いいえ

配点方法：A〜Hの症状に対する得点は各番号の数字に該当し，I〜Mの症状に対する得点は「はい」と答えた場合に1点とする
合計点が8点以上の場合マタニティブルーズと判定する.

[Cox JL, Holden JM, Sagovsky R：Detection of postnatal depression. Development of the 10-item Edinburgh Postnatal Depression Scale. The British Journal of Psychiatry：The Journal of Mental Science **150**：782-786, 1987より引用]

診察の進め方・確定診断の方法

　臨床症状で診断は可能であるが，客観的診断法として，マタニティブルーズ日本版評価尺度（**表Ⅷ-6-1**）[2]が有用とされている．分娩後から毎日，この質問票を本人に記入してもらい，合計点が8点以上となった場合にマタニティブルーズと判断する.

C 治療

主な治療法

　マタニティブルーズは自然軽快するため，薬物療法は要しないが，家族の理解とサポートを得ることが重要である．また，この状態が一過性で，産後のホルモンの急激な変化によって発症するもので患者のせいではないこと，多くの褥婦が経験することを，本人に説明することで安心することができる.

治療経過，予後

　マタニティブルーズの約5%が産後うつ病に移行したとの報告があり[3]，産後2週間以上軽快しない場合には産褥精神障害の発症を鑑別する必要があり，退院後も外来観察を行い，精神科受診を考慮する．

退院支援・患者教育

　退院後も外来にて経過観察を行うことはもちろんであるが，家族にも本症について知識と理解を促し，育児や家事のサポート体制を確立する必要がある．地域の保健師などの家庭訪問の必要性も説明し，病院以外にも相談できる窓口があることを知らせることも重要である．産後ケア施設の利用も有用である．

6-2 産後うつ病

A 病態

産後うつ病とは

　産後うつ病とは産褥精神障害の中で最も多い病型であり，分娩後2週間から数ヵ月以内に発症するうつ病と定義される．マタニティブルーズ同様，発症機序はまだ解明されていないが，マタニティブルーズとは異なり，治療を必要とする．

疫学

　日本では産褥の10～20%に発症するとの報告がある[4,5]．

症状

　うつ病と同様，気分の落ち込み，楽しみの喪失，食欲，睡眠，意欲などの障害がみられ，罪責感，希死念慮を抱くことがある．「ミルクの飲みが悪い」など子どもへの心配ごとや，「赤ちゃんの世話が十分できない」「自分は母親失格だ」といった自責の念や自己評価の低下，自己否定などを訴える．

B 診断

どのような症状から産後うつ病が疑われるか

　産褥2週間以降もマタニティブルーズが消失しない場合や，子どもへの過剰な心配や母親としての自責感や自己評価の低下などの訴えがある場合には，産後うつ病を疑う．疲れやすい，眠れないなどの症状は産後の育児疲労による症状と類似しているため，発見が遅れることもある．

診察の進め方・確定診断の方法

　産後うつ病を症状から早期に発見することは必ずしも容易ではない．妊娠初期から産後うつ病のリスク因子（**表Ⅷ-6-2**）を評価することも重要（p.352参照）で，本症スクリーニング法の1つであるエジンバラ産後うつ病質問票

6 産褥精神障害 395

表Ⅷ-6-2 産後うつ病のリスク因子

既往歴・家族歴，嗜好など	社会的要因	性格・合併症など
● うつ病や精神疾患の病歴がある ● 飲酒・喫煙・薬物の習慣がある ● 家族にうつ病や精神疾患の人がいる ● 妊娠中にうつ病がある ● 過去の妊娠出産でマタニティブルーズや産後うつ病があった	● 望まないもしくは望まれない妊娠 ● パートナーと不仲もしくは未婚 ● 経済的危機 ● 家族や周囲からのサポートがない ● 職場や人間関係の変化や悩み ● 家族の病気や死別など	● 人に頼りたくない，自分でやりたい性格，几帳面 ● 産科的合併症，胎児異常や新生児異常 ● 育児に対する高いストレス ● 低い自己評価

（表Ⅷ-6-3）を使用し 9 点以上の場合には産後うつ病の疑いとする．必要に応じて専門医に相談し，うつ病の客観的確定診断は専門医に委ねる．

C 治療

主な治療法

治療は薬物療法と心理療法がある．重症例は入院加療を要する．薬物療法で使用される向精神薬は母乳に移行するが，乳児に移行する量は少なく，向精神薬による母乳栄養児への著明な副作用はみられずその後の発達の経過も正常であるとの報告も多く，精神科医，小児科医とも連携をとりながら母乳育児を個別に判断する．

退院支援・患者教育

産後うつ病が重症化すると自殺にいたる場合がある．妊産婦死亡報告事業が始まって 2010～2020 年 6 月までの報告では，自殺による死亡は 6％であった[6]．米国では，周産期における女性の死因の第 5 位が自殺であり，自殺企図の中で最大の前兆となる因子がうつ病であった．しかし，一般的に産後うつ病は軽視されがちで，専門医への受診の拒否や，授乳を理由に治療を自己中断する場合も少なくない．家族，産婦人科，小児科，精神科，保健師などにより，治療方法，育児方法の立案，育児支援システムの構築などについて個別に慎重に検討する必要がある．

表Ⅷ-6-3 エジンバラ産後うつ病質問票（EPDS，採点者用）

採点のために（　）内に得点を示しているが実際の質問票では（　）内は空欄とする．

ご出産おめでとうございます．ご出産から今までの間どのようにお感じになったかをお知らせください．今日だけでなく，過去7日間にあなたが感じられたことに最も近い答えにアンダーラインを引いてください．必ず10項目に答えてください．

例）幸せだと感じた．……はい，常にそうだった．
　　　　　　　　　　　　はい，たいていそうだった．
　　　　　　　　　　　　いいえ，あまり度々ではなかった．
　　　　　　　　　　　　いいえ，まったくそうではなかった

"はい，たいていそうだった"と答えた場合は過去7日間のことをいいます．このような方法で質問にお答えください．

【質問】

1. 笑うことができたし，物事のおかしい面もわかった．	（0）いつもと同様にできた． （2）明らかにできなかった．	（1）あまりできなかった． （3）まったくできなかった．
2. 物事を楽しみにして待った．	（0）いつもと同様にできた． （2）明らかにできなかった．	（1）あまりできなかった． （3）まったくできなかった．
3. 物事が悪くいったとき，自分を不必要に責めた．	（3）はい，たいていそうだった． （1）いいえ，あまり度々ではない．	（2）はい，時々そうだった． （0）いいえ，そうではなかった．
4. はっきりした理由もないのに不安になったり，心配した．	（0）いいえ，そうではなかった． （2）はい，時々あった．	（1）ほとんどそうではなかった． （3）はい，しょっちゅうあった．
5. はっきりした理由もないのに恐怖に襲われた．	（3）はい，しょっちゅうあった． （1）いいえ，めったになかった．	（2）はい，時々あった． （0）いいえ，まったくなかった．
6. することがたくさんあって大変だった．	（3）はい，たいてい対処できなかった． （2）はい，いつものようにはうまく対処しなかった． （1）いいえ，たいていうまく対処した． （0）いいえ，普段通りに対処した．	
7. 不幸せなので，眠りにくかった．	（3）はい，ほとんどいつもそうだった． （1）いいえ，あまり度々ではなかった．	（2）はい，時々そうだった． （0）いいえ，まったくなかった．
8. 悲しくなったり，みじめになった．	（3）はい，たいていそうだった． （1）いいえ，あまり度々ではなかった．	（2）はい，かなりしばしばそうだった． （0）いいえ，まったくそうではなかった．
9. 不幸せで，泣けてくる．	（3）はい，たいていそうだった． （1）ほんの時々あった．	（2）はい，かなりしばしばそうだった． （0）いいえ，まったくそうではなかった．
10. 自分自身を傷つけるという考えが浮かんできた．	（3）はい，かなりしばしばそうだった． （2）時々そうだった． （1）めったになかった． （0）まったくなかった．	

［Cox JL, Holden JM, Sagovsky R : Detection of postnatal depression: development of the 10-item Edinburgh Postnatal Depression Scale. British Journal of Psychiatry **150**：782-786, 1987 を訳した岡野禎治，村田真理子，増地総子ほか：日本版エジンバラ産後うつ病自己評価票（EPDS）の信頼性と妥当性．精神科診断学 **7**（4）：525-533，1996 より引用］

● 引用文献

1) Okano T, Nomura J：Endocrine study of the maternity blues. Progress in Neuro-Psychopharmacology and Biological Psychiatry **16**（6）：921-932, 1992
2) Stein G：The pattern of maternal change and body weight change in the first postpartum week. The Journal of Psychosomatic Research **24**（3-4）：165-171, 1980
3) 中野仁雄：妊産婦の精神面支援とその効果に関する研究．平成6年度厚生省心身障害研究報告書 **3**，7-10，1994
4) Yoshida k, Marks MN, Kibe N, et al：Postnatal depression in Japanese women who have given birth in England. The Journal of Affective Disorders **43**（1）：69-77, 1997
5) 北野俊則，菅原ますみ，島　悟ほか：妊産褥婦におけるうつ病の出現頻度とその危険要因—周産期の各時期における心理社会的うつ病発症要因—．平成8年度厚生省心身障害研究報告書 **3**：26-29，1996
6) 長谷川潤一：妊産婦死亡の現状とその削減に向けた取り組み．日本産婦人科医会 医療安全部，〔https://www.jaog.or.jp/wp/wp-content/uploads/2021/12/20211208_2.pdf〕（最終確認：2024年11月5日）

第2部

第IX章 新生児の生理，異常と治療

1 新生児の生理

1 新生児の生理

A 呼吸循環生理

呼吸器系の解剖と変化

1）上気道の解剖と変化

　新生児の上気道，とくに咽頭，喉頭から気管にかけての解剖は，在胎週数によって大きく変化し，正期産の新生児においても，その構造は，その後の小児，成人とは異なる．新生児において，小児・成人と最も違うのは**喉頭の高さ**である．新生児では喉頭が高い位置にあるために，成人でいう中咽頭に相当する部分がほとんど存在しない．喉頭の位置は新生児では第3ないし第4頸椎の位置にあるが，成長によって成人では第5から第7頸椎相当の位置に下がる．このように喉頭の位置は，成長により徐々に下がる．新生児期の喉頭の位置が高いということは，言い換えれば，新生児の喉頭蓋の位置も高いことを意味し，これにより喉頭蓋と軟口蓋との位置関係が非常に近づいている（図Ⅸ-1-1）．新生児が口呼吸ではなく，**鼻呼吸**を主体とするのはこう

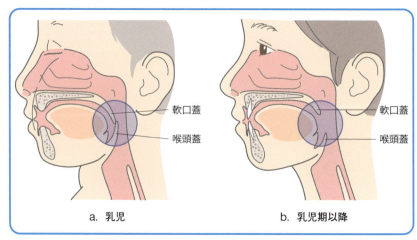

図Ⅸ-1-1　新生児（乳児）とそれ以降の上気道の解剖の相違点

1 新生児の生理

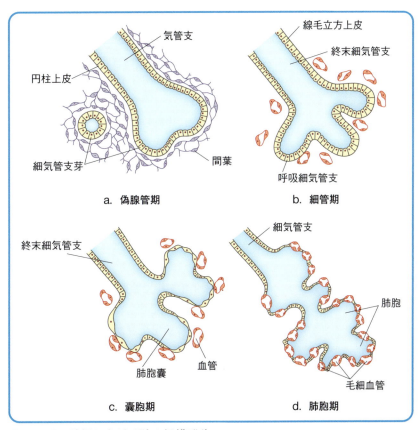

図Ⅸ-1-2 胎児における肺の組織発生

いった解剖学的特徴による.

2) 下気道の解剖と変化

胎児期に，肺は**図Ⅸ-1-2**のような段階を経て成熟する．妊娠中にとくに問題がなければ，正期産児の肺は，胎外生活に対応できるまでに成熟しているはずである．

- **偽腺管期**：在胎5～16週には終末細気管支の分化が始まる．この時期に出産しても呼吸能がないため生存できない．
- **細管期**：在胎16～26週には一部に肺胞が分化し始める．すなわち，21週以降の早産児では呼吸能を獲得し始め，生存可能な場合もある．
- **囊胞期**：在胎26週～出生にかけて肺胞形成や肺胞の成熟が進む．
- **肺胞期**：正期産出生～10歳頃．出生後も10歳頃まで肺胞の数は増加する．

呼吸循環の出生後の変化

1) 胎児の呼吸循環状態

出生前，胎内では児の肺胞は虚脱することなく，肺液で満たされている．出生後の第一呼吸以後の「肺呼吸」によるガス交換を開始するまで，胎内での物質交換は胎盤を介して母体との間で行われる．酸素も経胎盤的に供給さ

新生児蘇生の気道確保

この解剖学的特徴から新生児蘇生においては，鼻腔を介した気道確保が呼吸確立に不可欠であるため，鼻腔吸引が重要視される．また，新生児の気管挿管の際に，直型ブレードで直接喉頭蓋を持ち上げるのは，成人のように喉頭蓋谷にブレード先端を当て喉頭蓋を持ち上げるのが困難だからである．

メモ

立方状の原始肺胞は毛細血管が密接すると扁平肺胞上皮細胞に分化する．

メモ

ただし，臨床ではサーファクタント投与，人工呼吸管理などを必要とする．

れ胎児血液へ拡散する。ここでのガス交換は母体側子宮動脈，らせん動脈，絨毛間腔に流入する母体血と胎児側からは臍帯動脈，絨毛内毛細血管へ流入する臍帯血流によって行われている。それぞれの血流量は母体側，胎児側の合併症，疾患などが関与することになり，血液量の過不足が胎児の発育に大きく影響する。

胎児期は成人に比較して，ヘモグロビンの大部分が酸素との親和性が高い**ヘモグロビンF**で構成されている。これによって母体血よりも低い酸素分圧でも，より高い酸素飽和度を得ることが可能となっている。酸素は単純拡散によってより酸素分圧の高い母体血側から低い胎児血側へ移行するが，同じ酸素分圧であれば，ヘモグロビンFは，より高い酸素飽和度となり，またヘモグロビン濃度も高いため胎児の動脈血酸素含有量，末梢組織への酸素供給量は保たれるしくみになっている。

2）胎児循環

胎盤で酸素供給を得た胎児血液は臍帯静脈を経て下大静脈から右心房へ流入する。すなわち，右心房での酸素分圧が胎児胎盤系では最も高い値を示す。一方，右心房では胎児全身から戻る下大静脈および上大静脈血と混合される。そして，左心房に比較して右心房圧が高いため，下大静脈から右心房に流入した血液の大部分は**卵円孔**を経て左心房にいたり左心房から左心室へと流入する。それに対して，上大静脈からの酸素分圧の低い血液の大部分は右心房から右心室へと流入する。右心室からは肺動脈へ血液は駆出されるが，胎児肺を灌流する細小動脈は低い酸素分圧が主因となって収縮しているため，肺血管抵抗がきわめて高く，右心室から駆出された血液の大部分は肺を灌流することができない。そのため，右心室から出た血液は，大動脈と肺動脈との間にバイパスとして存在する血管抵抗の小さい**動脈管**を介して大動脈側へ流れ全身へと供給される。一方，左心房に流入した血液は左心室へと流入し，上行大動脈を経て上半身に血流を供給した後に，動脈管を経由した右心室側の血液と合流して全身にいたる。このような胎児循環の動態から，心奇形が存在しても胎内では大きな循環障害は起こりにくい（**図IX-1-3**）。

3）出生と第一呼吸に伴う適応変化

第一呼吸がなぜ起きるのかは，いまだ解明されていない不思議な現象である。胎内では肺胞内は肺液で満たされており，完全に潰れていないことが非常に重要で，肺呼吸への適応へと急激に変化する環境適応を容易にしている。第一呼吸の開始とともに，吸入された空気は肺胞内を満たし，肺胞内の液体は肺組織にある血管，リンパ管へと吸収される。一瞬にして肺を拡張させる肺胞への陰圧は－100 cmH$_2$O に達するといわれ，全肺胞液の約1/3は口腔内へ，残りは肺組織へと速やかに移行する。

空気は21%の酸素を含んでおり，肺胞を囲む血管に拡散できるようになる。肺液のタンパク濃度が低いことがその吸収を容易にしている。さらに分娩に伴うストレスによって刺激され，陣痛初期からすでに胎児内に少量の分

泌が開始されているカテコラミンが肺液の吸収促進に働くこともわかっている.

空気の流入によって肺胞の拡張が起こり，酸素分圧が増加することによって，収縮していた肺血管は弛緩し，それまでわずかしか流れなかった肺血流は，抵抗の減少と体血圧の上昇が加わって劇的に増加する．この結果，動脈管を介する血流の減少をもたらし，肺胞に接する血管での酸素取り込みが行われ，酸素分圧の高い血液が肺静脈を経て左心房へと流入し，体循環へと流れるようになる．

出生，第一呼吸の発来後は，それまでガス交換と数々の物質交換が行われてきた胎盤と児をつなぐ臍帯の動静脈は収縮し，結紮される．これによって，血管抵抗が非常に低かった胎盤循環の途絶とともに児の体血圧は上昇する（図IX-1-4）.

4）動脈管の役割

肺呼吸により血液中酸素分圧が上昇し，肺血管が弛緩するとともに動脈管は収縮を開始する．肺呼吸への適応とともに児の皮膚色はピンク色に変化する．生後数分以内に劇的にこの変化が起こっているが，正常分娩で出生した正期産新生児の pre-ductal（左心室から動脈管までの上行大動脈の）酸素飽和度が上昇して 90% を超えるようになるには 10 分程度要するといわれる．左心灌流の増加による左心房圧の上昇と肺血管抵抗の減少による右心房圧の低下によって，卵円孔の機能的閉鎖がもたらされる．この機能的閉鎖までは生後数分といわれている．また，動脈管は血流が途絶し始め機能的な閉鎖となるのに 12〜24 時間を必要とし，その後，解剖学的な閉鎖にいたる．

肺血管が弛緩して血管抵抗が急激に減少に転じるが，完全に抵抗が減少して一定になるには数ヵ月を必要とする．このようにして，右心系による肺循環と左心系による体循環がおのおの独立することによって成人型循環への移行が完了する．肺がガス交換を行わない胎児循環では，動脈管は不可欠な役割をしているが，胎外循環に適応することでその役割は終了し，完全閉鎖することで成人型循環が確立する．

5）肺呼吸の確立

肺呼吸に移行するにあたって，いったん拡張した肺が虚脱しないように高い表面張力に抗して機能的残気量を保つ必要がある．機能的残気量が保たれれば弱い陰圧で肺胞を伸展しておくことが可能である．そのために肺胞腔内での空気と水の界面に肺サーファクタントが層を形成し，この表面張力に拮抗する．

解剖学的には肺胞容積に比較して生理的死腔が大きい．また 1 回換気量が少ないため，呼吸数は成人に比較すると倍以上となる 40〜50 回/分で換気している．新生児の呼吸パターンはしばしば不規則で，生理的に呼吸を休止することがある．正期産児，またはそれに近い早産児では，数秒から 10 秒程度の休止期間の後に再び呼吸を開始する周期性呼吸がみられる．さらに新生児

経鼻持続陽圧呼吸

肺を虚脱から防ぐための経鼻持続陽圧呼吸（nasal CPAP）は，無呼吸，呼吸窮迫症候群など肺胞虚脱の治療目的で用いられ効果が認められている.

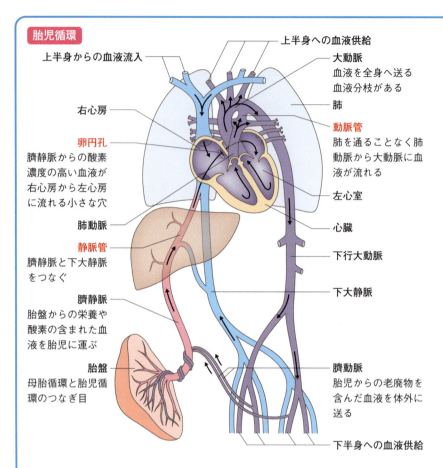

図IX-1-3 胎児循環と新生児循環
[菊地圭子, 望月明見, 成田　伸訳：みえる生命誕生, p.201, 南江堂, 2013より引用]

では**鼻呼吸**が主であり，口呼吸が確立するまでには数ヵ月を要する．

B　代謝・内分泌

ビリルビン代謝（黄疸）

1）生理的黄疸

　新生児には生理的黄疸を認める．黄疸の元となるビリルビンの主たる起源は，体内の赤血球の老化・崩壊であり，その結果生じたヘモグロビンが分解されヘムが生じ，さらに分解され最終的に非抱合型（間接型）ビリルビンが生じる．この非抱合型ビリルビンは水に不溶であるが，肝内グルクロン酸転

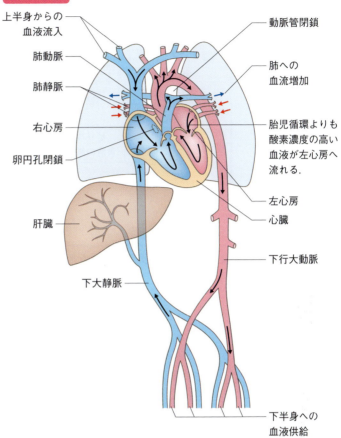

新生児が酸素を取り入れられるように，出生後に新生児循環がただちに始まらなくてはならない．新生児循環に混合血はもはや存在しない．血管には酸素濃度の高い血液（赤色）か低い血液（青色）のどちらかがある．

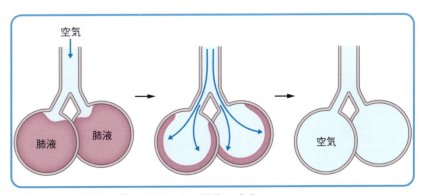

図Ⅸ-1-4　出生児の第一呼吸による肺胞の変化

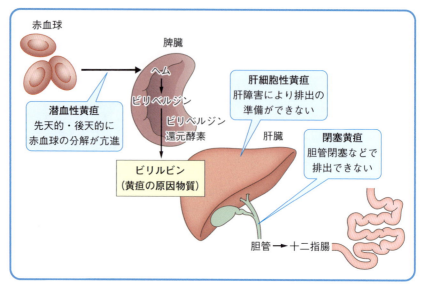

図Ⅸ-1-5　新生児黄疸の主な原因

移酵素により水溶性の抱合型（直接型）ビリルビンに変換されると胆汁中から便中へ，あるいは尿中へと排泄される（**図Ⅸ-1-5**）．

2）新生児黄疸の発症機序

①ビリルビン産生の亢進（多血）

　胎内の低酸素状態に適応するため，新生児は多血症の状態にある．出生後，肺呼吸の開始により酸素供給が増すと急速に赤血球が崩壊し，ヘムが大量に産生される．また，胎児の赤血球の寿命は90日と短いためにその崩壊はより多くなる．

②ビリルビン産生の亢進（腸肝循環）

　腸管粘膜のβグルクロニダーゼが活発なため，抱合型（直接型）ビリルビンが再度，非抱合型（間接型）に変換され，腸管壁から再吸収される．結果として，非抱合型ビリルビンの産生が高められる．いわゆるビリルビンの腸肝循環の亢進である．

③ビリルビン処理の遅延

　ビリルビンを肝細胞に取り込む受容タンパクが少なく，非抱合型ビリルビンの処理に時間がかかる．また，グルクロン酸転移酵素の活性が新生児では低く，非抱合型ビリルビンが抱合型に変換されにくいことが，ビリルビンの腸管排泄遅延をもたらしている．

3）新生児黄疸の症状

　新生児の黄疸は総ビリルビン5〜6 mg/dL以上で認められ，眼球結膜を含む頭部から下肢に向かって広がっていく．一般に皮膚の黄染が，頭部のみなら5 mg/dL，腹部までなら15 mg/dL，足底にまで及べば20 mg/dLに達し

ビリルビン脳症（核黄疸）

黄疸を管理するうえで最も恐れるべきものはビリルビン脳症（核黄疸）である（p.418参照）．新生児黄疸をみる際には，常にこのことを念頭に置き，管理すべきである．とくに早産児においては注意を要する．

ている可能性があるとされる．生理的黄疸は生後2～3日に出現し，生後4～6日に最大となり，7日目以降には徐々に，下肢から頭部に向かって消退する．皮膚色は，通常の非抱合型ビリルビンの上昇であれば橙から黄色で，もし抱合型の上昇であれば緑褐色であり，後者は病的となる．

糖代謝

1）出生後の血糖値の変化

出生直後の新生児は，呼吸や循環の適応，寒冷刺激，分娩ストレスなどによって多くのエネルギーを消費せざるえない状態であり，また，体内では臍帯を介して行われていた母体からの糖の供給が，出産後は突然途絶えるために，血糖値が低下する．血糖値は，出生後約1時間には最低値となるが，通常，全身状態が良好な児であれば，**低血糖調節機構**が働き，生後3時間までには再上昇し安定する．また，アミノ酸からの糖の産生や，ケトン体や乳酸などブドウ糖以外の代替エネルギーの利用が始まるのである．ただし，早産児，低出生体重児は，グリコーゲンの貯蔵が少なく，代替エネルギーの元になる脂肪の蓄積も少ないために低血糖調節機構が働かず，低血糖に陥りやすい．

> **低血糖調節機構**
> 胎児は，子宮外生活に備えて，ブドウ糖をグリコーゲンの形で肝臓や筋肉に貯蔵し，出生後に血糖値が低下すると，この貯蔵されたグリコーゲンが分解されて血糖値が上昇する．

体温調節

1）出生直後の体温

新生児の至適体温はおよそ **36.5～37.5℃** といわれている．出生後，新生児は体温を調節しようとする．しかし，体重あたりの体表面積が成人と比べて約2.8倍も大きく，皮下脂肪が薄いといった身体的特徴により，熱の放散が多いことに加え，運動や震えによる熱産生（シバリング）が期待できず，肩甲骨，脊柱，腎周囲に多く分布している褐色脂肪細胞組織による熱産生（非震え熱産生）がその中心であるため，出生後の環境により体温の変動が大きくなる．

胎児の体温は母体よりも約0.6℃高く，新生児は出生後には子宮内環境よりも10℃以上低い温度環境に曝露されることになる．その後も，伝導，蒸散，輻射，対流による体表面から環境への熱放散が起るために，急激な低体温を生じやすい．低出生体重児，早産児では，より影響を受けやすいことから十分な対策を必要とする．

2）出生後の体温変化

正期産新生児では，放熱量の約8割は輻射と対流によるといわれている．新生児の近くに低温の窓や，空気の流れがないかどうかの確認が体温を維持するには重要である．一方，哺乳量が少なく，生理的体重減少が顕著な場合には，新生児の高体温を認めることも多い．いわゆる飢餓熱であり，糖水などの水分補充を必要とする．

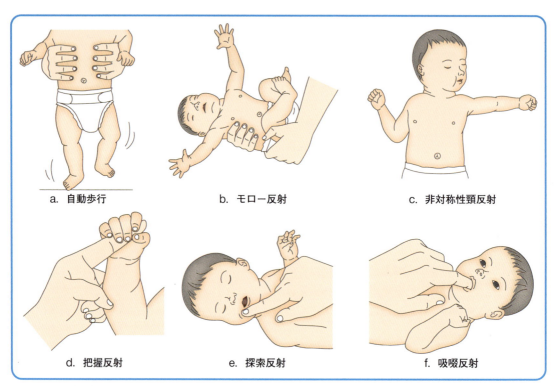

図IX-1-6　新生児における反射

C 神経

出生後の神経学的変化

　原始反射は生後早期から出現し，その後の児の発達とともに消退していく反射である．その意義は，はっきりしないものも多いが，以下のようなものが挙げられる．

1) 自動歩行

　児を立位で支え，前方に傾け重心を前方に移動させたまま保持すると，下肢が交互に屈曲・伸展し，歩行しているように見える反射である．3〜4週で消失する（図IX-1-6a）．

2) モロー（Moro）反射

　頭部を約30度挙上して急に放して落下させると，上肢外転・前腕回外・手指開扇の後に屈曲内転する反射である．4〜6ヵ月で消失する（図IX-1-6b）．

3) 非対称性頸反射

　頭部を正中位から片側に回旋させて5〜15秒保持すると，顔面側の上下肢の伸展と後頭部側の上下肢の屈曲を認める反射である．6ヵ月で消失する（図IX-1-6c）．

4）把握反射

手掌に指を置くと握り返している，足指の根元を圧すると足指が屈曲する反射である．5～7ヵ月で消失する（**図Ⅸ-1-6d**）．

5）探索反射

頬あるいは口周辺に触れるものの方向に頭を向け，頭を移動させることによって触れるものを探す反射である．4ヵ月で消失する（**図Ⅸ-1-6e**）．

6）吸啜反射

口の中に取り込んだものを，舌で包み込み吸うように動かす反射である．4～6ヵ月で消失する（**図Ⅸ-1-6f**）．

D 皮膚

胎児期の皮膚の発生

皮膚は主に外胚葉から表皮，壁側中胚葉から真皮で形成される．在胎5週頃に表層外胚葉と中胚葉に分かれ，在胎8週頃に単層の外胚葉から周皮が生じる．その後，在胎10週頃から基底層の細胞増殖が進み，中間層が形成され3層となる．さらに進むと表皮は4層以上となり，在胎23週頃には周皮は剥離，消失し，並行して角化が進行し，表皮は基底層，有棘層，顆粒層，角質層で構成されるようになる．この周皮の消失と角化の開始が同時期に起こることが，胎生期型から成人型の皮膚へ成熟するために重要な変化である．角化により皮膚はバリア機能を獲得する．バリア機能の評価は，経表皮水分蒸散量にて行うが，早産児ではこの水分消失量は多く，在胎34週頃に成人とほぼ同等になる．角質層のバリア機能には角質細胞間脂質層も重要である．在胎24週頃から層板顆粒で生産されるセラミドが主体となり，この細胞間脂質層を形成し，水分や物質の透過に対してバリア機能をもつようになるとされている．

出生後の生理的皮膚変化

1）脂腺肥大

鼻，頬，頤の皮脂腺肥大による黄白色の小丘疹は，成熟児の約半数にみられ，生後約1週間で消失する．ホルモンの1つであるアンドロゲンの作用によるもので成熟徴候の1つであり，早産児には出現しにくい．

2）稗粒腫

稗粒腫とは主に額，眼周囲，頬，口周囲に散在する白色調の小結節でケラチンを含む表皮嚢腫である．成熟新生児の約30％に認められ，数日から数週で消退する．

3）水晶様汗疹・紅色汗疹

生後1～2日で発汗が始まり，表皮内汗管が角層内で閉塞して生じる角層内水疱が水晶様汗疹である．生後数日以内にみられ，容易に破れて2～3日で自然消退する．表皮内汗管の閉塞により汗が表皮内に漏れ，漿液性丘疹と周囲

に炎症を伴う汗疹が紅色汗疹である．生後10日以降に，顔面や頸部など擦れるあるいは密封される部分に，高温多湿の環境下で生じやすい．

4）新生児中毒疹性紅斑

生後1～3日に出現する類円形紅斑で，しばしば中央に丘疹や無菌性膿疱を認める．成熟児の30～50％にみられる．正期産児に多く，早産児には少ない．通常，無治療で数日以内に消退する．膿疱内に好酸球が多く含まれることが特徴で，スメアのギムザ（Giemsa）染色による好酸球の検出が診断に役立つ．

5）新生児落屑

生後2～4日頃より角層が乾燥し，その後2～3日で落屑する．新生児の75～90％にみられ，程度はさまざまだが，四肢末端で明瞭となりやすい．正常な角化の一過程であり治療は必要としない．

6）新生児多毛

出生時，額からこめかみ，頬，肩，背部，上腕に黒色毛が密生する一時的な多毛をいう．ほどなく脱落する．

出生時あるいは出生後まもなくみられる母斑

1）蒙古斑

胎生期の真皮内メラノサイトの遺残による下背部から仙骨部の青色斑のこと．黄色人種の90～100％にみられ，通常，1歳頃より色調が薄くなり学童までにはほぼ消退する．

2）異所性蒙古斑

肩，背から側腹部，四肢などに生じる真皮内メラノサイトによる青色斑のこと．色調の濃いものは成人以降も残存することがあり，レーザー治療などを考慮する．

3）サーモンパッチ，ウンナ母斑

前額，眉間，上眼瞼内側，鼻背，上口唇などに生じる隆起のない血管腫をサーモンパッチと呼び，新生児の約1/3にみられる．真皮内の毛細血管の拡張による血管腫で，生後1年半位でほぼ自然消退する．同じような血管腫で後頭部から項部にかけて生ずるものをウンナ（Unna）母斑と呼び，成人まで残存するものも少なくない．

2 新生児生理に基づく新生児観察の実際

出生後の新生児の観察は，前述した新生児の生理を考えながら行うことが重要である．まずは，一般的な確認事項，その後に，時期別の観察ポイントを述べる．

A アプガースコア

アプガー（APGAR）スコア（p.414, **表IX-2-1** 参照）は，通常，生後1分後，5分後に判定することが決められていて，5分後の評価スコアが，児の神経的長期予後に相関するといわれている．また，近年では，脳低体温療法の適応基準の観点から，生後5分のアプガースコアが低い場合には，生後10分のアプガースコアの測定も重要視されている．

B 診療記録の作成

新生児が出生した瞬間から，日本版新生児蘇生法（NCPR2020）（p.424 参照）に準じた蘇生処置あるいはルーチンケアなどの記録を経時的に行うことが重要である．そして，その蘇生記録に引き続き，安定した状態の新生児の継続的な診察記録も欠かしてはいけない．ただし，記載の負担を減らすためにも，出生後の身体的異常の有無などはチェックリスト的な診療録を作成し，簡単で漏れがないように工夫することも重要である．

C 新生児の観察のポイント

> **メモ**
> 生死にかかわることではない，たとえ小さな「あざ」であっても，家族にとっては大きな心配となることもある．小さな異常も見逃さず，確実に診断し記録に残すことが大切である．

出生時の新生児の観察で重要なのは，見逃しをしないことである．そのためには，診察する際に，たとえば「頭側から足に向かって」など，いつも同じ診察方法で行うことが重要で，これに加え見逃しをしないためにチェックリストを用いるのもよい方法である（**表IX-1-1**）．

表IX-1-1　新生児の診察のチェックポイントシート（例）

項目			項目		
頭部：血腫	有（　　）	無	胸部：呼吸音	異常（　　）	正常
大泉門*	×（　　）		心音	異常（　　）	正常
皮膚異常	有（　　）	無	副乳	有（　　）	無
顔面：血管腫	有（　　）	無	腹部：肝腫大	有（　　）	無
副耳	有（　　）	無	脾腫大	有（　　）	無
耳介形成	有（　　）	無	腹直筋ヘルニア	有（　　）	無
耳瘻孔	有（　　）	無	背部：髄膜瘤	有（　　）	無
眼球異常	有（　　）	無	皮膚洞	有（　　）	無
口唇・口蓋裂	有（　　）	無	鼠径部：ヘルニア	有（　　）	無
頸部：血管腫	有（　　）	無	停留睾丸	有（　　）	無
鰓弓遺残物	有（　　）	無	陰嚢水腫	有（　　）	無

＊：（大泉門の横の長さ）×（縦の長さ）

出生直後から24時間までの観察のポイント

　出生後の蘇生処置が終わり児の状態が安定したら，自然肢位となっている全体像を見た後に，頭から診察を始め，頭髪内皮膚，顔面（耳，眼，鼻，口），頸部と徐々に体を足のほうに向かって進む．口腔内など，診察で児が泣き出してしまう可能性がある場合は，その部位を避け，他の診察を優先する．診察の漏れを防ぐためには前述したようなチェックリストを用いることも有用である．出生後の6～12時間は，児の子宮外生活への適応時間でもあり，呼吸音の変化，心雑音の有無などを繰り返し観察することが重要で，必要があれば適宜，吸引などの処置も考慮する．

3日目の観察ポイント

　3日目は，呼吸循環が安定し，経口摂取が本格的に始まる時期である．この時期には，体重減少から徐々に体重増加に向かうことの確認が重要である．そのためには，授乳状況，排尿，排便状況の確認も必要となる．それ以外には，黄疸の有無の確認，チアノーゼ性先天性心疾患の有無の確認が重要で，前者には簡易黄疸計による皮膚測定，後者には酸素飽和度測定が有用である．

退院時の観察ポイント

　4～6日目に退院することが多いが，この時期で，最も重要な観察ポイントは体重増加の状況である．これは，児だけの問題ではなく，母親の母乳分泌状況，母親の授乳能力など児を取り巻く環境も重要となる．その他には，黄疸増強の有無の確認，臍脱状況の確認，がポイントとなる．

2 新生児の異常と治療

新生児の異常は，**先天的な要因**によるもの，胎内から胎外生活への変化に対する**適応異常**によるものに大きく分けられる．先天的な要因による異常は，原疾患の根治，あるいは諸症状に対する対症療法が中心となる．それぞれの疾患に対する詳細は『看護学テキスト NiCE 病態・治療論［14］小児疾患』に譲ることとして，本項では新生児に特徴的である後者の適応障害を中心に解説する．

A 低出生体重児，早産児

> **late preterm 児**
> 近年従来は予後良好と思われていた late preterm 児（在胎 34〜36 週）でその後の発達障害の発症率の高さが問題になるようになってきており，今後のさらなる研究が必要である．

NICU：neonatal intensive care unit

低出生体重児とは，出生体重 2,500 g 未満の児をいい，その中でも 1,500 g 未満の児を極低出生体重児，1,000 g 未満の児を超低出生体重児という．また，在胎 37 週未満の児を早産児という．早産児には低出生体重児が多く，とくに極低出生体重児より小さい児では，その未熟性に関連した呼吸，循環，神経系のさまざまな問題が起きやすい．さらに，超低出生体重児は在胎週数が 28 週を切るケースが多く，ひとたび問題が起きるときわめて容易に重篤化する．早産児では繊細な医療的な管理が必要になるため，**新生児集中治療室（NICU）**への入院が必要になり，その予後は児の症状によって大きく異なる．

B 分娩損傷

分娩損傷とは，分娩時に加わった機械的な外力によって新生児に生じた外傷をいう．

軟部組織の外傷（図Ⅸ-2-1）

産瘤，帽状腱膜下血腫，頭血腫はその予後に大きく違いがあるため，その鑑別が重要である．

1）産瘤

産瘤とは産道を通過するときに先進部にその摩擦と外力によって生じる浮腫をいう．皮下浮腫という特性から骨縫合を越えて分布するが，触診上軟らかく圧痕が残るのが特徴である．生後数日で自然治癒するので経過観察する．

2）帽状腱膜下血腫

帽状腱膜下血腫とは頭蓋骨骨膜とその外側にある帽状腱膜の間にある組織

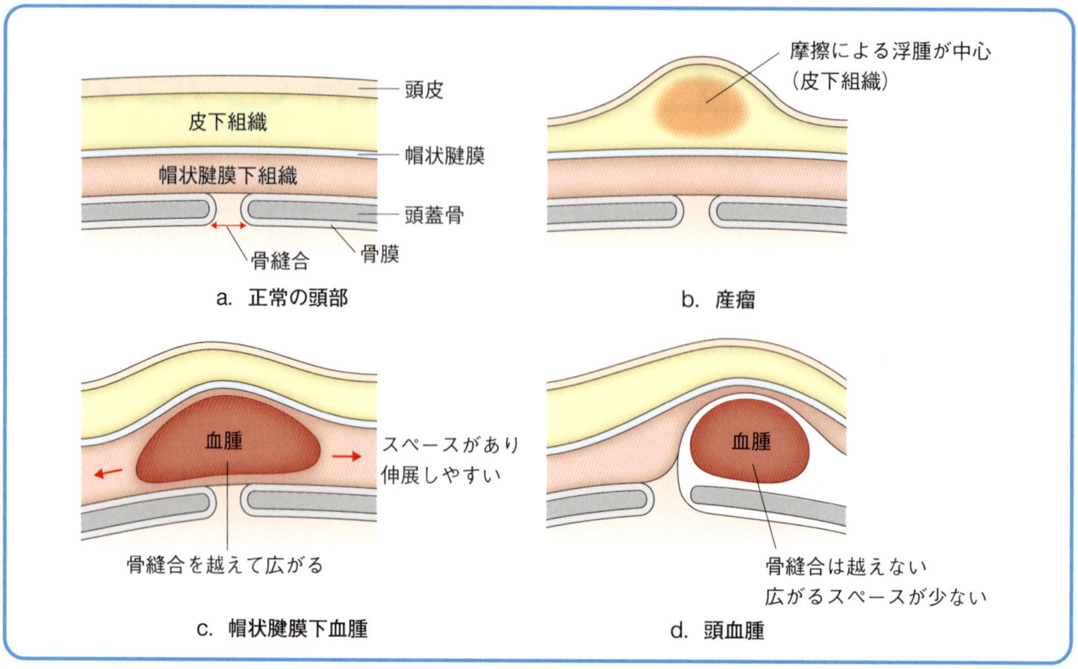

第Ⅸ章 新生児の生理，異常と治療

図Ⅸ-2-1　頭部軟部組織の分娩時損傷

が剝離して，その部分に血腫ができるものである．出血しうるスペースが大きいため，意外な大量出血に結びつくことがあり，注意が必要である．出血の範囲は骨縫合を越えるが，産瘤と違い波動を触れ*皮膚色も赤黒くなり範囲も広い．出血性ショックや重症黄疸の危険性もあるため，慎重に経過を観察する必要がある．

> **＊波動を触れる**
> 水分を含むような軟らかい感触があること．

3）頭血腫

頭血腫とは主に分娩時の摩擦により，頭蓋骨の骨膜が部分的に剝離して，骨と骨膜の間に血液が貯留した状態をいう．吸引分娩の際に発症しやすい．触診上は産瘤，帽状腱膜下血腫と比べ緊満感があり硬く感じる．出生直後は目立たないが，日齢1以降に腫脹が顕著になり，たびたび黄疸の原因となる．骨膜は伸展しにくいため大量出血につながることはほとんどないが，血腫が骨化吸収されるまでには数ヵ月を要することが多いため，親の不安が強いことがある．そのため，良性であることを十分に説明したうえで経過観察する．

4）頭蓋内出血

通常，胎児頭部は分娩時に産道を通る際に変形し，それに伴う血圧変動も関係して，頭蓋内に出血をきたすことがある．ただし，軽度の出血は診断されないため，その発症頻度は不明である．出血量が多い重度の出血の場合は，その程度により，無呼吸，けいれんなどで気づかれることが多く，成熟児の分娩外傷では，くも膜下出血，硬膜下出血の頻度が多い．有症状で見つかる出血は神経学的予後に直結するため，集中治療が必要になる．

神経損傷

骨盤位の経腟分娩が避けられるようになったため，以前に比べ少なくなっているが，頭位分娩時の**腕神経叢麻痺**，**横隔神経麻痺**はしばしば遭遇することがある．いずれも基本的に自然に回復するので経過観察する．

1）腕神経叢麻痺

頭位分娩の際に，胎児頸部が過伸展されることにより神経叢が損傷されて発症する．通常の分娩では神経線維の断裂にいたることは少なく，神経線維周囲の出血や浮腫が原因となることが多いため，自然治癒することが多いが，まれに後遺症を残すこともある．

2）横隔膜神経麻痺

腕神経叢麻痺の中でも，C3，C4の神経根の障害を伴うと，横隔膜神経麻痺を合併し，呼吸障害をきたすことがある．胸部単純X線での患側の横隔膜挙上像で診断する．本疾患も自然治癒が期待できるが，呼吸状態の経時的な監視が重要で，重症度によっては人工呼吸が必要になるため，新生児集中治療室での管理が望ましい．

C 新生児の適応障害

胎児から分娩を経て新生児になる．このことは彼らにとってどういうことを意味しているのだろうか．胎内では胎盤を通じて受け取っていたものを，出生後の新生児はすべて自分で獲得する必要がある．そのため，出生後に体内の臓器機能が順調に動き出さないと，自らの力で生存がむずかしくなる．この段階に障害を生じることが新生児の適応障害である．

呼吸障害

臓器の中で唯一，胎内において未使用である臓器が肺である．地球上で私たちの肺は大気で満たされ，その中の酸素を肺から体内に取り込み，二酸化炭素を体外に放出することでガス交換を行っているが，胎児の肺は胎内では羊水や肺胞液で充満した状態であり，ガス交換は臍帯を通じて行っている．新生児は，分娩時に狭い産道を通過して出生することによって，肺内の肺胞液を鼻や口から排出した後に空気に置き換え，自らの呼吸を開始する．これがいわゆる「おぎゃー」と称される第一啼泣であり，その後，新生児の肺胞は急激に空気で満たされ，自らの呼吸によるガス交換が開始される．肺胞内に残った肺胞液は引き続き体外に排出されるか吸収される．この一連のプロセスが出生後にスムーズに進行しないと呼吸の適応障害をきたすことになる．

1）新生児一過性多呼吸

第一啼泣後に肺胞内に肺胞液が残り，空気と置き換わるのに時間がかかると，その間ガス交換のための換気面積不足を呼吸回数を多くすることで補う状態が続く．この状態を**新生児一過性多呼吸**という．肺胞液の体外への排出と関係するため，産道を通過せずに出生する帝王切開分娩で出生した新生児

表IX-2-1　アプガースコア

	0点	1点	2点
心拍数	なし	100以下	100以上
呼吸	なし	弱々しい泣き声	強く泣く
筋緊張	だらんとしている	いくらか四肢を曲げる	四肢を活発に動かす
反射	反応しない	顔をしかめる	泣く
皮膚の色	全身蒼白または暗紫色	体幹ピンク，四肢チアノーゼ	全身ピンク

で発症の頻度が高い．他の合併症がない場合は，保育器内に酸素を投与して器内酸素濃度を上げた状態で管理し，鼻腔内口腔内分泌物を適宜吸引除去していくことで，時間の経過とともに状態は徐々に改善していく．早期の授乳は困難になるため，血糖維持のために輸液療法を併用する場合が多い．

> **メモ**
> 最近では，より積極的に経鼻的持続陽圧換気や経鼻ハイフロー療法が行われる場合も多い．

2）新生児仮死

第一啼泣が遅れ，新生児の呼吸の確立に時間がかかると，低酸素と循環不全から身体の各所が虚血状態に陥る．これが**新生児仮死**である．とくに脳を中心とした中枢神経系へのダメージが問題になる．新生児仮死の場合，いかに脳への酸素供給を維持し，その後の脳の障害を防ぐかが重要である．

①病態

新生児仮死の原因はさまざまで，胎盤機能不全，子宮内感染，母体の循環不全，常位胎盤早期剥離後などが挙げられる．目安となる検査として，胎児の心拍パターンを子宮の収縮とともに記録する胎児心拍数陣痛図（CTG，p.266参照）があり，この波形に異常が認められる場合は新生児仮死を予測して，新生児をケアするチームは蘇生を想定した準備をしておく必要がある．

CTG：cardiotocogram

②診断

新生児仮死に限らず，新生児の全身状態の評価方法として広く用いられているのが，**アプガースコア**（APGAR score）である（**表IX-2-1**）．Appearance（皮膚色），Pulse（心拍数），Grimace（反射興奮性），Activity（筋緊張），Respiration（呼吸）を各2点ずつ合計10点満点で評価する．一般的には1分，5分で評価するが，10分値が神経学的後遺症との関係が深いとされている．いずれも3点以下の場合，重症仮死と診断され神経学的予後について慎重に経過観察する必要がある．

③治療

低酸素状態が長時間続くことが神経学的予後を左右するため，適切な蘇生が行われることがきわめて重要である（p.424参照）．

呼吸以外にも，低酸素に引き続いて進行する代謝性アシドーシス，循環不全によって，新生児遷延性肺高血圧症などさまざまな病態が引き起こされるため，それぞれに対処する必要もある．

> **メモ**
> 神経学的予後改善のため，脳低温療法をはじめとしたさまざまな治療法が試みられているが，いまだ強いエビデンスをもつ治療法は確立されていないのが現状である．

合併症：胎児が低酸素状態をきたすと，胎便が羊水内に排泄され，そのた

めに羊水が胎便で混濁することがある．それを胎内あるいは第一啼泣時に肺胞内に吸い込んでしまうと，胎便による気道の塞栓や化学性肺炎によって重篤な呼吸障害が生じることがある．これを**胎便吸引症候群**（MAS）という．新生児仮死に合併することも多く，多くの場合で全身状態が重症化しやすい．そのため，分娩中破水時に羊水の混濁を認めた場合は，まず本疾患の予防措置として，第一啼泣前に迅速に大量に口腔内の混濁した羊水を除去することが必要である．

予後：新生児仮死の予後は，その程度によってさまざまであるが，最も重要なのは神経学的後遺症である．発達遅滞や脳性麻痺などいずれも出生から時間が経過してから症状が明らかになるものが多いため，急性期を脱した後も継時的にフォローアップし症状に応じて治療介入を行う．

3）呼吸 窮 迫症候群

呼吸窮迫症候群（RDS）は，32週未満の早産児，とくに1,500 g 未満の極・超低出生体重児で多くみられる呼吸障害である．

①病態

原因：肺胞の内側には，サーファクタントという界面活性物質が分泌されることで，その表面張力を下げ，肺胞の拡張を助けている．しかし，サーファクタントはおおむね在胎33週前後までは新生児が自力で十分に肺を拡張させられるほどの十分な分泌が行われない．そのため，早産児ほど本疾患を発症しやすくなる．

症状：多呼吸，呻吟*，陥没呼吸，チアノーゼなどのいわゆる呼吸窮迫症状を呈する．出生直後より時間経過とともに悪化する場合が多い．

②治療

気管内挿管のうえ，人工サーファクタントを気管内に投与後，呼吸管理を行う．早産児であっても，新生児本人からの内因性のサーファクタントは出生により約72時間で分泌されるようになるため，それまで人工呼吸を含めた全身管理を継続する．加えて，患児肺が人工サーファクタント療法に伴って

胎便吸引症候群

meconium aspiration syndrome（MAS）．従来から，経腟分娩時に新生児頭部発露時に鼻腔，口腔を吸引する，また出生後ただちに気管内挿管して生理食塩水，人工サーファクタントで気管洗浄を行うなどの手技が本症の予防や予後改善のために試みられているが，その効果についていずれもエビデンスは確認されていない．

RDS：respiratory distress syndrome

呼吸窮迫症候群

以前は特発性呼吸窮迫症候群（idiopathic RDS）と呼ばれていたが，肺胞サーファクタントの欠乏がその原因と判明した現在では病名から特発性の文字が外された．

***呻吟**

呼気時の「うー，うー」といったうめきのこと．これは，呼気時に声門を狭めることで，自ら呼気終末に陽圧を加えて肺胞の虚脱を防ごうとするときに聞かれる．

もう少しくわしく

人工サーファクタント補充療法

呼吸窮迫症候群に対する人工サーファクタント補充療法は，世界に先駆けて岩手医科大学の藤原哲郎名誉教授らによって実用化された．彼らの開発した仔牛肺から抽出したサーファクタントを新生児の気管内に注入する臨床治験は好成績を挙げ，その後まもなく製品化され，世界中の同疾患で苦しむ多くの新生児を救ったのである．筆者は研修医の頃，初めてサーファクタントを超低出生体重児の同疾患児に気管内投与したときの感動を忘れることができない．チアノーゼで真っ青だった児が見る見るうちに「赤ちゃん」に変化していった．筆者は，未熟児医療にとって一大革命と言っても過言ではない人工サーファクタント補充療法はまさにノーベル賞にも値する業績であると信じている．

呼吸状態だけが急激に改善することにより，全身の呼吸循環のバランスが崩れ，動脈管開存症，頭蓋内出血，気胸などの未熟性に伴う合併症の悪化をみることもあるため，慎重な経過観察と迅速な対処が必要である．

新生児の黄疸

通常，新生児では生後2〜5日頃をピークとする黄疸が認められる．多くは生理的黄疸と呼ばれるもので経過観察のみで1週間ほどで軽快する．原因として，出生後に不要となった胎児期の赤血球の溶血により黄疸の原因物質であるビリルビンが発生することと，そのビリルビンを処理するだけの肝臓の機能が不十分であることが挙げられる．その他，母乳栄養の児では，生後2ヵ月頃まで黄疸が遷延して認められることがある．これを母乳性黄疸と呼ぶが，良性のもので治療の必要はないとされる．はっきりした原因は不明であるが，母乳にビリルビンの分解を阻害する物質が含まれていることや，胆汁として腸内に排出されたビリルビンの再吸収が増加することなどが考えられている．

1）新生児の病的な黄疸

黄疸の程度は，古くはイクテロメーターと呼ばれる比色スケールによって視覚的に判断されていたが，現在は児のビリルビン値を測定したうえで評価し，一定の基準値以上に上昇して治療が必要になるものを病的な黄疸という．

①病態（表IX-2-2）

頭血腫など閉鎖腔内への血腫，母児間のABO型，RhD型を代表とする血液型不適合による溶血，感染症の重症化，未熟児などが原因となるが，はっきりとした病因のわからない特発性のものも多い．また，生後数週間してから黄疸が悪化する胆道閉鎖症や新生児肝炎といった肝胆道系の疾患もある．生理的黄疸で上昇するビリルビン分画は間接ビリルビンで，黄疸の色調は明るい黄色からオレンジ色であるが，肝胆道系疾患のそれは直接ビリルビンで

表IX-2-2　新生児の病的な黄疸の原因

1. ビリルビンの産生の増加（溶血）によるもの

- ABO型母児間血液型不適合
- RhD型母児間血液型不適合
- 閉鎖的腔内への出血：頭血腫，帽状腱膜下血腫，脳室内出血など
- 多血症
- その他：溶血を引き起こす疾患，遺伝性疾患など

2. ビリルビン排出の低下によるもの

- 胆道系の閉塞による胆汁のうっ滞
- 新生児肝炎
- クリグラー・ナジャー（Crigler-Najjar）症候群
- ルーシー・ドリスコール（Lucey-Driscoll）症候群など

3. 1，2のいずれも認めるもの

- 新生児の重症感染症
- 未熟児

4. その他の要因によるもの

2 新生児の異常と治療   417

表IX-2-3 血清総ビリルビン濃度による光線療法，交換輸血の適応基準

（単位 mg/dL）

出生体重	<24 時間 光線/交輸	<48 時間 光線/交輸	<72 時間 光線/交輸	<96 時間 光線/交輸	<120 時間 光線/交輸	>5 日 光線/交輸
<1,000 g	5/8	6/10	6/12	8/12	8/15	10/15
<1,500 g	6/10	8/12	8/15	10/15	10/18	12/18
<2,500 g	8/10	10/15	12/18	15/20	15/20	15/20
≧2,500 g	10/12	12/18	15/20	18/22	18/25	18/25

［神戸大学医学部小児科編：未熟児新生児の管理, p.205-224, 日本小児医事出版社, 1991 より引用］

あるため，黄疸の色調は暗くくすんだ黄緑色となり，経験のある医療者は皮膚色でも判断が可能である．また，肝胆道系疾患の場合，胆汁の腸管への分泌が阻害されるため，新生児の便色が極端に薄くなり白色便が続くことも診断の助けになる．

②診断

臨床的に明らかな黄疸を認める場合はもちろんであるが，前述のとおり新生児のビリルビン値は生後2日目から上昇することから，定期的に新生児のビリルビン検査をする施設は多い．その場合は経皮的にビリルビン値を推定する機器（黄疸計）が簡便で非侵襲的な測定法として日本では広く用いられている．ひとたび異常が疑われた場合は，直接児の血管ないしは足底から児血を採血管や毛細管で採血して血中ビリルビン値を測定し，その値によって治療の要否を判断する．また，同時にビリルビン上昇の原因についての検索も進める．感染症が疑われる場合には，白血球数や血糖，炎症の程度，血液培養などをチェックし，母児間の血液型不適合による溶血が黄疸の原因として疑われるときは，母児の血液中に溶血にかかわる抗体が産生されていないか，直接，間接各クームス（Coombs）試験や各種抗体スクリーニングを施行し，溶血の原因を検索する．

③治療

光線療法：治療のファーストラインは，光線療法である（**表IX-2-3**）．これはある一定の波長の光線を児の皮膚に照射することによって，経皮的にビリルビンを分解して尿中や便中に排泄させることにより血中のビリルビン値を低下させるものである．保育器内外の両方で施行されるが，とくに未熟児やコット上で光線療法が施行される場合は，体表からの不感蒸泄による水分喪失量が多くなるため，尿からの効果的なビリルビン排泄を促すためにも，補液が必要になることが多い．また，光線による児の網膜の損傷を防ぐため，治療中はアイパッチで児の眼をおおうか，遮蔽板を使用する必要がある．

交換輸血：光線療法では十分な効果が得られない場合，交換輸血や大量免疫グロブリン療法が考慮される．とくに母児間血液型不適合が原因の重症黄疸の場合は，溶血の原因となっている抗体を除去する目的で行われる．新

大量免疫グロブリン療法

血中に遊離しているビリルビンをグロブリンの分画に吸着させることの結果として血中ビリルビン値を下げる治療法である．黄疸の治療としてはある一定の効果が得られる治療で，交換輸血を回避するために考慮されるが，免疫グロブリンという血液製剤を使用することの問題や，本療法は新生児の高ビリルビン血症については健康保険収載されておらず，現時点では保健適用外の治療になることから，一般的な治療法とは言えない状況である．

もう少し くわしく	光線療法の機器の進歩

光線療法は，古くは青色の蛍光灯を並べた大型の機器が使用されてきた．一時期，よりビリルビン分解効果の強い光周波数を狙った緑色の蛍光管を使用した機器が開発され臨床化されたが，医療者の視覚の色感覚への影響が大きく，児の皮膚色の診断が困難になると不評で，短期間のうちに姿を消していった．現在では，より光エネルギーが大きくビリルビン分解効果が高い光周波数に合わせたコンパクトな青色 LED を使用した治療器が臨床応用され広く普及している．また，照射方法も従来の上部からの照射のみならず，コットのマット面を発光させ，コットに寝かせながら児の背面へ照射できるものや，ブランケット状の発光体で児をくるむことによって新生児を抱っこしながら治療が可能なものなど，便利な治療機器が多く開発されている．

生児の場合，成人と違って循環血液量の絶対量が少ないため，体外循環を用いた血漿交換などは回路のプライミングボリュームが大きいなどの理由で施行しにくいため，児の全血を交換するほうが容易で安全であるというのがその理由である．ただし，現在は献血によって得られた血液を使用して行うため，交換血液を準備するのに時間がかかることや，前述の光線療法の機器の大幅な進歩により，以前より施行される頻度は少なくなってきている．ただし，血中ビリルビン濃度を直接かつ速やかに低下させる効果はいまだ著しいものがあり，進行性の高ビリルビン血症では，交換輸血のタイミングが遅れることのないよう注意しなければならない．

2）核黄疸

重度の高ビリルビン血症が長期間続いた場合，ビリルビンは脳の基底核，海馬回を中心にビリルビンが沈着，黄染して神経細胞が破壊される．黄疸に引き続いて，易刺激性，筋緊張性低下，後弓反張，けいれんをきたし，その後は脳性麻痺などの重篤な神経障害をきたす．これを**核黄疸**という．核黄疸は，急激にビリルビンの上昇する Rh 型不適合溶血性黄疸でリスクが高く，逆に ABO 型不適合溶血性黄疸ではほとんどみられない．核黄疸は予防が重要で，ひとたび発症してしまうと根本治療はむずかしく，脳性麻痺などの早期発見，療育の早期開始が治療の中心になる．

> **メモ**
> 診断と治療の進歩によって，近年では比較的まれな疾患となっている．

新生児ビタミン K 欠乏性出血症

①病態

血液凝固にかかわる多くの因子がビタミン K 依存性タンパク質であるため，ビタミン K が欠乏した新生児で出血傾向を認めることがあり，注射・採血など皮膚穿刺部位の止血困難や消化管出血による吐血・下血などで発症する．ビタミン K は経胎盤移行性が悪い，腸内細菌叢が未形成，母乳中のビタミン K 含量が少ないとの理由から，もともと新生児はビタミン K が欠乏しやすい状況下にある．

②予防

　出生後にビタミン K 製剤を適切に投与することにより，本疾患のほとんどは予防可能である．日本では，ビタミン K_2 シロップ 1 mL（2 mg）を出生時（数回の哺乳確立後），新生児退院時，1 ヵ月健診時の合計 3 回内服させる 3 回法と，生後 3 ヵ月まで 1 週間ごとに 13 回内服させる 13 回法の 2 つの方法があるが，関連諸学会より，13 回法を勧める提言が出されている．

D　神経学的な障害

脳室周囲白質軟化症

　早産・低出生体重児，いわゆる未熟児を中心に発症する虚血性脳疾患である．未熟児では脳室周囲の脳組織の血流が不安定なため，その部分に血流障害や出血が起きることにより組織の低酸素状態が引き起こされ，その結果脳室周囲の脳組織に虚血性の障害が起きる．脳室周囲には神経線維が豊富な白質が存在し，この部分が障害されると脳内神経の信号伝達障害をきたし，主として運動機能障害を発症する．これを脳性麻痺という．

頭蓋内出血（未熟児の場合）

①病態

　前述のとおり，成熟児では分娩外傷として，くも膜下出血，硬膜下出血をきたすことがあるが，未熟児の頭蓋内出血は成熟児とは様相が異なり，脳室内出血をきたすことが多い．もともと脳の組織構造がもろく弱いうえ，前述のとおり脳内血流が不安定で血管自体も弱いため，わずかな血圧変動でも血管の破綻をきたし出血につながり，それが脳室内に穿破して出血巣になる．おおむね生後 3 日以内に発症することが多い．

　症状：出血の程度によりさまざまである．未熟児はもともと予備力に乏しいため，まとまった出血の場合はショックに陥ることもある．その他，けいれん，黄疸の増強，貧血などにより全身状態が悪化し，集中治療管理が必要になる．

②診断（図Ⅸ-2-2）

　頭蓋内出血を含めた新生児の頭蓋内病変の診断において有用なのが，超音波検査である．新生児はまだ頭蓋骨の骨縫合が結合しておらず，大泉門が大きく開いているため，そこに超音波プローブを当てることで頭蓋内に容易にビームを入れることができる．そのため，保育器内に収容されている児でもかなり正確な診断が可能である．また，X 線被ばくがないため繰り返し検査が可能なことも利点である．また，頭蓋骨自体もまだ薄く，骨縫合の隙間からならどこからでもビームは入るため，耳介上部から水平断画像の描出もある程度可能である．

③治療

　支持療法が中心になる．また，出血後の合併症として，髄液交通路の閉塞

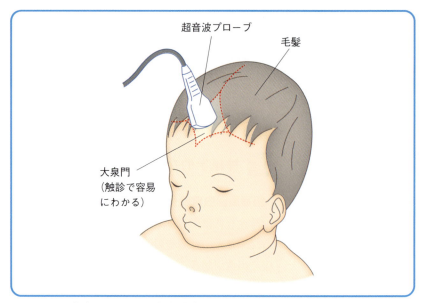

図IX-2-2　大泉門からの超音波検査

や髄液の吸収不全によって出血後水頭症を発症することがある．その予防として，出血の終焉をみてから，腰椎穿刺を繰り返して血性の髄液の排泄を試みることもある．また，水頭症を発症した場合は，脳室内にオンマヤリザーバーを留置し皮下から髄液を定期的に排泄したり，脳室と腹腔内をチューブでつなぎ，脳室内の余分な髄液を腹腔内に流すV-Pシャント（脳室腹腔シャント）術が行われる．

臨床で役立つ知識　新生児フォローアップ外来

新生児と成人で最も大きな違いは何か．成人がすでに精神や運動の諸機能を獲得した状態であるのに対して，新生児はまだ何もできない．これからそれらを発達によって経時的に獲得していくという部分が最も大きな違いである．そのため，その状況を定期的にチェックする乳幼児健診は正常新生児でももちろん大事であるが，未熟児や新生児仮死など新生児期に異常があった児は，とくにその後の発達のフォローアップが重要である．そのため，新生児集中治療室（NICU）を備える施設の小児科では，そのほとんどが新生児フォローアップ外来を開設しており，健診の間隔を通常よりも密にして診察や検査を行い，疾病や発達の異常の早期発見，治療や療育の早期開始に努めることで，児の健やかな成長を支援する．

E 新生児の感染症

①病態

　新生児は，出生後しばらくの間（おおむね3ヵ月）は，胎内で胎盤を通じて母親から受け取る移行抗体によって，さまざまな感染症に対する抵抗力をもつ．しかし，ひとたび感染症を発症すると，敗血症，髄膜炎といった重篤な形をとる場合が多い．感染の経路として，生後7日までに発症する早発型は，主に経胎盤，経産道感染が多く，その後に発症する遅発型は主に出生後感染である場合が多い．新生児に特徴的な起因菌として代表的なものとして，B群溶血性連鎖球菌，大腸菌，黄色ブドウ球菌などが，またウイルス感染では単純ヘルペス感染症が挙げられる．とくにB群溶血性連鎖球菌，単純ヘルペスウイルスはひとたび発症すると急激な経過をたどるため，診断と治療に細心の注意を払わなければならない．

　症状：症状としては，哺乳力低下，無呼吸，活気低下など非特異的なものが主であり，発熱は必須ではない．臨床症状からの診断はむずかしいことが多いため，ひとたび感染を疑ったら速やかに検査（血液，髄液，尿，X線など）を進める．また，確定診断のため，各種培養検査も同時に提出する．重症感染症の新生児の発症早期にみられる特徴的な所見として高血糖がある．新生児感染症の進行はきわめて速く，数時間のうちにショックに陥ることもあるため，確定診断にいたる前に治療を開始する判断が必要な場合も多い．単純ヘルペス感染症は，母が妊娠後期に初感染した場合にリスクが高くなる．

②治療

　感染症に対しては，抗菌薬，抗ウイルス薬の投与を速やかに行い，各種培養の結果と児の治療への反応をみながら適宜変更する．全身状態については，輸液，人工呼吸管理などを必要に応じて行うが，新生児集中治療室（NICU）で全身管理を行うのが望ましい．

コラム　　**DOHaD**

最近DOHaDという考え方が注目されつつある．DOHaDとはDevelopmental Origins of Health and Diseaseの略であり，「将来の健康や特定の病気へのかかりやすさは，胎児期や生後早期の環境の影響を強く受けて決定される」という概念である．1980年代から1990年代初頭にかけて「低出生体重児は成人期に糖尿病や高血圧，脂質異常症など，いわゆるメタボリックシンドロームを発症するリスクが高い」という疫学調査の結果が相次いで報告された．それを受け，関係するさまざまな研究の機運が国際的に高まってきている．それにより，究極の予防医学である将来の病気を発症前に治療する「先制医療」が今後発達していくかもしれない．

表IX-2-4 先天異常・障害の例

染色体異常	呼吸器疾患	消化器疾患
●染色体異常の疾患	●先天性喘鳴	●臍帯ヘルニア
代謝性疾患	**循環器疾患**	●外鼠径ヘルニア
●先天性代謝異常症	●心室中隔欠損症	●先天性横隔膜ヘルニア
●アミノ酸代謝異常	●心房中隔欠損症	●先天性食道閉鎖症
●糖代謝異常	●動脈管開存症	●先天性食道狭窄症
●脂質代謝異常	●肺動脈狭窄症	●胃・小腸閉鎖症・狭窄症
●ムコ多糖代謝異常	●大動脈縮窄症	●先天性十二指腸閉鎖症
●金属代謝異常	●ファロー（Fallot）四徴症	●腸回転異常症
内分泌疾患	●三尖弁閉鎖症	●ヒルシュスプルング（Hirschsprung）病
●性分化異常症	●総動脈幹症	●鎖肛
神経疾患	●完全大血管転位症	●胆道閉鎖症
●脳性麻痺	●総肺静脈還流異常症	●先天性胆道拡張症
運動器疾患	●エプスタイン（Ebstein）奇形	
●先天性股関節脱臼		

F 皮膚の異常

臍肉芽腫

　臍帯は乾燥してやがて脱落する．その後は皮膚に置き換わって，いわゆる「おへそ」になるが，脱落後の創面に肉芽ができ増殖することがあり，これを**臍肉芽腫**と呼ぶ．大きい場合は絹糸で結紮したり，硝酸銀による焼灼処置を行うが，とくに硝酸銀処置では中和不足による周囲の皮膚損傷がしばしば問題になる．そのため，肉芽が小さい場合や奥まった場所にとどまる場合は，ステロイド軟膏塗布が簡単で効果がある治療法であり，臨床ではしばしば行われている．

G 先天異常・障害

①病態

　先天異常・障害とは，生下時にすでに異常がある疾患群のことを呼ぶ．それには表IX-2-4のような多くの疾患が含まれる．原因としては，比較的明らかなものとして，染色体異常，胎内感染などが挙げられる．胎内感染では，とくに臓器形成期である妊娠早期での風疹，サイトメガロなどのウイルス感染が重要である．

②診断

　外表の奇形自体の診断は容易であるが，とくに複数の異常がある場合（多発奇形）は，他の臓器異常が合併している可能性を考慮して，全身の検索お

> **メモ**
> 近年の分子生物学的診断学の進歩により，原因遺伝子が特定にいたった疾患が少しずつ増えてきているものの，いまだ原因不明のものが大多数を占める．

および染色体検査が必要になることもある.

代謝性疾患に関しては，ろ紙に採血して検査する先天性代謝異常等検査（新生児マススクリーニング）が実用化されており，現在20種類の疾患の診断が可能になっている．最近では新たに7疾患を対象として追加した拡大新生児スクリーニングを提供している施設もある.

循環器疾患に関しては，新生児期のチアノーゼや心雑音など臨床症状で気づかれることも多い．とくに，チアノーゼ性心疾患の場合は動脈管依存性かどうかで治療の方法も変わってくるため，心臓超音波検査による早期診断が必要になることもある.

呼吸器や消化器の先天異常は，臨床症状（嘔吐，多呼吸など）を生下時からきたすものが多いが，胎内診断技術の進歩により，近年では，先天性心疾患，先天性横隔膜ヘルニア，臍帯ヘルニアなど，胎内ですでに診断されて分娩にいたることも多くなり，出生直後からよりスムーズに迅速に治療を開始できるようになった．消化器の先天異常の中でも，胆道閉鎖症など肝胆道系の疾患は，新生児の便の色（白色便）で診断できることもある.

③治療・予後

それぞれの疾患によって大きく異なる．近年の胎内診断技術の進歩により，出生時に待機的に治療の計画が立てられるようになった疾患も多い．いずれにせよ，早期診断と早期治療開始が，患児の予後改善に役立つことは確かであるため，新生児を取り扱う医療者は，常に赤ちゃんの異常をキャッチするアンテナを働かせている必要がある.

3 新生児の蘇生

NCPR：Neonatal Cardio-Pulmonary Resuscitation

> **メモ**
> この蘇生法は，医師のみならず，助産師，看護師など分娩にかかわるすべてのスタッフに共通である．

蘇生の流れと安定化の流れ

現在，日本では日本版新生児蘇生法（NCPR2020）に則って，臨床現場での新生児蘇生を行うことが求められている．ここでは，このNCPR2020に準じて述べる．

A 新生児蘇生法の手順

蘇生手順は，図IX-3-1に示すNCPR2020のアルゴリズムに準ずる．出生直後の3つチェックポイントに始まり，すべて問題なければルーチンケアへ，3つのうちのいずれかを認めた場合には，蘇生の初期処置に向かう．蘇生の初期処置後，心拍数100回/未満か自発呼吸がない場合は，アルゴリズムの中心に位置する「蘇生の流れ」へ，心拍数100回/分以上かつ自発呼吸ありの場合は，右側の「安定化の流れ」へ進む．新生児蘇生はこの2つの流れの理解が最も重要となる．

出生前にすべきこと

蘇生は，一人ひとりの技術は必要だが，それらの能力を十分に発揮するためには，チームとしての総合力がより重要である．出産前には，出産にあたりチームメンバーによるブリーフィング（事前打ち合わせ）を行い，蘇生における役割分担，蘇生備品・物品の確認，感染予防などを確認しておく．

出生直後のチェックポイント

早産児，弱い呼吸・啼泣，筋緊張低下の3つのチェックポイントを，すべて認めない場合は，母親のそばでルーチンケアに向かい，1つでも認めれば蘇生の初期処置に向かう．ルーチンケアには，保温，気道開通，皮膚乾燥と蘇生の初期処置と同様の項目が並ぶが，これは，児の状態をみて適宜必要ならば行うと考える．たとえば，強く泣いているのに，あえて刺激や吸引をする必要はないと判断できるし，泣いているときに分泌物が絡んだ様子があれば，泣き止んだときに速やかに吸引を行うなど，児の状態に合わせた最小限の処置を行うのが，ルーチンケアである．ただし，出生直後の児は，まだ，状態が不安定であることから，呼吸，心拍数の定期的な確認を怠ってはならないし，この状態から，逆に蘇生の初期処置に戻る場合もあることを忘れてはならない．なお，早期母子接触はこの時期に行うことが多いが，前述したバイタルサインのモニタリングは必須である．

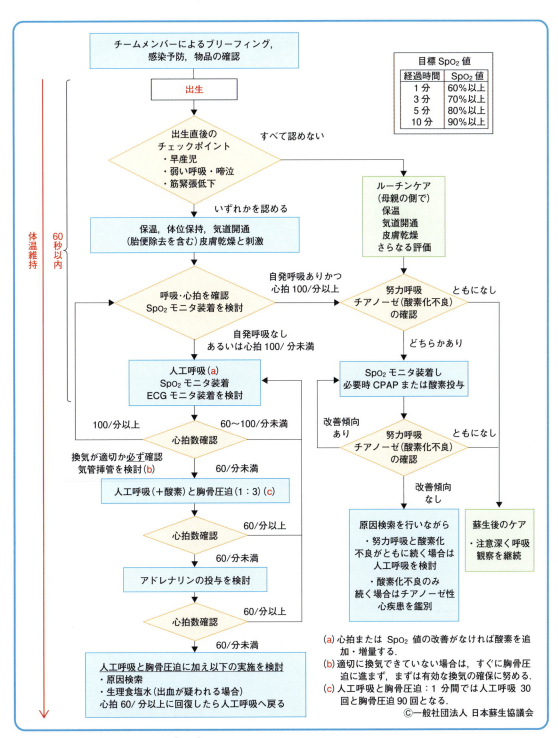

図IX-3-1 NCPR2020 アルゴリズム
[日本蘇生協議会監修:図 NCPR アルゴリズム. JRC 蘇生ガイドライン 2020, p.234, 医学書院, 2020 より許諾を得て改変し転載]

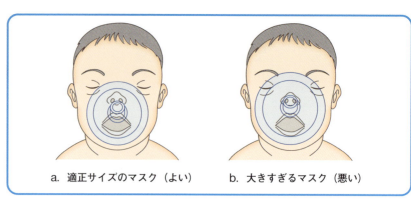

a. 適正サイズのマスク（よい）　　b. 大きすぎるマスク（悪い）

図IX-3-2　フェイスマスクの選択

蘇生の初期処置

出生直後のチェックポイントで1つでも項目を認めれば，**蘇生の初期処置**に進む．まず，蘇生台に児を寝かせ，ラジアントウォーマにより保温を行いながら，タオルで体を拭いて皮膚を乾燥させ，体位を保持して，気道吸引を口→鼻の順で行う．吸引の際にカテーテルを喉の奥まで入れると，副交感神経刺激による徐脈になったり，嘔吐反射を誘発したりすることがあるので，喉奥まで入れすぎないように気をつける．また，吸引を行っても十分な呼吸が出現しないようなら背部刺激，あるいは，足底刺激による呼吸刺激を行う．この間にも明らかに状態が悪く，自発呼吸がない，心拍数が100回/分未満であれば，パルスオキシメータを装着しつつ，速やかに「蘇生の流れ」，すなわち人工呼吸に進んでも構わない．なお，この際の心拍数の確認は聴診器による聴診で行う．逆に，蘇生の初期処置施行中に，児が強く泣きだす，四肢を激しく動かすなどの反応が認められれば，「安定化の流れ」に進み，努力呼吸の有無の確認と中心性チアノーゼの有無の確認を行い，両者を認めれば，CPAP*あるいは酸素投与に向かい，どちらも認めない，あるいは，片方のみ認めた場合には蘇生後のケアに向かう．

人工呼吸

蘇生の初期処置を行っても，自発呼吸がない，心拍数が100回/分未満の場合には，ただちに**人工呼吸**を開始する．この人工呼吸は蘇生開始後60秒以内に開始することが求められている．人工呼吸は，自己膨張式マスクバッグを使用する場合には，リザーバーバッグ，酸素チューブをつけずに，空気のみで開始し，流量膨張式マスクバッグを使用する場合は圧縮空気とブレンダーを準備したうえで空気のみで開始する．実際のマスクバッグ法は，まず，適正サイズのフェイスマスクを選択し，正しい持ち方（ICクランプ法）で正しい場所に当てる（図IX-3-2，図IX-3-3）．マスクを当てた後は，マスクを持った手を固定し，もう一方の手でバッグをゆっくり加圧，開放を繰り返す．人工呼吸開始時には30〜40 cmH$_2$O，あるいはそれ以上の圧を必要とする．そ

---

*CPAP

continuous positive airway pressure の略で，持続的気道陽圧のことである．自発呼吸下に気道を陽圧に保つことで，肺胞の広がりを助け，虚脱を防ぐことで，呼吸を安定させる．

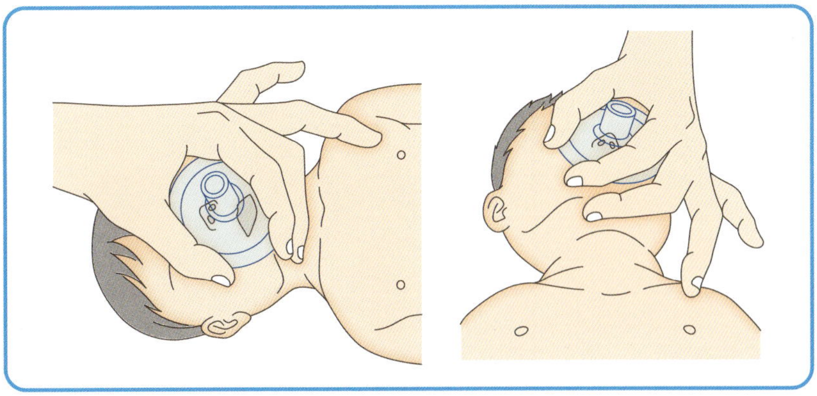

3 **新生児の蘇生** 427

図IX-3-3 マスクの持ち方：IC クランプ法

の後は，次に示すような効果判定を行いながら，40〜60 回/分の回数で継続する．開始された人工呼吸が有効であるかの判断は，徐脈の改善，前胸部の皮膚色の変化である．心拍数が 100 回/分以上に回復，あるいは，呼吸が始まる（泣き始める）場合には，安定化の流れに進み，逆に人工呼吸を行っても，前述したような効果がみられず，マスクの当て方，気道確保の体位，十分な換気圧かなどの再確認を行っても，反応が十分ではなく，心拍数が 60 回/分以上 100 回/分未満であれば人工呼吸を継続し，心拍数が 60 回/分未満なら人工呼吸に加え，胸骨圧迫を開始する．なお，このときには，人工呼吸中の酸素濃度を高濃度まで上げて対応することを忘れてはならない．

> **メモ**
>
> 教科書的にはマスクバッグにより胸が上がるといわれているが，実際には，徐脈，皮膚色の改善が最も信頼性のあるわかりやすい指標となる．

胸骨圧迫

胸骨圧迫は，人工呼吸を開始し，マスクの当て方，気道確保の体位，十分な換気圧かなどの再確認を行っても，なお，人工呼吸の効果がみられず，心拍数が 60 回/分未満の場合に開始する．蘇生者が 2 人の場合には，人工呼吸と胸骨圧迫に担当を分け，胸骨圧迫の担当者が「イチ，ニイ，サン，バッグ」と掛け声をかけながら，胸骨圧迫対人工呼吸を 3 対 1 で開始する．この場合，胸骨圧迫は両母指圧迫法を用い，胸骨下 1/3 を，胸郭の約 1/3 の深さまで圧迫する（**図IX-3-4**）．もし，臍カテーテル挿入を行うなど，腹部側で圧迫できない場合には，2 本指法で胸骨圧迫を行うが，その際には，圧迫位置がずれないように圧迫解除のときも指を皮膚から離すことなく，次の圧迫に進むように注意する（**図IX-3-5**）．胸骨圧迫は，心拍が再開し心拍数が 60 回/分を超えるまで，人工呼吸とともに絶え間なく継続する．

薬物投与

確実な人工呼吸と胸骨圧迫を行っても，なお，心拍数の回復が認められない場合には，蘇生を続けながら，臍カテーテルを挿入し経臍静脈的にアドレナリン（ボスミン®）を投与する．通常は，1 mL のアドレナリンを 9 mL の生理食塩水で 10 倍に希釈した溶液（0.1 mg/mL）を用いて，0.1〜0.3 mL/kg（0.01〜0.03 mg/kg）を使用する．なお，臍静脈路の確保がむずかしい場合

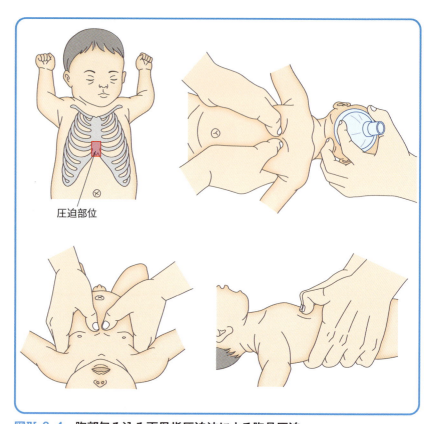

図IX-3-4 胸郭包み込み両母指圧迫法による胸骨圧迫
胸骨の下部1/3ほどの場所（圧迫部位）を親指で圧迫する．胸郭の1/3ほどの深さまで圧迫する．

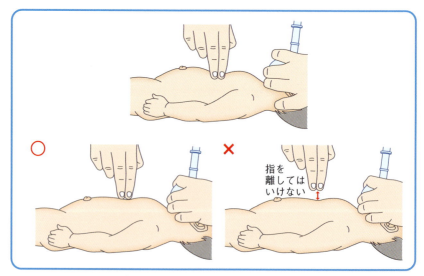

図IX-3-5 2本指圧迫法による胸骨圧迫
圧迫部位がずれないように圧迫解除のときも指を離さない．

で，気管挿管がされている，あるいは，容易に気管挿管ができる場合には，経気管チューブ的に，同様のアドレナリン希釈溶液を，0.5〜1.0 mL/kg（0.05〜0.1 mg/kg）を投与することを考慮してもよい．薬物投与は，あくまでも適切な蘇生（人工呼吸と胸骨圧迫）が行われていることが前提であり，薬剤投与のために蘇生を中断しないように注意する．

気管挿管の適応とタイミング

気管挿管は，気道確保という点ではその確実性は高い処置であるが，一方では，気管チューブ留置のためには，喉頭展開，気管チューブ挿入という侵襲的処置も必要とするために，手技に精通しているスタッフが立ち会っている，あるいは，介助できる状態で行うべきである．気管挿管の適応は，次に挙げる4つが主なものとなる．①羊水混濁があり，胎便が気道を閉塞している場合，②マスクバッグ換気で十分な効果が得られない場合，③蘇生が長引き，より安定した気道確保が必要なとき，④薬物投与の経路として気管を選択したとき．気管挿管のタイミングは，アルゴリズムに示してある．気管挿管は，侵襲的処置でもあることから，その準備を確実に行う必要がある．なかでも，気管チューブ，喉頭鏡のブレードなどのサイズがいくつかあるものは予想サイズに加え，その前後のサイズも必ず準備する．気管チューブの適正サイズ，固定長，口角からの挿入長は**表IX-3-1**に示す．

挿管操作は医師が行うことがほとんどであるので，看護師，助産師はその準備，ならびに，下記の術者の手順を理解したうえでの介助を行う．

気管挿管の手順

①バッグ・マスクによる酸素化を十分に行う．

②挿管時の新生児の基本的体位は，バッグ・マスク換気のときと同様である（平坦な表面に正中位に頭部を置き，わずかに頸部を伸展する：sniffing position）．

③左手で喉頭鏡を持ち，右手で児の顔を保持し開口する．必要なら介助者が頭を固定する．

④ブレードのタイプ（直型もしくはカーブ型）に適した位置まで進める．

喉頭鏡の持ち方

この際，喉頭鏡グリップを，母指，示指，中指の3本程度で持つほうが，無駄な力が入らずに児にやさしい処置となる．

ブレードの位置

直型ブレードの場合は，先端をちょうど舌の基部の奥で，直接喉頭蓋を押さえる位置までブレードを進める．カーブ型ブレードの場合は，喉頭蓋谷にブレードの先端を位置するまで進めなくてはならないが，新生児の場合は解剖学的にむずかしい．

表IX-3-1　在胎週数・出生時体重別の気管チューブの太さと固定長

体重（kg）	在胎週数	チューブサイズ（mm）	口角までの挿入長 6+体重（kg）cm
<1.0	<28	2.0・2.5	6.5〜7.0
1.0〜2.0	28〜34	2.5・3.0	7.0〜8.0
2.0〜3.0	34〜38	3.0・3.5	8.0〜9.0
3.0<	38<	3.5	9.0<

気管チューブは先端から約1.5から2cmにある声帯指標線が声門にくるように挿入する．口角からの挿入長は，挿入長（cm）＝ 体重（kg）＋6（cm）が目安となる．

第Ⅸ章　新生児の生理，異常と治療

ブレードの持ち上げ方

ブレードを持ち上げるとき，ハンドルが示している方向にブレード全体を持ち上げる．くぎ抜きを使うように手関節をこねたり，ハンドルを手前に引くことによってブレード先端のみを上げたりしてはいけない．

喉頭展開の補助

輪状軟骨（喉頭をおおう軟骨）を下方へ押すことは，喉頭が視野に入ることを助けることがある．術者自身が小指あるいは薬指で，または介助者によって押すことによる．もし，分泌物があれば，吸引し視野を確保する．喉頭が十分に見えていないのに挿管を試みることが，挿管失敗の最大の原因である．

チューブの位置

チューブが喉頭の視野を邪魔せずに，喉頭が見えるように保ち，声帯が開いたとき声帯指標線が声帯の位置に入るまで，気管チューブの先端をゆっくりと挿入する．声帯の位置に声帯指標線が一致した長さでチューブを口角に固定する．これで，チューブ先端が声帯と気管分岐部のほぼ中間に位置するはずである．

⑤わずかにブレードを持ち上げ，咽頭領域を露出させるために舌を持ち上げる✐．

⑥解剖学的指標を探す．

　介助者は，輪状軟骨（喉頭）を外部から押す，吸引カテーテルを渡すなどを行う✐．喉頭展開ができたら，術者が喉頭展開部から視線をずらすことがなく挿管できるように，術者にチューブをそのまま挿入できるような向きに渡す．

⑦右手にチューブを保持して，チューブのカーブに沿って新生児の右口角から挿入する✐．介助者はチューブ固定の準備をする．

⑧挿管後，チューブをしっかり右手で固定したまま注意深く喉頭鏡を抜去し，チューブをテープまたは固定器で固定する．なお，挿管操作は必ずパルスオキシメータ装着下で行い，心拍数低下，チアノーゼ増強などに十分注意し，無理な操作は行わず，バッグ・マスクで十分に換気を行ってから実施する．20秒以内に挿管できなければ，再びバッグ・マスクで換気を行ってから再施行する．介助者は指示どおりに固定を行う．

蘇生中止の判断

　出生後に，適切な蘇生が行われたにもかかわらず反応せず，生後10分経ってもアプガースコアが0点で自己心拍が確認できない場合は，科学的には，蘇生を続けるか，中止するかの判断を考慮してもよいと考えられる．しかし，このときには，必ず，蘇生の適切性，低体温療法などの集中治療を受けられる可能性の有無，分娩前の特殊な状況の有無，家族の要望などのさまざまな因子を検討することが重要で，これは，個々の児によってまったく違った対応となる場合もあることを理解しなくてはならない．

安定化の流れ（CPAPと酸素投与）

　蘇生の初期処置を行っている間に，元気に泣き出す，四肢を動かしだす，などの反応が認められ，心拍数が100回/分以上，かつ，自発呼吸がある場合には，アルゴリズムの右側の「安定化の流れ」に向かう．まず，努力呼吸の有無，中心性チアノーゼの有無の確認を行う．努力呼吸とは，具体的には陥没呼吸・呻吟（しんぎん）・多呼吸（60回/分以上）を指す．あえぎ呼吸（無呼吸と同義と考える）と努力呼吸との判別は困難だが，あえぎ呼吸の場合は徐脈を伴うために，心拍数によってこの両者はすでに鑑別されていると考えてよい．ま

臨床で役立つ知識　新生児蘇生法ガイドライン（NCPR）講習会

日本周産期・新生児学会では「すべての分娩に新生児蘇生法を習得した医療スタッフが新生児の担当者として立ち会うことができる体制」の確立を目指し，2007年から前述の新生児蘇生法ガイドライン（NCPR）講習会を各地で開催しており，修了者には認定証が発行される．

た，鼻翼呼吸も比較的よく認められる努力呼吸の所見の1つではあるが，これ単独であれば呼吸障害の程度は軽度で自然軽快することが多い．

これらの努力呼吸と中心性チアノーゼのどちらかを認めた場合には，空気によるCPAP，あるいは，100％酸素によるフリーフロー酸素投与を行う．どちらを選択するかは，施設の設備，人員状況に合ったもので構わない．そして，効果が認められ，努力呼吸・中心性チアノーゼのいずれも改善した場合には，蘇生後のケアに向かう．しかし，両者に改善傾向がまったく認められない場合には，バッグマスクによる人工呼吸の適応となり，アルゴリズムでは左側の「蘇生の流れ」に向かうことになる．

以上が，NCPR2020に則った新生児蘇生である．出産にかかわるすべてのスタッフが講習を受け，共通認識をもって蘇生に望むことが重要である．

索引

和文索引

あ
悪性腫瘍　131
アスリート　77
アセトアミノフェン　283
アッシャーマン症候群　288
アプガースコア　409, 414
アミン臭　168
アレイ CGH　46
アンドロゲン　16

い
育児・介護休業法　246, 280
移行乳　243
萎縮性腟炎　150
異常出血　378
異常分娩　220
異所性妊娠　82, 308
異所性蒙古斑　408
一児死亡　338
一児発育不全　338
一絨毛膜一羊膜（MM）　337
一絨毛膜二羊膜（MD）　337
一過性徐脈　269, 270
一過性頻脈　269
遺伝カウンセリング　75, 84
遺伝学的検査　45
遺伝看護　75
──専門看護師　75
遺伝性腫瘍　47, 73, 144
──専門医　75
遺伝性乳がん卵巣がん（HBOC）　73,
　104, 144
遺伝的バリアント　84
陰核　14
飲酒　279
インターベンショナルラジオロジー
　（IVR）　296, 379
インフルエンザ　281, 316

う
ウォルフ管　16, 86
う歯　281
うっ滞性乳腺炎　100, 387
運動　278

ウンナ母斑　408

え
エイズ　258, 319
会陰　14
──裂傷　363
腋窩リンパ節郭清　106
エクオール　79
えくぼ症状　99
エストロゲン　149, 242
炎症性乳がん　99

お
横位　373
横隔神経麻痺　413
応形機能　228, 230
黄体期　23
黄体細胞　8
黄体ホルモン　9, 149
黄疸　209, 404, 416
オキシトシン　243
おたふくかぜ　284
悪露　241

か
外陰　13
外陰カンジダ症　165
外陰腟炎　164
外陰部動脈　19
外回転術　372
回旋　229, 231, 232
──異常　373
外胚葉　200, 201
潰瘍性大腸炎　351
カウデン症候群　144
カウフマン療法　67, 97
過活動膀胱（OAB）　158
過期産　219
過強陣痛　357
核黄疸　404, 418
加重型妊娠高血圧腎症　321
過多月経　56, 121
過長月経　121
合併症妊娠　299, 344
化膿性乳腺炎　388
下腹部痛　59
下部尿路症状　157

カルシウム　278
鉗子分娩　292
間接クームス検査　254
関節リウマチ合併妊娠　350
完全型性腺異形成症　88
感染症血液検査スクリーニング　256
感染性乳腺炎　388
完全流産　312
漢方（薬/療法）　79, 149
陥没乳頭　101
ガンマナイフ　115

き
器官形成期　200
気管支喘息　348
気管挿管　429
器質性月経困難症　59
基靭帯　18
キスペプチン　20, 23, 94
基礎体温　29, 113
喫煙　279
気道確保　427
機能性月経困難症　59
機能性子宮　96
希発月経　54
気分感情障害　352
吸引分娩　291
弓状子宮　16
急性うっ滞性乳腺炎　100
急性化膿性乳腺炎　101
急性下腹痛　60
急性腎盂腎炎　354
急性虫垂炎　350
吸啜−乳汁排出応答　243
吸啜反射　407
急速遂娩術　291, 357
仰臥位低血圧症候群　265
胸骨圧迫　427
共有意思決定　79
巨大児　328
緊急時の適合血の選択　366, 368
緊急帝王切開　293
緊急避妊法　67, 286

く
クスコ（式腟鏡）　38, 64

グースマン骨盤側面撮影法　360
クッシング症候群　93
組換えウイルスワクチン　285
クラインフェルター症候群　87
グラーフ卵胞　23
クラミジア・トラコマティス　176,
　254, 317
クロミフェン療法　189
クローン病　351

け

経会陰超音波検査　234
頸管拡張器　287
頸管クラミジア　254
頸管熟化　224
頸管粘液検査　41
頸管縫縮術　289
頸管裂傷　363
経頸管的子宮鏡下切除術（TCR）　379
経口避妊薬　67
警告出血　330
経腟試験分娩（TOLAC）　296
経腟超音波検査　40
経蝶形骨洞下垂体腺腫摘出術　115
茎捻転　18
経腹超音波検査　40
経母乳感染　258
稽留流産　286, 312
ケーゲル体操　158
血液型　254
　――不適合妊娠　335
結核ワクチン（BCG）　284
血球算定検査（血算）　255
月経　27, 32, 54
月経異常　76
月経困難症　58
月経周期　29
月経前症候群（PMS）　57, 76
月経前不快気分障害（PMDD）　57
月経不順　54
月経モリミナ　96, 111
血小板減少症　347
血性分泌　99
血栓症　218
血栓性静脈炎　384

血糖検査　255
ケトーシス　328
原始卵胞　8, 147
原発性無月経　51, 94, 110
顕微授精（ICSI）　193

こ

高血圧合併妊娠　321
高在縦定位　374
甲状腺がん　351
甲状腺機能亢進症　310, 348
甲状腺機能低下症　349
紅色汗疹　407
後陣痛　232, 240
光線療法　417
後天性免疫不全症候群　258, 319
更年期　34
　――障害　79, 147
高年妊娠　297
高プロラクチン血症　113
後方後頭位　373
抗ミュラー管ホルモン（AMH）　16,
　33, 86, 188
肛門挙筋　18
抗リン脂質抗体症候群　195
　――合併妊娠　350
呼吸窮迫症候群　415
骨産道　223
骨重積　228, 230
骨髄抑制　136
骨粗鬆症　112
骨代謝マーカー　152
骨盤位　227, 371
骨盤臓器脱（POP）　18, 160
骨盤底筋群　18, 226
骨盤底筋訓練　80, 158
骨盤内炎症性疾患　82, 170
骨盤漏斗靱帯　18, 19
骨密度検査　79
こども家庭センター　247
ゴナドトロピン放出ホルモン（GnRH）
　94
ゴナドトロピン療法　190
コルポスコープ　133
混合性性腺異形成症　88

混合性尿失禁　158
コンパニオン検査　74, 84

さ

細菌性腟炎　169
細菌性腟症　150, 167
砕石位　71
臍帯　213, 232
　――相互巻絡　339
ザイツ法　360, 361
サイトメガロウイルス感染症　319
臍肉芽腫　422
細胞診　38, 50
サバイバーズギルト　75
サーファクタント　207
サポーティブケア　84
サーモンパッチ　408
産科DIC　368
産科危機的出血　366, 367
産科ショック　365
産後うつ病　245, 394
産後休業　246, 280
産後ケア　247, 299
産後出血　378
産後入院　247
産褥　239, 378
産褥出血　378
産褥精神障害　392
産褥性無月経　241
産褥熱　390
産前休業　246, 280
産前産後サポート事業　299
酸素供給　207
産道　223
産瘤　411

し

子癇　323
子宮　10
　――, 屈　12
　――, 傾　12
　――円索　17
　――円靱帯　17
　――下節　10
　――峡部　10
　――体部　10

──腔部　10
子宮外妊娠　→異所性妊娠
子宮奇形　195, 264, 345
子宮筋腫　121, 263, 344
子宮頸管　10
　　──熟化不全　359
　　──長　265
子宮頸がん　131, 351
　　──検査　254
　　──初期病変　345
　　──予防ワクチン　132
子宮頸部　10
　　──異形成　132
　　──細胞診検査　254
子宮口開大曲線　236
子宮収縮　315
子宮腫大軟化　310
子宮出血　310
子宮腺筋症　127
子宮全摘術　128
子宮体がん　137
子宮底　10
　　──長　252
子宮動脈　19
　　──塞栓術　19, 296
子宮内避妊器具　67
子宮内膜炎　171
子宮内膜がん　137
子宮内膜逆流説　124, 125
子宮内膜症　41, 124, 345
子宮内癒着症　288
子宮内容除去術　286, 288
子宮破裂　364
子宮付属器　8
　　──炎　171
子宮復古　239
　　──不全　385
子宮卵管造影　187
自己導尿　136
しこり　99
脂質異常症　113
歯周病　281
思春期　30
　　──早発症　94

　　──遅発症　94
　　──発来異常　94
視床下部　94
次世代シーケンサー　46
自然待機法　288
脂腺肥大　407
失神　381
児頭下降感　233
児頭骨盤不均衡（CPD）　360
児頭大横径（BPD）　261
自動歩行　406
ジヒドロテストステロン　86
ジフテリアトキソイド　284
射乳　242
習慣流産　194
周産期死亡　31
重複子宮　16
就労妊（産）婦　280, 298
受精　25
出血性ショック　365
出生　220
出生前検査　274, 302
授乳性無月経法（LAM）　246
常位胎盤早期剝離　332
小陰唇　14
消化性潰瘍　350
症候性血小板減少症　347
消退出血　32, 55
静脈管　204
静脈血栓塞栓症（VTE）　380
食中毒　281
初経　31, 94
　　──遅延　94
女性生殖器がん　83
女性泌尿器科疾患　80
ショックインデックス　366
初乳　243
シロッカー手術　289, 290
腎移植後　353
腎盂腎炎　354
腎炎　353
新型コロナウイルス感染症　281
呻吟　415
神経学的後遺症　318

神経性やせ症　95
人工呼吸　426
人工サーファクタント補充療法　415
人工妊娠中絶　286, 289
進行流産　312
心疾患合併妊娠　345
新生児　398
　　──の感染症　421
新生児一過性多呼吸　413
新生児黄疸　209, 404, 416
新生児仮死　414
新生児集中治療室（NICU）　411
新生児循環　402
新生児早発型 GBS 感染症　317
新生児蘇生　399, 424
新生児蘇生法ガイドライン（NCPR）
　　講習会　430
新生児多毛　408
新生児中毒疹性紅斑　408
新生児ビタミン K 欠乏性出血症　418
新生児フォローアップ外来　420
新生児ヘルペス　318
新生児マススクリーニング検査　89
新生児溶血性疾患　335
新生児落屑　408
新生変異　89
人畜共通寄生虫　258
陣痛　10, 220, 221
　　──異常　356
　　──周期　222
深部静脈血栓症（DVT）　380

す

水晶様汗疹　407
推定児体重（EFW）　261
水痘　284, 316, 319
スキーン腺　14
ステーション法　234
ステップアップ法　188
スワイヤー症候群　88

せ

性感染症（STD）　63, 82, 174
性器クラミジア感染症　176
正期産　219
性機能障害　185

性器ヘルペス　174
　──ウイルス感染症　318
性交後検査　41
脆弱性骨折　152
性周期　20
成熟卵胞　8
正常分娩　219
生殖補助医療（ART）　191, 194
成人T細胞白血病　258, 320
精神疾患合併妊娠　352
成人病胎児期発症起源（DOHaD）説
　276, 421
性成熟期　31
性腺異形成症　88
性染色体異常症　87
成長ホルモン　209
性と健康の相談センター　297
成乳　243
性分化疾患（DSD）　86
性別不合　204
生理的黄疸　402, 416
生理的無月経　110
セクシュアリティ　69
摂食障害　111
切迫早産　314
切迫流産　313
セルトリ細胞　16
遷延分娩　358
前期破水　361
尖圭コンジローマ　82, 175
仙骨子宮靱帯　18
染色体異常　195
染色体異数性　45
染色体構造異常　46
全身性エリテマトーデス合併妊娠
　349
前置胎盤　330
センチネルリンパ節生検　106
前置癒着胎盤　332
先天異常・障害　422
先天性サイトメガロウイルス感染
　319
先天性トキソプラズマ症　317
先天性風疹症候群　317

先天性副腎皮質過形成　89
先天梅毒　320

そ

双角子宮　16
早産　31, 219
　──児の合併症　315
双胎　336
双胎間輸血症候群（TTTS）　338
搔爬手術　127
早発初経　94
続発性無月経　51, 54, 110
組織診　38, 50
蘇生的大動脈内バルーン遮断　296

た

胎位　227
　──異常　371
第一呼吸　400, 403
第1度無月経　67, 110
大陰唇　14
胎芽　200, 201
体外受精（IVF）　191
帯下　62
胎向　227, 228
胎児
　──の健常性　266, 370
　──の呼吸循環状態　399
胎児合併症　339
胎児機能不全（NRFS）　370
胎児計測　262
胎児循環　204, 205, 400, 402
胎児心拍数（FHR）　266
　──一過性変動　269
　──基線　267
　──細変動　267, 268
　──陣痛図（CTG）　266
　──数モニタリング　266
胎児超音波検査　259
胎児発育　263
胎児発育不全（FGR）　340
胎児付属物　232
体重減少性無月経　95
胎児溶血性疾患　335
胎勢　228
大泉門　420

大腿骨長（FL）　261
第2度無月経　67, 110
胎囊（GS）　260
胎盤　211, 232
　──の構造　206
胎盤遺残　378
胎盤ポリープ　378
胎便吸引症候群　415
タイミング指導　189
大量免疫グロブリン療法　417
ダグラス窩穿刺　66
多胎妊娠　337
脱落膜様変化　9
ターナー症候群　17, 87
多囊胞性卵巣症候群（PCOS）　116
単一遺伝子疾患　301
単為発生　128
探索反射　407
単純ヘルペスウイルス（HSV）　174,
　318
タンパク尿　323
タンポン　39, 64

ち

恥丘　13
恥骨頸部筋膜　18
腟　13
腟カンジダ症　165
腟乾燥　150
腟鏡　38, 71
腟潤滑剤　82
腟上部　10
腟洗浄　64
腟前庭　14
腟トリコモナス症　169
腟壁血腫　364
遅発初経　94
着床　26, 28
　──ウィンドウ　27
着床前遺伝学的検査（PGT）　45, 275,
　301
中隔子宮　16
虫垂炎　350
中胚葉　200
超音波検査　259

経腟── 40
経腹── 40
胎児── 259
乳房── 48
超音波ドプラ法 251
超音波プローブ 265
直腸診 38
直腸腟筋膜 18

て
帝王切開術 293
低血糖調節機構 405
低在横定位 374
低出生体重児 31, 411
低置胎盤 330
停留精巣 87
テストステロン 86
鉄 278
──欠乏性貧血 347
デーデルライン桿菌 34, 63, 150
てんかん 352
伝染性紅斑 320
展退 10
テンダー・ラビング・ケア 78, 196

と
頭位 227
頭蓋内出血 412
頭血腫 412
凍結融解胚移植 193
統合失調症 352
透析療法中の妊娠 353
頭殿長（CRL） 261
導尿 65
動脈管 204, 400
トキソイド 284
トキソプラズマ（症） 258, 317
特定妊婦 297
特発性血小板減少性紫斑病（ITP）
　347
トリプルネガティブ症例 104
ドレーン 106

な
内陰部動脈 19
内子宮口 213
内診 38

──台操作 72
内性器 8
内腸骨動脈 18
内胚葉 200, 201
生ワクチン 284
軟産道 224
──強靱 359

に
肉芽腫性乳腺炎 101
二絨毛膜二羊膜（DD） 336
乳がん 102, 351
乳腺炎 100, 101, 243, 387
乳腺疾患 99
乳腺症 100
乳頭分泌 99
乳房 15
──温存術 105
──再建術 106
──切除術 106
──超音波検査 48
乳房痛 99
乳輪下膿瘍 101
尿意切迫感 157
尿失禁 80, 157
尿タンパク 252
尿糖 252
尿道下裂 87
尿路結石 353
妊娠 200
──期の健康管理 276
──中の体重増加量 276
妊娠悪阻 306, 310
妊娠検査 40, 111
妊娠高血圧症候群（HDP） 31, 321
妊娠高血圧腎症 218, 321
妊娠線 214
妊娠糖尿病（GDM） 255, 326
妊娠反応 111
妊娠率 34
認定遺伝カウンセラー 75
妊婦健診 250, 280
妊孕性温存 84, 126, 139

ね
ネガティブフィードバック 20, 89

ネフローゼ症候群 353

の
脳室周囲白質軟化症 419
脳出血 346
脳性麻痺 419
脳卒中 323

は
把握反射 407
胚移植（ET） 191
肺結核 348
肺血栓塞栓症（PTE） 380
肺塞栓症（PE） 381
梅毒 178, 257, 320
排尿障害 83, 135
排尿日誌 80
肺の発達 208
排便感 233
排卵 8, 24
──誘発 192
ハイリスク妊婦 251
稗粒腫 407
パジェット病 103
播種性血管内凝固症候群（DIC） 365
破傷風トキソイド 284
バセドウ病 348
発育卵胞 8
白血病 347
ハーディ手術 115
パートナー通知 83
バニシング・ツイン 338
バリアント 47
パルトグラム 234, 235
バルトリン腺 14
──炎 166
──膿瘍 166
晩期異常出血 378
反復流産 194

ひ
微弱陣痛 356
ビショップスコア 225, 226, 359
非侵襲的出生前遺伝学的検査（NIPT）
　275
ピスカチェック徴候 213, 214
非対称性頸反射 406

ビタミンA　277
ビタミンD　278
ビタミンK　418
非特異的感染性外陰炎　165
非特異的非感染性外陰炎　164
ヒト絨毛性ゴナドトロピン（hCG）
　40
ヒトパピローマウイルス（HPV）　82,
　132, 175
避妊　67
百日咳トキソイド　284
標準体重　327
病的な黄疸　416
病的無月経　110
病理検査　50
ビリルビン脳症　404
貧血　347
頻尿　157
頻発月経　54

ふ

不育症　78, 121, 194
風疹　257, 284, 317
フォン・ビレブランド病　347
不活化ワクチン　284
不規則抗体スクリーニング　254
腹圧性尿失禁　80, 157
腹腔穿刺　65
腹式腹膜内帝王切開術　294
副腎クリーゼ　93
副腎性器症候群　52, 89
副腎皮質刺激ホルモン（ACTH）　89
副腎不全　89
腹部膨隆　61
腹膜がん　140
腹膜刺激症状　186
浮腫　252
不正軸進入　374
不正性器出血　55, 133, 315
不全流産　286, 312
フーナーテスト　41
不妊検査　186
不妊症　77, 121, 181
フリードマン曲線　236
プレコンセプションケア　297, 352

プレネイタルビジット　300
プロゲスチン製剤　112
プロゲステロン　9, 242
プロバイオティクス　243
プロラクチン　242
分娩　10, 219
　──の3要素　221, 356
分娩開始　220
分娩監視装置　221, 222, 266
分娩時出血量　221
分娩進行度曲線　234
分娩損傷　411

へ

閉経　147
　──年齢　34
閉経関連泌尿生殖器症候群　80
閉経後骨粗鬆症　152
閉経後脂質異常症　154
ヘガール徴候　213, 214
ベセスダシステム分類　134
ペッサリー療法　162
ヘルスリテラシー　80
娩出力　221
扁平コンジローマ　179

ほ

ポイツ-ジェガース症候群　144
膀胱炎　354
膀胱訓練　81
放射線宿酔　107
胞状奇胎　310
帽状腱膜下血腫　411
母子感染症　316
ポジティブフィードバック　20
母性健康管理指導事項連絡カード（母
　健連絡カード）　280
ポッター症候群　343
ホーマンズ徴候　380
ホルムストローム療法　67
ホルモン欠落症状　112
ホルモン調節機構　20, 23
ホルモン補充療法（HRT）　149, 156
ホルモン療法　66
ポロー手術　296

ま

マイクロサテライト不安定性　145
膜性診断　336
マクドナルド手術　289, 290
マクロプロラクチン血症　114
麻疹　284, 316
マタニティケア　247
マタニティブルーズ　245, 392
マルチウス骨盤入口撮影法　360
マンモグラフィ　48

み

未熟児　419
ミュラー管　9, 16

む

無月経　51, 54, 94, 110, 241
虫歯　281
無痛分娩　298

め

迷走神経反射　39, 72
メイヤー-ロキタンスキー-キュス
　ター-ハウザー（MRKH）症候群
　17, 96
免疫関連有害事象（irAE）　136

も

蒙古斑　408
妄想性障害　352
モロー反射　406

ゆ

ユースクリニック　83
癒着胎盤　332

よ

葉酸　277
羊水
　──の動態　212
　──量の計測　263
羊水インデックス法　341
羊水過少症　342
羊水過多症　341
羊水検査　275
羊水塞栓症　368
予定帝王切開　293
予防的縫縮術　290

ら

ライディッヒ細胞　16

ライフサイクル　69
卵円孔　204, 400
卵黄嚢　8
卵管　9
卵管がん　140
卵管采　9, 25
卵管性不妊　82
卵管疎通性検査　43
卵管留水腫　171
卵管留膿腫　171
卵子　8
卵精巣性性分化疾患　88
卵巣　8
　——機能の評価　9
卵巣過剰刺激症候群（OHSS）　118
卵巣がん　140
卵巣欠落症状　83
卵巣固有靱帯　17
卵巣周期　23
卵巣腫瘍　345
卵巣静脈　19
卵巣チョコレート嚢胞　124
卵巣提索　18, 19
卵巣摘出　35
卵巣動脈　19
卵巣嚢腫　263
卵巣膿瘍　171
卵巣予備能　33, 188
卵巣ルテイン嚢胞　310
卵胞　8, 21
卵胞上皮細胞　8
卵胞発育　24
卵膜　211

り

リステリア　281
リプロダクティブ・ヘルス/ライツ　69
流行性耳下腺炎　284
流産　219, 312
良性卵巣腫瘍　128
淋菌感染症　177
臨床遺伝専門医　75
リンチ症候群　74, 145
リンパ浮腫　83, 107, 136

る・れ

ルークス徴候　380
レボノルゲストレル　68

ろ

労働基準法　280
老年期　35
ロキタンスキー症候群　96

わ

ワクチン接種　284
腕神経叢麻痺　413

数字・欧文索引

数字

5α-還元酵素欠損症　88
21-水酸化酵素欠損症　89
75g OGTT　255

A

ACTH（adrenocorticotropic hormone, 副腎皮質刺激ホルモン）　89
AFI（amniotic fluid index）　263
AIDS（acquired immunodeficiency syndrome）　258, 319
AMH（anti-Müllerian hormone, 抗ミュラー管ホルモン）　16, 33, 86, 188
ART（assisted reproductive technology, 生殖補助医療）　191, 194

B

B型肝炎　256, 318
B群溶血性連鎖球菌（GBS）　254, 317
BCG（結核ワクチン）　284
BMI（body mass index）　251
BPD（biparietal diameter, 児頭大横径）　261
BPS（biophysical profile score）　272

C

C型肝炎　257, 318
COVID-19　281
CPAP（continuous positive airway pressure）　426
CPD（cephalopelvic disproportion, 児頭骨盤不均衡）　360

CRL（crown-rump length, 頭殿長）　261
CST（contraction stress test）　266, 272
CTG（cardiotocogram, 胎児心拍数陣痛図）　266

D

DD（dichorionic diamniotic, 二絨毛膜二羊膜）　336
DIC（disseminated intravascular coagulation, 播種性血管内凝固症候群）　365, 368
DOHaD（developmental origins of health and disease, 成人病胎児期発症起源）　276, 421
DSD（disorders of sex development, 性分化疾患）　86
DVT（deep vein thrombosis, 深部静脈血栓症）　380

E

EFW（estimated fetal weight, 推定児体重）　261
ET（embryo transfer, 胚移植）　191

F

FGR（fetal growth restriction, 胎児発育不全）　340
FHR（fetal heart rate, 胎児心拍数）　266
FL（femur length, 大腿骨長）　261

G

GBS（group B *Streptococcus*）　254
G-CSF（granulocyte-colony stimulating factor）　136
GDM（gestational diabetes mellitus, 妊娠糖尿病）　255, 326
GnRH（gonadotropin releasing hormone, ゴナドトロピン放出ホルモン）　94
GS（gestational sac, 胎嚢）　260

H

HBOC（hereditary breast and ovarian cancer, 遺伝性乳がん卵巣がん）　73, 104, 144

hCG（human chorionic gonadotropin, ヒト絨毛性ゴナドトロピン）40

HDP（hypertensive disorders of pregnancy, 妊娠高血圧症候群）31, 321

HELLP 症候群　325

HOMA-IR（homeostasis model assessment-insulin resistance）118

HPV（human papillomavirus, ヒトパピローマウイルス）82, 132, 175

HRT（hormone replacement therapy, ホルモン補充療法）147

HSV（herpes simplex virus, 単純ヘルペスウイルス）174, 318

I

ICSI（intracytoplasmic sperm injection, 顕微授精）193

irAE（immune-related adverse events, 免疫関連有害事象）136

ITP（idiopathic thrombocytopenic purpura, 特発性血小板減少性紫斑病）347

IVF（*in vitro* fertilization, 体外受精）191

IVR（interventional radiology, インターベンショナルラジオロジー）296, 379

L

LAM（lactational amenorrhea method, 授乳性無月経法）246

late preterm 児　411

LH サージ　9, 20, 31, 94

M

MD（monochorionic diamniotic, 一絨毛膜二羊膜）337

MM（monochorionic monoamniotic, 一絨毛膜一羊膜）337

MRI　50

MRKH（Mayer-Rokitansky-Küster-Hauser）96

mRNA ワクチン　284

N

NCPR（Neonatal Cardio-Pulmonary Resuscitation）424

NICU（neonatal intensive care unit, 新生児集中治療室）411

NIPT（non-invasive prenatal testing, 非侵襲的出生前遺伝学的検査）275

non-reassuring fetal status　266

NRFS（non-reassuring fetal status, 胎児機能不全）370

NST（non-stress test）266, 271

O

OAB（overactive bladder, 過活動膀胱）158

OHSS（ovarian hyperstimulation syndrome, 卵巣過剰刺激症候群）118

Oncotype DX　108

P

PCOS（polycystic ovary syndrome, 多嚢胞性卵巣症候群）116

PE（pulmonary embolism, 肺塞栓症）381

PGT（preimplantation genetic testing, 着床前遺伝学的検査）45, 275, 301

PGT-A　45

PGT-M　47, 301

PGT-SR　46

PID（pelvic inflammatory disease）170

PMDD（premenstrual dysphoric disorder, 月経前不快気分障害）57

PMS（premenstrual syndrome, 月経前症候群）57, 76

POP（pelvic organ prolapse, 骨盤臓器脱）18, 160

POP-Q 分類　161

Position　229

PROM（premature rupture of the membranes）361

PTE（pulmonary thromboembolism, 肺血栓塞栓症）380

Q・R

Quintero の stage 分類　338

reassuring fetal status　266

RS ウイルス　285

S

SDM（shared decision making）79

SGA（small for gestational age）340, 345

SRY 遺伝子　16, 86

STD（sexually transmitted disease, 性感染症）63, 82, 174

T

TCR（transcervical resection, 経頸管的子宮鏡下切除術）379

TOLAC（trial of labor after cesarean, 経腟試験分娩）296

TTTS（twin-twin transfusion syndrome, 双胎間輸血症候群）338

V・W・X

VTE（venous thromboembolism, 静脈血栓塞栓症）380

well-being　266, 370

X 連鎖性遺伝　89

看護学テキスト NiCE

病態・治療論[13]　産科婦人科疾患（改訂第2版）

2019 年 4 月 25 日　第 1 版第 1 刷発行	編集者　百枝幹雄, 山中美智子, 森　明子
2022 年 2 月 15 日　第 1 版第 2 刷発行	発行者　小立健太
2025 年 1 月 20 日　改訂第 2 版発行	発行所　株式会社 南 江 堂

〒113-8410 東京都文京区本郷三丁目 42 番 6 号
☎(出版) 03-3811-7189 (営業) 03-3811-7239
ホームページ　https://www.nankodo.co.jp/
印刷・製本　横山印刷

Ⓒ Nankodo Co., Ltd., 2025

定価は表紙に表示してあります.
落丁・乱丁の場合はお取り替えいたします.
ご意見・お問い合わせはホームページまでお寄せください.

Printed and Bound in Japan
ISBN 978-4-524-21038-1

本書の無断複製を禁じます.

JCOPY 〈出版者著作権管理機構 委託出版物〉
本書の無断複製は，著作権法上での例外を除き禁じられています. 複製される場合は，そのつど事前に，
出版者著作権管理機構（TEL 03-5244-5088，FAX 03-5244-5089，e-mail: info@jcopy.or.jp）の許諾
を得てください.

本書の複製（複写，スキャン，デジタルデータ化等）を無許諾で行う行為は，著作権法上での限られた例
外（「私的使用のための複製」等）を除き禁じられています. 大学, 病院, 企業等の内部において，業務
上使用する目的で上記の行為を行うことは私的使用には該当せず違法です. また私的使用であっても，代
行業者等の第三者に依頼して上記の行為を行うことは違法です.